U0225517

ATLAS OF PRACTICAL COLLABORATIVE MEDICAL CARE FOR ORAL IMPLANTOLOGY

口腔种植医护协同实操图谱

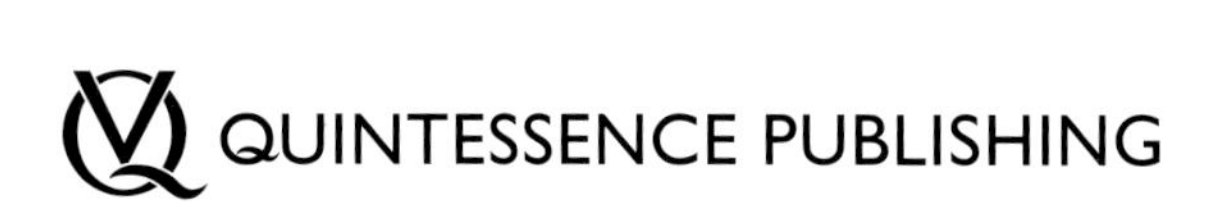

Berlin | Chicago | Tokyo
Barcelona | London | Milan | Mexico City | Paris | Prague | Seoul | Warsaw
Beijing | Istanbul | Sao Paulo | Zagreb

口腔种植
医护协同实操图谱

Atlas of Practical Collaborative Medical Care for Oral Implantology

常规技术、高新技术及全周期风险控制

Conventional Techniques, Advanced Technologies, and Treatment Risk Control

主审　满毅　刘帆
主编　林洁　向琳

北方联合出版传媒（集团）股份有限公司
辽宁科学技术出版社
沈 阳

主审简介 | REVIEWER

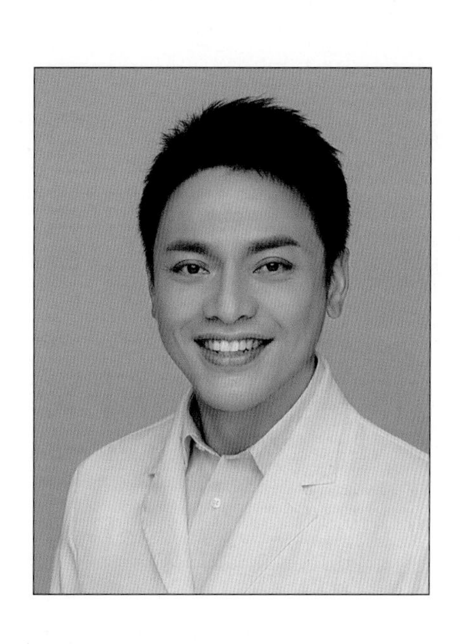

满　毅

教授，博士研究生导师

四川大学华西口腔医院种植科主任、种植教研室主任

中华口腔医学会口腔种植专业委员会副主任委员

全国卫生产业企业管理协会数字化口腔产业分会副会长

四川省口腔医学会口腔种植专业委员会主任委员

国际骨再生基金（Osteology Foundation）中国区执行委员会（NOG China）会长

国际口腔种植学会（International Team for Implantology，ITI）中国分会候任主席

国际牙医师学院专家组成员（ICD fellow）

国际口腔种植学会专家组成员（ITI fellow）

国际种植牙专科医师学会专家组成员（ICOI diplomate）

- 2010—2012年，被美国Tufts大学牙学院聘为临床讲师
- 2011—2012年，美国哈佛大学访问学者
- 2016年，入选“寻找成都的世界高度——打造城市医学名片”名医榜
- 2018年，获“妙手仁心，金口碑好医生”四川十强
- 2020年，获第四届人民日报“国之名医——青年新锐”
- 担任《Clinical Implant Dentistry and Related Research》中文版副主编，《Implant Dentistry》编辑审查委员会委员
- 发表临床论文和科研论文60余篇
- 主持多项国际级、国家级、省部级课题

参与多部专著的编写

1. 2010年，参编《实用口腔免疫学与技术》（人民卫生出版社）
2. 2011年，参编《陈安玉口腔种植学》（科学技术文献出版社）
3. 2014年，参编《口腔修复临床实用新技术》（人民卫生出版社）
4. 2014年，副主编《口腔种植关键技术实战图解》（人民卫生出版社）
5. 2016年，参编《口腔医学口腔全科分册》（人民卫生出版社）
6. 2018年，主编《口腔种植的精准植入技巧——如何避免种植手术的毫米级误差》（人民卫生出版社）
7. 2020年，参编《口腔种植学》（第8轮口腔本科规划教材）（人民卫生出版社）
8. 2020年，主编《口腔种植的精准二期手术和取模技巧——如何避免模型的毫米级误差》（人民卫生出版社）
9. 2022年，主编《口腔种植规范化治疗清单——单颗牙和多颗牙的种植治疗》（人民卫生出版社）
10. 2022年，主编《精准缝合——种植及相关术式中的应用》（辽宁科学技术出版社）

主审简介 REVIEWER

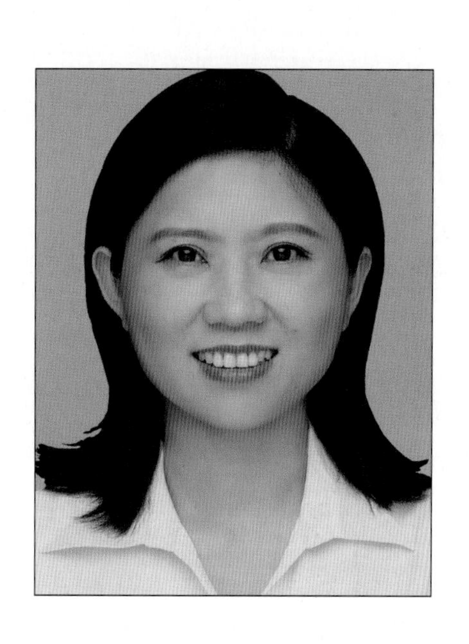

刘 帆

教授，主任护师，硕士研究生导师

四川大学华西口腔医院护理部主任

四川大学华西护理学院副院长

四川省学术和技术带头人、后备人才

中华护理学会口腔专业委员会副主任委员

中华口腔医学会口腔护理专业委员会副主任委员

四川省口腔医学会口腔护理专业委员会候任主任委员

四川省护理学会常务理事

成都护理学会口腔护理专业委员会主任委员

- 2022年，获中华护理学会“杰出护理工作者”称号
- 以第一作者及通讯作者发表论文40余篇
- 负责国家级、省部级等各级科研课题10余项
- 获成都市科技成果2项，四川省医学科技奖1项，成都市科学技术进步奖1项

参与多部专著的编写

1. 2015年，参编《ICU护理手册（第2版）》（科学出版社）
2. 2018年，主编《口腔护理基本知识与技能》（人民卫生出版社）
3. 2018年，参编《口腔护理诊疗与操作常规》（人民卫生出版社）
4. 2019年，参编《医院护理工作管理规范》（电子科技大学出版社）
5. 2020年，副主编《新冠肺炎疫情防控医学院校护理教育的应急管理》（四川科学技术出版社）
6. 2020年，参编《口腔医院感染管理》（人民卫生出版社）
7. 2022年，主编《实用口腔器械图谱教程》（四川大学出版社）
8. 2022年，主编《口腔专业护理工作指引》（中国医药科技出版社）

主编简介 | EDITOR-IN-CHIEF

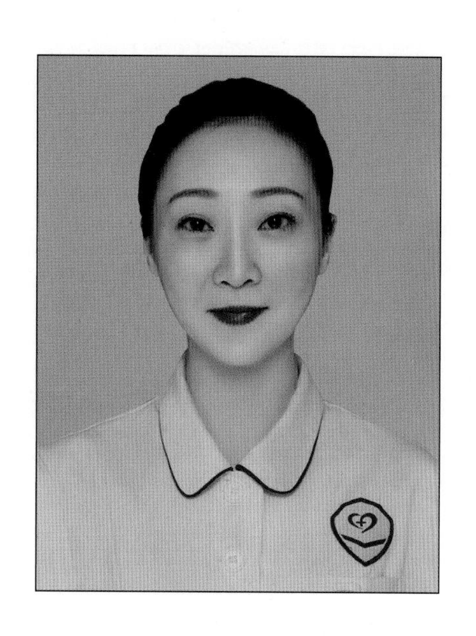

林　洁

副主任护师，硕士研究生导师

四川大学华西口腔医院种植科护士长

中华护理学会口腔护理专业委员会专家库成员

四川省口腔医学会口腔护理专业委员会常务委员

成都护理学会口腔护理专业委员会副主任委员

- 以第一作者或通讯作者发表学术论文20余篇
- 主持及参与省部级、校级、院级等各级课题10余项

参与多部专著的编写

1. 2012年，参编《临床护理案例精选——经验与教训》（人民卫生出版社）
2. 2015年，参编《临床护理技术操作难点及对策》（人民卫生出版社）
3. 2018年，参编《口腔护理诊疗与操作常规》（人民卫生出版社）
4. 2018年，副主编《口腔护理基本知识与技能》（人民卫生出版社）
5. 2020年，参编《口腔种植的精准二期手术和取模技巧——如何避免模型的毫米级误差》（人民卫生出版社）
6. 2020年，副主编《口腔医院感染管理》（人民卫生出版社）
7. 2020年，副主编《口腔设备仪器使用与维护》（人民卫生出版社）
8. 2021年，参编《口腔修复与正畸护理技术》（人民卫生出版社）
9. 2022年，副主编《口腔种植规范化治疗清单——单颗牙和多颗牙的种植治疗》（人民卫生出版社）
10. 2022年，参编《医院教学》（人民卫生出版社）
11. 2022年，副主编《口腔护理学（第4版）》（复旦大学出版社）
12. 2022年，参编《口腔专业护理工作指引》（中国医药科技出版社）
13. 2022年，副主编《实用口腔器械图谱教程》（四川大学出版社）

主编简介 EDITOR-IN-CHIEF

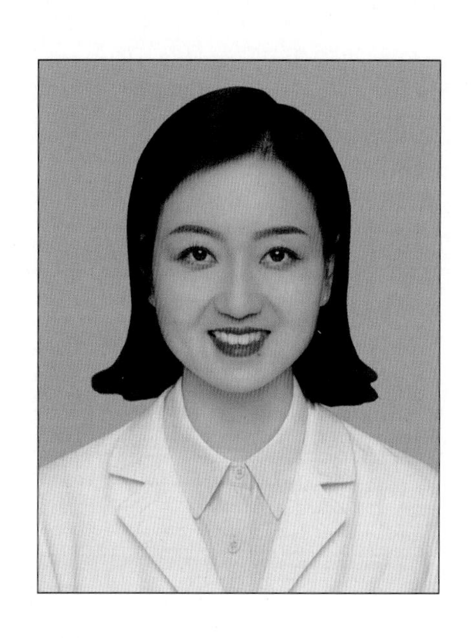

向　琳

副教授，硕士研究生导师

四川大学华西口腔医院

国际牙科研究协会（IADR）中国分会杰出青年学者

中华口腔医学会全国青年教师授课比赛一等奖第一名

中华口腔医学会青年科学家论坛最具风采奖

全国卫生产业企业管理协会数字化口腔产业分会委员

四川省口腔医学会口腔种植专业委员会青年委员

国际牙科研究协会（IADR）、国际口腔种植学会（ITI）会员

- 2014—2015年，国家公派哈佛大学-四川大学华西口腔医学院博士联合培养
- 2018年，获全国口腔种植修复辩论大赛第一名，同年获得四川省口腔医学会口腔种植专业委员会病例大赛一等奖
- 2019年，获教育部科技进步一等奖
- 担任《口腔医学》期刊青年编委，《Bone》《Clinical Implant Dentistry and Related Research》《Expert Reviews in Molecular Medicine》《Cell Cycle》《口腔疾病防治》等期刊审稿人
- 以第一作者及通讯作者发表论文40余篇
- 作为负责人，主持国家自然科学基金、省部级基金在内的10余项课题

参与多部专著的编译

1. 2017年，参译《口腔种植修复学（第2版）上卷：科学原理、咬合设计与治疗计划》（江苏凤凰科学技术出版社）
2. 2018年，参编《口腔种植的精准植入技巧——如何避免种植手术的毫米级误差》（人民卫生出版社）
3. 2018年，参编《口腔种植科诊疗与操作常规》（人民卫生出版社）
4. 2019年，参编《Dental Implant Treatment in Medically Compromised Patients》（Springer）
5. 2020年，副主编《口腔种植的精准二期手术和取模技巧——如何避免模型的毫米级误差》（人民卫生出版社）
6. 2022年，参编《口腔种植规范化治疗清单——单颗牙和多颗牙的种植治疗》（人民卫生出版社）
7. 2022年，参编《精准缝合——种植及相关术式中的应用》（辽宁科学技术出版社）

编者名单 | CONTRIBUTORS

主　审

满　毅　刘　帆

主　编

林　洁　向　琳

副主编

尹翠兰　古　兰　郑　晶　王铝亚

主编助理

曾　艺

编　委

（按姓名首字笔画为序）

王　宇　王丽琼　王铝亚　王　斌　方　伊　尹翠兰　古　兰　左　珺　向　琳

刘亚萍　严　婷　李　佳　吴菲菲　宋　娟　张　叶　张　玲　张　慧　林　洁

罗　雲　郑　晶　赵　庆　曾　艺　雷逸灵　蔡　琴　魏莲英

序 FOREWORD

欣闻四川大学华西口腔医院种植医护团队新书《口腔种植医护协同实操图谱》即将付梓。华西口腔种植医护团队在繁忙的临床工作之外，坚持不断反思、归纳和总结，先后出版了《口腔种植学》《口腔种植科诊疗与操作常规》《口腔种植的精准植入技巧——如何避免种植手术的毫米级误差》《精准缝合——种植及相关术式中的应用》等口腔种植学实操专著，为口腔种植学的发展积极努力地贡献了团队的一份力量。

牙列缺损和牙列缺失已成为我国常见的口腔疾病，口腔种植修复技术因其美观舒适、功能良好等优点，临床应用得以快速普及，已逐渐成为修复牙列缺损与牙列缺失的最佳方式之一。近年来，随着数字化技术和多种新型生物材料的开发与应用，口腔种植临床治疗上了一个新台阶。新设备、新技术、新材料的应用及伴随的风险、评估、控制，对医护配合提出了更高的要求。

本书作者以科学、精准、高效及安全为出发点，采集了其医护工作中的大量真实、清晰的图片，对临床工作中的关键环节进行了阐述。相信本书的出版将为一线工作者提供切实、有效的指导和帮助。

宫苹

2023年8月

前言 PREFACE

口腔种植学经过长期的发展，理论基础和临床技术都有了长足的进步与提高。为了提升口腔种植的有效性和安全性，进而减少种植全周期的安全隐患并降低风险，科学、有效和规范的医护操作至关重要。除了常规技术外，随着医疗技术的发展，多种口腔种植新术式也在临床广泛应用，且开展过程中经常会借助一些高新仪器设备，其推广和应用提高了种植治疗的精确性和有效性。但是，在临床中，却往往因医护人员操作不当等原因，影响了仪器设备的使用寿命和种植治疗的效果。因此，医护人员除了需要掌握常规的口腔种植技术以外，还需要对新术式的治疗流程和高精尖仪器设备的操作流程有一定的了解。

与此同时，伴随着医护合作模式的转变，人们普遍认识到，医护双方各有侧重的专业技术领域和业务优势、多学科协作及团队精神是医疗质量改进的重要环节，积极的医护合作可以降低并发症的发生率，减轻患者的痛苦。因此，培养具有专业素质和协作能力的医护团队至关重要。

本书以图谱的形式，精选了近1000张高清图片，分为口腔种植外科医护协同操作技术、口腔种植修复医护协同操作技术和口腔种植高新技术医护协同操作技术三大版块，从各项操作技术的目的、适用范围、

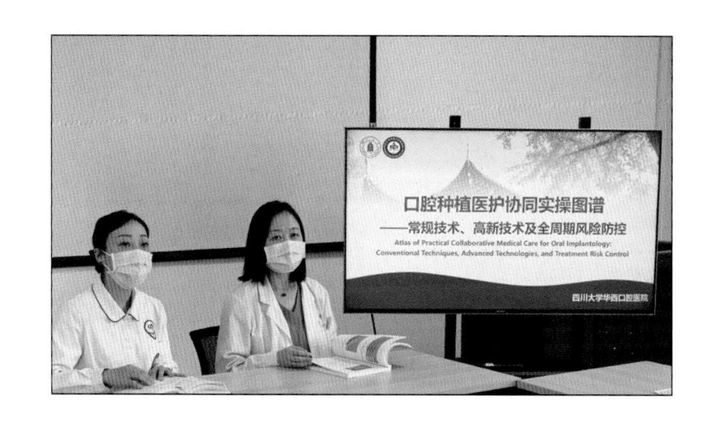

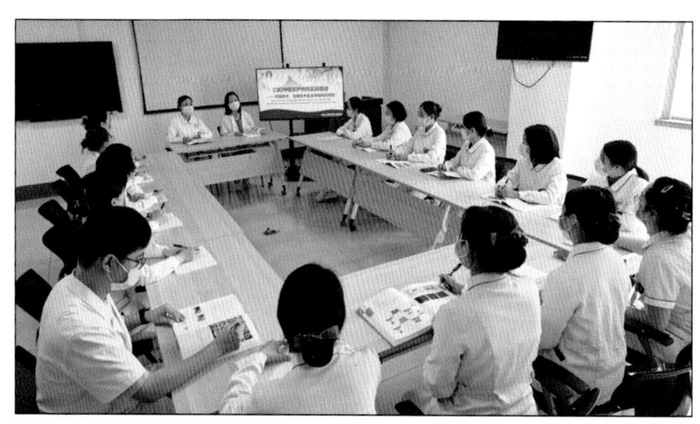

操作流程、风险控制和健康指导方面来进行讲解。每个章节按照规范的治疗流程，图文并茂、逐步阐述，并辅以高质量的图片，使其更加清晰和直观，便于读者理解和掌握。

感谢四川大学华西口腔医院提供的平台，感谢精萃出版社中国分公司和辽宁科学技术出版社，让我们团队有机会将自己的心得体会与广大医护同仁分享。本书凝聚了编者们的智慧和辛劳，展现了编者们严谨、认真和科学的工作作风，以及对口腔种植专业发展的竭心尽力之精神。感谢团队每一位成员的全力付出！

最后，我们要向四川大学华西口腔医院欧国敏老师、莫安春老师、伍颖颖老师、杨醒眉老师、鲁喆老师、徐庆鸿老师和陈文老师表达诚挚的谢意，感谢他们在本书编写过程中给予的指导和帮助，以及在病例搜集环节的大力支持和把关。

鉴于编者们的经验和能力有限，书中难免有疏漏之处，还望读者们提出宝贵意见，以便不断修改提高，更好地推动口腔种植学科的发展。

四川大学华西口腔医院
种植医护团队

目录 CONTENTS

第1章　口腔种植外科医护协同操作技术 …… 001

第1节　种植一期手术操作技术 …… 002

第2节　引导骨再生操作技术 …… 019

第3节　数字化预成型钛网联合CGF骨增量操作技术 …… 026

第4节　经牙槽嵴顶上颌窦底提升操作技术 …… 037

第5节　侧壁开窗上颌窦底提升操作技术 …… 043

第6节　骨劈开操作技术 …… 051

第7节　骨挤压操作技术 …… 057

第8节　外置法植骨操作技术 …… 064

第9节　种植二期手术操作技术 …… 071

第2章　口腔种植修复医护协同操作技术 …… 077

第1节　非开窗式种植印模制取操作技术 …… 078

第2节　开窗式种植印模制取操作技术 …… 089

第3节　藻酸盐印模材料调拌操作技术 …… 095

第4节 手混硅橡胶印模材料调拌操作技术 …… 101

第5节 机用硅橡胶印模材料调拌操作技术 …… 107

第6节 聚醚印模材料调拌操作技术 …… 113

第7节 牙龈替代材料制备操作技术 …… 120

第8节 模型灌注操作技术 …… 125

第9节 种植临时冠制作操作技术 …… 133

第10节 聚羧酸锌水门汀调拌操作技术 …… 138

第11节 玻璃离子水门汀调拌操作技术 …… 143

第12节 种植戴牙操作技术 …… 149

第13节 无牙颌种植覆盖义齿戴牙操作技术 …… 156

第14节 无牙颌种植固定义齿戴牙操作技术 …… 161

第3章 口腔种植高新技术医护协同操作技术 …… 169

第1节 数字化口内扫描操作技术 …… 170

第2节 数字化导板操作技术 …… 177

第3节 口腔种植导航系统操作技术 …… 186

第4节 数字化面部扫描操作技术 …… 199

第5节 STA系统操作技术 …… 212

第6节 牙种植机操作技术 …… 221

第7节 显微镜操作技术 …… 230

第8节 自动变速离心机操作技术 …… 237

第9节 超声骨刀经侧壁开窗上颌窦底提升同期植入种植体操作技术 …… 248

第10节 内镜操作技术 …… 258

第11节 半导体激光操作技术 …… 270

第12节 Er:YAG激光操作技术 …… 278

第1章

PRACTICAL COLLABORATIVE MEDICAL CARE TECHNIQUES FOR ORAL IMPLANT SURGERY

口腔种植外科医护协同操作技术

第1节 种植一期手术操作技术

根据第四次全国口腔健康流行病学调查发现，65～74岁老年人中，平均余留牙为22.5颗。随着老龄化进程的推进，牙列缺损和牙列缺失已成为我国常见的口腔疾病，口腔种植修复技术因其美观舒适、固位良好和通常不损伤邻牙等优点，在临床中快速普及，已逐渐成为修复牙列缺损与牙列缺失的最佳方式之一。

种植一期手术是指采用外科手术的方法，将种植体植入缺牙区牙槽骨内的流程。在种植体植入后，骨组织与种植体需等待一段时间，形成骨结合后，再进行上部结构修复。

一、目的

制订种植一期手术的标准操作流程，规范医护人员的操作。

二、适用范围

本流程适用于口腔种植治疗室的医护人员。

三、操作流程

（一）评估

1. 环境评估

环境是否宽敞、明亮、舒适、安全和温湿度适宜，仪器设备性能是否完好。

2. 患者评估

（1）全身情况

了解患者有无全身系统疾病，有无过敏史，有无种植体植入高风险因素（如糖尿病、骨代谢疾病和内分泌疾病等），以及女性患者是否在生理期。

（2）口内情况

①协助医生检查缺牙位点骨组织和软组织情况，包括缺牙的原因和时间、缺牙部位的修复间隙、天然牙及全口牙周状况、咬合状态、开口度等。

②根据需求协助医生开具影像学检查，评估缺牙区的骨质和骨量、相邻结构有无异常等。

（3）实验室检查

包括血常规、血糖指标、凝血功能及感染标志物等项目，了解患者近期的身体状况。

（4）心理-社会状况

了解患者的心理预期，为患者答疑解惑，获得患者的信任与配合，以舒缓患者的紧张、担忧等情绪。

（二）准备

1. 环境准备

口腔种植治疗室应设计合理，环境宽敞、明亮，分区明确，配备专门的洗手池和手术准备室，设有患者通道、医护人员通道和污染器械通道，防止交叉感染。常规做好空气消毒和物体表面消毒，配备空气消毒机。基础设施齐全，包括手术无影灯、牙科综合治疗台、种植机、边柜和器械预处理池等；配备急救设备，包括心电监护仪和氧气装置等（图1-1-1）。

2. 用物准备

（1）无菌手术包

①手术布包1套：手术衣2件、治疗巾3张（包括头巾1张和胸前治疗巾2张）、孔巾1张、机臂套1根、弯盘1个（内含无菌杯2个）（图1-1-2）。

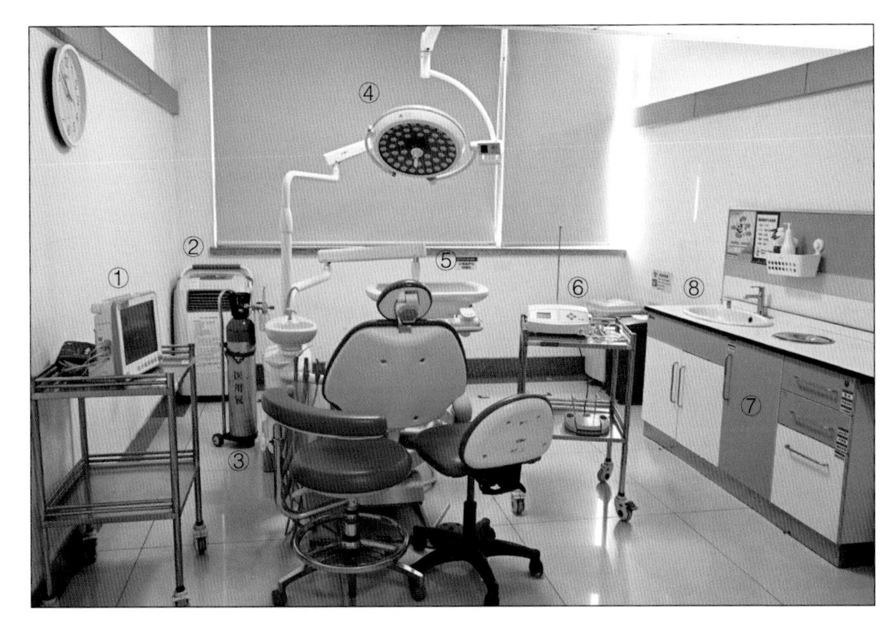

图1-1-1　口腔种植治疗室应设计合理，环境宽敞、明亮，分区明确

常规做好空气消毒和物体表面消毒，基础设施齐全，包括：①心电监护仪；②空气消毒机；③氧气装置；④手术无影灯；⑤牙科综合治疗台；⑥种植机；⑦边柜；⑧器械预处理池

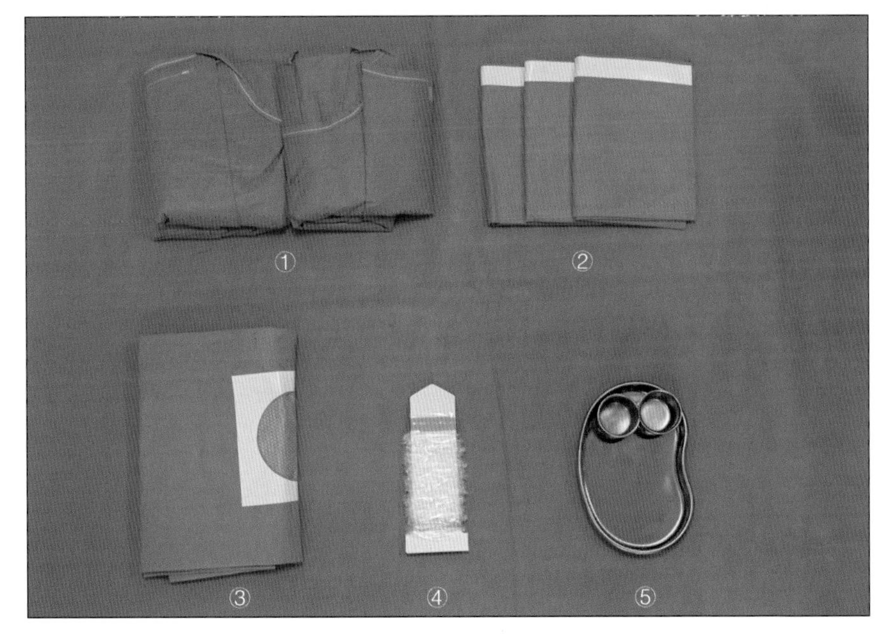

图1-1-2　手术布包

①手术衣2件；②治疗巾3张（包括头巾1张和胸前治疗巾2张）；③孔巾1张；④机臂套1根；⑤弯盘1个（内含无菌杯2个）

②外科手术器械盒1套：口镜、显微镊、刀柄、探针、骨膜分离器、刮匙、持针器、血管钳、显微持针器和线剪（图1-1-3）。

③种植手术工具盒1套（图1-1-4）。

（2）种植手术文书

①患者基本信息核实表（图1-1-5）、高值医用耗材知情同意书（图1-1-6）和口腔种植修复治疗知情同意书（图1-1-7）。

②种植手术登记单（图1-1-8）和高值耗材使用登记表（图1-1-9）。

（3）一次性用物

刀片、缝针缝线、棉签、纱球、口杯、麻醉针头、负压吸引管、牙龈冲洗器、尖头吸唾管和冲洗空针等（图1-1-10）。

（4）其他用物

盛有无菌持物钳的无菌罐、0.9%氯化钠注射液（常温）、0.9%氯化钠注射液（冷却）、5%聚维酮碘溶液、1%聚维酮碘消毒液和局部麻醉药物（图1-1-11）。

（5）急救物品

口腔种植治疗室应常规配置抢救车（图1-1-12）和相关仪器设备，例如心电监护仪（图1-1-13）和氧气装置（图1-1-14）等，保障医疗安全。

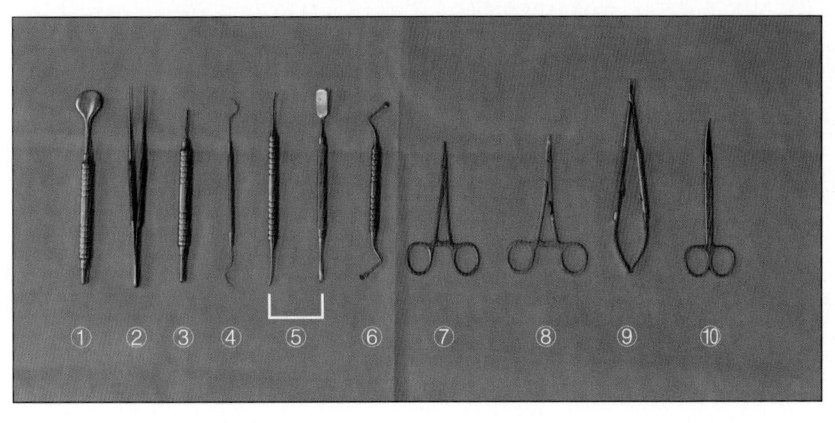

图1-1-3　外科手术器械盒

①口镜；②显微镊；③刀柄；④探针；⑤骨膜分离器；⑥刮匙；⑦持针器；⑧血管钳；⑨显微持针器；⑩线剪

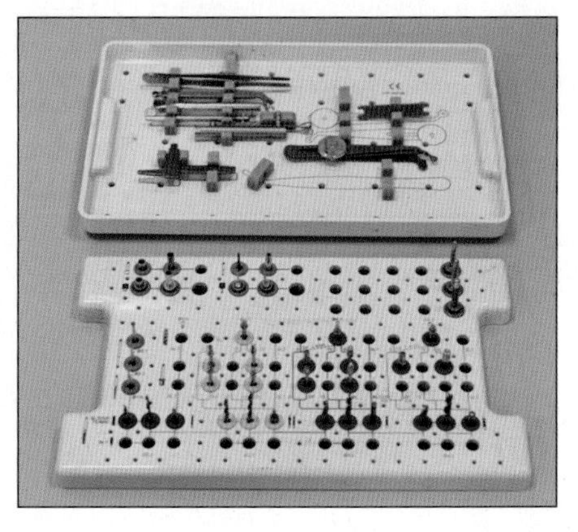

图1-1-4　种植手术工具盒（以某种植系统为例）

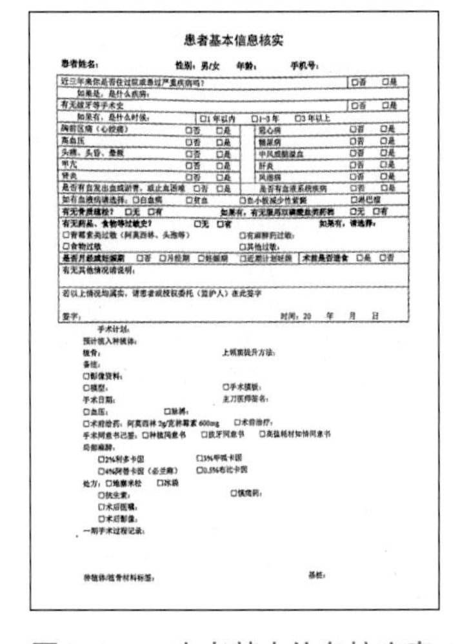

患者基本信息核实

患者姓名：　　性别：男/女　年龄：　　手机号：

近三年来你是否住过院或患过严重疾病吗？				□否	□是
如果是，是什么疾病：					
有无拔牙等手术史				□否	□是
如果有，是什么时候：	□1年以内　□1~3年　□3年以上				
胸前区痛（心绞痛）	□否　□是	冠心病		□否	□是
高血压	□否　□是	糖尿病		□否	□是
头痛、头昏、晕厥	□否　□是	中风或脑梗血		□否	□是
甲亢	□否　□是	肝炎		□否	□是
肾炎	□否　□是	风湿病		□否	□是
是否有自发出血或淤青，或止血困难	□否　□是	是否有血液系统疾病		□否	□是
如有血液病请选择：□白血病	□贫血	□血小板减少性紫癜		□淋巴瘤	
有无骨质疏松？　□无　□有		如果有，有无服用双磷酸盐类药物		□无	□有
有无药品、食物等过敏史？　□无　□有		如果有，请选择：			
□青霉素类过敏（阿莫西林、头孢等）		□有麻醉药过敏：			
□食物过敏		□其他过敏：			
是否月经或妊娠期　□否　□月经期　□妊娠期		□近期计划妊娠	术前是否进食　□是　□否		
有无其他情况请说明：					
若以上情况均属实，请患者或授权委托（监护人）在此签字 签字：		时间：20　年　月　日			

手术计划：

预计植入种植体：

植骨：　　上颌窦提升方法：

备注：

□影像资料：

□模型：　　□手术模板：

手术日期：　　主刀医师签名：

□血压：　　□脉搏：

□术前给药：阿莫西林2g/克林霉素600mg　　□术前治疗：

手术同意书已签：□种植同意书　□拔牙同意书　□高值耗材知情同意书

局部麻醉：

□2%利多卡因　　□3%甲哌卡因

□4%阿替卡因（必兰麻）　　□0.5%布比卡因

处方：□地塞米松　□冰袋

□抗生素：　　□镇痛药：

□术后医嘱：

□术后影像：

一期手术过程记录：

种植体/植骨材料标签：　　基桩：

图1-1-5　患者基本信息核实表

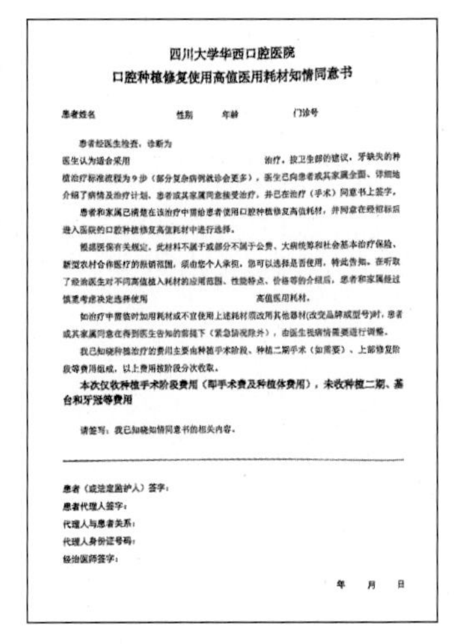

四川大学华西口腔医院

口腔种植修复使用高值医用耗材知情同意书

患者姓名　　性别　　年龄　　门诊号

患者经医生检查，诊断为

医生认为适合采用　　治疗，按卫生部的建议，牙缺失的种植治疗标准流程为9步（部分复杂病例就诊会更多），医生已向患者或其家属全面、详细地介绍了病情及治疗计划，患者或其家属同意接受治疗，并已在治疗（手术）同意书上签字。

患者和家属已清楚在该治疗中需给患者使用口腔种植修复高值耗材，并同意在经招标后进入医院的口腔种植修复高值耗材中进行选择。

根据医保有关规定，此材料不属于或部分不属于公费、大病统筹和社会基本治疗保险、新型农村合作医疗的报销范围，须由您个人承担，您可以选择是否使用，特此告知。在听取了经治医生对不同高值植入耗材的应用范围、性能特点、价格等的介绍后，患者和家属经过慎重考虑决定选择使用　　高值医用耗材。

如治疗中需临时加用耗材或不宜使用上述耗材需改用其他器材(改变品牌或型号)时，患者或其家属同意在得到医生告知的前提下（紧急情况除外），由医生视病情需要进行调整。

我已知晓种植治疗的费用主要由种植手术阶段、种植二期手术（如需要）、上部修复阶段等费用组成，以上费用按阶段分次收取。

本次仅收种植手术阶段费用（即手术费及种植体费用），未收种植二期、基台和牙冠等费用

请签写：我已知晓知情同意书的相关内容。

患者（或法定监护人）签字：

患者代理人签字：

代理人与患者关系：

代理人身份证号码：

经治医师签字：

年　月　日

图1-1-6　高值医用耗材知情同意书

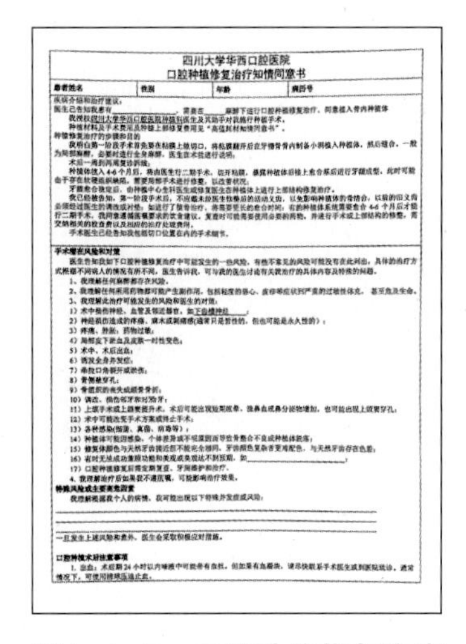

四川大学华西口腔医院

口腔种植修复治疗知情同意书

手术潜在风险和对策

口腔种植术后注意事项

图1-1-7　口腔种植修复治疗知情同意书

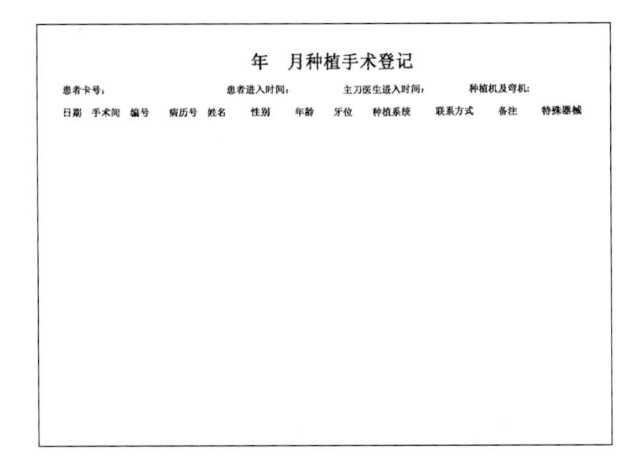

年　月种植手术登记

患者卡号：　　患者进入时间：　　主刀医生进入时间：　　种植机及弯机：

日期	手术间	编号	病历号	姓名	性别	年龄	牙位	种植系统	联系方式	备注	特殊器械

图1-1-8　种植手术登记单

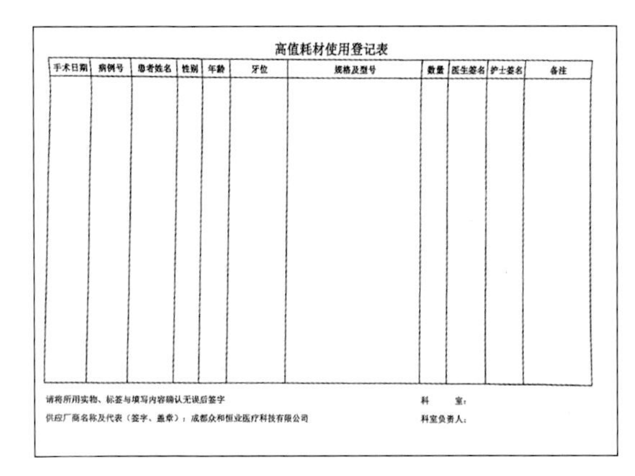

高值耗材使用登记表

手术日期	病例号	患者姓名	性别	年龄	牙位	规格及型号	数量	医生签名	护士签名	备注

请将所用实物、标签与填写内容确认无误后签字　　科　　室：

供应厂商名称及代表（签字、盖章）：成都众和恒业医疗科技有限公司　　科室负责人：

图1-1-9　高值耗材使用登记表

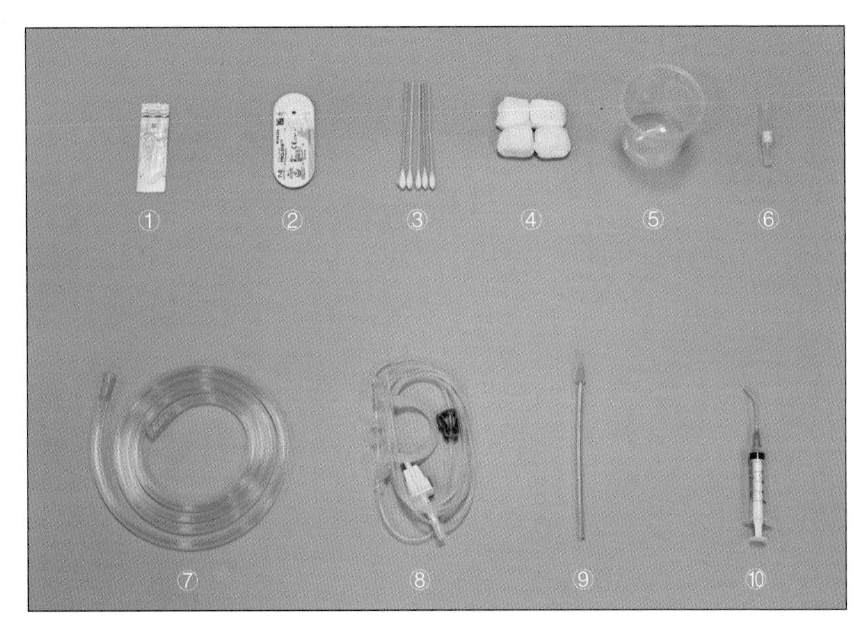

图1-1-10　一次性用物

①刀片；②缝针缝线；③棉签；④纱球；⑤口杯；⑥麻醉针头；⑦负压吸引管；⑧牙龈冲洗器；⑨尖头吸唾管；⑩冲洗空针

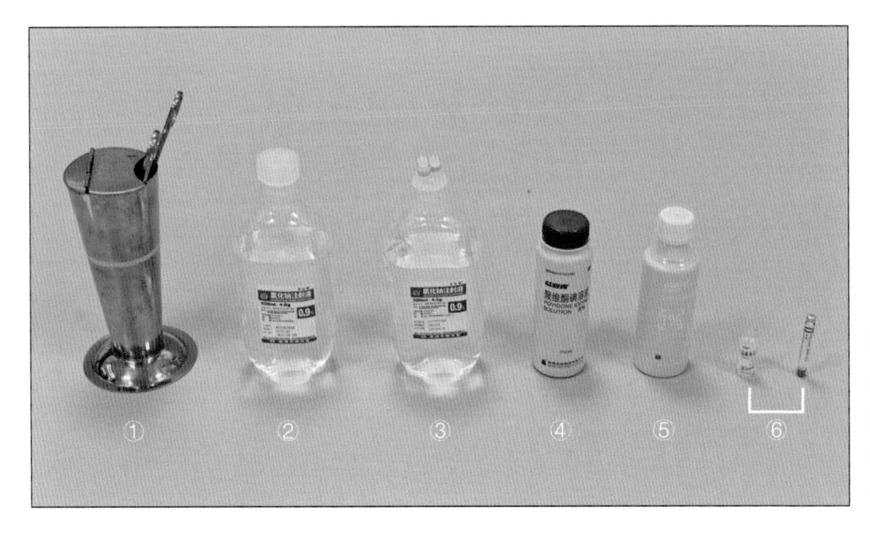

图1-1-11　其他用物

①盛有无菌持物钳的无菌罐；②0.9%氯化钠注射液（常温）；③0.9%氯化钠注射液（冷却）；④5%聚维酮碘溶液；⑤1%聚维酮碘消毒液；⑥局部麻醉药物

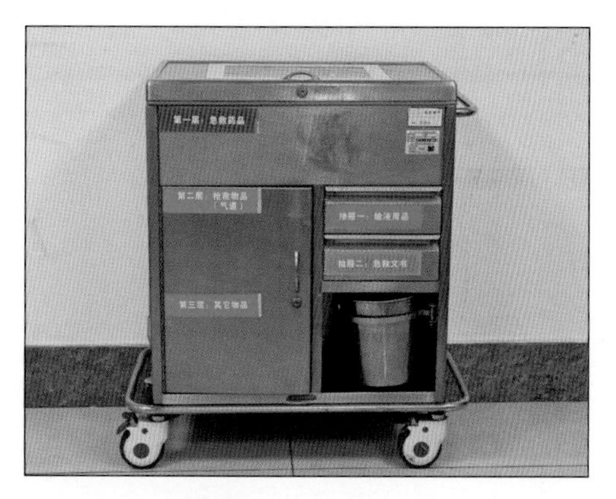

图1-1-12　抢救车

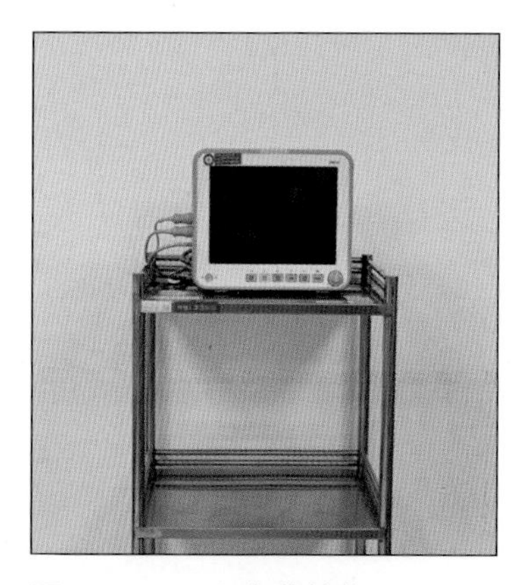

图1-1-13　心电监护仪

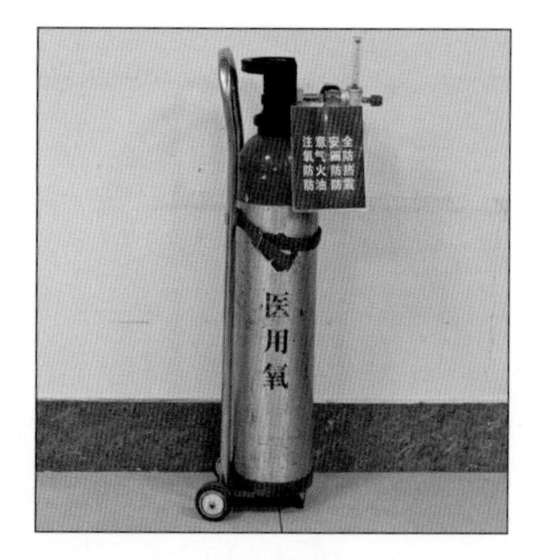

图1-1-14　氧气装置

（6）种植相关设备和耗材

①种植相关设备：种植机和种植弯机，其中种植机包括悬架、脚踏、电源线、主机和马达（图1-1-15）。

②种植相关耗材：种植体（图1-1-16）、愈合基台（图1-1-17）和覆盖螺丝（图1-1-18）等。

（7）特殊器械和耗材

根据手术情况准备特殊器械和耗材。

①特殊外科器械：牙挺和牙钳（图1-1-19）。

②特殊种植器械：骨锤、上颌窦底提升器械和骨挤压器械（图1-1-20）。

③特殊耗材：骨代用品（图1-1-21）和屏障膜（图1-1-22）。

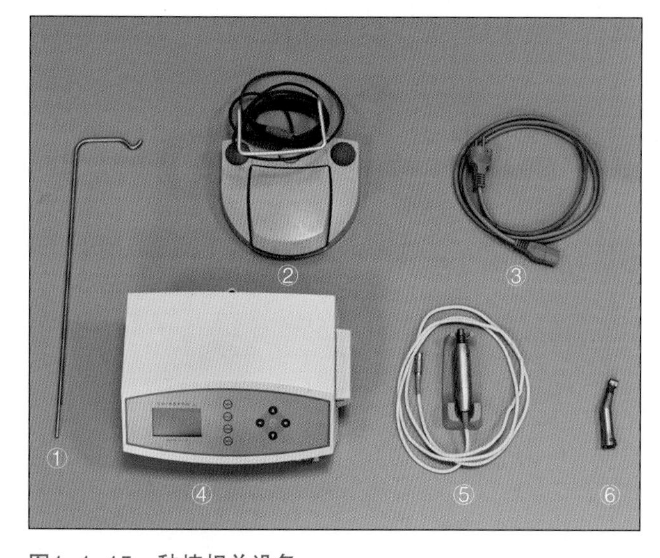

图1-1-15　种植相关设备

包括种植机（①悬架；②脚踏；③电源线；④主机；⑤马达）和⑥种植弯机

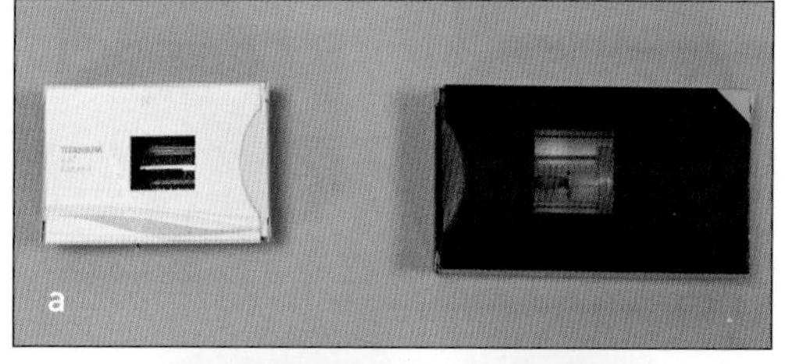

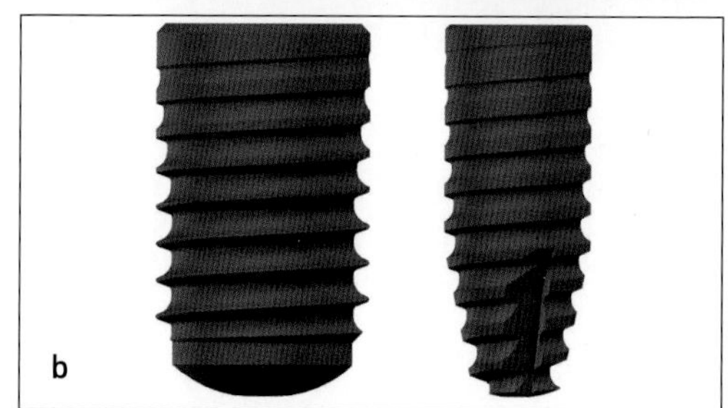

图1-1-16　种植体

a. 带外包装的种植体

b. 去除外包装的不同规格的种植体

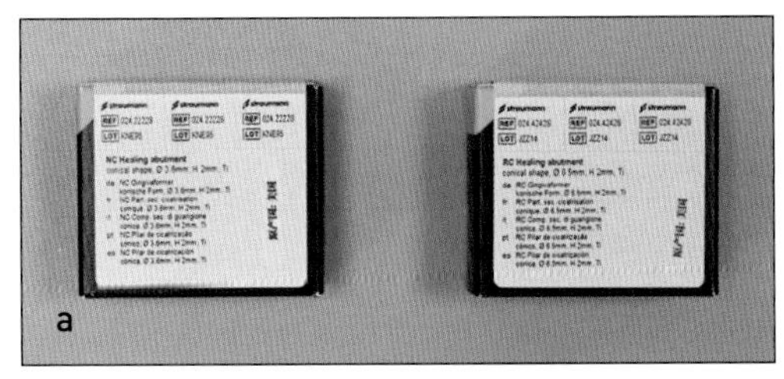

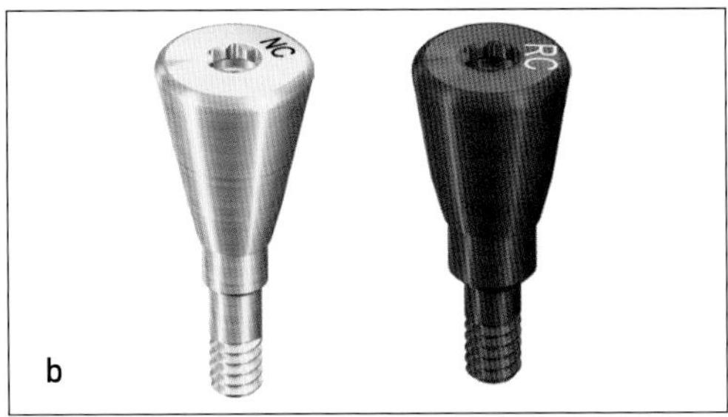

图1-1-17　愈合基台

a. 带外包装的愈合基台

b. 去除外包装的不同规格的愈合基台

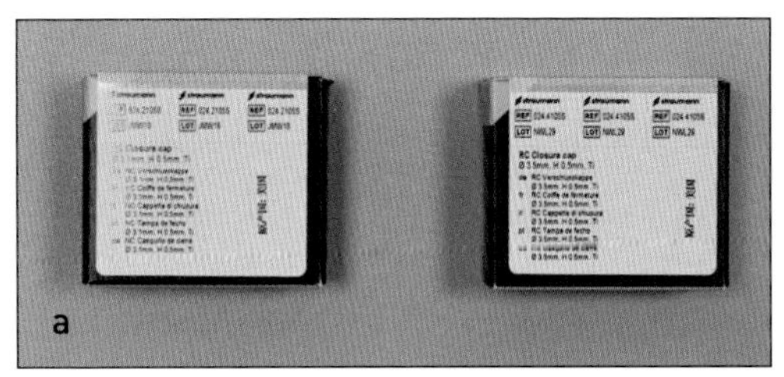

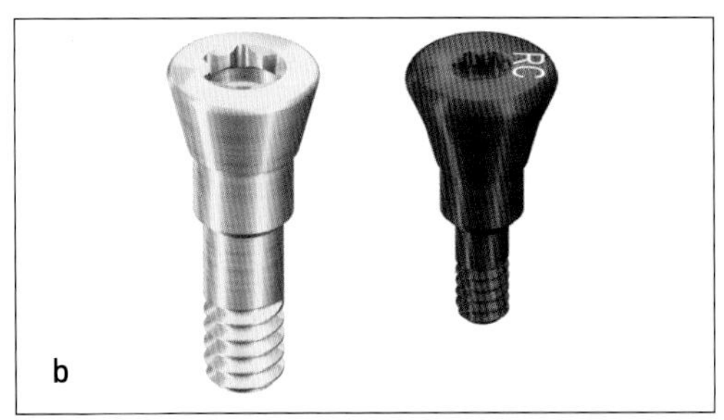

图1-1-18　覆盖螺丝

a. 带外包装的覆盖螺丝

b. 去除外包装的不同规格的覆盖螺丝

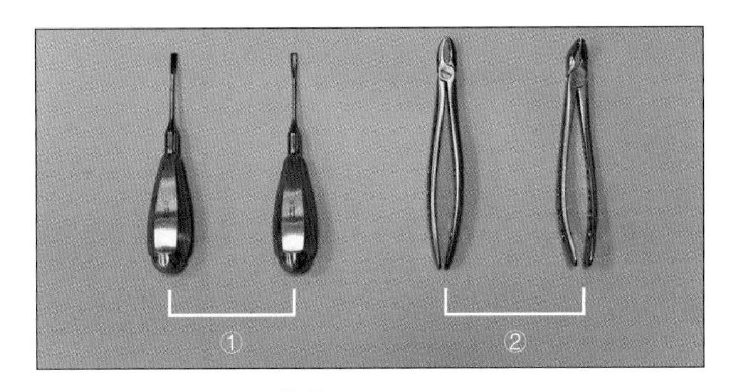

图1-1-19　特殊外科器械

①牙挺；②牙钳

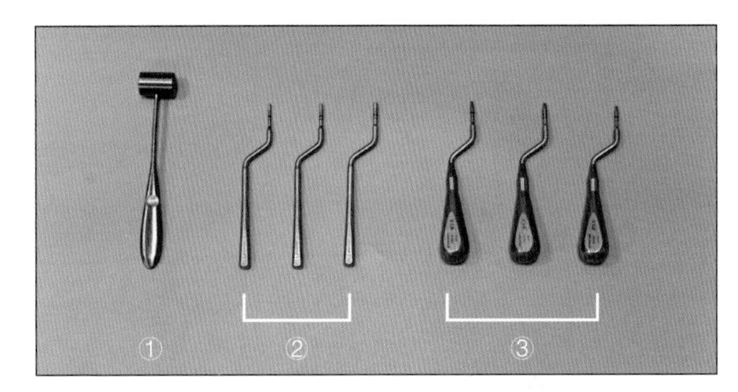

图1-1-20　特殊种植器械

①骨锤；②上颌窦底提升器械；③骨挤压器械

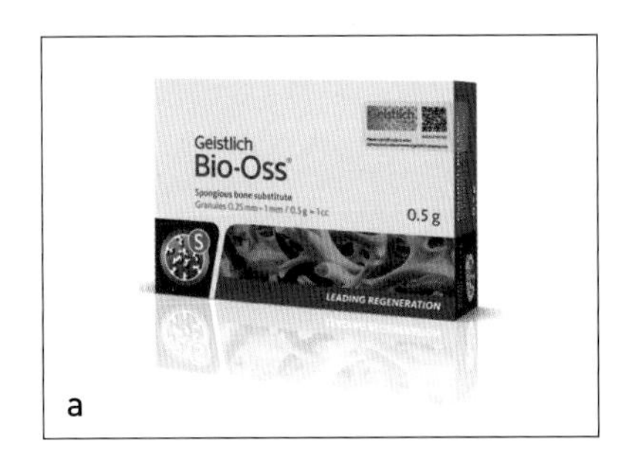

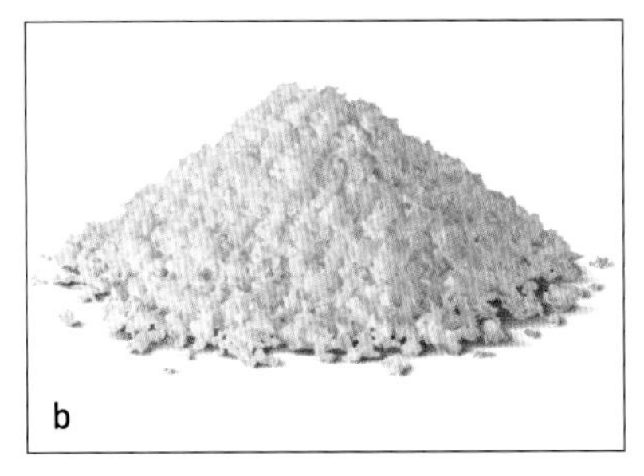

图1-1-21　骨代用品

a. 带外包装的骨代用品

b. 去除外包装的骨代用品

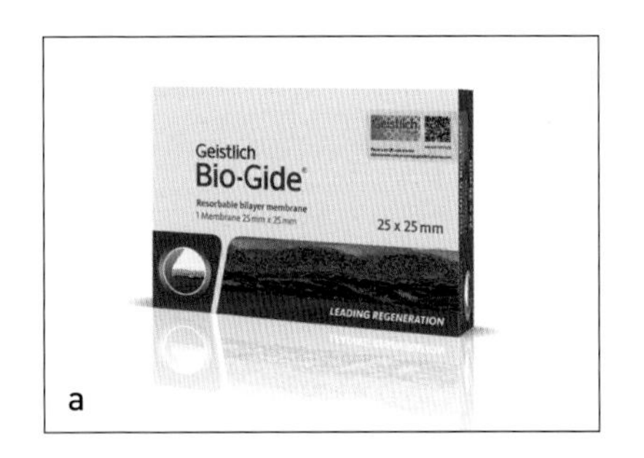

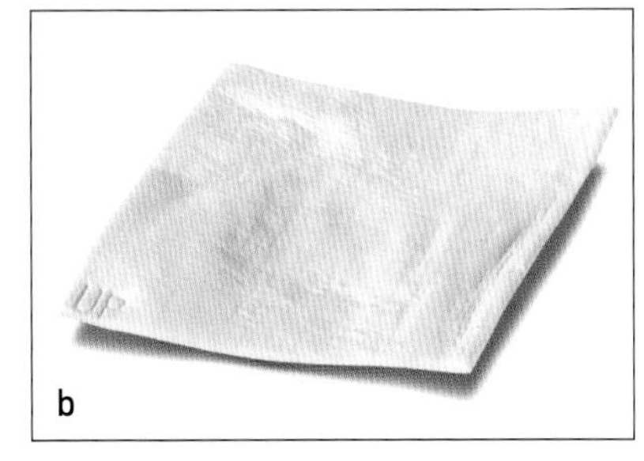

图1-1-22　屏障膜

a. 带外包装的屏障膜

b. 去除外包装的屏障膜

3. 患者准备

（1）核对患者信息

协助医生核对患者姓名、年龄等基本信息，以及手术位点、种植系统、种植体型号和其他种植相关信息，协助患者放置随身物品，嘱患者将手机调为静音（图1-1-23）。

（2）测量生命体征

测量患者的基础生命体征并做好记录，针对患有全身系统疾病及其他特殊情况的患者，视情况在心电监护下开展种植一期手术，必要时监测血糖。

（3）询问进食情况

常规种植手术术前，询问患者进食情况，评估手术时长，避免空腹状态下行局部麻醉手术，以免发生低血糖等不适症状。

（4）面部要求

面部不化妆、头发较长者戴一次性帽子，建议男性患者术前剃胡须。

（5）术前指导

讲解手术过程及术中注意事项，术中若出现小器械掉落至口中的情况，应立即头偏向掉落侧，不要惊慌、不要说话或做吞咽动作，以免出现误吞、误吸的情况。

（6）患者口内及口外皮肤消毒

①口内消毒：合理选用消毒剂，口内消毒可选用1%聚维酮碘消毒液，漱口3次，每次含漱1分钟。

②口外消毒：面部及口外皮肤消毒可选用5%聚维酮碘溶液。消毒范围：上至眶下缘、下至颈上部、两侧至耳前（图1-1-24）。

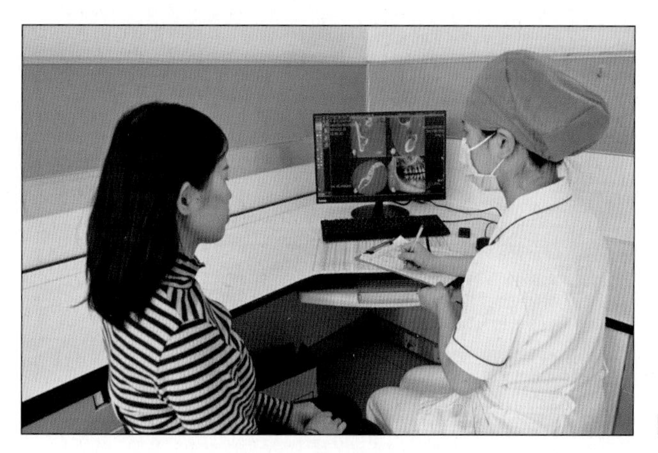

图1-1-23　治疗前协助医生核对患者信息

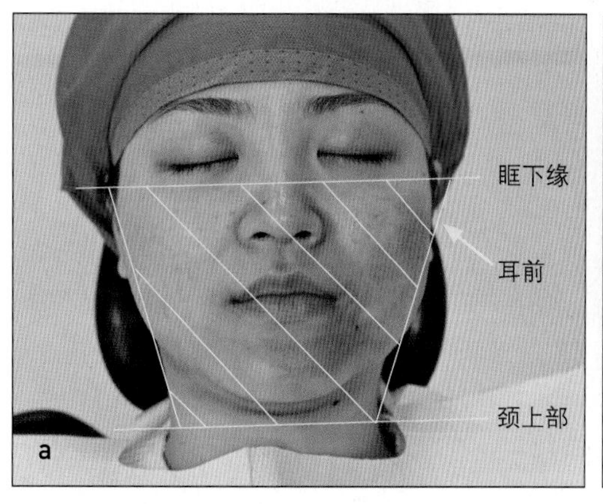

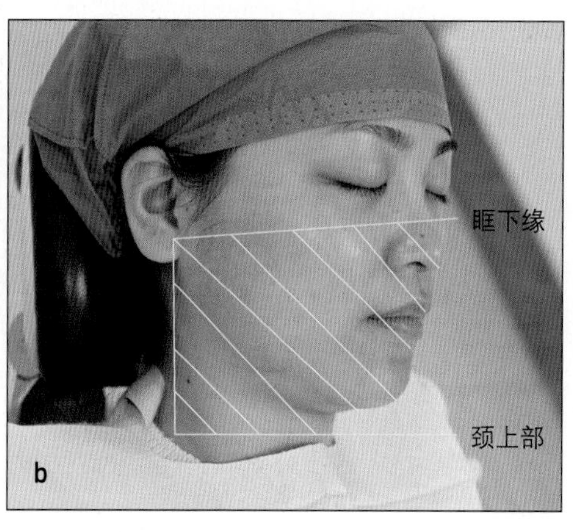

图1-1-24　用5%聚维酮碘溶液消毒面部
a. 正面观
b. 侧面观

4. 护士准备和助手准备

（1）护士准备

①护士着装整齐，穿工作服、戴一次性口罩和帽子（图1-1-25）。

②在进行无菌操作前，需进行七步洗手法洗手（图1-1-26和图1-1-27）。

③依次打开无菌包，传递种植外科工具盒、种植系统工具盒和一次性无菌物品，并与助手双人核对清点数量（图1-1-28）。

④与助手共同连接吸引装置（图1-1-29）；连接冲水管、种植弯机和马达。

⑤根据手术牙位调节灯光（图1-1-30）。

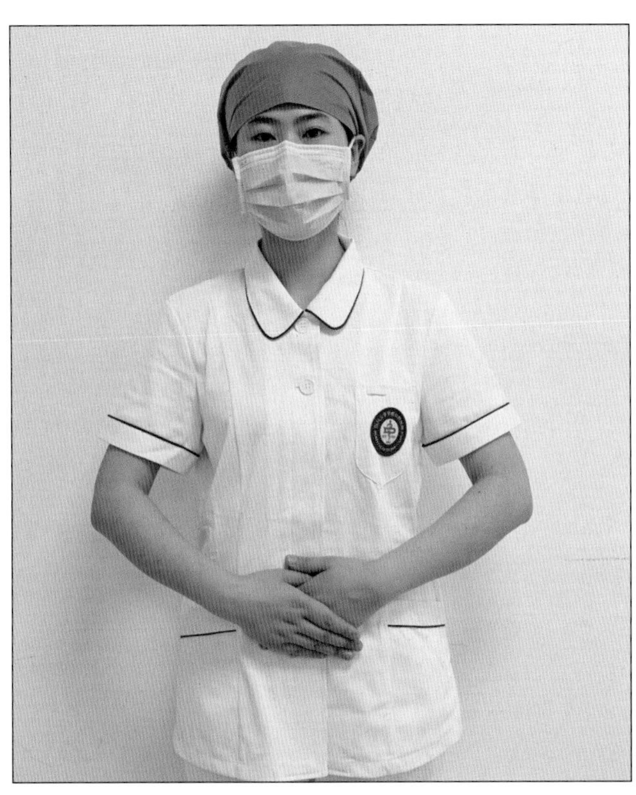

图1-1-25 护士规范着装
护士着装整齐，穿工作服、戴一次性口罩和帽子

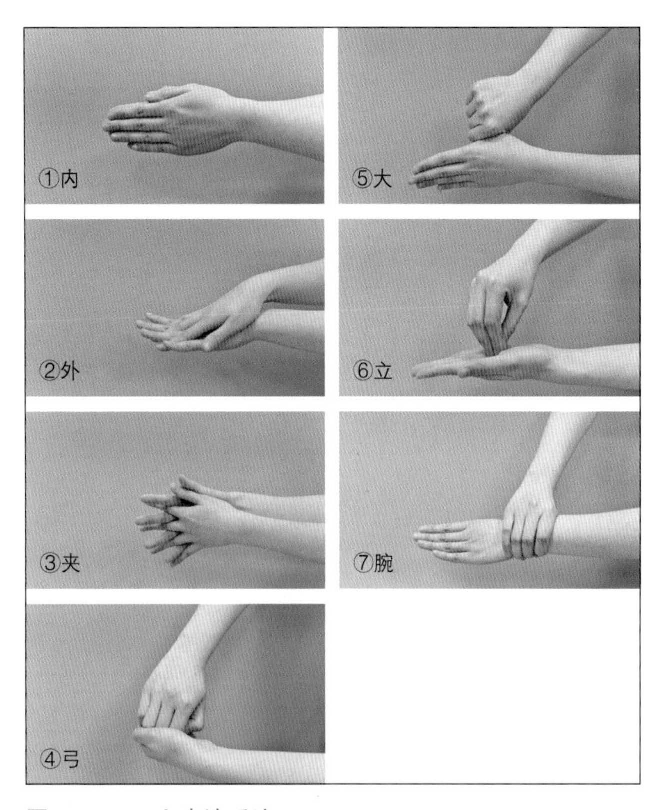

图1-1-27 七步洗手法
揉搓时间不少于15秒，整个洗手时间不少于40秒

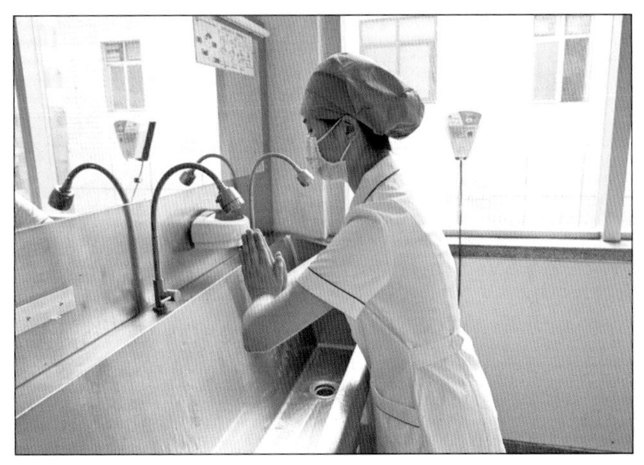

图1-1-26 七步洗手法的环境

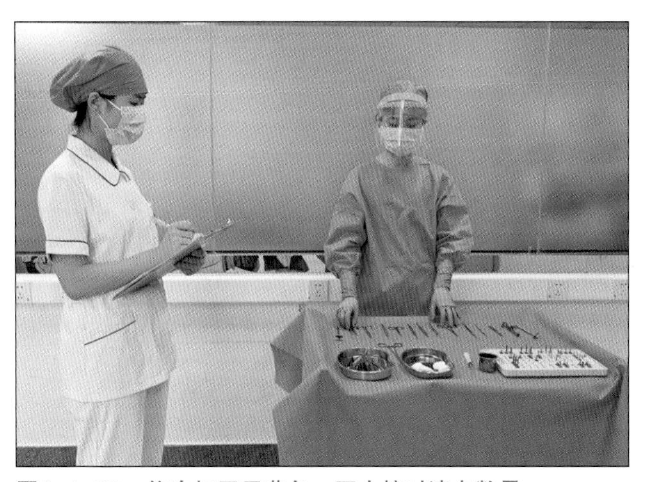

图1-1-28 依次打开无菌包，双人核对清点数量

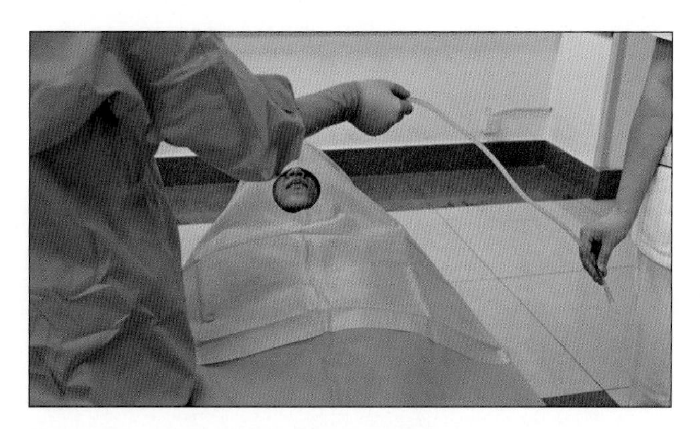
图1-1-29 与助手共同连接吸引装置

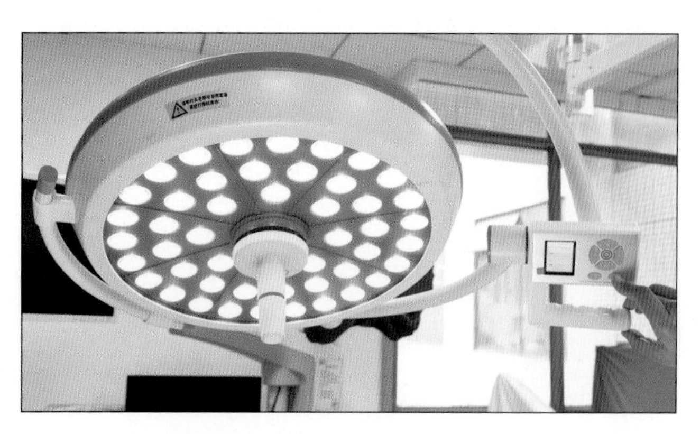
图1-1-30 根据手术牙位调节灯光

（2）助手准备

①助手规范着装（图1-1-31），基本与医生规范着装一致（图1-1-32），即穿手术衣、戴一次性口罩和帽子、戴防护面屏、外科洗手及外科手消毒、戴无菌手套。

②在进行无菌操作前，需进行外科洗手和外科手消毒（图1-1-33）、穿无菌手术衣（图1-1-34）、戴外科手套（图1-1-35）。

③协助医生依次铺头巾（图1-1-36）、胸前治疗巾（图1-1-37）和孔巾（图1-1-38）。

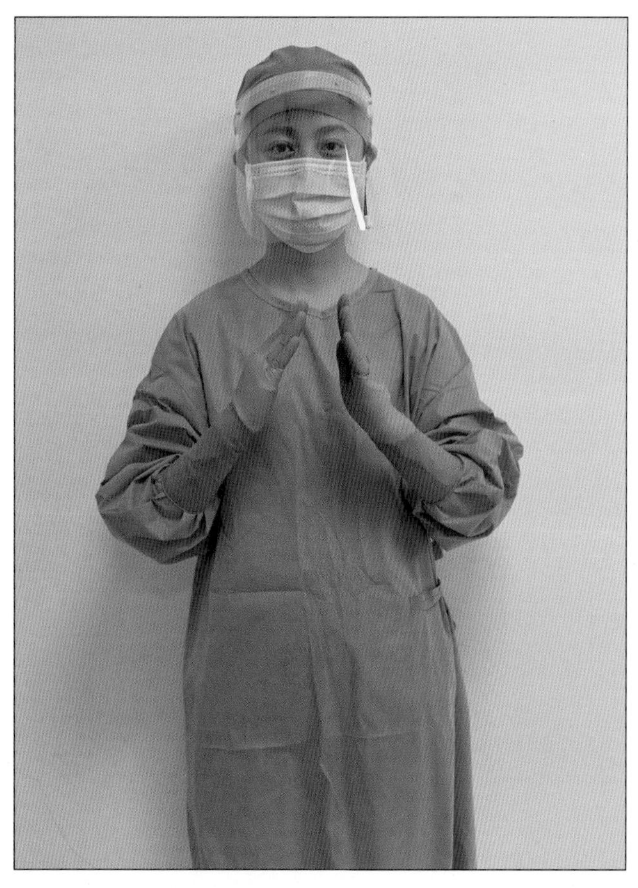
图1-1-31 助手规范着装

穿手术衣、戴一次性口罩和帽子、戴防护面屏、外科洗手及外科手消毒、戴无菌手套

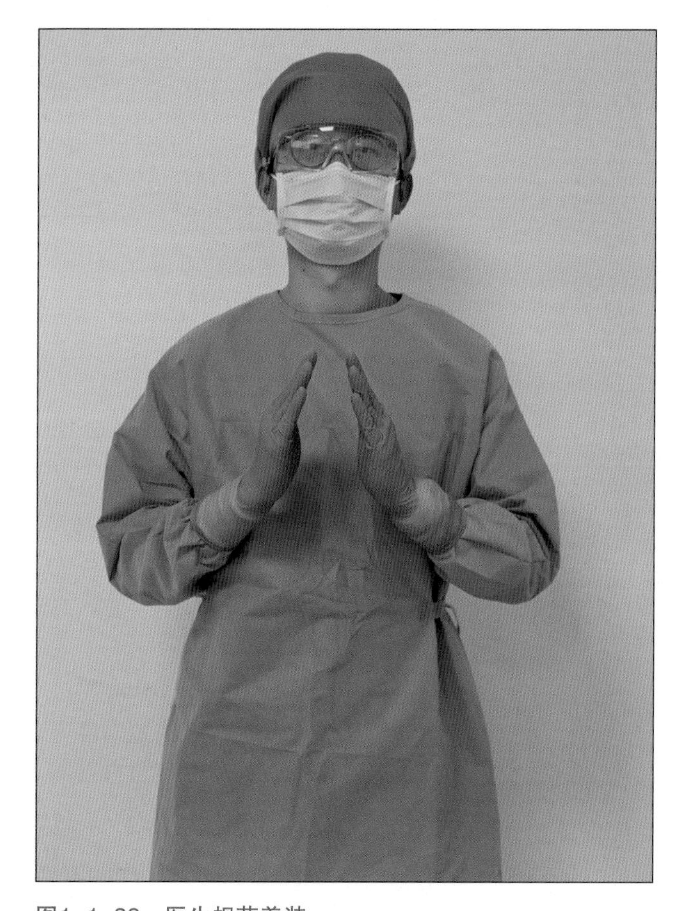
图1-1-32 医生规范着装

穿手术衣、戴一次性口罩和帽子、戴护目镜、外科洗手及外科手消毒、戴无菌手套

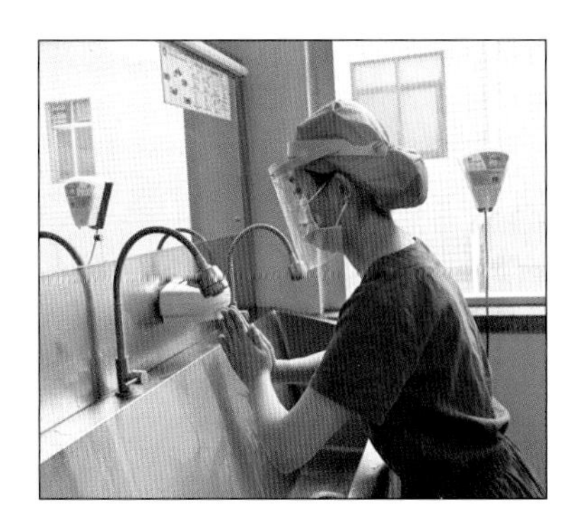
图1-1-33 助手进行外科洗手和外科手消毒

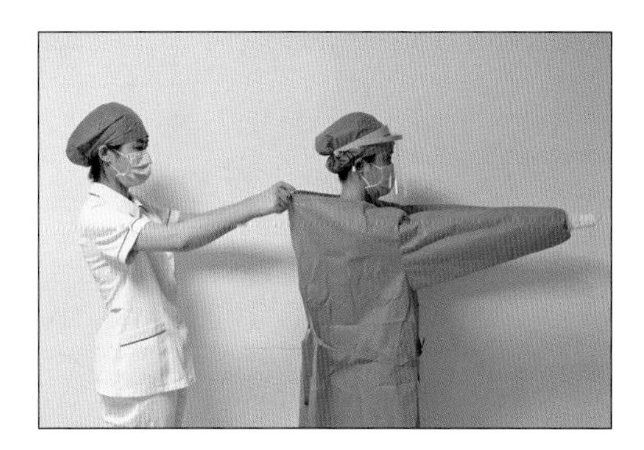
图1-1-34 穿无菌手术衣

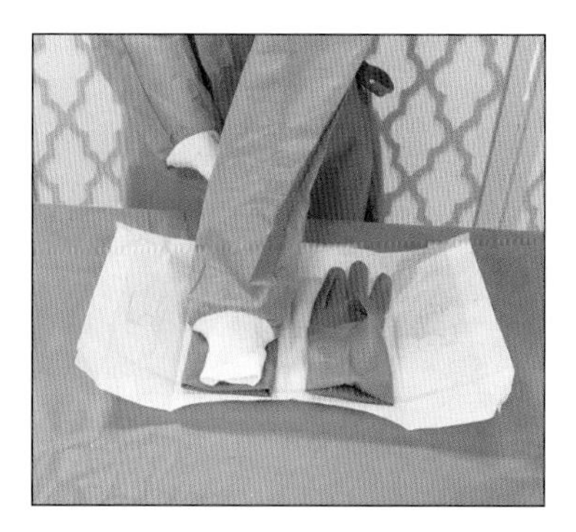
图1-1-35 戴外科手套

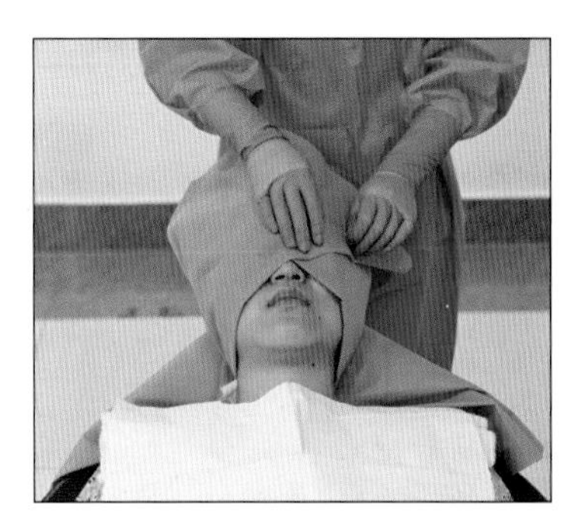
图1-1-36 铺头巾
避免头发对术区造成污染

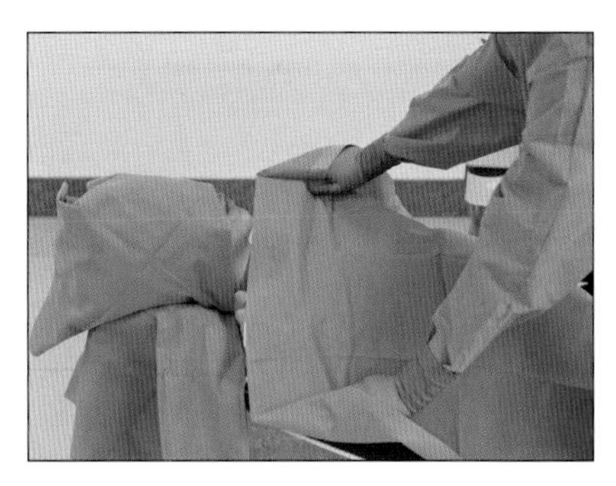
图1-1-37 铺胸前治疗巾

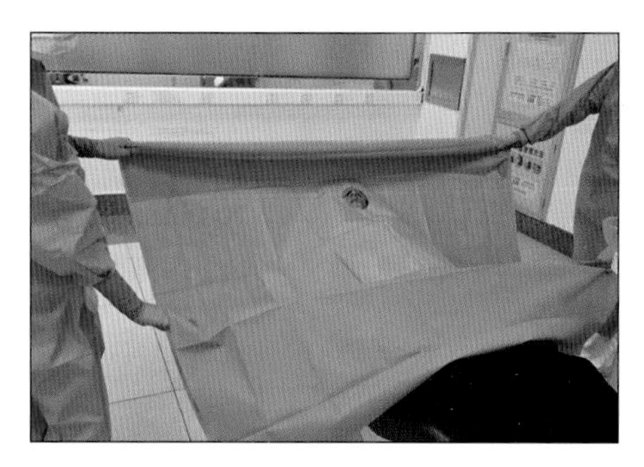
图1-1-38 助手与医生共同铺孔巾

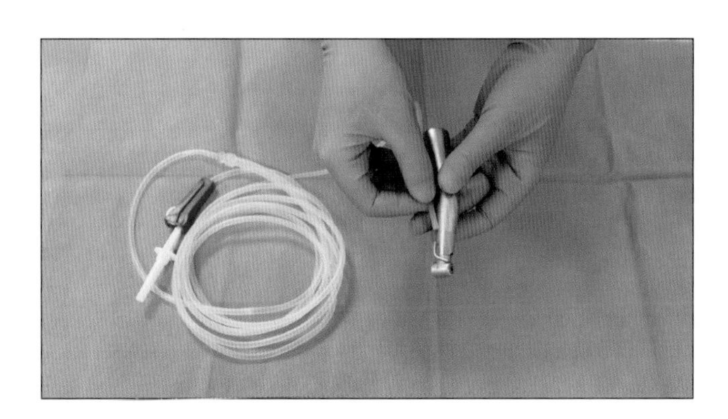
图1-1-39 连接冲水管、种植弯机和马达

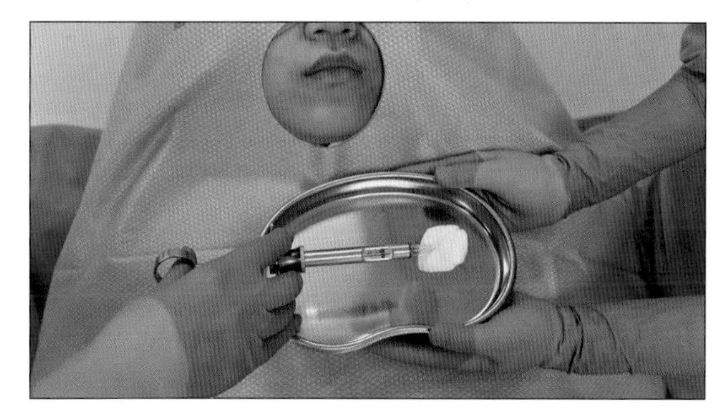
图1-1-40 助手术中传递局部麻醉药物给医生

④助手与护士共同连接吸引装置，连接冲水管、种植弯机和马达（图1-1-39）；术中传递局部麻醉药物给医生（图1-1-40）。

⑤正确安装手术刀片，一手持刀柄，另一手用持针器夹取刀片的前端背侧，将刀片对准刀柄凹槽处，顺势向下使刀片插入刀柄凹槽内（图1-1-41）。

⑥整理手术台面，按照使用顺序分区摆放，便于术中的拿取和使用，刀柄和卡局式注射器等锐器端用纱布保护（图1-1-42）。

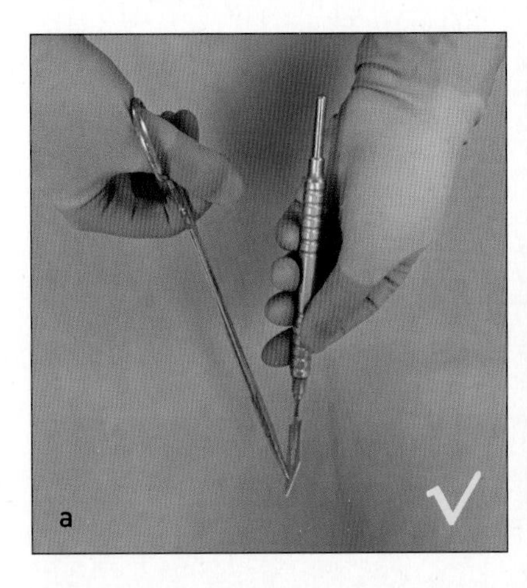

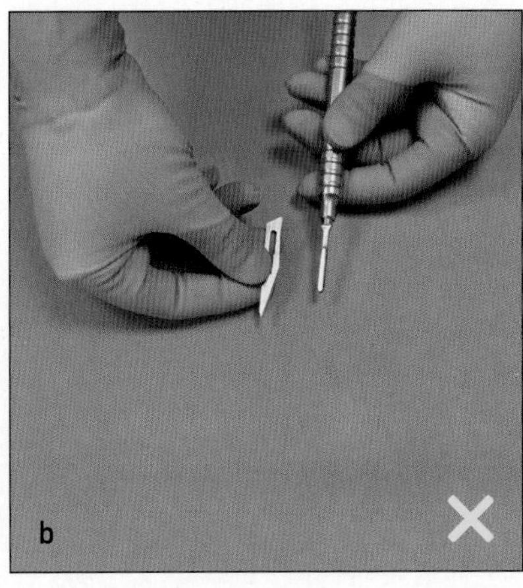

图1-1-41　一手持刀柄，另一手用持针器夹取刀片的前端背侧，将刀片对准刀柄凹槽处，顺势向下使刀片插入刀柄凹槽内

a. 正确安装手术刀片

b. 错误安装手术刀片（徒手抓持刀片进行安装）

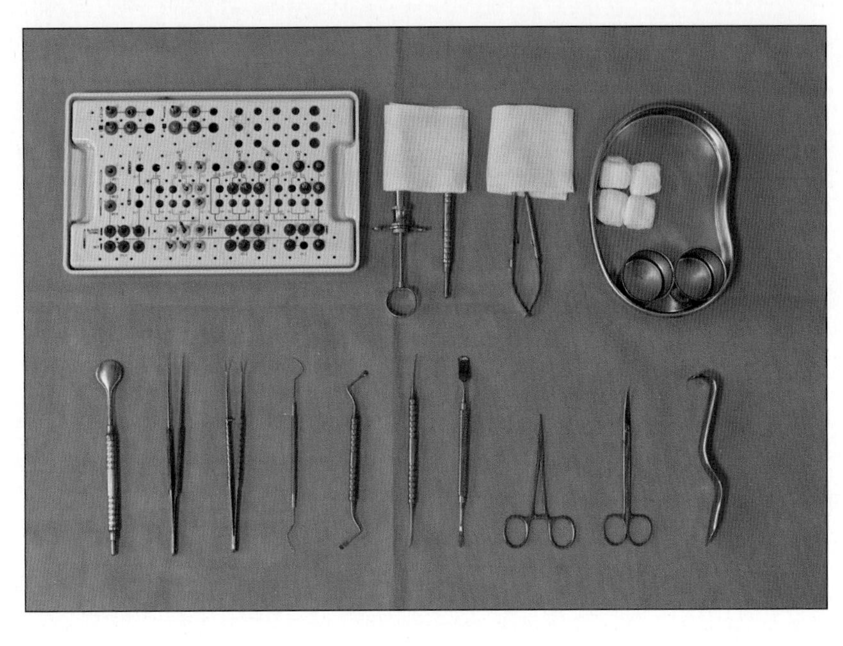

图1-1-42　整理手术台面

按照使用顺序分区摆放，便于术中的拿取和使用，刀柄和卡局式注射器等锐器端用纱布保护

（三）医护配合

在临床工作中，娴熟的操作技能和良好的医护配合，不仅能提高医疗质量，还能提高手术效率、缩短治疗时间、减轻患者痛苦、提升患者满意度，这也是手术成功的重要因素之一。以下将结合笔者所在科室，以临床上常见的单颗牙种植为例进行介绍。

1. 麻醉

助手传递口镜、探针给医生检查术区，根据治疗需求传递表面麻醉药物、卡局式注射器（图1-1-43）或计算机控制局部麻醉系统（computer-controlled local anesthesia delivery，C-CLAD）行局部麻醉。

2. 切开和翻瓣

待麻醉起效后，助手用弯盘传递手术刀给医生，医生根据治疗计划做手术切口（图1-1-44和图1-1-45），再传递骨膜分离器给医生进行牙龈翻瓣（图1-1-46），剥离切口两侧黏骨膜瓣，充分暴露种植区骨面。助手协助牵拉，及时正确吸唾，规范传递器械。

3. 修整牙槽嵴

助手传递大号球钻或刮匙修整牙槽嵴（图1-1-47）。

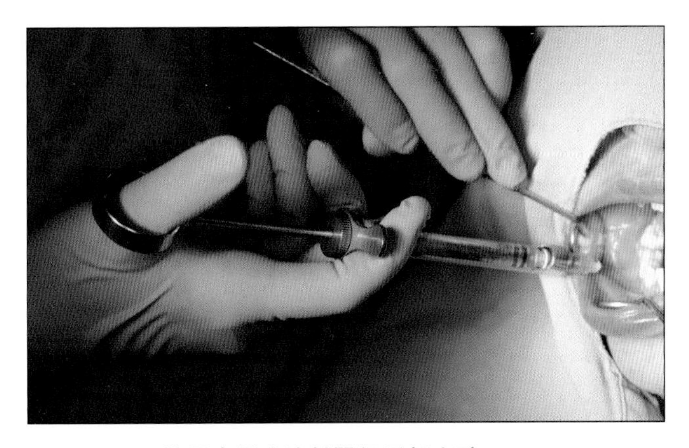

图1-1-43 使用卡局式注射器行局部麻醉

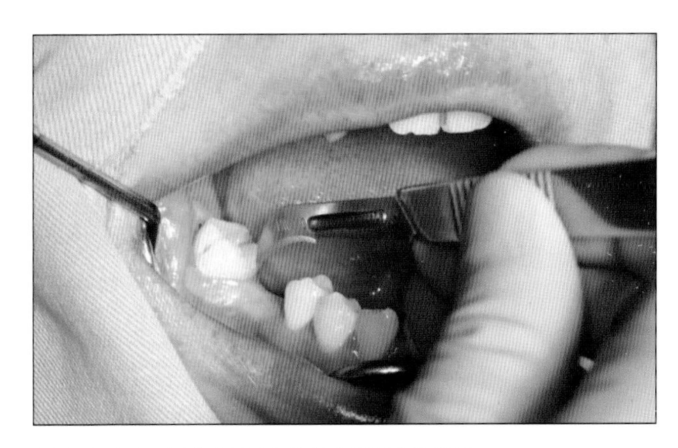

图1-1-44 医生根据治疗计划做手术切口
拟做牙槽嵴顶切口

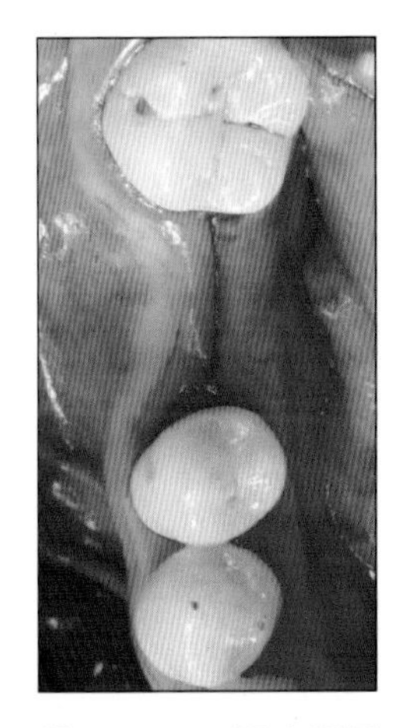

图1-1-45 医生根据治疗计划做手术切口
切口完成后

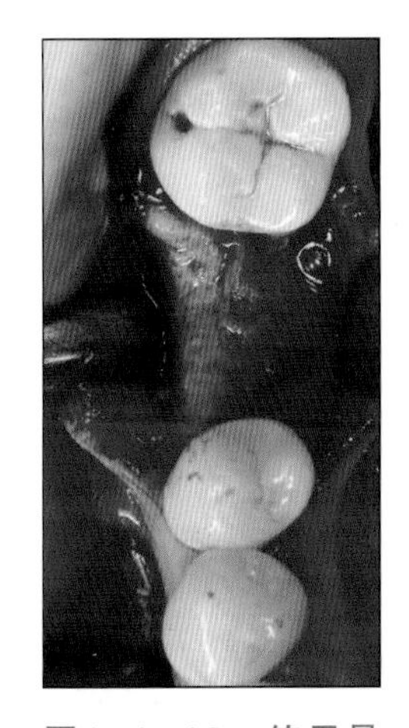

图1-1-46 使用骨膜分离器进行牙龈翻瓣后

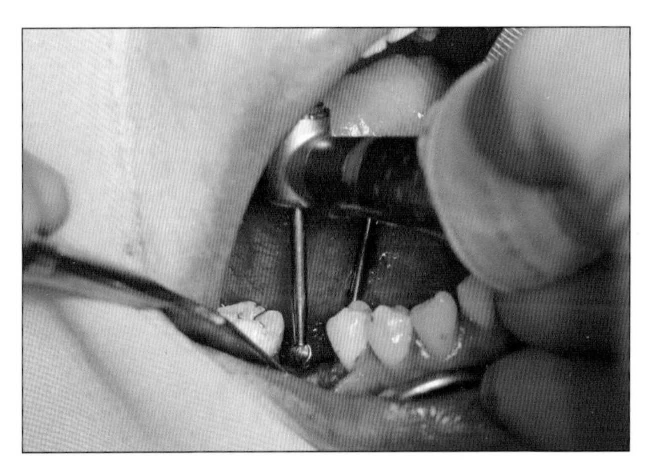

图1-1-47 大号球钻修整牙槽嵴

4. 制备种植窝洞

（1）定位

助手传递小号球钻定位（图1-1-48），用小号球钻在术前设计的理想位置定点，作为植入的中心点（图1-1-49）。

（2）扩大定位点

助手传递中号球钻用于扩大定位点（图1-1-50）。

（3）逐级备孔

可使用直径较小的先锋钻按预定方向制备种植窝洞（图1-1-51），再放入同直径的平行杆测量深度，观察位置和方向（图1-1-52），如有误差可继续进行调整，改变轴向或调整深度，直至符合要求后，再按照直径由小到大的顺序依次传递钻针逐级备孔（图1-1-53～图1-1-58）。

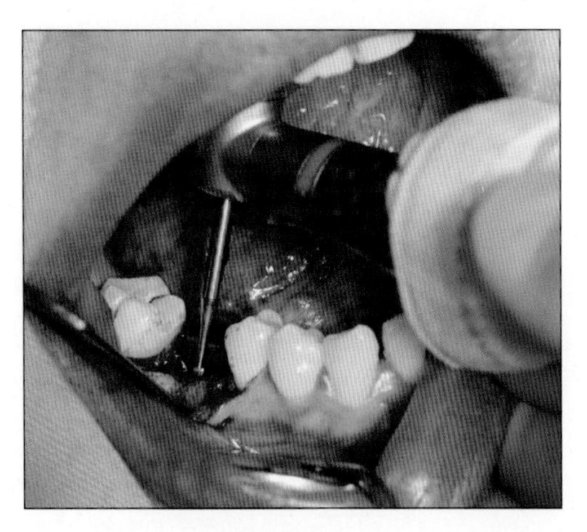

图1-1-48　小号球钻定位

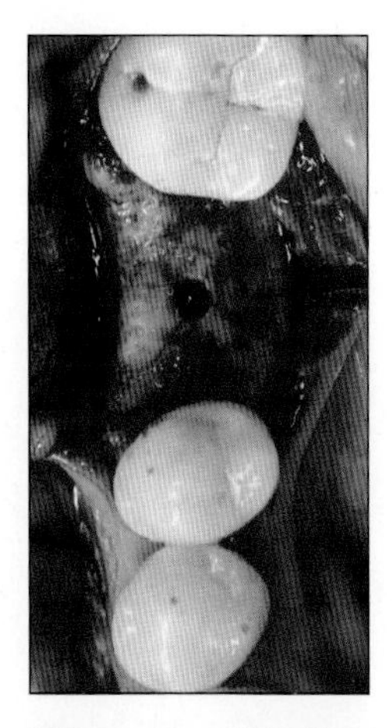

图1-1-49　植入的中心点

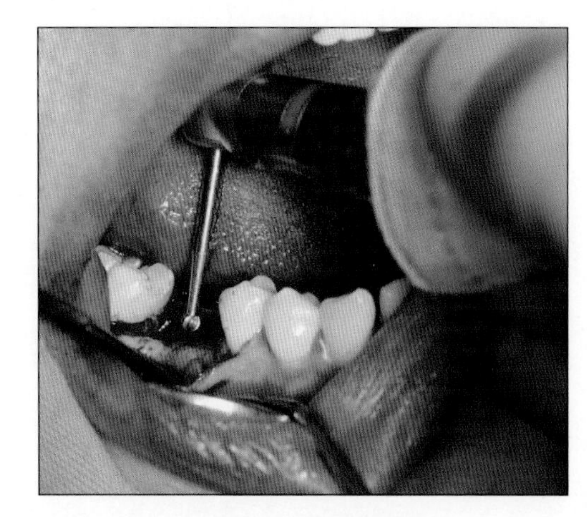

图1-1-50　中号球钻扩大定位点

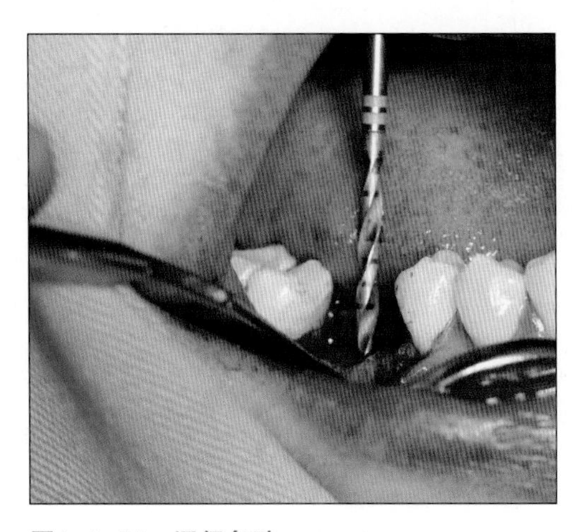

图1-1-51　逐级备孔

使用直径较小的先锋钻按预定方向制备种植窝洞

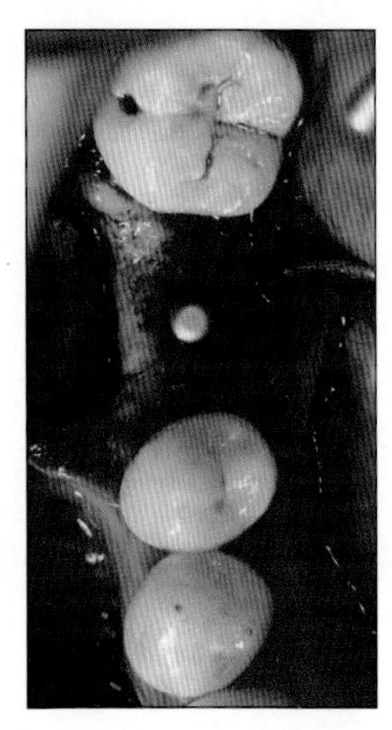

图1-1-52　使用与先锋钻同直径的平行杆测量深度，观察位置和方向

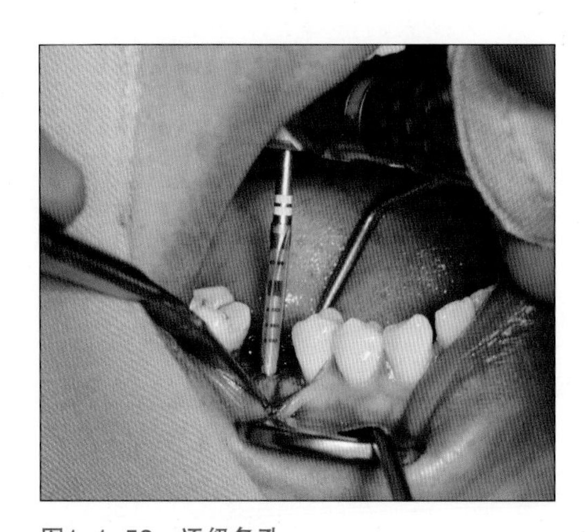

图1-1-53　逐级备孔

使用直径较大的先锋钻按预定方向制备种植窝洞

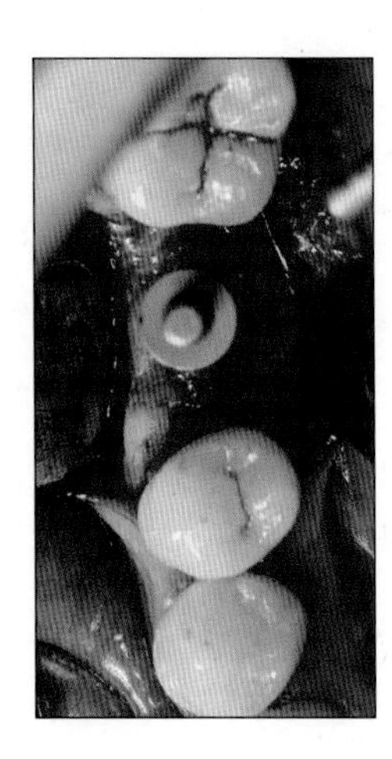

图1-1-54　再次使用与先锋钻同直径的平行杆测量深度，观察位置和方向

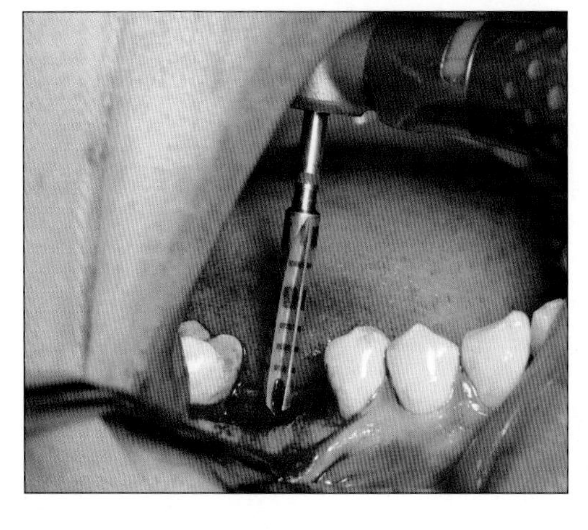

图1-1-55　逐级备孔

使用直径较小的扩孔钻按预定方向制备种植窝洞

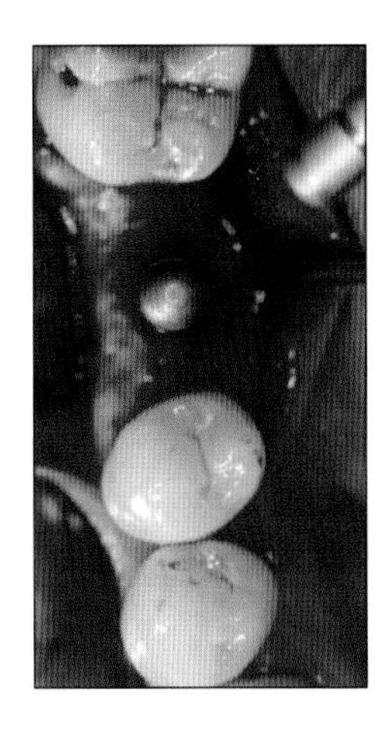

图1-1-56　使用与扩孔钻同直径的平行杆测量深度，观察位置和方向

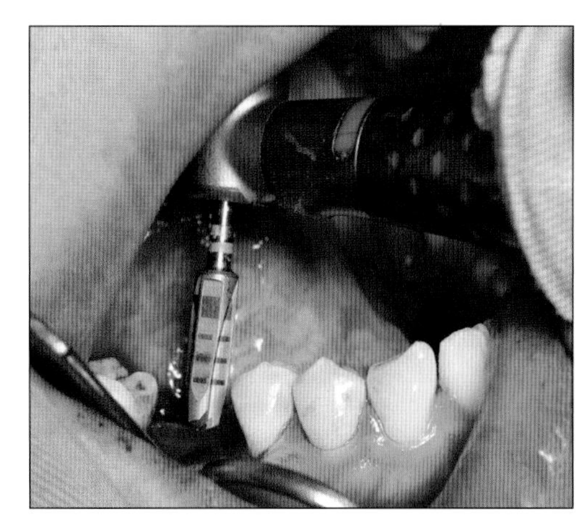

图1-1-57　逐级备孔　使用直径较大的扩孔钻按预定方向制备种植窝洞

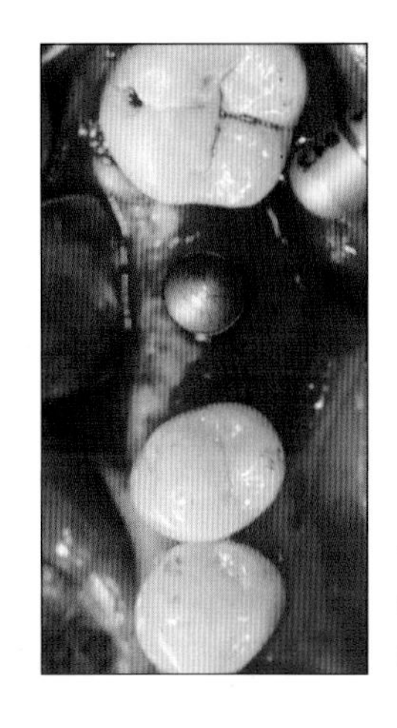

图1-1-58　再次使用与扩孔钻同直径的平行杆测量深度，观察位置和方向

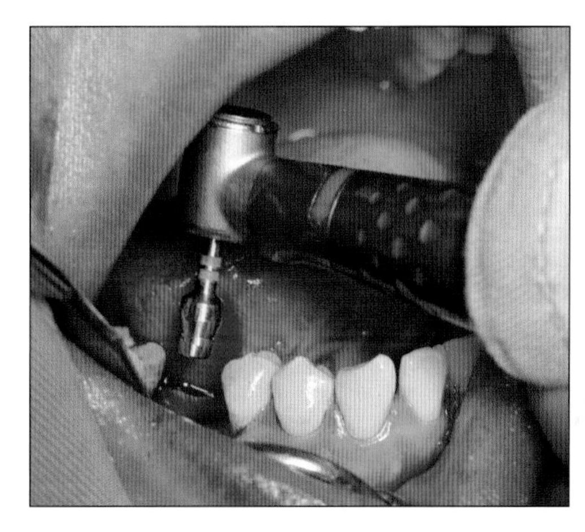

图1-1-59　传递颈部成型钻进行颈部成型

5. 颈部成型

根据治疗方案及实际情况，助手按需传递颈部成型钻进行颈部成型（图1-1-59）。

6. 螺纹成型

当种植位点骨密度较高时，助手按需传递攻丝钻进行螺纹成型（图1-1-60和图1-1-61），便于后续种植体顺利进入窝洞。

7. 植入种植体

护士检查种植体外包装完好无破损且在有效期内，与医生共同核对种植体系统和型号后（图1-1-62），仅将种植体连同最内层无菌包装传递给医生，医生可使用机用或手用适配器植入种植体（图1-1-63），种植体植入后取下携带体。

8. 安装覆盖螺丝或愈合基台

埋入式愈合通常安装覆盖螺丝（图1-1-64）；非埋入式愈合根据软组织厚度和近远中修复间隙，选择适宜高度和宽度的愈合基台（图1-1-65）。

9. 缝合

护士与助手在缝合前双人清点核查，包括种植外科手术器械和种植系统工具盒，若无误，再协助医生进行创口缝合（图1-1-66）。缝合完成后，需检查伤口是否无张力关闭，并无活动性出血等情况。

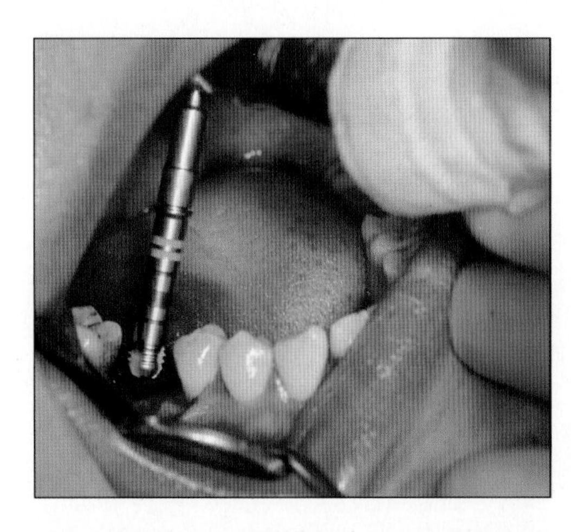

图1-1-60　攻丝钻在种植窝内壁进行螺纹成型

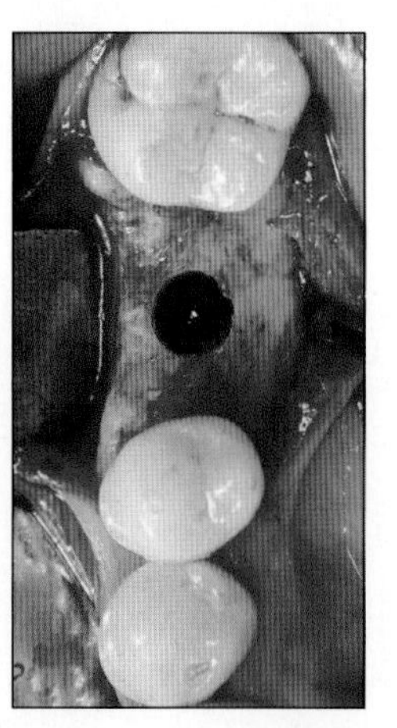

图1-1-61　攻丝钻螺纹成型后

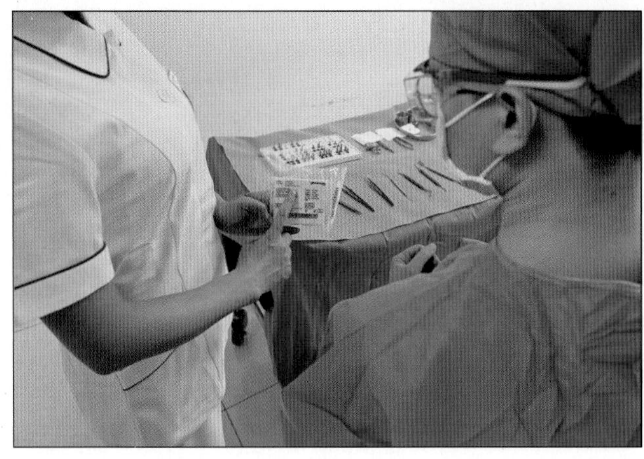

图1-1-62　核对种植体

护士检查种植体外包装完好无破损且在有效期内，与医生共同核对种植体系统和型号

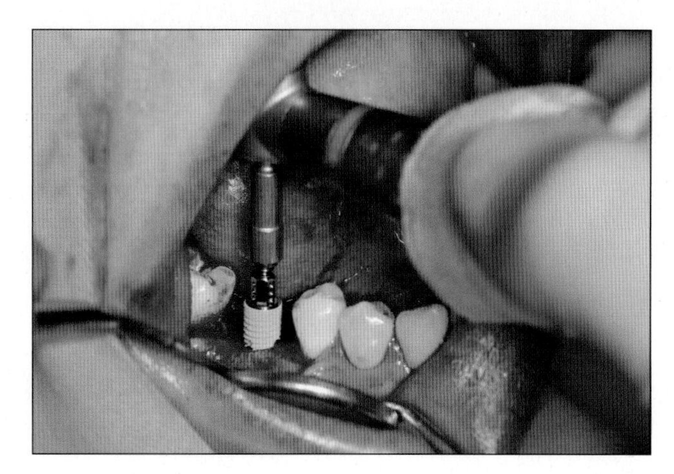

图1-1-63　植入种植体

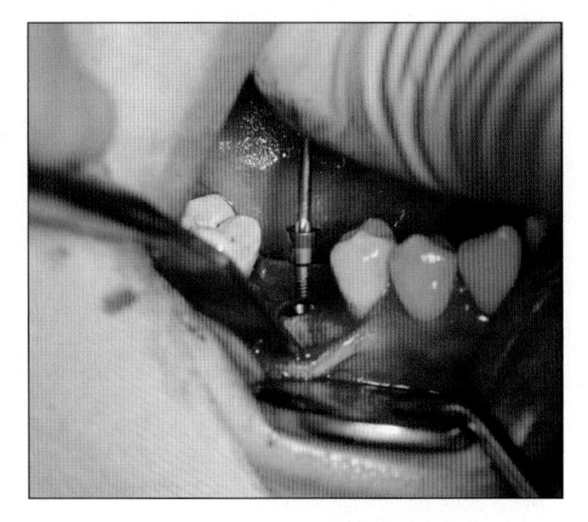

图1-1-64　埋入式愈合安装覆盖螺丝

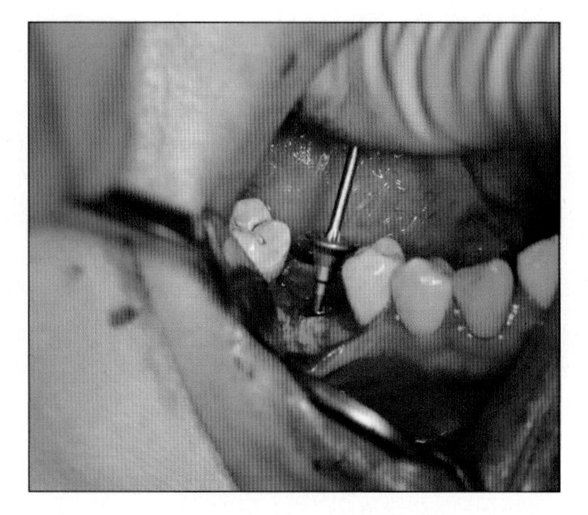

图1-1-65　非埋入式愈合安装愈合基台

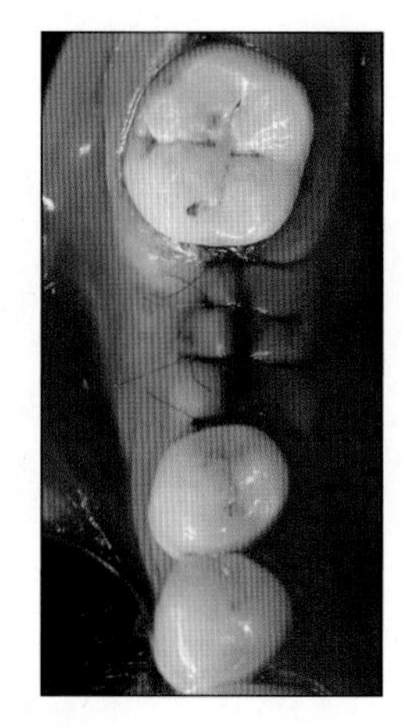

图1-1-66　缝合

10. 高值耗材登记

护士对使用的高值耗材进行登记，并将标签粘贴于种植手术登记单（图1-1-67）、高值耗材使用登记表（图1-1-68）和口腔种植修复治疗知情同意书上（图1-1-69）。

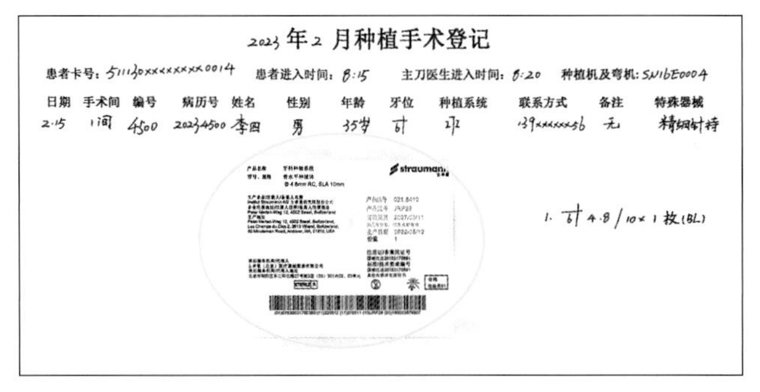
2023年2月种植手术登记

患者卡号：511130××××××××0014　患者进入时间：8:15　主刀医生进入时间：8:20　种植机及弯机：SN16E0004

日期	手术间	编号	病历号	姓名	性别	年龄	牙位	种植系统	联系方式	备注	特殊器械
2.15	1间	4500	20234500	李四	男	35岁	26	ITI	139××××××36	无	精细材料

1. 26 4.8/10×1枚（BL）

图1-1-67　种植手术登记单上粘贴高值耗材标签（圆圈示）

高值耗材使用登记表

手术日期	病例号	患者姓名	性别	年龄	牙位	规格及型号	数量	医生签名	护士签名	备注
2023.2.15	20234399	张三	男	28岁	16		1			
2023.2.15	20234400	李四	男	35岁	26		1			

请将所用实物、标签与填写内容确认无误后签字　　科室：

供应厂商名称及代表（签字、盖章）：成都众和恒业医疗科技有限公司　　科室负责人：

图1-1-68　高值耗材使用登记表上粘贴高值耗材标签（圆圈示）

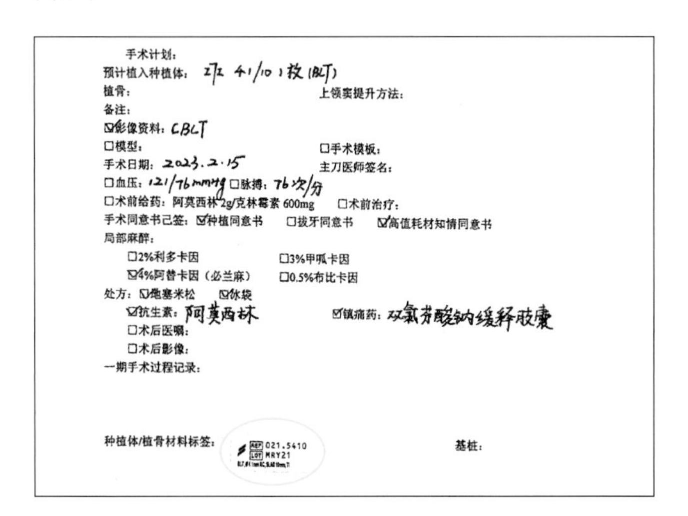
手术计划：
预计植入种植体：ITI 4.1/10 1枚（BLT）
植骨：　　上颌窦提升方法：
备注：
☑影像资料：CBCT
☐模型：　　☐手术模板：
手术日期：2023.2.15　　主刀医师签名：
☐血压：121/76mmHg　☐脉搏：76次/分
☐术前给药：阿莫西林2g/克林霉素600mg　☐术前治疗：
手术同意书已签：☑种植同意书　☐拔牙同意书　☑高值耗材知情同意书
局部麻醉：
☐2%利多卡因　☐3%甲哌卡因
☑4%阿替卡因（必兰麻）　☐0.5%布比卡因
处方：☑隆塞米松　☑冰袋
☑抗生素：阿莫西林　☑镇痛药：双氯芬酸钠缓释胶囊
☐术后医嘱：
☐术后影像：
一期手术过程记录：
种植体/植骨材料标签：　　基桩：

图1-1-69　口腔种植修复治疗知情同意书上粘贴高值耗材标签（圆圈示）

（四）术后处置

1. 患者处置

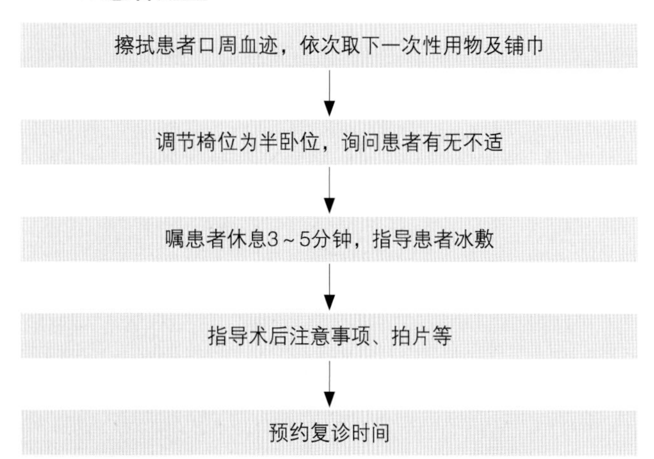

2. 用物处置

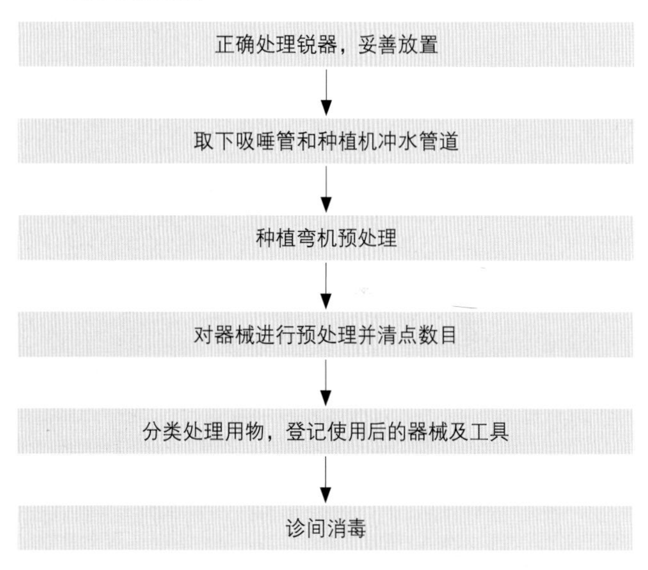

四、风险控制

1. 操作时严格执行查对制度，包括术前患者核查和高值耗材核查，拆种植体、骨代用品和屏障膜时，需与医生进行双人核对。

2. 严格无菌操作，做好标准防护，正确连接管道、器械和设备，规范传递器械，避免针刺伤的发生。

3. 密切观察患者生命体征，操作间隙可询问患者有无不适，必要时使用心电监护仪监测生命体征，或在镇静监护下进行种植手术。

4. 防止小器械误吞、误吸，术前指导患者如何配合操作，若有小器械掉落口中，不要惊慌、不要说话，等待医生进一步操作取出；术中小器械可拴线使用，若发生小器械掉落可以及时将其拉出口中。

5. 操作过程中有效配合，协助医生牵拉口角，及时吸唾，使用吸唾管清理口内唾液、血液和冲洗液等，充分暴露术区，保证术区视野清晰。

6. 适当进行心理护理，针对紧张焦虑的患者，可以用简单轻松的言语进行交流。

五、健康指导

1. 术后用药指导

根据手术范围及难易程度，指导患者服用消炎、止痛和/或消肿药物，用法用量遵医嘱。

2. 饮食指导

以清淡流食为主，术后当天避免用手术侧进食，勿饮酒、吸烟，以免刺激伤口。

3. 口腔卫生指导

术后当天可常规清洁非术区，但不宜用牙刷触碰术区，以免影响伤口愈合；此外，术区可配合漱口液漱口，尽量减少食物残渣对伤口的刺激。

4. 术区冷敷指导

术后1～2天可对伤口局部间断冷敷。

5. 运动指导

嘱患者术后适当休息，避免剧烈运动。

6. 复诊安排

术后7～10天约患者复诊拆线，并检查种植一期术后的伤口愈合情况。

7. 佩戴过渡性修复体的患者

术后如需佩戴活动义齿等过渡性修复体，须在医生指导下使用。

8. 其他情况

一期术后如为非埋入式愈合，应嘱咐患者避免用舌头舔碰术区，勿用术区咬食硬物；如有不适或愈合基台松动等，患者须及时联系医护团队复诊，并进行相关处理。

综上所述，种植一期手术是口腔种植修复治疗至关重要的一步，本节详细介绍了单颗牙种植的医护配合流程，但在临床实际中，患者的情况往往更为复杂，可能会伴随牙缺失数量多、缺牙时间过长、骨量不足、解剖位置特殊和患者自身因素等问题，需在牙种植体植入术前后或同期进行骨增量手术，例如引导骨再生、上颌窦底提升和骨劈开等，以上术式将在后面的章节进行详细叙述。

推荐阅读

[1] 宫苹. 口腔种植学[M]. 北京: 人民卫生出版社, 2020.

[2] Kimura T, Wada M, Suganami T, et al. Dental implant status of patients receiving long-term nursing care in Japan[J]. Clin Implant Dent Relat Res, 2015, 17(Suppl 1):e163-e167.

第2节
引导骨再生操作技术

随着种植技术的不断发展，对于骨量不足的种植修复患者而言，要想实现良好的功能修复和美学效果，临床上常常采用引导骨再生技术，来获得实现种植体骨结合的重要条件——种植位点充足的健康骨量，即垂直向和水平向均拥有植入理想长度和直径的种植体的骨量。

引导骨再生（guided bone regeneration，GBR）（图1-2-1），是从引导组织再生（guided tissue regeneration，GTR）发展而来，其原理是在拟进行骨增量的位点，将屏障膜放于骨代用品和软组织之间，以阻止迁移速度较快的软组织再生相关细胞进入骨增量位点，同时促进成骨相关细胞进入骨缺损区，并起到空间支撑的作用，多重效应下促进术区成骨。

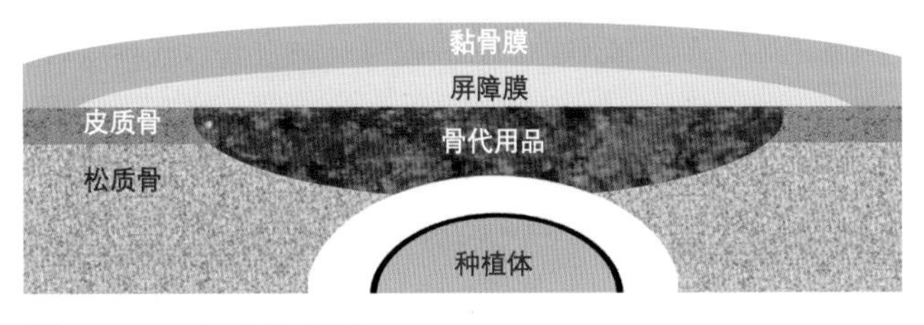

图1-2-1　GBR示意图

在拟进行骨增量的位点，将屏障膜放于骨代用品和软组织之间，以阻止迁移速度较快的软组织再生相关细胞进入骨增量位点，同时促进成骨相关细胞进入骨缺损区，并起到空间支撑的作用，多重效应下促进术区成骨

一、目的

制订引导骨再生的标准操作流程，规范医护人员的操作。

二、适用范围

本流程适用于口腔种植治疗室的医护人员。

三、操作流程

（一）评估

1. 环境评估

环境是否宽敞、明亮、舒适、安全和温湿度适宜，仪器设备性能是否完好。

2. 患者评估

（1）全身情况

了解患者有无全身系统疾病，有无过敏史，有无种植体植入高风险因素（如糖尿病、骨代谢疾病和内分泌疾病等），以及女性患者是否在生理期。

（2）口内情况

①协助医生检查缺牙位点骨组织和软组织情况，包括缺牙的原因和时间、缺牙部位的修复间隙、天然牙及全口牙周状况、咬合状态、开口度等。

②根据需求协助医生开具影像学检查，评估缺牙区的骨质和骨量、相邻结构有无异常等。

（3）实验室检查

包括血常规、血糖指标、凝血功能及感染标志物等项目，了解患者近期的身体状况。

（4）心理-社会状况

了解患者的心理预期，为患者答疑解惑，获得患者的信任与配合，以舒缓患者的紧张、担忧等情绪。

（二）准备

1. 环境准备

口腔种植治疗室应设计合理，环境宽敞、明亮，分区明确，配备专门的洗手池和手术准备室，设有患者通道、医护人员通道和污染器械通道，防止交叉感染。常规做好空气消毒和物体表面消毒，配备空气消毒机。基础设施齐全，包括手术无影灯、牙科综合治疗台、种植机、边柜和器械预处理池等；配备急救设备，包括心电监护仪和氧气装置等。

2. 用物准备

（1）无菌手术包

①手术布包1套：手术衣2件、治疗巾3张（包括头巾1张和胸前治疗巾2张）、孔巾1张、机臂套1根、弯盘1个（内含无菌杯2个）。

②外科手术器械盒1套：口镜、显微镊、刀柄、探针、骨膜分离器、刮匙、持针器、血管钳、显微持针器和线剪。

③种植手术工具盒1套。

（2）种植手术文书

①患者基本信息核实表、高值医用耗材知情同意书和口腔种植修复治疗知情同意书。

②种植手术登记单和高值耗材使用登记表。

（3）一次性用物

刀片、缝针缝线、棉签、纱球、口杯、麻醉针头、负压吸引管、牙龈冲洗器、尖头吸唾管和冲洗空针等。

（4）其他用物

盛有无菌持物钳的无菌罐、0.9%氯化钠注射液（常温）、0.9%氯化钠注射液（冷却）、5%聚维酮碘溶液、1%聚维酮碘消毒液和局部麻醉药物。

（5）急救物品

口腔种植治疗室应常规配置抢救车和相关仪器设备，例如心电监护仪和氧气装置等，保障医疗安全。

（6）种植相关设备和耗材

①种植相关设备：种植机和种植弯机，其中种植机包括悬架、脚踏、电源线、主机和马达。

②种植相关耗材：种植体、愈合基台和覆盖螺丝等。

（7）特殊器械和耗材

根据手术情况准备特殊器械和耗材。

①特殊外科器械：骨代用品输送器、骨代用品充填器、刮匙、舌和颊牵开器、直角拉钩（图1-2-2）。

②特殊耗材：骨代用品和屏障膜。

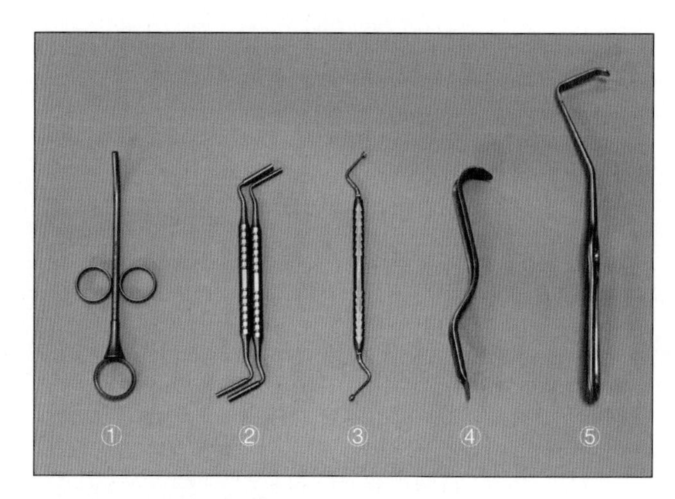

图1-2-2　特殊外科器械

①骨代用品输送器；②骨代用品充填器；③刮匙；④舌和颊牵开器；⑤直角拉钩

3. 患者准备

（1）核对患者信息

协助医生核对患者姓名、年龄等基本信息，以及手术位点、种植系统、种植体型号和其他种植相关信息，协助患者放置随身物品，嘱患者将手机调为静音。

（2）测量生命体征

测量患者的基础生命体征并做好记录，针对患有全身系统疾病及其他特殊情况的患者，视情况在心电监护下开展引导骨再生，必要时监测血糖。

（3）询问进食情况

常规种植手术术前，询问患者进食情况，评估手术时长，避免空腹状态下行局部麻醉手术，以免发生低血糖等不适症状。

（4）面部要求

面部不化妆、头发较长者戴一次性帽子，建议男性患者术前剃胡须。

（5）术前指导

讲解手术过程及术中注意事项，术中若出现小器械掉落至口中的情况，应立即头偏向掉落侧，不要惊慌、不要说话或做吞咽动作，以免出现误吞、误吸的情况。

（6）患者口内及口外皮肤消毒

①口内消毒：合理选用消毒剂，口内消毒可选用1%聚维酮碘消毒液，漱口3次，每次含漱1分钟。

②口外消毒：面部及口外皮肤消毒可选用5%聚维酮碘溶液。消毒范围：上至眶下缘、下至颈上部、两侧至耳前。

4. 护士准备和助手准备

（1）护士准备

①护士着装整齐，穿工作服、戴一次性口罩和帽子。

②在进行无菌操作前，需进行七步洗手法洗手。

③依次打开无菌包，传递种植外科工具盒、种植系统工具盒和一次性无菌物品，并与助手双人核对清点数量。

④与助手共同连接吸引装置；连接冲水管、种植弯机和马达。

⑤根据手术牙位调节灯光。

（2）助手准备

①助手规范着装，即穿手术衣、戴一次性口罩和帽子、戴防护面屏、外科洗手及外科手消毒、戴无菌手套。

②在进行无菌操作前，需进行外科洗手和外科手消毒、穿无菌手术衣、戴外科手套。

③协助医生依次铺头巾、胸前治疗巾和孔巾。

④助手与护士共同连接吸引装置，连接冲水管、种植弯机和马达；术中传递局部麻醉药物给医生。

⑤正确安装手术刀片，一手持刀柄，另一手用持针器夹取刀片的前端背侧，将刀片对准刀柄凹槽处，顺势向下使刀片插入刀柄凹槽内。

⑥整理手术台面，按照使用顺序分区摆放，便于术中的拿取和使用，刀柄和卡局式注射器等锐器端用纱布保护。

（三）医护配合

在临床工作中，娴熟的操作技能和良好的医护配合，不仅能提高医疗质量，还能提高手术效率、缩短治疗时间、减轻患者痛苦、提升患者满意度，这也是手术成功的重要因素之一。以下将以临床上常用术式为例进行介绍。

1. 麻醉

手术区域采用盐酸利多卡因注射液或阿替卡因肾上腺素注射液局部麻醉（图1-2-3）。盐酸利多卡因注射液属于酰胺类局部麻醉药，穿透性和扩散性强，起效快，临床主要用于阻滞麻醉及硬膜外麻醉。阿替卡因肾上腺素注射液属于复方制剂注射液，含有4%的盐酸阿替卡因和1∶100000浓度的酒石酸肾上腺素，具有血管收缩作用，对于有心血管系统疾病的患者需慎用。

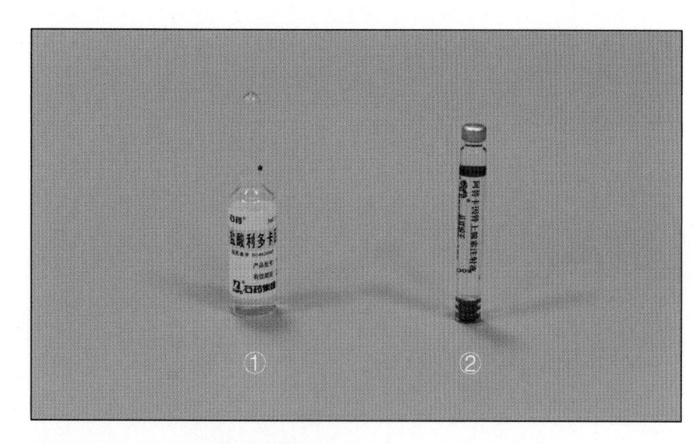

图1-2-3　术中常用麻醉药品
①盐酸利多卡因注射液；②阿替卡因肾上腺素注射液

2. 切开和翻瓣

（1）常见切口种类

GBR常用切口类型包括角形切口、梯形切口和H形切口。

①角形切口：由牙槽嵴顶水平切口与单侧垂直松弛切口组成。其优点在于视野相对较好和易于调整，但因只有单侧垂直切口，操作区域有限，植骨时张力相对较大，且垂直切口易损伤走行血管。

②梯形切口：由牙槽嵴顶水平切口与双侧垂直松弛切口组成，垂直切口的设计有一定的倾斜，以使黏膜瓣呈梯形来获得较大的基底血供。其优点在于视野好，术区周围易于操作，可实现无张力缝合，但因其为垂直切口，易损伤走行的血管和形成瘢痕。

③H形切口：水平切口位于牙槽嵴顶，两侧切口延伸至两端天然牙近缺隙侧龈沟内。其优点在于可以保护牙龈乳头，但水平向延伸有限，术区周围操作受限，唇侧垂直切口易形成瘢痕。

（2）操作配合

助手用弯盘传递手术刀给医生做牙龈切口（图1-2-4），牙龈切口应根据患者骨缺损的范围和手术部位选择合适的手术切口类型，前牙区需注意考虑软组织的美学形态。助手协助医生牵拉口角和吸唾，配合医生翻开黏骨膜瓣（图1-2-5），协助牵拉唇和颊黏膜，暴露术区视野。需注意手术刀的传递与收回，均应放在弯盘内进行传递，以防锐器伤。

3. 制备种植窝洞和植入种植体

根据治疗计划制备种植窝洞（图1-2-6），备洞完成后植入种植体（图1-2-7），助手在备洞时，可以用刮匙收集患者的自体骨屑。操作时注意及时吸唾，清理冲洗液、唾液和血液等。植入种植体时需要避免触碰到种植体表面，因此吸唾时不宜太接近种植体周围区域。

4. 骨组织去皮质化

用球钻于皮质骨表面打孔，促使松质骨内血液渗出，以促进成骨、成血管的相关细胞及细胞因子进入骨代用品内，进而促进成骨效果（图1-2-8）。

5. 放置骨代用品

助手传递骨代用品输送器和骨代用品，以及骨代用品与自体骨屑的混合物，并与自体血液相混合，协助医生牵开黏骨膜瓣，充分暴露植骨区域，放置前述骨代用品（图1-2-9）。操作过程中需要及时吸唾，以避免其污染植骨区域，需注意吸唾管不应太靠近植骨区域，以避免骨代用品移位或流失。

6. 覆盖与固定屏障膜

根据骨缺损区的范围和缺损形态，选择种类与大小适宜的屏障膜覆盖并固定（图1-2-10），固定时应确保屏障膜平整且无褶皱，注意屏障膜的粗糙面（疏松层）朝向骨面，为成骨细胞提供一个三维支架，有利于成骨；光滑面朝向软组织，其屏障功能可阻止软组织长入成骨区，让新生骨得以充分生长，避免发生成骨不良。

7. 缝合

此处常用缝合方法有间断缝合法、水平褥式缝合法和垂直褥式缝合法等，缝合完成后，需检查伤口是否无张力关闭，并无活动性出血等情况（图1-2-11）。

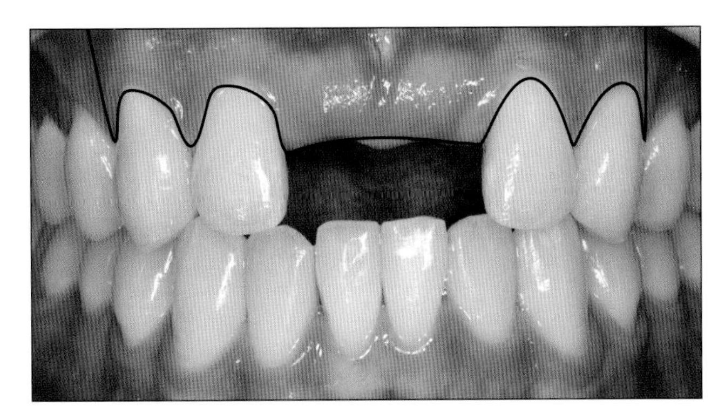

图1-2-4　牙龈切口

13、12、22和23做龈沟内切口+牙槽嵴顶偏唇侧切口+13和23做远中垂直切口

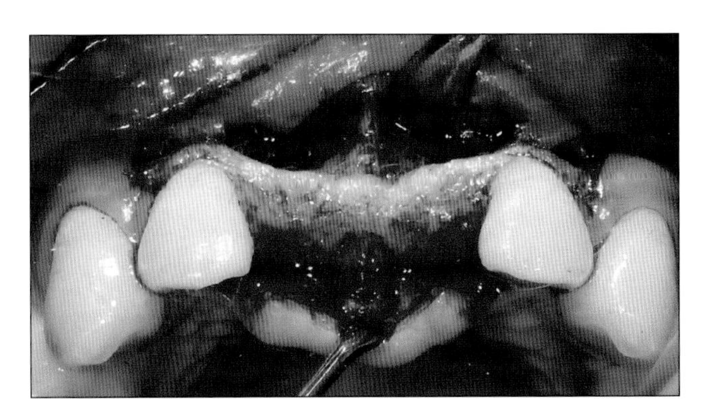

图1-2-5　牙龈翻瓣

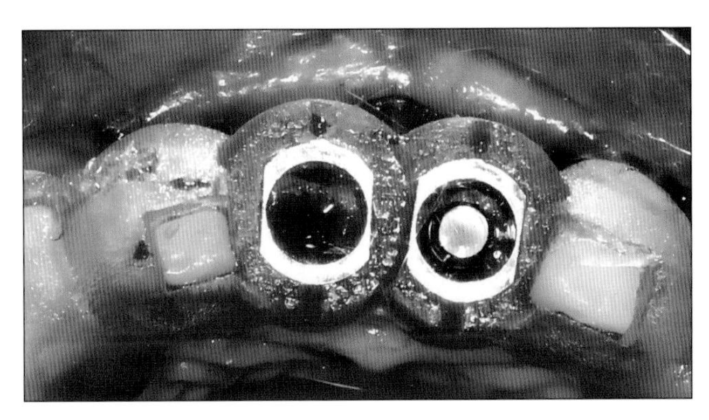

图1-2-6　制备种植窝洞

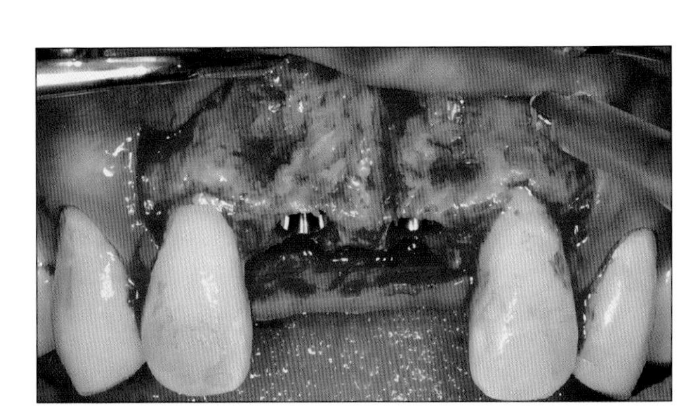

图1-2-7　植入种植体

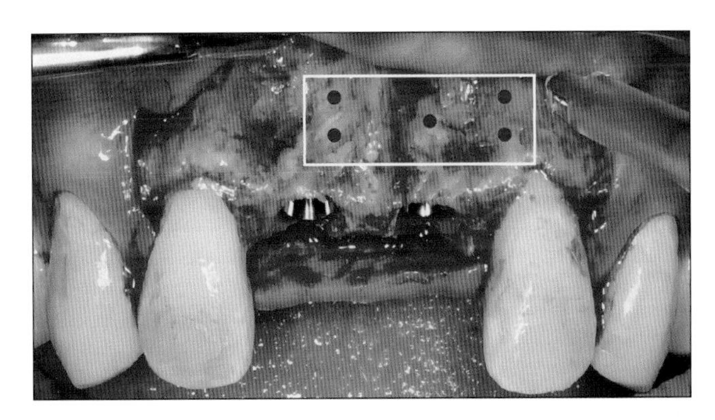

图1-2-8　骨组织去皮质化（方框内红点示滋养孔）

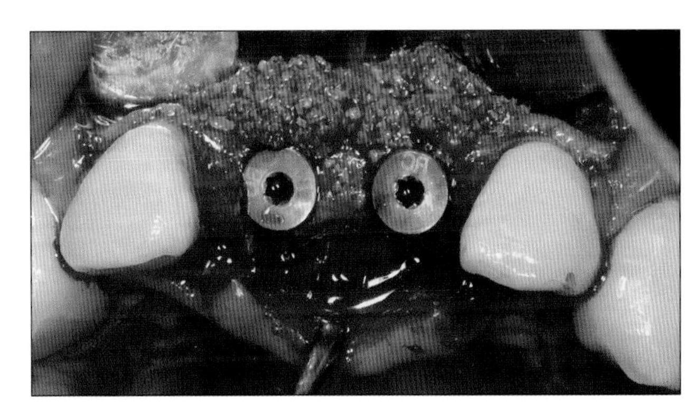

图1-2-9　放置骨代用品

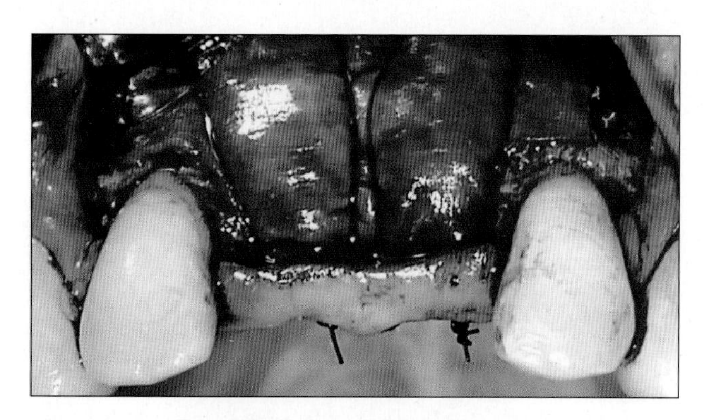

图1-2-10　覆盖屏障膜并进行缝合固定

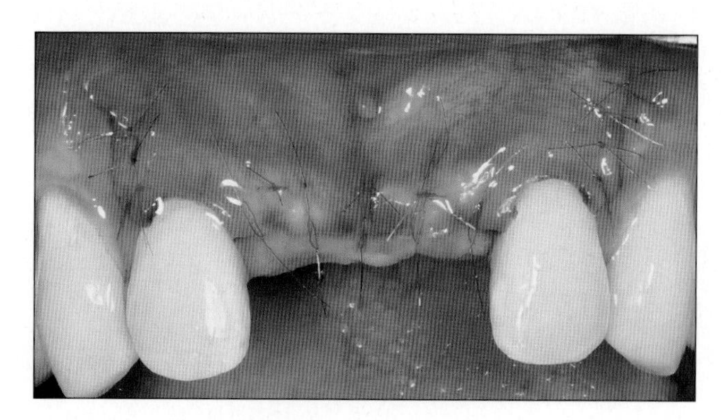

图1-2-11　创口关闭缝合

（四）术后处置

1. 患者处置

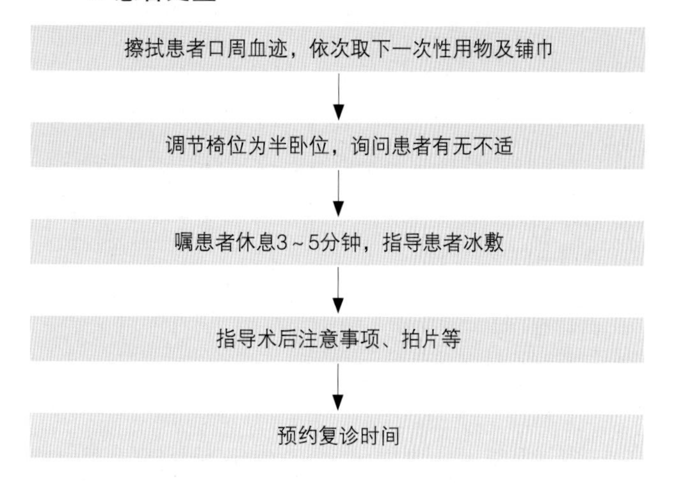

2. 用物处置

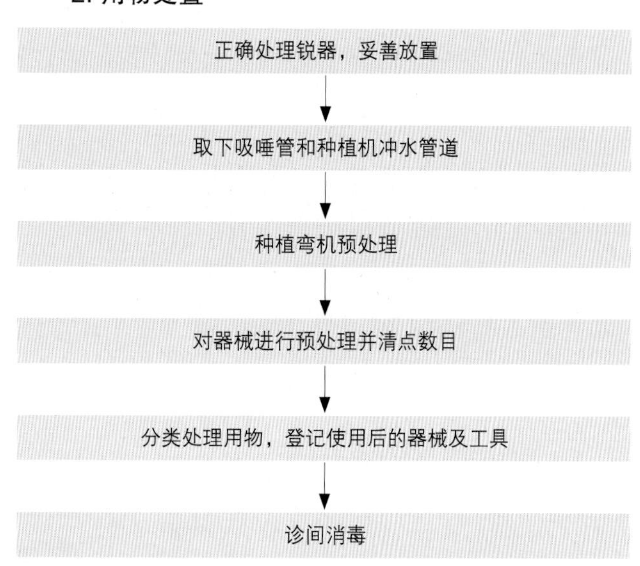

四、风险控制

1. 操作时严格执行查对制度，包括术前患者核查和高值耗材核查，拆种植体、骨代用品和屏障膜时，需与医生进行双人核对。

2. 严格无菌操作，做好标准防护，正确连接管道、器械和设备，规范传递器械，避免针刺伤的发生。

3. 植骨时需更换无菌骨代用品输送器和骨代用品充填器，吸唾时需注意吸唾管不可太靠近植骨区域，避免骨代用品和屏障膜移位。

4. 密切观察患者生命体征，操作间隙可询问患者有无不适，必要时使用心电监护仪监测生命体征，或在镇静监护下进行种植手术。

5. 防止小器械误吞、误吸，术前指导患者如何配合操作，若有小器械掉落口中，不要惊慌、不要说话，等待医生进一步操作取出；术中小器械可拴线使用，若发生小器械掉落可以及时将其拉出口中。

6. 操作过程中有效配合，协助医生牵拉口角，及时吸唾，使用吸唾管清理口内唾液、血液和冲洗液等，充分暴露术区，保证术区视野清晰。

7. 适当进行心理护理，针对紧张焦虑的患者，可以用简单轻松的言语进行交流。

五、健康指导

1. 做好常规术后健康指导，包括术后用药指导、饮食指导、口腔卫生指导、局部间断冰敷指导、运动指导和复诊安排等。

2. 若GBR范围较大，术后创伤可能较大，术区甚至面部可能会出现水肿，可指导患者冰敷和遵医嘱用药。

3. 为避免对术区黏膜的牵拉和压迫，需告知患者减少大幅度的口腔运动，术后若口内漏出少量白色颗粒物（骨代用品）是正常现象，但若漏出的量较大，需及时联系医护团队复诊。

4. 术后3个月内，应尽量避免挤压或压迫植骨区域。如需佩戴活动义齿等过渡性修复体，须在医生指导下使用，避免压迫植骨区域。

综上所述，引导骨再生被广泛应用于临床。对于种植治疗中的多数局部骨缺损病例而言，引导骨再生已经成为骨增量的重要措施，不仅扩大了牙种植的临床指征，获得了种植位点植入理想长度和直径种植体的充足骨量，还可以更好地实现良好的功能修复和美学效果，加快了口腔种植修复的普及与发展。对于骨缺损范围较大的患者，往往还需要联合其他术式进行骨增量，其手术难度较大。但数字化手术、导航手术以及计算机辅助设计制作的个性化钛网材料等在临床中的应用，大大提高了GBR的成功率。

推荐阅读

[1] 宫苹. 口腔种植学[M]. 北京: 人民卫生出版社, 2020.
[2] Urban IA, Monje A. Guided Bone Regeneration in Alveolar Bone Reconstruction[J]. Oral Maxillofac Surg Clin North Am, 2019, 31(2):331-338.
[3] Chiapasco M, Casentini P. Horizontal bone-augmentation procedures in implant dentistry: prosthetically guided regeneration[J]. Periodontol 2000, 2018, 77(1):213-240.

3 第3节 数字化预成型钛网联合CGF骨增量操作技术

在临床上，牙槽骨的严重缺损将影响种植体的理想植入以及长期稳定性，实施骨增量手术可以为种植修复提供保障。其中，应用钛网的引导骨再生在骨增量方面显示了较好的临床效果。近年来，钛网相关技术不断发展，从成品钛网到预成型钛网，结合数字化技术，其个性化及精确度不断提高，优化了临床流程，降低了并发症的发生风险。

浓缩生长因子（concentrate growth factors，CGF）是第三代自体血小板浓缩物，其富含高浓度生长因子、白细胞、$CD34^{+}$细胞、血小板和纤维蛋白等多种生物活性物质。临床上按照一定比例将骨代用品、自体骨与CGF混合制成黏性骨饼（sticky bone）用于骨增量，为植骨区带来良好的骨诱导性，以获得更加可预期的成骨效果。

为进一步优化数字化预成型钛网联合CGF骨增量技术的医护配合，本文拟对患者术前评估和准备、术中操作和配合以及术后处置等事项进行详细阐述和归纳，以推动该项技术的流程优化和广泛应用。

一、目的

制订数字化预成型钛网联合CGF骨增量的标准操作流程，规范医护人员的操作。

二、适用范围

本流程适用于口腔种植治疗室的医护人员。

三、操作流程

（一）评估

1. 环境评估

环境是否宽敞、明亮、舒适、安全和温湿度适宜，仪器设备性能是否完好。

2. 患者评估

（1）全身情况

了解患者有无全身系统疾病，有无过敏史，有无行骨增量术式的高风险因素（如糖尿病、血液病），有无双膦酸盐等影响骨代谢药物的用药情况，以及女性患者是否在生理期。

（2）查看患者检验报告，有无本技术所涉及的采血相关禁忌证

①潜在的血液病和血小板功能紊乱者。

②贫血及血小板减少的患者。

③其他潜在的禁忌证。

（3）患者局部皮肤和血管情况

①查看皮肤有无瘢痕、硬结或炎症。

②评估血管情况，选择合适的静脉，局部静脉需充盈及管壁富有弹性，便于术中静脉采血。

（4）口内情况

①协助医生检查缺牙位点骨组织和软组织情况，包括缺牙的原因和时间、缺牙部位的修复间隙、天然牙及全口牙周状况、咬合状态、开口度等。

②根据需求协助医生开具影像学检查，评估缺牙区的骨质和骨量、相邻结构有无异常等。

（5）心理-社会状况

了解患者的心理预期，为患者答疑解惑，获得患者的信任与配合，以舒缓患者的紧张、担忧等情绪。

（二）准备

1. 环境准备

口腔种植治疗室应设计合理，环境宽敞、明亮，分区明确，配备专门的洗手池和手术准备室，设有患者通道、医护人员通道和污染器械通道，防止交叉感染。常规做好空气消毒和物体表面消毒，配备空气消毒机。基础设施齐全，包括手术无影灯、牙科综合治疗台、种植机、边柜和器械预处理池等；配备急救设备，包括心电监护仪和氧气装置等。

2. 用物准备

（1）无菌手术包

①手术布包1套：手术衣2件、治疗巾3张（包括头巾1张和胸前治疗巾2张）、孔巾1张、机臂套1根、弯盘1个（内含无菌杯2个）。

②外科手术器械盒1套：口镜、显微镊、刀柄、探针、骨膜分离器、刮匙、持针器、血管钳、显微持针器和线剪。

（2）种植手术文书

①患者基本信息核实表、高值医用耗材知情同意书和口腔种植修复治疗知情同意书。

②种植手术登记单和高值耗材使用登记表。

（3）一次性用物

刀片、缝针缝线、棉签、纱球、口杯、麻醉针头、负压吸引管、牙龈冲洗器、尖头吸唾管和冲洗空针等。

（4）其他用物

盛有无菌持物钳的无菌罐、0.9%氯化钠注射液（常温）、0.9%氯化钠注射液（冷却）、5%聚维酮碘溶液、1%聚维酮碘消毒液和局部麻醉药物。

（5）急救物品

口腔种植治疗室应常规配置抢救车和相关仪器设备，例如心电监护仪和氧气装置等，保障医疗安全。

（6）种植相关设备

种植机和种植弯机，其中种植机包括悬架、脚踏、电源线、主机和马达。

（7）特殊用物及耗材

①静脉采血用物：采血管、压脉带、安尔碘、一次性棉签和采血针（图1-3-1）。

②自动变速离心机及CGF工具盒：血纤维蛋白分离器皿、血纤维蛋白分离漏板、微粒器皿、血纤维蛋白注射器（2件）、薄膜压制钳、薄膜应用板、碾压器、血管钳和剪刀（图1-3-2）。

③钛钉植入器械（图1-3-3）。

④术中所需耗材：根据术前评估情况及手术实施方案，提前和医生确定耗材规格，包括预成型钛网（图1-3-4）、钛钉（图1-3-5）、骨代用品和屏障膜等。目前临床常用的骨代用品有：同种异体移植材料，该材料取自同种其他供体；异种移植材料，该材料取自异种，例如动物的骨基质、钙化珊瑚和钙化藻类等；异质移植材料，该材料由人工合成，例如磷酸钙、聚合物和生物活性玻璃等。

3. 患者准备

（1）核对患者信息

协助医生核对患者姓名、年龄等基本信息，以及手术位点、耗材型号和其他相关信息，协助患者放置

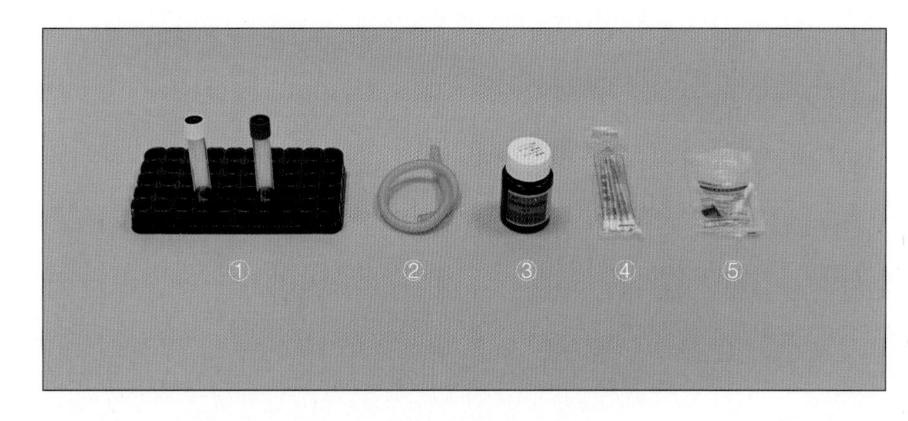

图1-3-1　静脉采血用物准备

①采血管；②压脉带；③安尔碘；④一次性棉签；⑤采血针

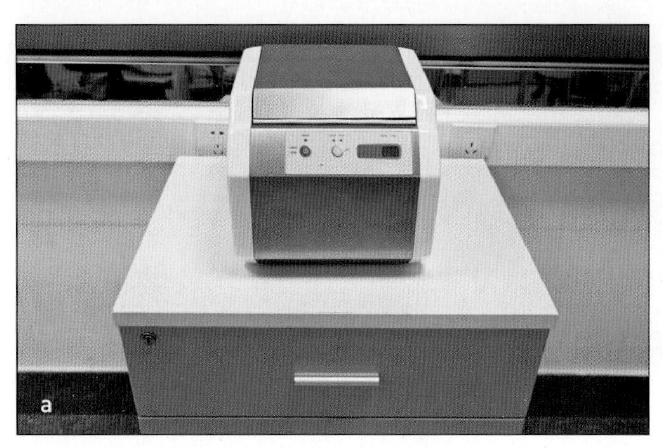

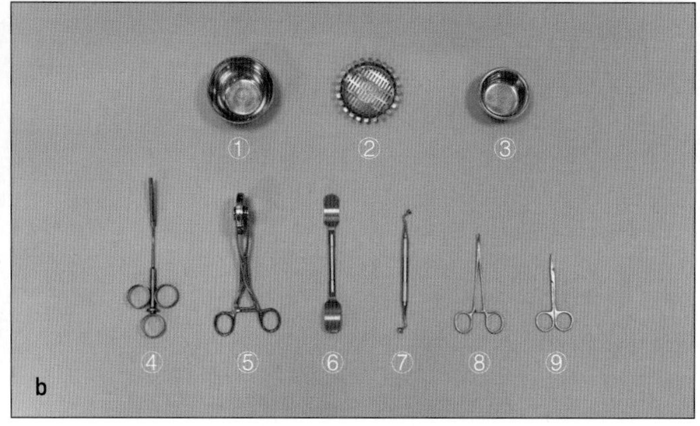

图1-3-2　自动变速离心机及CGF工具盒

a. 自动变速离心机

b. CGF工具盒：①血纤维蛋白分离器皿；②血纤维蛋白分离漏板；③微粒器皿；④血纤维蛋白注射器（2件）；⑤薄膜压制钳；⑥薄膜应用板；⑦碾压器；⑧血管钳；⑨剪刀

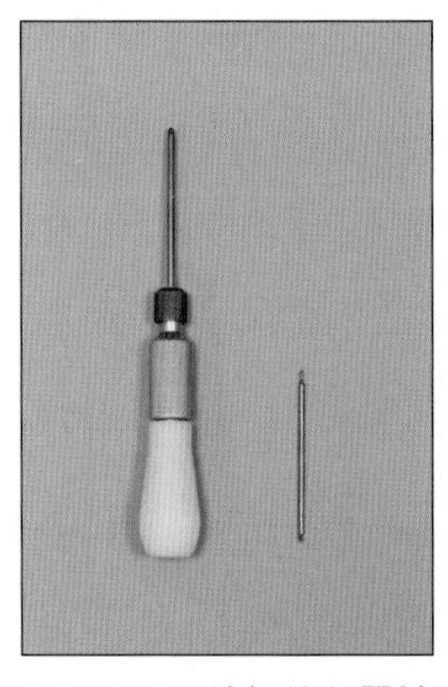

图1-3-3　钛钉植入器械

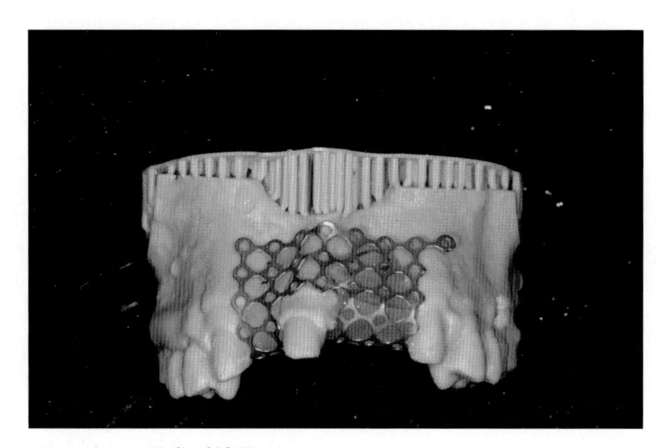

图1-3-4　预成型钛网

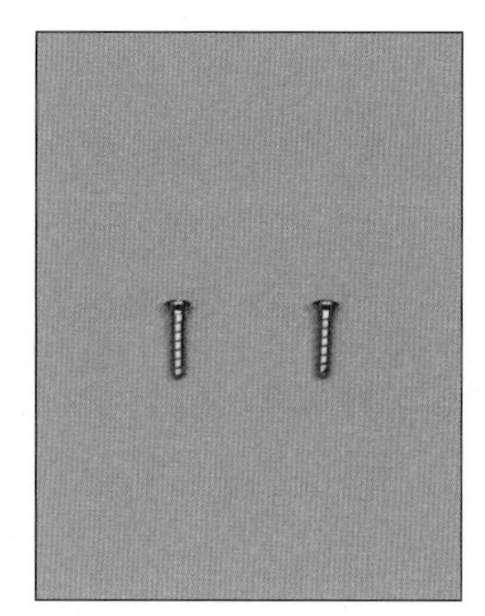

图1-3-5　钛钉

随身物品，嘱患者将手机调为静音。

（2）测量生命体征

测量患者的基础生命体征并做好记录，针对患有全身系统疾病及其他特殊情况的患者，视情况在心电监护下开展数字化预成型钛网联合CGF骨增量，必要时监测血糖。

（3）询问进食情况

术前询问患者进食情况，评估手术时长，避免空腹状态下行局部麻醉手术，以免发生低血糖等不适症状。

（4）面部要求

面部不化妆、头发较长者戴一次性帽子，建议男性患者术前剃胡须。

（5）术前指导

①讲解手术过程及术中注意事项，术中若出现小器械掉落至口中的情况，应立即头偏向掉落侧，不要惊慌、不要说话或做吞咽动作，以免出现误吞、误吸的情况。

②提前告知患者手术前有抽取自体静脉血液需求及相关注意事项。

③采血完成，告知患者用棉签按压穿刺点3～5分钟。若后期局部出现淤血，24小时后可用温热毛巾热敷，促进吸收。

（6）患者口内及口外皮肤消毒

①口内消毒：合理选用消毒剂，口内消毒可选用1%聚维酮碘消毒液，漱口3次，每次含漱1分钟。

②口外消毒：面部及口外皮肤消毒可选用5%聚维酮碘溶液。消毒范围：上至眶下缘、下至颈上部、两侧至耳前。

4. 护士准备和助手准备

（1）护士准备

①护士着装整齐，穿工作服、戴一次性口罩和帽子。

②在进行无菌操作前，需进行七步洗手法洗手。

③依次打开无菌包，传递外科工具盒和一次性无菌物品，并与助手双人核对清点数量。

④与助手共同连接吸引装置；连接冲水管、种植弯机和马达。

⑤根据手术牙位调节灯光。

（2）助手准备

①助手规范着装，即穿手术衣、戴一次性口罩和帽子、戴防护面屏、外科洗手及外科手消毒、戴无菌手套。

②在进行无菌操作前，需进行外科洗手和外科手消毒、穿无菌手术衣、戴外科手套。

③协助医生依次铺头巾、胸前治疗巾和孔巾。

④助手与护士共同连接吸引装置，连接冲水管、种植弯机和马达；术中传递局部麻醉药物给医生。

⑤正确安装手术刀片，一手持刀柄，另一手用持针器夹取刀片的前端背侧，将刀片对准刀柄凹槽处，顺势向下使刀片插入刀柄凹槽内。

（三）医护配合

在临床工作中，娴熟的操作技能和良好的医护配合，不仅能提高医疗质量，还能提高手术效率、缩短治疗时间、减轻患者痛苦、提升患者满意度，这也是手术成功的重要因素之一。以下将结合笔者所在科室，以临床上常见术式为例进行介绍。

1. 制备CGF

根据手术计划选择合适的采血管采集患者静脉血用于制备CGF。本领域通常使用红色采血管和白色采血管两种试管，红色采血管内壁粗糙，未添加抗凝剂，离心过程中纤维蛋白原被迅速刺激转化为纤维蛋白，制备获得凝胶态CGF；白色采血管内壁光滑，未添加抗凝剂，离心过程中纤维蛋白原转化为纤维蛋白相对缓慢，离心后CGF呈液态。术前根据手术计划为患者采集静脉血，分别制备凝胶态和液态CGF，再将其与骨代用品和自体骨混合制成骨饼。

（1）根据骨增量范围及手术计划选择合适的试管，协助患者采集静脉血。

（2）采血管内不含抗凝成分，采集好的静脉血需要及时放入离心机完成CGF的制备。采血管需配平放置，遵循“合力为零”的原则（图1-3-6），避免试管不平衡影响离心效果。

那么，何为合力为零呢？其原理是什么呢？

当采血管在自动变速离心机里面旋转时，会产生一个向外的离心力。如果放置的位置不正确，那么对于所有采血管形成的整体而言，它们产生的离心力合力就不会为零，这样可能导致自动变速离心机无法正常运转。

要使采血管所放置的位置正确，即自动变速离心机旋转时达到平衡状态，最简单的方法是：每个采血管质量相当，且所放位置形成矩形。又因为力的合成是相当于矢量加法，故可以在有多个采血管时作分组，只需每个分组都达到平衡（形成矩形），加在一起也是平衡的（图1-3-7）。

（3）离心结束后，取出采血管过程中，请勿摇晃采血管，以免影响已分层的管内容物。取出后的采血管建议竖直放置（图1-3-8）。

（4）红色采血管分离产物

①护士将红色采血管最上层血清收集在器皿中，用于缝合创口后涂抹创面，具有抗感染的功效；将采血管中余留的凝胶倒入血纤维蛋白分离漏板中，便于后期处理（图1-3-9）。

②剪切凝胶段：夹住凝胶黄色顶端，沿CGF凝胶段红黄交界处2～3mm，剪下多余红细胞，其余部分可用于压膜，或者直接充填，同时保留部分红细胞（图1-3-10）。

（5）白色采血管分离产物

白色采血管离心液为液态，护士打开采血管盖，助手使用注射器提取白色采血管内红黄交界处的液态物质（此区富含CD34^{+}干细胞），便于制作骨饼（图1-3-11）。

（6）待医生取完自体骨后，将剪碎的CGF凝胶、骨代用品和自体骨充分混合，加入液态CGF，搅拌后静置5～10分钟制成骨饼。制作好的骨饼可覆盖湿纱布保存备用（图1-3-12）。

2. 制订手术方案

根据患者术前口内扫描、面部扫描和影像学检查结果，制订手术方案（图1-3-13）。

3. 规划理想种植体位点

根据口内扫描及面部扫描数据进行理想修复体设计，以修复为导向进行理想种植体位点规划（图1-3-14）。

4. 评估种植体周围骨缺损情况

根据种植体理想位点评估种植体周围骨缺损情况，确定骨增量范围，并数字化3D打印颌骨模型及虚

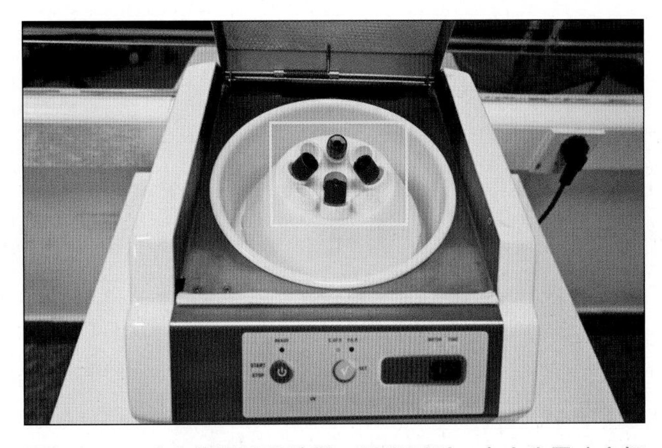

图1-3-6　采血管需配平放置，配平原则：合力为零（方框示）

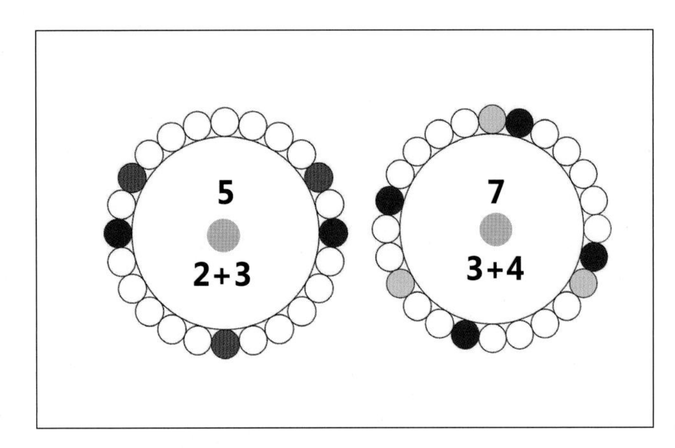

图1-3-7　合力为零原理

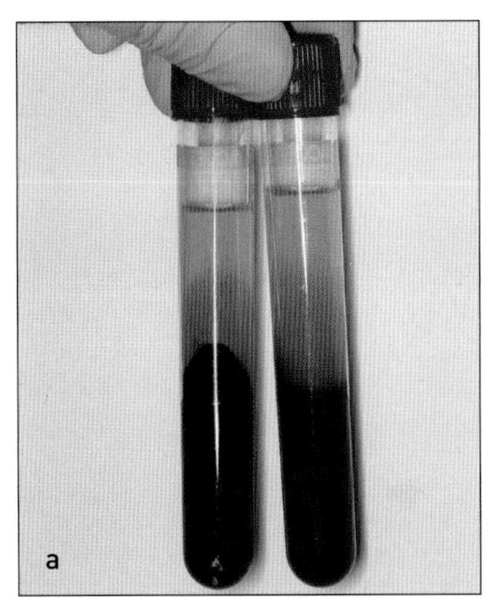
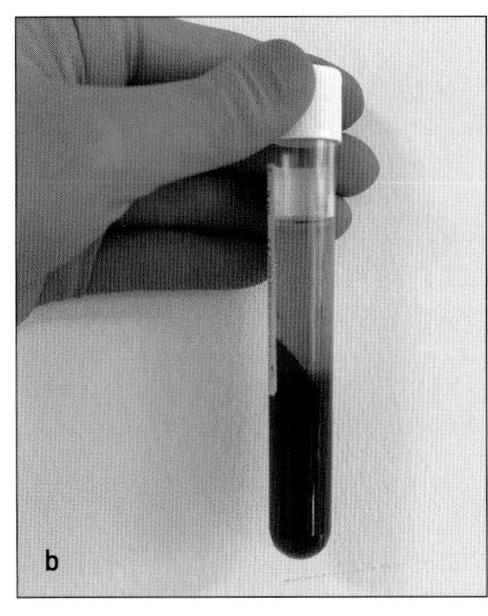

图1-3-8　取出后的采血管建议竖直放置

a. 完成离心后的红色采血管

b. 完成离心后的白色采血管

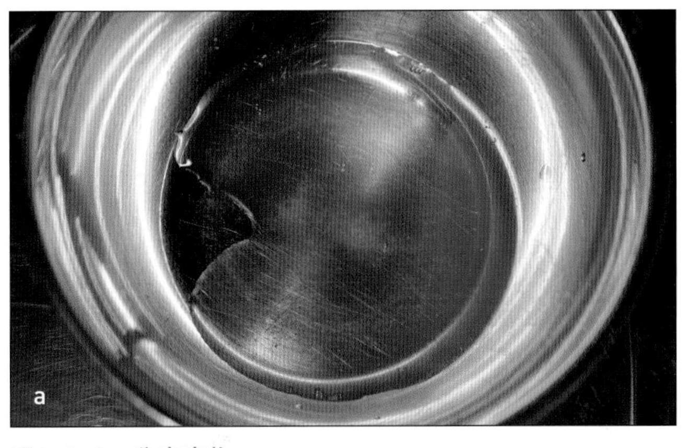

图1-3-9　分离产物

a. 红色采血管最上层血清收集在器皿中

b. 将采血管中余留的凝胶倒入血纤维蛋白分离漏板中

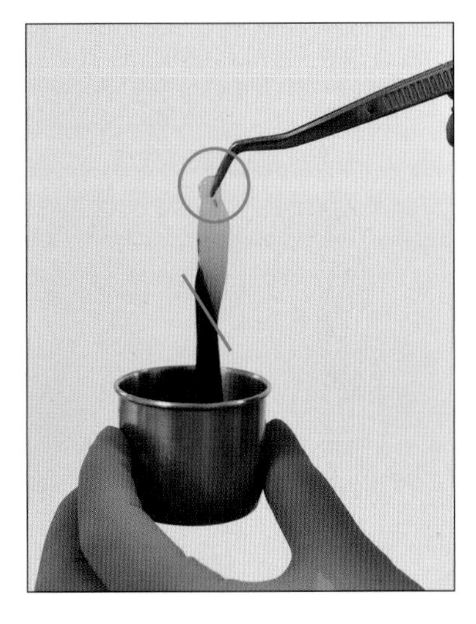

图1-3-10　夹住凝胶黄色顶端（圆圈示），沿CGF凝胶段红黄交界处2～3mm，剪下多余红细胞（线条示）

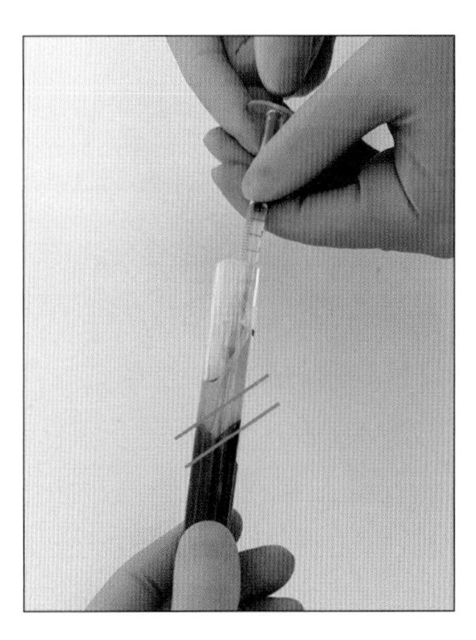

图1-3-11　使用注射器提取白色采血管内红黄交界处的液态物质（此区富含$CD34^{+}$干细胞），便于制作骨饼（线条示）

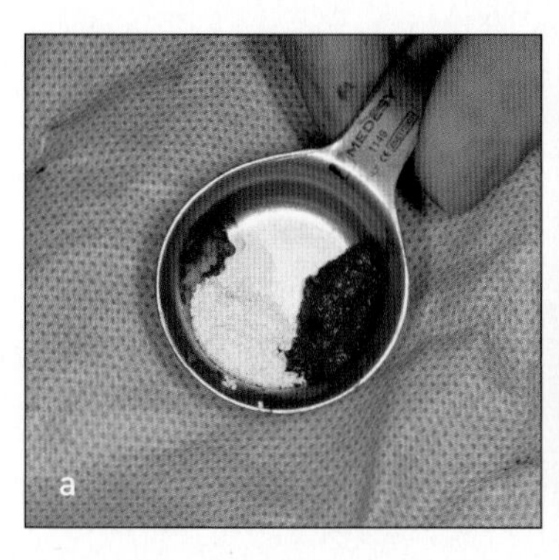

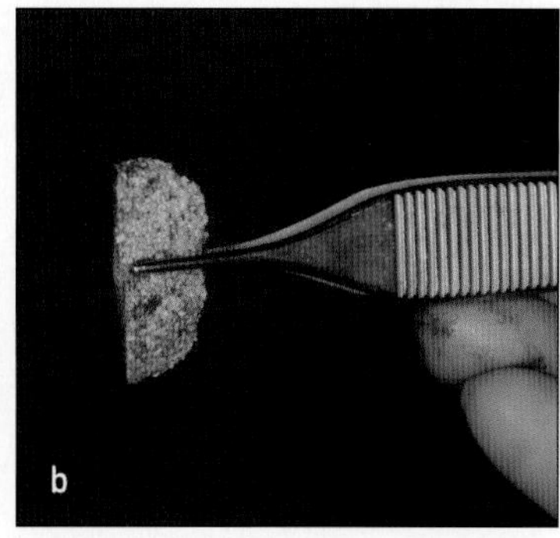

图1-3-12　制作骨饼
a. 将剪碎的CGF凝胶、骨代用品和自体骨充分混合，并在混合物中加入液态CGF
b. 形成骨饼

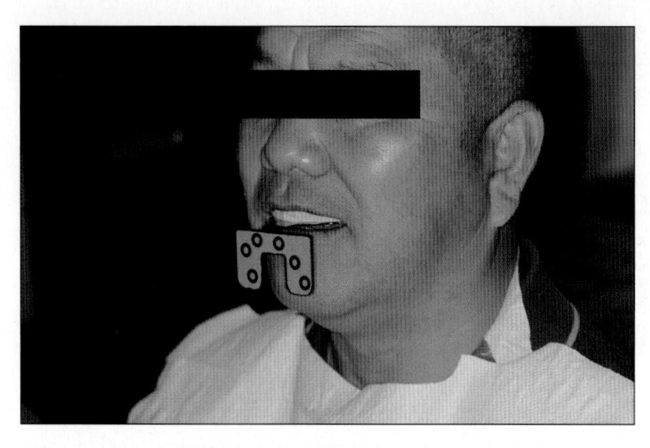

图1-3-13　术前协助患者完成口内扫描和面部扫描

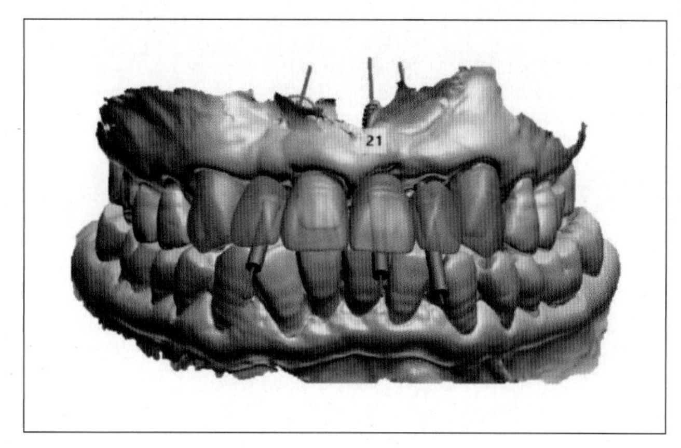

图1-3-14　以修复为导向，虚拟排牙，设计种植体位置

拟骨增量模块（图1-3-15）。

5. 根据骨增量模块，弯制钛网

在颌骨模型上就位虚拟骨增量模块，检查其贴合度，并根据骨增量模块的形状预弯钛网，并修整钛网边缘（图1-3-16）。

6. 灭菌备用

将制备好的预成型钛网（图1-3-17）、颌骨模型和骨增量模块，送消毒供应中心灭菌备用。

7. 麻醉、切开和翻瓣

根据术前设计好的切口，行局部浸润麻醉、切开和翻瓣（图1-3-18），助手需辅助牵拉嘴唇和唇侧黏骨膜瓣，协助医生充分暴露术野，并及时吸走术区及口内的血液、唾液。

8. 就位骨增量模块和预成型钛网

于术区就位骨增量模块和预成型钛网，引导制备钛钉孔洞。此时，助手需要辅助稳定钛网，避免备孔位置偏差（图1-3-19）。

9. 固定钛网

取下钛网及骨增量模块，在钛网内部及牙槽骨表面放置骨饼（图1-3-20），根据制备好的钛钉孔洞固定钛网，助手协助翻开黏骨膜瓣暴露术野，并将钛钉稳定安置在持钉器上传递给医生，协助医生植入钛钉固定钛网。

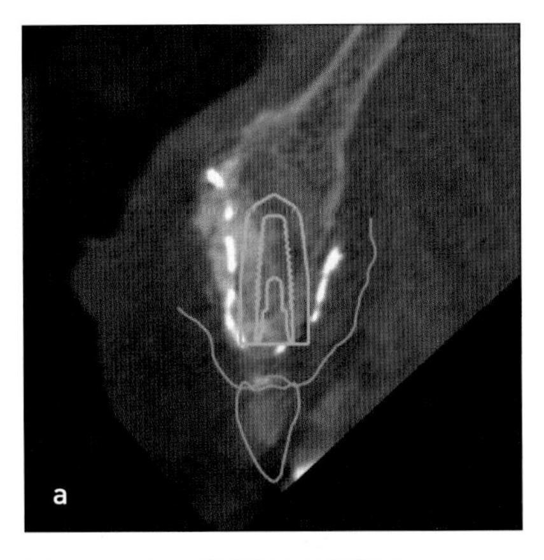

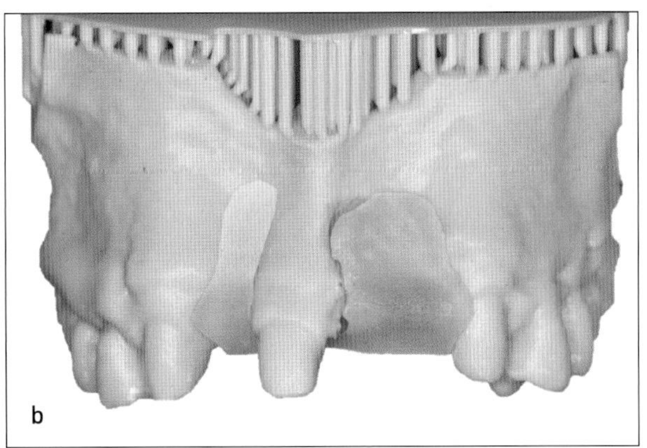

图1-3-15　确定骨增量范围

a. 根据种植体位置，确定骨增量范围

b. 在模型上就位虚拟骨增量模块

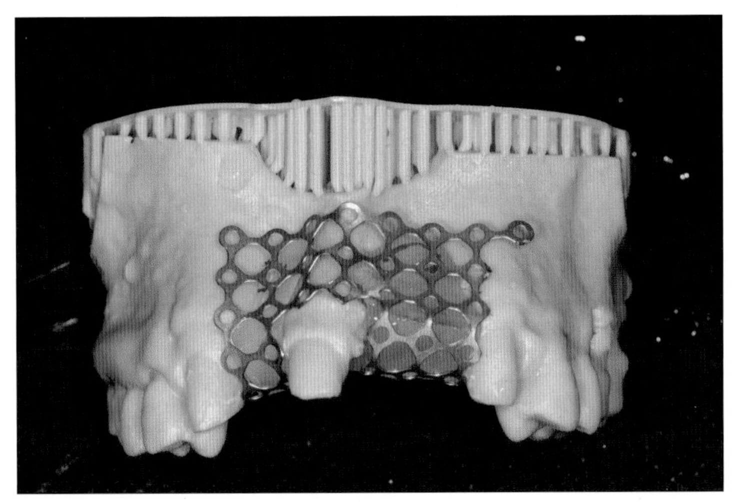

图1-3-16　根据骨增量模块，弯制钛网

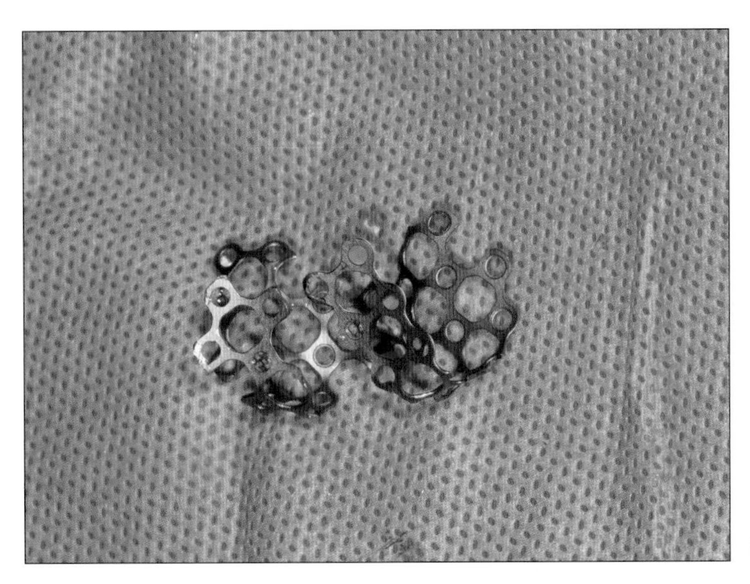

图1-3-17　制备好的预成型钛网

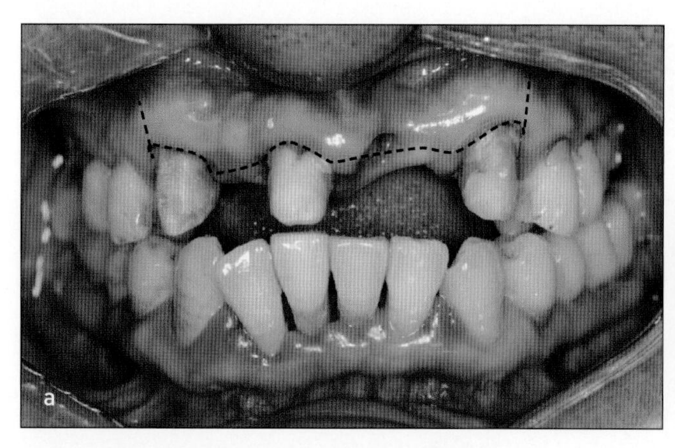

图1-3-18　根据切口设计，进行切开和翻瓣

a. 根据骨增量范围设计手术切口

b. 切开和翻瓣

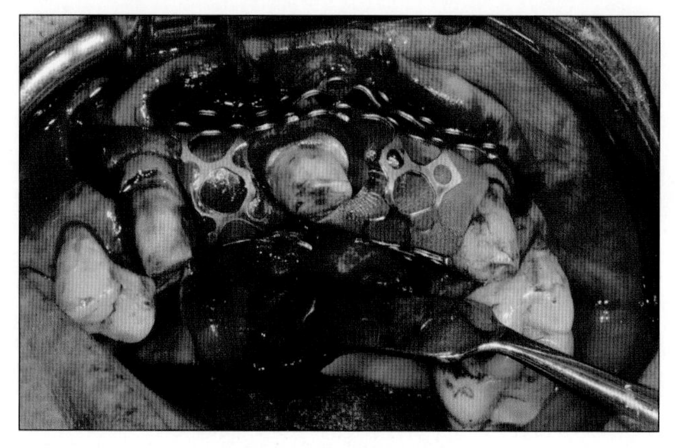

图1-3-19　口内就位骨增量模块和预成型钛网，同时制备钛钉孔洞

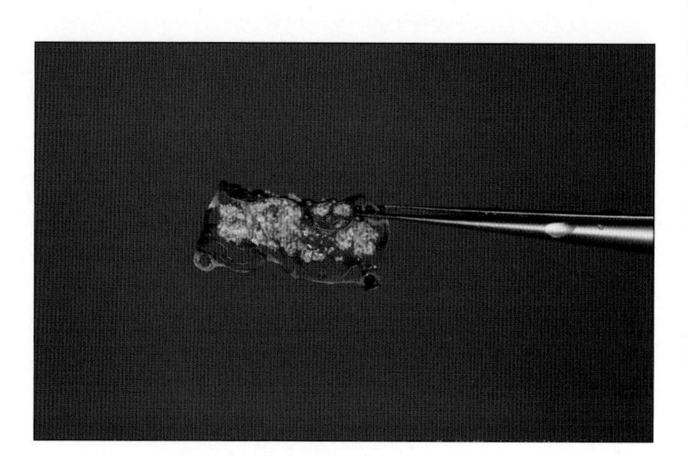

图1-3-20　在钛网内部放置骨饼

10. 填塞剩余骨饼

在保证钛网稳定固定的前提下，从钛网表面补充填塞剩余骨饼，保证骨缺损区域填塞致密，钛网表面也可酌情覆盖，以降低钛网暴露风险。助手可协助传递骨饼，并将其轻轻压实（图1-3-21）。

11. 覆盖屏障膜

根据骨增量范围修剪并覆盖屏障膜，行水平内褥式缝合固定屏障膜。助手需协助牵拉黏骨膜瓣，并注意在缝合过程中固定屏障膜及整理缝线（图1-3-22）。

12. 缝合

护士与助手在缝合前双人清点核查，包括外科器械和CGF工具盒，若无误，再协助医生进行创口缝合。缝合完成后，需检查伤口是否无张力关闭，并无活动性出血等情况（图1-3-23）。

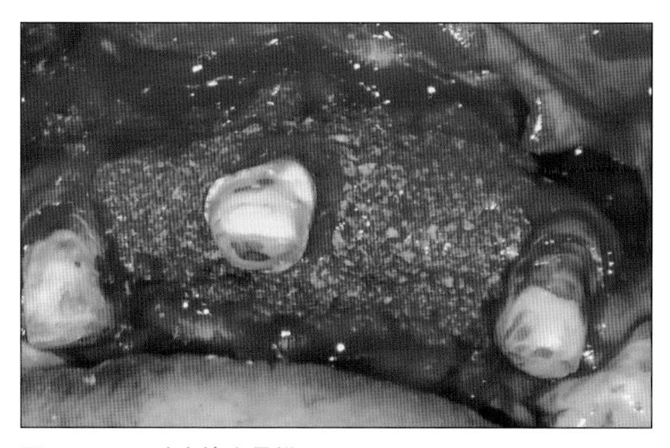

图1-3-21　致密填塞骨饼

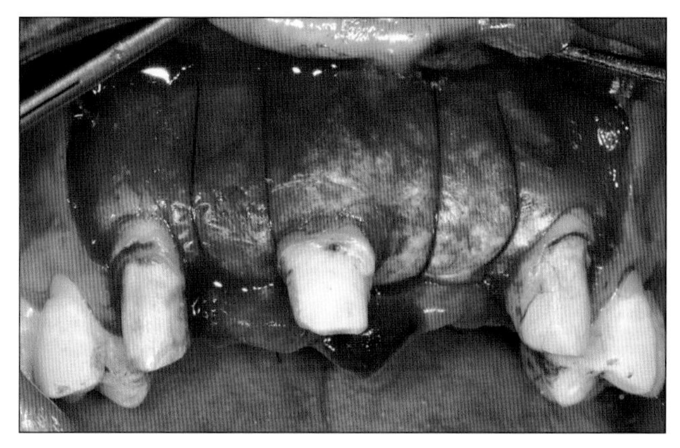

图1-3-22　覆盖屏障膜

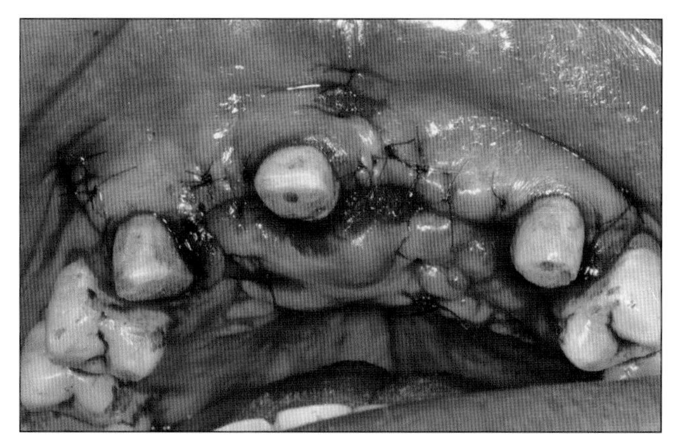

图1-3-23　缝合

（四）术后处置

1. 患者处置

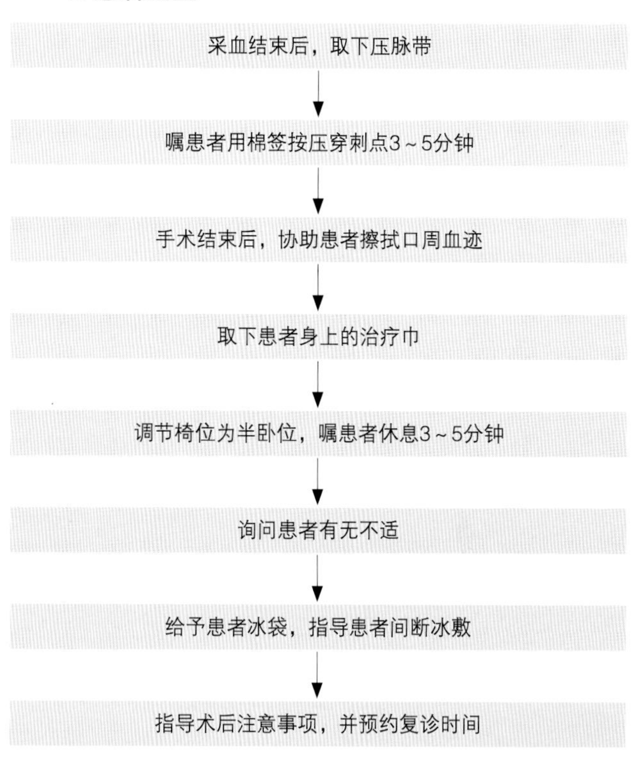

2. 用物处置

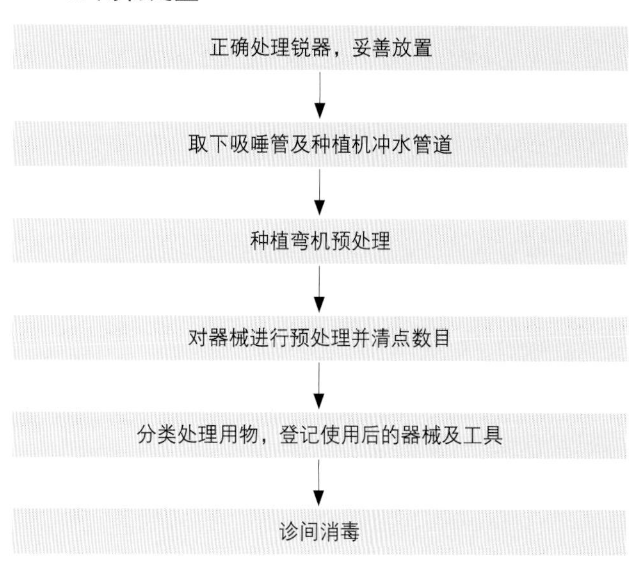

四、风险控制

1. 操作时严格执行查对制度，包括术前患者核查和高值耗材核查，拆钛钉、预成钛网、骨代用品和屏障膜时，需与医生进行双人核对。

2. 严格无菌操作，做好标准防护，正确连接管道、器械和设备，规范传递器械，避免针刺伤的发生。

3. 密切观察患者生命体征，操作间隙可询问患者有无不适，必要时使用心电监护仪监测生命体征，或在镇静监护下进行该术式。

4. 防止小器械误吞、误吸，术前指导患者如何配合操作，若有小器械掉落口中，不要惊慌、不要说话，等待医生进一步操作取出。

5. 操作过程中有效配合，协助医生牵拉口角，及时吸唾，使用吸唾管清理口内唾液、血液和冲洗液等，充分暴露术区，保证术区视野清晰。

6. 适当进行心理护理，针对紧张焦虑的患者，可以用简单轻松的言语进行交流。

7. 采血结束后，将采血管配平后放置于离心机（配平原则：合力为零），以确保平衡运行，避免因不平衡影响离心效果。

8. 红色采血管离心结束后，离心后的产物建议在30分钟内进行提取制备。白色采血管离心结束后，离心后的产物建议20分钟内进行提取制备。

9. 植入骨代用品前，助手需要更换无菌的骨代用品输送器械，并充分牵拉暴露术区视野，协助医生将骨代用品填塞至骨增量区域，避免骨代用品接触到患者的口外皮肤、邻牙和舌头等非洁净区。

10. 置入预成型钛网时，助手需协助医生固定钛网，以免钛网移位。

11. 覆盖并固定屏障膜时，助手可持显微镊协助医生整理屏障膜和缝线，及时吸走术区血液，但需注意吸唾管不宜太靠近术区，以免导致屏障膜和下方骨代用品移位。

五、健康指导

1. 做好常规术后健康指导，包括术后用药指导、饮食指导、口腔卫生指导、局部间断冰敷指导、运动指导和复诊安排等。

2. 若GBR范围较大，术后创伤可能较大，术区甚至面部可能会出现水肿，可指导患者冰敷和遵医嘱用药。

3. 为避免对术区黏膜的牵拉和压迫，需告知患者减少大幅度的口腔运动，术后若口内漏出少量白色颗粒物（骨代用品）是正常现象，但若漏出的量较大，需及时联系医护团队复诊。

4. 术后3个月内，应尽量避免挤压或压迫植骨区域。如需佩戴活动义齿等过渡性修复体，须在医生指导下使用，避免压迫植骨区域。

综上所述，针对种植相关复杂骨缺损的增量治疗一直是临床诊疗工作中的重点难点问题。如文中所述，提出有关数字化预成型钛网联合CGF技术的医护一体化流程，有望实现精准化和个性化骨增量，提高医护配合效率、缩短手术时间、降低术后并发症风险。由此可见，其在骨缺损的重建修复中具有较好的临床应用前景。

推荐阅读

[1] 张玉峰. 血浆基质制品的前世今生[J]. 中华口腔医学杂志, 2021, 56(8):740-746.

[2] 宫苹. 口腔种植学[M]. 北京: 人民卫生出版社, 2020.

[3] Xie Y, Li S, Zhang T, et al. Titanium mesh for bone augmentation in oral implantology: current application and progress[J]. Int J Oral Sci, 2020, 12(1):37.

[4] Herford AS, Lowe I, Jung P. Titanium Mesh Grafting Combined with Recombinant Human Bone Morphogenetic Protein 2 for Alveolar Reconstruction[J]. Oral Maxillofac Surg Clin North Am, 2019, 31(2):309-315.

4

第4节
经牙槽嵴顶上颌窦底提升操作技术

上颌后牙区在缺牙后可能出现骨量不足或骨密度降低，其原因主要有：缺牙后牙槽嵴顶和上颌窦底的破骨细胞活跃，从而使牙槽骨发生从嵴顶与窦底的双向吸收；呼吸时产生的负压，导致上颌窦气化等。因此，在上颌后牙区行牙种植治疗时，为获得良好的骨质骨量条件，通常需要进行上颌窦底提升，该技术目前已被广泛应用。上颌窦底提升根据入路及手术方法的不同，主要有两种方案：经牙槽嵴顶上颌窦底提升和侧壁开窗上颌窦底提升。这一节我们主要介绍经牙槽嵴顶上颌窦底提升的相关操作技术。

经牙槽嵴顶上颌窦底提升（transalveolar technique for sinus floor elevation）是指在初步制备种植窝洞后，用专用的上颌窦底提升器械，将上颌窦底黏膜分离抬起，继而在提升后的空间内填入或不填入骨代用品，从而增加上颌窦底黏膜与骨板之间的牙槽骨高度，医生可根据患者情况选择同期植入种植体。

一、目的

制订经牙槽嵴顶上颌窦底提升的标准操作流程，规范医护人员的操作。

二、适用范围

本流程适用于口腔种植治疗室的医护人员。

三、操作流程

（一）评估

1. 环境评估

环境是否宽敞、明亮、舒适、安全和温度适宜，仪器设备性能是否完好。

2. 患者评估

（1）全身情况

了解患者有无全身系统疾病，有无过敏史，有无种植体植入高风险因素（如糖尿病、骨代谢疾病和内分泌疾病等），以及女性患者是否在生理期。

（2）口内情况

①协助医生检查缺牙位点骨组织和软组织情况，包括缺牙的原因和时间、缺牙部位的修复间隙、天然牙及全口牙周状况、咬合状态、开口度等。

②通过CBCT测量患者缺牙区嵴顶至窦底的骨量及高度，该术式常用于剩余骨高度≥4mm的情况。

③行经牙槽嵴顶上颌窦底提升的患者还需评估上

颌窦健康情况，例如有无上颌窦炎症、上颌窦肿瘤、吸烟史及近期是否有上颌骨外伤史等，以上情况可能会降低手术成功率。

（3）实验室检查

包括血常规、血糖指标、凝血功能及感染标志物等项目，了解患者近期的身体状况。

（4）心理–社会状况

了解患者的心理预期，为患者答疑解惑，获得患者的信任与配合，以舒缓患者的紧张、担忧等情绪。

（二）准备

1. 环境准备

口腔种植治疗室应设计合理，环境宽敞、明亮，分区明确，配备专门的洗手池和手术准备室，设有患者通道、医护人员通道和污染器械通道，防止交叉感染。常规做好空气消毒和物体表面消毒，配备空气消毒机。基础设施齐全，包括手术无影灯、牙科综合治疗台、种植机、边柜和器械预处理池等；配备急救设备，包括心电监护仪和氧气装置等。

2. 用物准备

（1）无菌手术包

①手术布包1套：手术衣2件、治疗巾3张（包括头巾1张和胸前治疗巾2张）、孔巾1张、机臂套1根、弯盘1个（内含无菌杯2个）。

②外科手术器械盒1套：口镜、显微镊、刀柄、探针、骨膜分离器、刮匙、持针器、血管钳、显微持针器和线剪。

③种植手术工具盒1套。

（2）种植手术文书

①患者基本信息核实表、高值医用耗材知情同意书和口腔种植修复治疗知情同意书。

②种植手术登记单和高值耗材使用登记表。

（3）一次性用物

刀片、缝针缝线、棉签、纱球、口杯、麻醉针头、负压吸引管、牙龈冲洗器、尖头吸唾管和冲洗空针等。

（4）其他用物

盛有无菌持物钳的无菌罐、0.9%氯化钠注射液（常温）、0.9%氯化钠注射液（冷却）、5%聚维酮碘溶液、1%聚维酮碘消毒液和局部麻醉药物。

（5）急救物品

口腔种植治疗室应常规配置抢救车和相关仪器设备，例如心电监护仪和氧气装置等，保障医疗安全。

（6）种植相关设备和耗材

①种植相关设备：种植机和种植弯机，其中种植机包括悬架、脚踏、电源线、主机和马达。

②种植相关耗材：种植体、愈合基台和覆盖螺丝等。

（7）特殊器械和耗材

①特殊外科器械：上颌窦底提升工具（图1–4–1）。

②特殊耗材：根据术前评估情况，提前准备好骨代用品和屏障膜。目前临床常用的骨代用品有：同种异体移植材料，该材料取自同种其他供体；异种移植材料，该材料取自异种，例如动物的骨基质、钙化珊瑚和钙化藻类等；异质移植材料，该材料由人工合成，例如磷酸钙、聚合物和生物活性玻璃等。

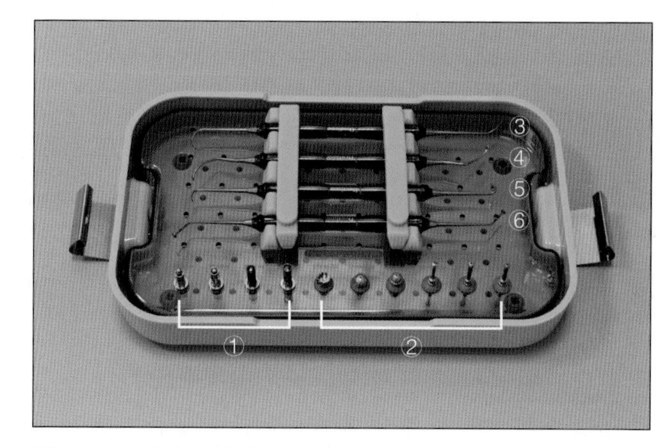

图1–4–1　上颌窦底提升工具

①止停套；②手术用钻；③大弯窦匙；④小弯窦匙；⑤匙状窦匙；⑥盘状窦匙

3. 患者准备

（1）核对患者信息

协助医生核对患者姓名、年龄等基本信息，以及手术位点、种植系统、种植体型号和其他种植相关信息，协助患者放置随身物品，嘱患者将手机调为静音。

（2）测量生命体征

测量患者的基础生命体征并做好记录，针对患有全身系统疾病及其他特殊情况的患者，视情况在心电监护下开展经牙槽嵴顶上颌窦底提升，必要时监测血糖。

（3）询问进食情况

术前询问患者进食情况，评估手术时长，避免空腹状态下行局部麻醉手术，以免发生低血糖等不适症状。

（4）面部要求

面部不化妆、头发较长者戴一次性帽子，建议男性患者术前剃胡须。

（5）术前指导

①讲解手术过程及术中注意事项，术中若出现小器械掉落至口中的情况，应立即头偏向掉落侧，不要惊慌、不要说话或做吞咽动作，以免出现误吞、误吸的情况。

②术前需指导患者做鼻腔鼓气的练习，便于术中医生完成提升技术后，检查上颌窦黏膜的完整性。

（6）患者口内及口外皮肤消毒

①口内消毒：合理选用消毒剂，口内消毒可选用1%聚维酮碘消毒液，漱口3次，每次含漱1分钟。

②口外消毒：面部及口外皮肤消毒可选用5%聚维酮碘溶液。消毒范围：上至眶下缘、下至颈上部、两侧至耳前。

4. 护士准备和助手准备

（1）护士准备

①护士着装整齐，穿工作服、戴一次性口罩和帽子。

②在进行无菌操作前，需进行七步洗手法洗手。

③依次打开无菌包，传递种植外科工具盒、种植系统工具盒和一次性无菌物品，并与助手双人核对清点数量。

④与助手共同连接吸引装置；连接冲水管、种植弯机和马达。

⑤根据手术区域调节手术灯光。

（2）助手准备

①助手规范着装，即穿手术衣、戴一次性口罩和帽子、戴防护面屏、外科洗手及外科手消毒、戴无菌手套。

②进行无菌操作前：需进行外科洗手和外科手消毒、穿无菌手术衣、戴外科手套。

③协助医生依次铺头巾、胸前治疗巾和孔巾。

④助手与护士共同连接吸引装置，连接冲水管、种植弯机和马达；术中传递局部麻醉药物给医生。

⑤正确安装手术刀片，一手持刀柄，另一手用持针器夹取刀片的前端背侧，将刀片对准刀柄凹槽处，顺势向下使刀片插入刀柄凹槽内。

⑥整理手术台面，按照使用顺序分区摆放，便于术中的拿取和使用，刀柄和卡局式注射器等锐器端用纱布保护。

（三）医护配合

在临床工作中，娴熟的操作技能和良好的医护配合，不仅能提高医疗质量，还能提高手术效率、缩短治疗时间、减轻患者痛苦、提升患者满意度，这也是手术成功的重要因素之一。以下将结合笔者所在科室，以临床上常见术式为例进行介绍。

1. 术前评估

根据患者术前影像学检查结果，仔细评估窦嵴距、窦底黏膜厚度和垂直修复距离等（图1-4-2）。

2. 麻醉

手术区域常规采用阿替卡因肾上腺素注射液或盐酸利多卡因注射液局部麻醉。阿替卡因肾上腺素注射液属于复方制剂注射液，含有4%的盐酸阿替卡因和1∶100000浓度的酒石酸肾上腺素，具有血管收缩作用，对于有心血管系统疾病的患者需慎用。盐酸利多卡因注射液属于酰胺类局部麻醉药，穿透性和扩散性强，起效快，临床主要用于阻滞麻醉及硬膜外麻醉。

3. 切开和翻瓣

助手协助医生翻开黏骨膜瓣，暴露手术视野（图1-4-3）。

4. 制备种植窝洞

种植窝洞制备中（图1-4-4），助手需及时吸走患者口内的血液和唾液等，保证术野清晰。

5. 突破上颌窦底骨质

经牙槽嵴顶上颌窦底提升器械通常无尖锐工作端，并配有相对应的止停套，以免器械穿通上颌窦黏膜（图1-4-5）。同时，需根据手术计划选择合适的手术用钻和止停套。

6. 剥离上颌窦底黏膜

突破上颌窦底骨质后，可用盘状窦匙剥离上颌窦底黏膜（图1-4-6），再用匙状窦匙对黏膜进行精细剥离。此时，助手在吸唾时吸唾器尖端勿伸入窝洞内，以免上颌窦黏膜破裂。

7. 探查窝洞深度

选用与种植窝洞直径相匹配的深度测量杆探查窝洞深度（图1-4-7），此操作动作需轻柔，以免穿通上颌窦黏膜。

8. 放置骨代用品

助手传递无菌骨代用品输送器给医生后，一手持骨膜分离器翻开黏骨膜瓣充分暴露植骨区域，另一手协助医生完成骨代用品的放置（图1-4-8）。

9. 植入种植体

根据手术计划，可选择同期植入种植体，之后视情况连接覆盖螺丝（图1-4-9）。

10. 缝合

护士与助手在缝合前双人清点核查，包括种植外科手术器械和种植系统工具盒，若无误，再协助医生进行创口缝合（图1-4-10）。缝合完成后，需检查伤口是否无张力关闭，并无活动性出血等情况。

11. 高值耗材登记

护士对使用的高值耗材进行登记，并将标签粘贴于种植手术登记单、高值耗材使用登记表和口腔种植修复治疗知情同意书上。

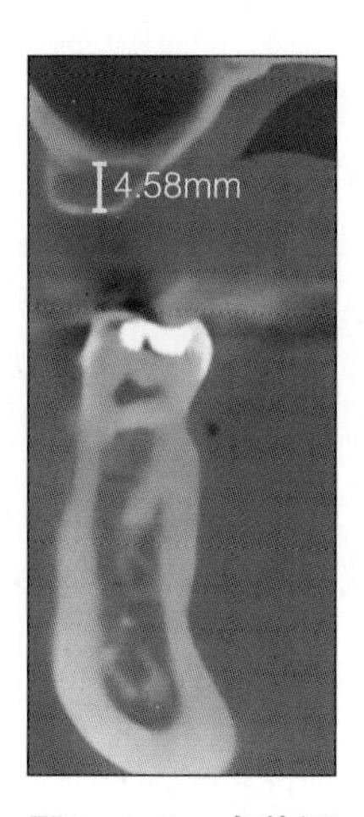

图1-4-2　术前评估窦嵴距4.58mm

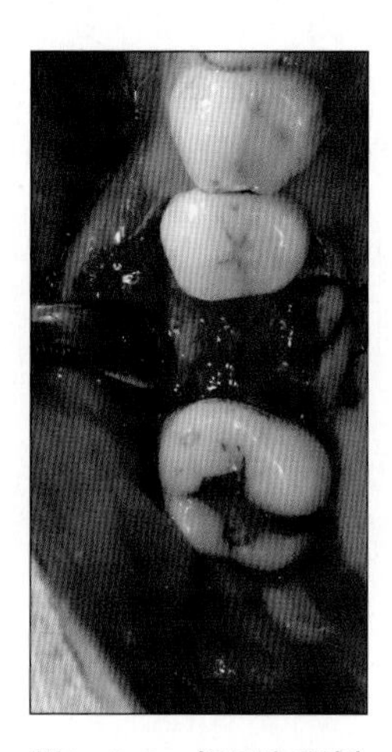

图1-4-3　切开和翻瓣

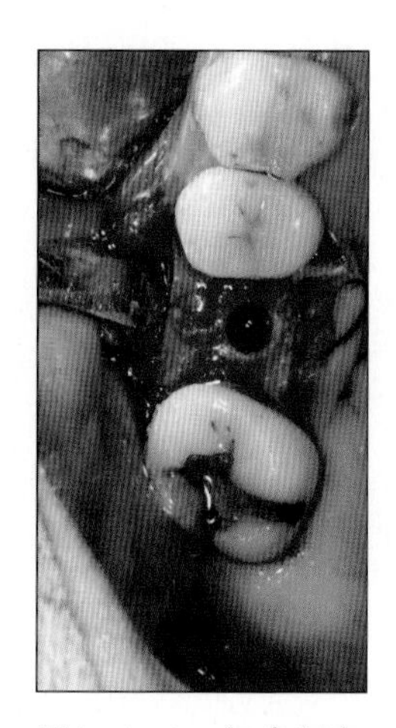

图1-4-4　初步制备种植窝洞

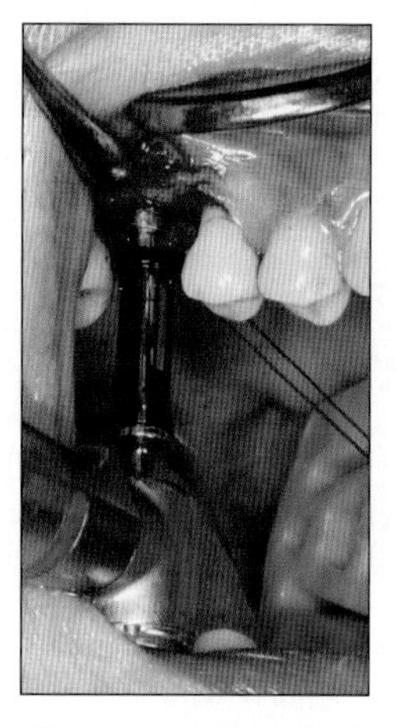

图1-4-5　选用合适的手术用钻，并配合相对应的止停套突破上颌窦底骨质

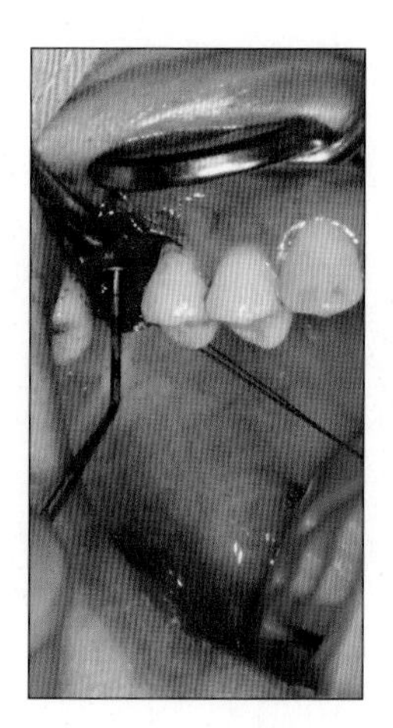

图1-4-6　盘状窦匙剥离上颌窦底黏膜

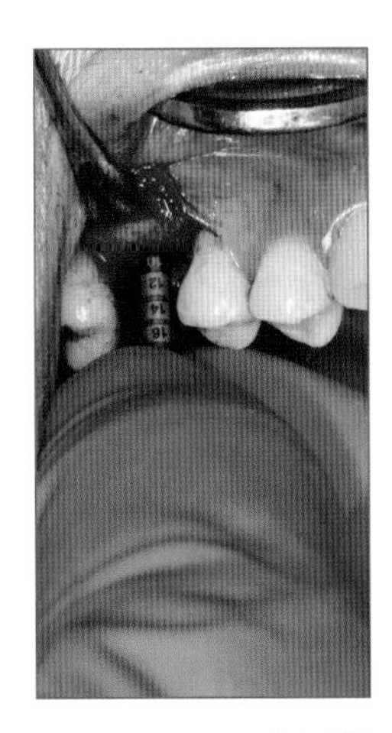

图1-4-7　深度测量杆探查深度约10mm

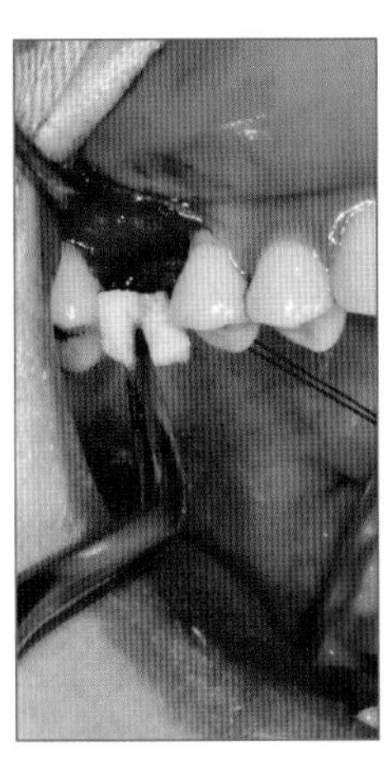

图1-4-8　上颌窦内填入骨代用品

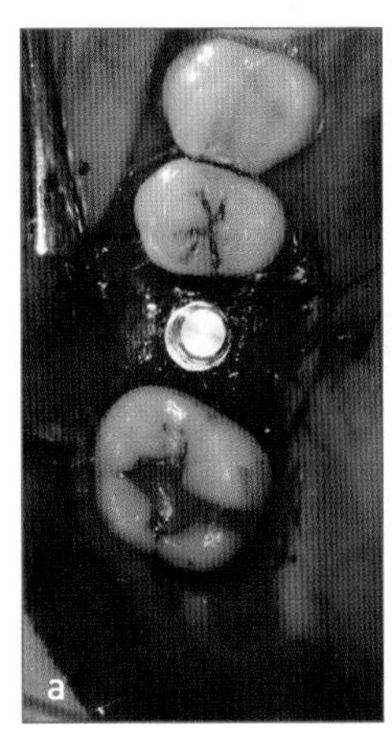

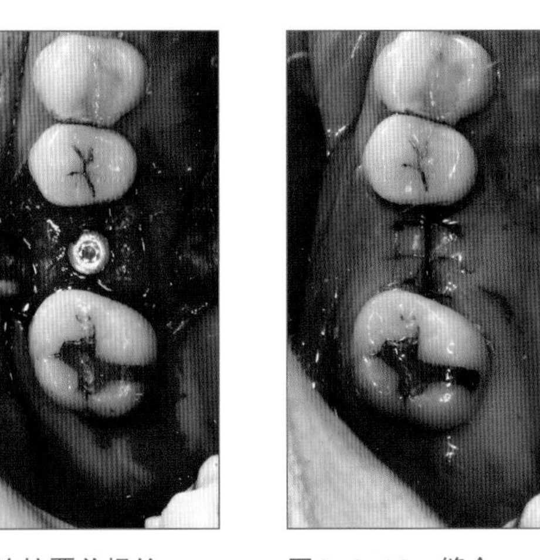

图1-4-9　根据手术情况连接覆盖螺丝

a. 同期植入种植体

b. 连接覆盖螺丝

图1-4-10　缝合

（四）术后处置

1. 患者处置

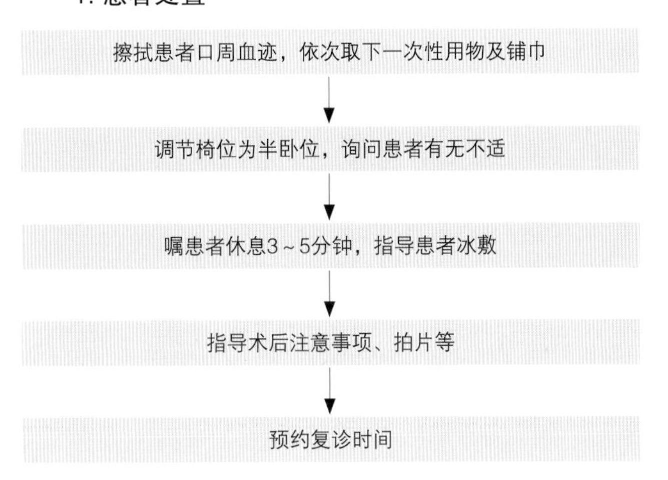

2. 用物处置

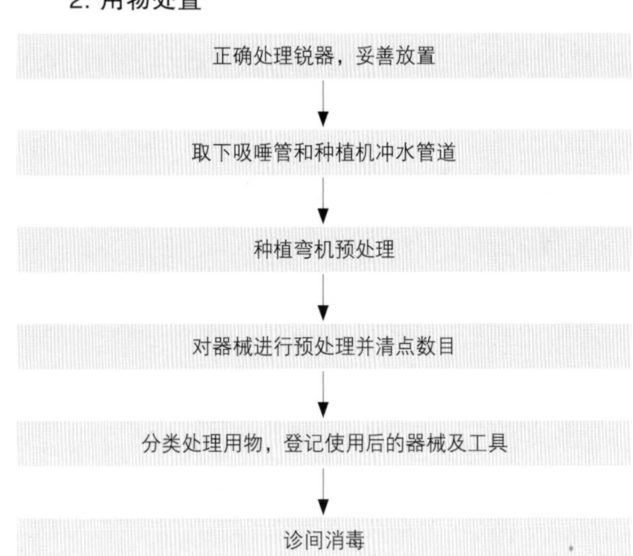

四、风险控制

1. 操作时严格执行查对制度，包括术前患者核查和高值耗材核查，拆种植体、骨代用品和屏障膜时，需与医生进行双人核对。

2. 严格无菌操作，做好标准防护，正确连接管道、器械和设备，规范传递器械，避免针刺伤的发生。

3. 密切观察患者生命体征，操作间隙可询问患者有无不适，必要时使用心电监护仪监测生命体征，或在镇静监护下进行种植手术。

4. 防止小器械误吞、误吸，术前指导患者如何配合操作，若有小器械掉落口中，不要惊慌、不要说话，等待医生进一步操作取出；术中小器械可拴线使用，若发生小器械掉落可以及时将其拉出口中。

5. 操作过程中有效配合，协助医生牵拉口角，及时吸唾，使用吸唾管清理口内唾液、血液和冲洗液等，充分暴露术区，保证术区视野清晰。

6. 适当进行心理护理，针对紧张焦虑的患者，可以用简单轻松的言语进行交流。

7. 指导患者采用鼻腔鼓气试验，便于术中检查上颌窦黏膜是否完整；吸唾时不可将吸唾管直接对着上颌窦黏膜，以免损伤上颌窦黏膜。

8. 如术中需植入骨代用品，助手需要更换无菌的骨代用品输送器，协助医生将骨代用品填塞入植骨区，避免骨代用品触碰到周围非洁净区。

五、健康指导

1. 做好常规术后健康指导，包括术后用药指导、饮食指导、口腔卫生指导、局部间断冰敷指导和复诊安排等。

2. 嘱患者术后注意休息，不能剧烈运动，例如游泳、跑步等。

3. 嘱患者术后可使用呋喃西林麻黄素滴鼻液，可缓解鼻黏膜充血和鼻塞现象。

4. 术后应注意避免感冒。擤鼻、打喷嚏和咳嗽时，避免动作幅度太大，以免上颌窦内压力增大。

5. 告知患者术后两三天，鼻腔内有少量血性分泌物是正常现象，不必惊慌着急。

综上所述，经牙槽嵴顶上颌窦底提升是临床中常见的上颌窦底提升术式之一，用于上颌后牙区的垂直骨增量，为种植体获得稳定的骨结合提供有利条件。本节详细阐述了该术式的医护配合流程，精准的医护配合，有助于避免常见并发症的发生，优化患者的整体诊疗流程和体验。随着临床技术的不断提高，先进仪器设备的应用，内镜也被应用于牙种植手术中，在行经牙槽嵴顶上颌窦底提升中结合内镜，可以清晰地观察到窦底黏膜的情况，以提高手术的安全性。

推荐阅读

[1] 满毅. 经牙槽嵴顶上颌窦底提升术的应用研究进展[J]. 口腔疾病防治, 2018, 26(08):477-483.

[2] 牛力璇, 邱立新, 王兴, 等. 上颌窦底提升并发症的专家共识:黏骨膜穿孔(第一版)[J]. 中国口腔种植学杂志, 2021, 26(05):277-281.

第5节 侧壁开窗上颌窦底提升操作技术

上颌后牙区缺牙后，由于牙槽骨吸收和上颌窦气化等会导致牙槽骨剩余骨量不足，常常在牙种植治疗时，需要进行上颌窦底提升，该技术目前已被广泛应用。上一节已为大家详细介绍了经牙槽嵴顶上颌窦底提升的技术要点，本节我们主要介绍侧壁开窗上颌窦底提升的相关技术。

侧壁开窗上颌窦底提升（lateral window technique for sinus floor elevation）是指用专用的上颌窦底提升器械，将上颌窦底黏膜分离抬起，继而在提升后的空间内填入或不填入骨代用品，从而增加上颌窦底黏膜与骨板之间的牙槽骨高度，医生可根据患者情况确定开窗的大小，以及是否同期植入种植体。此术式适用于上颌后牙区牙齿缺失后剩余牙槽嵴高度＜4mm，需要完成上颌后牙区骨增量的患者。

一、目的

制订侧壁开窗上颌窦底提升的标准操作流程，规范医护人员的操作。

二、适用范围

本流程适用于口腔种植治疗室的医护人员。

三、操作流程

（一）评估

1. 环境评估

环境是否宽敞、明亮、舒适、安全和温湿度适宜，仪器设备性能是否完好。

2. 患者评估

（1）全身情况

了解患者有无全身系统疾病，有无过敏史，有无种植体植入高风险因素（如糖尿病、骨代谢疾病和内分泌疾病等），以及女性患者是否在生理期。

（2）口内情况

①协助医生检查缺牙位点骨组织和软组织情况，包括缺牙的原因和时间、缺牙部位的修复间隙、天然牙及全口牙周状况、咬合状态、开口度等。

②根据需求协助医生开具影像学检查，评估缺牙区的骨质和骨量、相邻结构有无异常等。测量患者缺

牙区骨嵴顶至窦底的骨量和高度，该术式常用于剩余骨高度<4mm的情况。

③行侧壁开窗上颌窦底提升的患者，还需评估上颌窦健康情况，例如有无上颌窦炎症、上颌窦肿瘤、吸烟史及近期是否有上颌骨外伤史等，前述情况可能会增加手术失败的风险。

（3）实验室检查

包括血常规、血糖指标、凝血功能及感染标志物等项目，了解患者近期的身体状况。

（4）心理–社会状况

了解患者的心理预期，为患者答疑解惑，获得患者的信任与配合，以舒缓患者的紧张、担忧等情绪。

（二）准备

1. 环境准备

口腔种植治疗室应设计合理，环境宽敞、明亮，分区明确，配备专门的洗手池和手术准备室，设有患者通道、医护人员通道和污染器械通道，防止交叉感染。常规做好空气消毒和物体表面消毒，配备空气消毒机。基础设施齐全，包括手术无影灯、牙科综合治疗台、种植机、边柜和器械预处理池等；配备急救设备，包括心电监护仪和氧气装置等。

2. 用物准备

（1）无菌手术包

①手术布包1套：手术衣2件、治疗巾3张（包括头巾1张和胸前治疗巾2张）、孔巾1张、机臂套1根、弯盘1个（内含无菌杯2个）。

②外科手术器械盒1套：口镜、显微镊、刀柄、探针、骨膜分离器、刮匙、持针器、血管钳、显微持针器和线剪。

③种植手术工具盒1套。

（2）种植手术文书

①患者基本信息核实表、高值医用耗材知情同意书和口腔种植修复治疗知情同意书。

②种植手术登记单和高值耗材使用登记表。

（3）一次性用物

刀片、缝针缝线、棉签、纱球、口杯、麻醉针头、负压吸引管、牙龈冲洗器、尖头吸唾管和冲洗空针等。

（4）其他用物

盛有无菌持物钳的无菌罐、0.9%氯化钠注射液（常温）、0.9%氯化钠注射液（冷却）、5%聚维酮碘溶液、1%聚维酮碘消毒液和局部麻醉药物。

（5）急救物品

口腔种植治疗室应常规配置抢救车和相关仪器设备，例如心电监护仪和氧气装置等，保障医疗安全。

（6）种植相关设备和耗材

①种植相关设备：种植机和种植弯机，其中种植机包括悬架、脚踏、电源线、主机和马达。

②种植相关耗材：种植体、愈合基台和覆盖螺丝等。

（7）特殊器械和耗材

根据手术情况准备特殊器械和耗材。

①特殊外科器械：上颌窦底提升工具盒（包括止停套、手术用钻、大弯窦匙、小弯窦匙、匙状窦匙和盘状窦匙）。超声骨刀及其相关附件（包括悬架、超声骨刀主机、超声骨刀专用推车和脚踏）（图1–5–1）。超声骨刀工作尖（包括UL3工作尖和UL4工作尖）（图1–5–2）。

②其他特殊器械：骨代用品输送器、骨代用品充填器、刮匙、舌和颊牵开器、直角拉钩、咬骨钳、明尼苏达拉钩和直角拉钩。

③特殊耗材：骨代用品和屏障膜。

3. 患者准备

（1）核对患者信息

协助医生核对患者姓名、年龄等基本信息，以及手术位点、种植系统、种植体型号和其他种植相关信息，协助患者放置随身物品，嘱患者将手机调为静音。

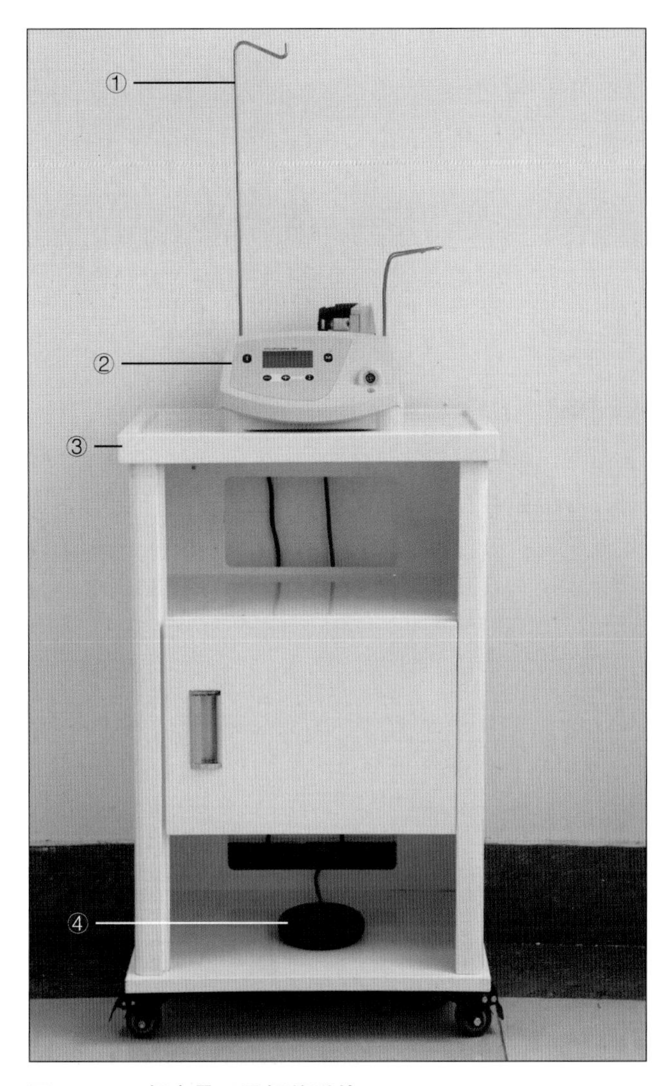

图1-5-1 超声骨刀及相关附件
①悬架；②超声骨刀主机；③超声骨刀专用推车；④脚踏

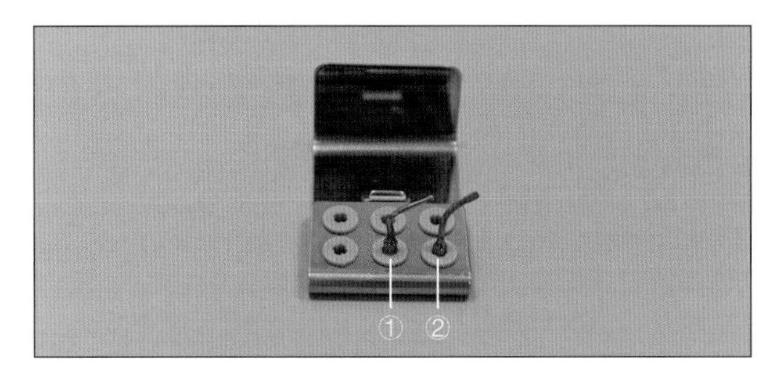

图1-5-2 超声骨刀工作尖
①UL3工作尖；②UL4工作尖

（2）测量生命体征

测量患者的基础生命体征并做好记录，针对患有全身系统疾病及其他特殊情况的患者，视情况在心电监护下开展侧壁开窗上颌窦底提升，必要时监测血糖。

（3）询问进食情况

常规种植手术术前，询问患者进食情况，评估手术时长，避免空腹状态下行局部麻醉手术，以免发生低血糖等不适症状。

（4）面部要求

面部不化妆、头发较长者戴一次性帽子，建议男性患者术前剃胡须。

（5）术前指导

①讲解手术过程及术中注意事项，术中若出现小器械掉落至口中的情况，应立即头偏向掉落侧，不要惊慌、不要说话或做吞咽动作，以免出现误吞、误吸的情况。

②术前需指导患者做鼻腔鼓气的练习，便于术中医生提升上颌窦黏膜后检查黏膜完整性。

（6）患者口内及口外皮肤消毒

①口内消毒：合理选用消毒剂，口内消毒可选用1%聚维酮碘消毒液，漱口3次，每次含漱1分钟。

②口外消毒：面部及口外皮肤消毒可选用5%聚维酮碘溶液。消毒范围：上至眶下缘、下至颈上部、两侧至耳前。

4. 护士准备和助手准备

（1）护士准备

①护士着装整齐，穿工作服、戴一次性口罩和帽子。

②在进行无菌操作前，需进行七步洗手法洗手。

③依次打开无菌包，传递种植外科工具盒、种植系统工具盒和一次性无菌物品，并与助手双人核对清点数量。

④与助手共同连接吸引装置；连接冲水管、种植弯机和马达。

⑤根据手术牙位调节手术灯光。

（2）助手准备

①助手规范着装，即穿手术衣、戴一次性口罩和

帽子、戴防护面屏、外科洗手及外科手消毒、戴无菌手套。

②在进行无菌操作前，需进行外科洗手和外科手消毒、穿无菌手术衣、戴外科手套。

③协助医生依次铺头巾、胸前治疗巾和孔巾。

④助手与护士共同连接吸引装置，连接冲水管、种植弯机和马达；术中传递局部麻醉药物给医生。

⑤正确安装手术刀片，一手持刀柄，另一手用持针器夹取刀片的前端背侧，将刀片对准刀柄凹槽处，顺势向下使刀片插入刀柄凹槽内。

⑥整理手术台面，按照使用顺序分区摆放，便于术中的拿取和使用，刀柄和卡局式注射器等锐器端用纱布保护。

（三）医护配合

在临床工作中，良好的医护配合，不仅可以提高手术效率、缩短手术时间、减轻患者痛苦，也是手术成功的重要因素之一，以下以临床上常用术式为例讲解侧壁开窗上颌窦底提升的操作流程。

1. 术前评估

术前认真评估患者口内情况、牙槽嵴高度。可嘱患者术前进行牙周基础治疗并保持口腔卫生，此患者25-27缺失，影像学资料可见上颌窦内有一囊肿，26位点窦嵴距1.37mm，25位点窦嵴距6.80mm（图1-5-3），拟采用侧壁开窗上颌窦底提升-双窗法（即在常规侧壁开窗更高处，增加一个直径5mm骨窗，用于囊液抽吸）来获得有效骨量。

2. 麻醉

手术区域采用阿替卡因肾上腺素注射液或盐酸利多卡因注射液局部麻醉。阿替卡因肾上腺素注射液属于复方制剂注射液，含有4%的盐酸阿替卡因和1∶100000浓度的酒石酸肾上腺素，具有血管收缩作用，对于有心血管系统疾病的患者需慎用。盐酸利多卡因注射液属于酰胺类局部麻醉药，穿透性及扩散性强，起效快，临床主要用于阻滞麻醉及硬膜外麻醉。

3. 切开和翻瓣

助手协助医生翻开黏骨膜瓣，暴露手术视野（图1-5-4）。因术区位于上颌后牙区，为了更好地暴露手术视野，需充分牵拉患者口角及颊部软组织，这时我们可以为患者提供开口器，同时侧壁开窗上颌窦底提升常常时间较长，长时间牵拉口角可能会导致口角撕裂，这时也可局部涂抹灭菌凡士林，来缓解局部干裂引起的不适。

4. 上颌窦侧壁开窗

术前准备超声骨刀，安装好球钻，术中使用超声骨刀球钻和超声骨刀磨砂刀头进行上颌窦侧壁开窗（图1-5-5和图1-5-6）。同时，助手应及时吸走术区血液唾液，保证术区视野清晰，以免医生在取骨过程中触碰周围黏膜。

5. 剥离上颌窦黏膜

医生在完成上颌窦侧壁开窗后，助手传递专用的上颌窦黏膜盘状窦匙给医生，待医生剥离后，助手可以协助观察上颌窦黏膜是否完好。突破上颌窦底骨质后，可用盘状窦匙剥离窦底黏膜（图1-5-7），再用匙状窦匙对黏膜进行精细剥离（图1-5-8）。此时，助手在吸唾时，尖头吸唾管尖端勿伸入窝洞内，避免上颌窦黏膜破裂。

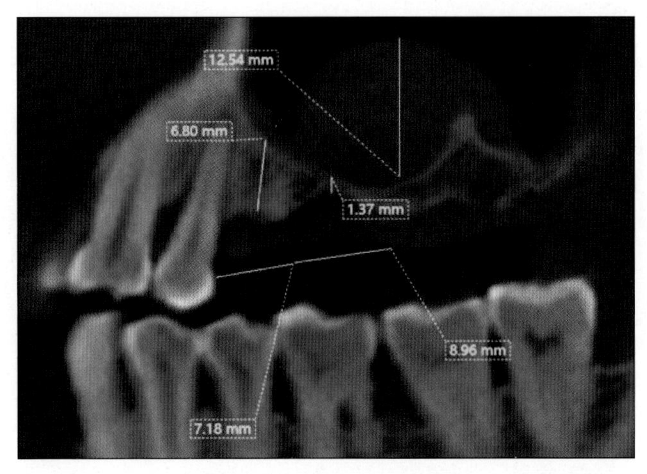

图1-5-3　25-27缺失，上颌窦内有一囊肿，26位点窦嵴距1.37mm，25位点窦嵴距6.80mm，拟采用双窗法来获得有效骨量

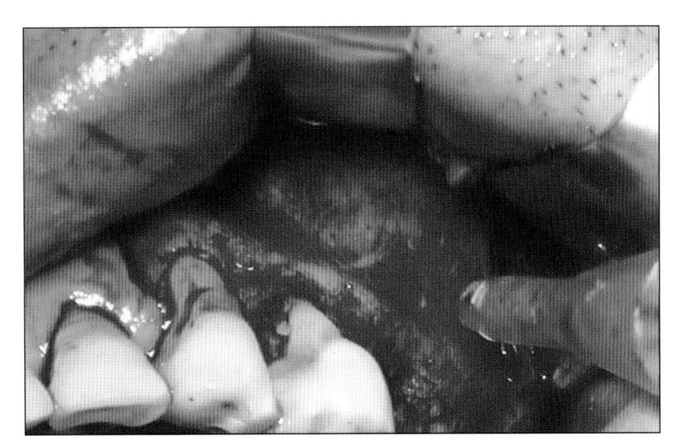

图1-5-4 助手协助医生翻开黏骨膜瓣，暴露手术视野

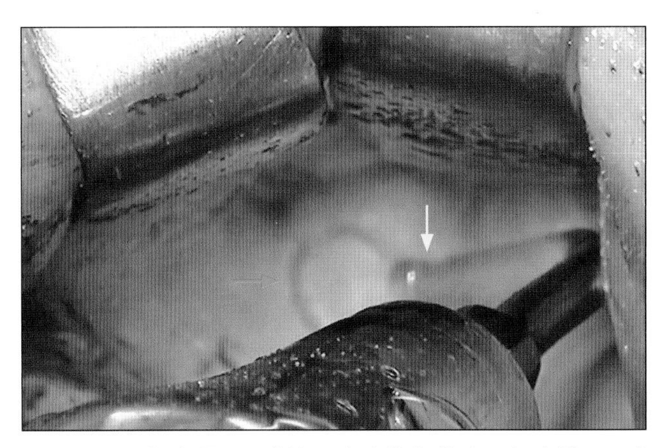

图1-5-5 超声骨刀-球钻开窗（黄色箭头示超声骨刀-球钻，蓝色箭头示开窗范围）

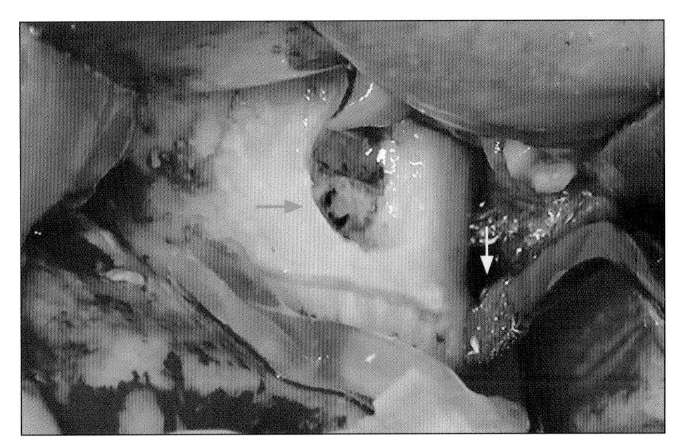

图1-5-6 超声骨刀磨砂刀头完成侧壁开窗（黄色箭头示超声骨刀-磨砂刀头，蓝色箭头示开窗范围）

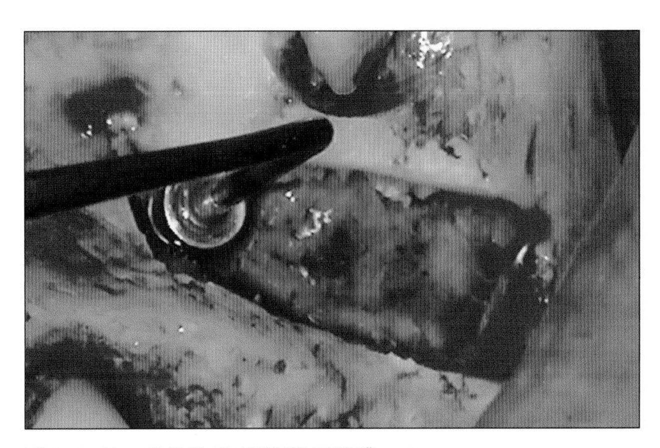

图1-5-7 盘状窦匙剥离窦底黏膜

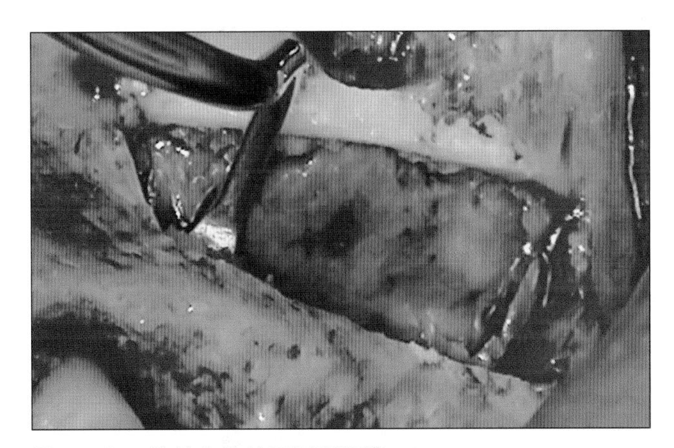

图1-5-8 匙状窦匙精细剥离黏膜

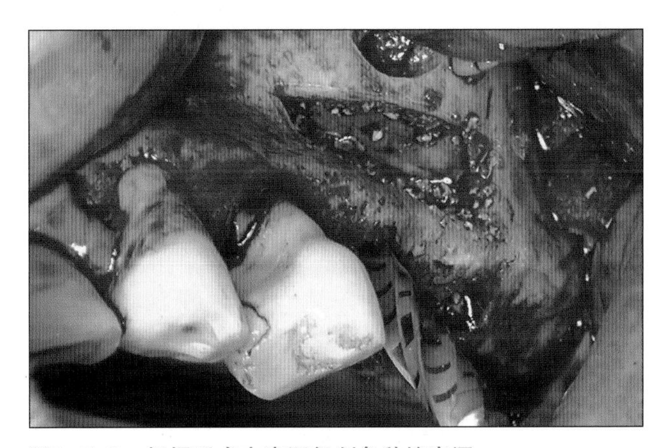

图1-5-9 根据手术方案逐级制备种植窝洞

6. 制备种植窝洞

根据手术方案逐级制备种植窝洞（图1-5-9），备孔完成后再次检查窦底黏膜是否完好。操作间隙嘱患者可闭口休息，避免张口时间过长引起患者不适。术中密切观察患者生命体征，询问患者有无不适感，指导其配合医生操作。

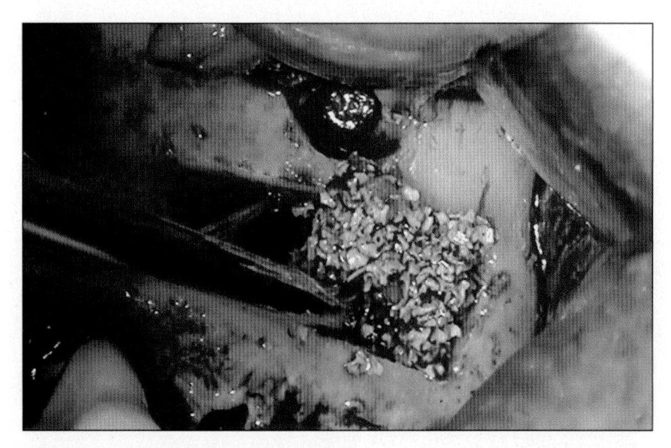

图1-5-10 术中填入骨代用品

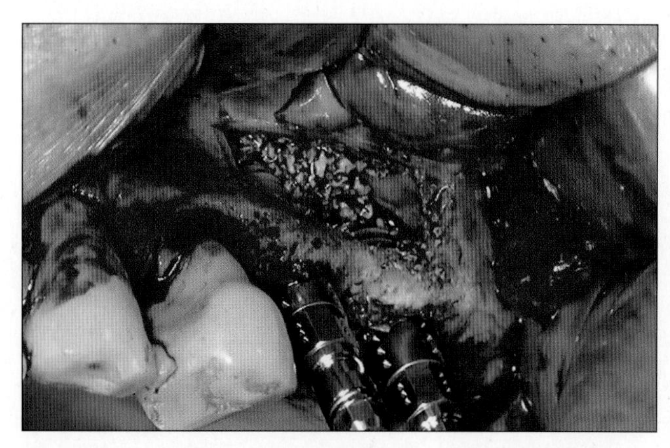

图1-5-11 核对种植体系统和型号后，同期植入种植体

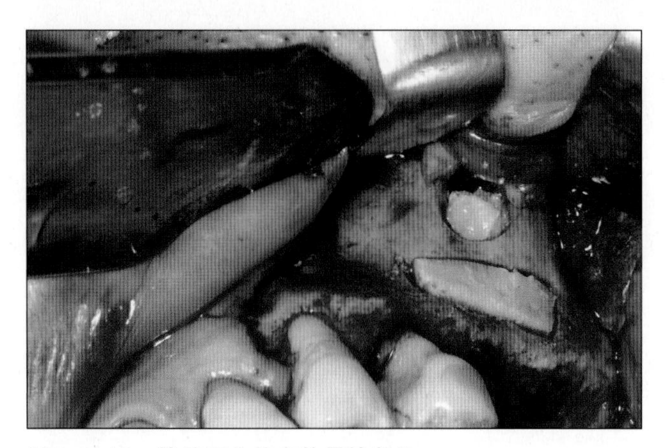

图1-5-12 协助医生将自体骨块复位

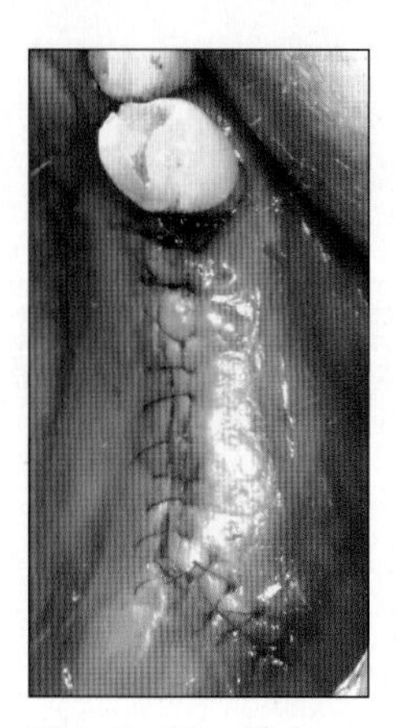

图1-5-13 缝合

7. 放置骨代用品

助手整理器械，传递骨代用品输送器和骨代用品，或骨代用品与自体骨屑的混合物，与自体血液混合后，协助医生牵开黏骨膜瓣，充分暴露植骨区域，放置前述骨代用品（图1-5-10）。操作过程中，及时吸唾，避免污染植骨区域，需注意尖头吸唾管不宜太靠近植骨区域，避免骨代用品移位。

8. 同期植入种植体

根据手术计划，与医生共同核对种植体系统和型号后，同期植入种植体（图1-5-11），连接覆盖螺丝或愈合基台。种植体植入时助手应及时传递机用或手用适配器，连接覆盖螺丝或愈合基台时应及时传递螺丝刀。

9. 复位骨块

助手传递自体骨块，协助医生将自体骨块复位（图1-5-12）。

10. 缝合

护士与助手在缝合前双人清点核查，包括种植外科手术器械和种植系统工具盒，若无误，再协助医生进行创口缝合（图1-5-13）。缝合完成后，需检查伤口是否无张力关闭，并无活动性出血等情况。

（四）术后处置

1. 患者处置

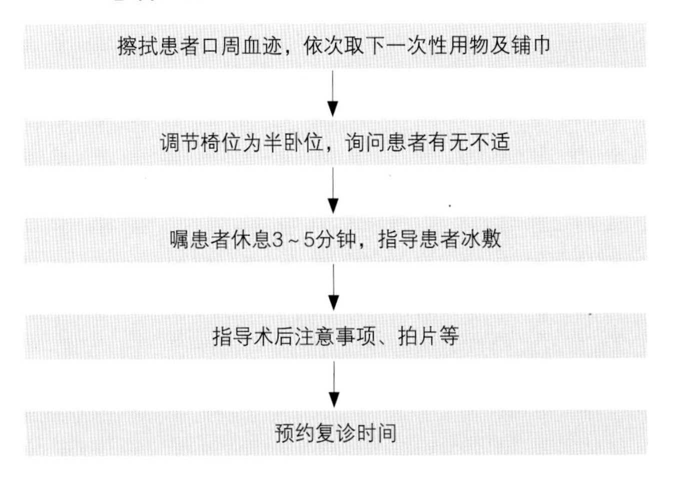

2. 用物处置

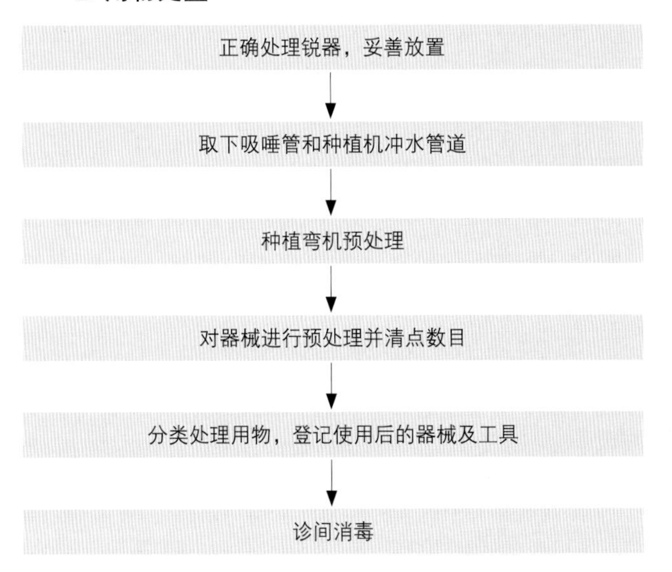

四、风险控制

1. 操作时严格执行查对制度，包括术前患者核查和高值耗材核查，拆种植体、骨代用品和屏障膜时，需与医生进行双人核对。

2. 严格无菌操作，做好标准防护，正确连接管道、器械和设备，规范传递器械，避免针刺伤的发生。

3. 密切观察患者生命体征，操作间隙可询问患者有无不适，必要时使用心电监护仪监测生命体征，或在镇静监护下进行种植手术。

4. 术中通常需植入骨代用品，因此助手需要更换无菌骨代用品输送器和骨代用品充填器，协助医生将骨代用品填塞入植骨区，避免骨代用品触碰到周围非洁净区，吸唾时需注意吸唾管不可太靠近植骨区域，避免骨代用品和屏障膜移位。

5. 防止小器械误吞、误吸，术前指导患者如何配合操作，若有小器械掉落口中，不要惊慌、不要说话，等待医生进一步操作取出；术中小器械可拴线使用，若发生小器械掉落可以及时将其拉出口中。

6. 操作过程中有效配合，协助医生牵拉口角，及时吸唾，使用吸唾管清理口内唾液、血液和冲洗液等，充分暴露术区，保证术区视野清晰。

7. 指导患者采用鼻腔鼓气试验，便于术中检查上颌窦黏膜是否完整；吸唾时不可将吸唾管直接对着上颌窦黏膜，以免损伤上颌窦黏膜。

8. 适当进行心理护理，针对紧张焦虑的患者，可以用简单轻松的言语进行交流。

五、健康指导

1. 做好常规术后健康指导，包括术后用药指导、饮食指导、口腔卫生指导、局部间断冰敷指导、运动指导和复诊安排等。

2. 若手术范围较大，术后创伤可能较大，术区甚至面部可能会出现水肿，可指导患者冰敷和遵医嘱用药。

3. 为避免对术区黏膜的牵拉和压迫，需告知患者减少大幅度的口腔运动，术后若口内漏出少量白色颗粒物（骨代用品）是正常现象，但若漏出的量较大，需及时联系医护团队复诊。

4. 术后3个月内，应尽量避免挤压或压迫植骨区域。如需佩戴活动义齿等过渡性修复体，须在医生指导下使用，避免压迫植骨区域。

5. 术后用药，指导患者遵医嘱用药。术后可使用呋喃西林麻黄素滴鼻液，可缓解鼻黏膜充血和鼻塞现象。避免用力擤鼻涕和鼓气，戒烟，预防感冒。

综上所述，侧壁开窗上颌窦底提升可以有效地增加上颌后牙区的骨量，但是手术区位于上颌后牙区，牙槽嵴颊面操作空间狭窄，且常常由于手术范围较大，导致手术时间较长。因此，医护配合也比常规种植手术更难，所以我们需要熟练掌握侧壁开窗上颌窦底提升的手术流程和标准操作，这样才可以提高手术效率和患者满意度。

推荐阅读

[1] 宫苹. 口腔种植学[M]. 北京: 人民卫生出版社, 2020.

[2] 宫苹, 袁泉. 口腔种植科诊疗与操作常规[M]. 北京:人民卫生出版社, 2020.

[3] Farina R, Franzini C, Trombelli L, et al. Minimal invasiveness in the transcrestal elevation of the maxillary sinus floor: A systematic review[J]. Periodontol 2000. 2023, 91(1):145–166.

第6节
骨劈开操作技术

由于外伤、长时间缺牙和拔牙术后处理不当等原因会导致缺牙区水平骨量不足，特别是在前牙美学区。针对水平骨量不足患者如何进行骨增量手术以达到种植条件，成为前牙区种植手术的一个重要研究内容。当牙槽嵴宽度不足时，在临床上常常可采用骨劈开将牙槽嵴水平扩宽增加水平骨量，完成种植体植入。

骨劈开（split-ridge technique）是一种牙槽嵴水平扩增技术，它利用骨劈开工具将牙槽嵴分成唇腭侧骨壁，以增加缺牙位点的水平骨宽度，之后在形成的裂隙中填入骨代用品完成种植体植入。骨劈开在临床中常常联合骨挤压技术同时使用。

一、目的

制订骨劈开的标准操作流程，规范医护人员的操作。

二、适用范围

本流程适用于口腔种植治疗室的医护人员。

三、操作流程

（一）评估

1. 环境评估

环境是否宽敞、明亮、舒适、安全和温湿度适宜，仪器设备性能是否完好。

2. 患者评估

（1）全身情况

了解患者有无全身系统疾病，有无过敏史，有无种植体植入高风险因素（如糖尿病、骨代谢疾病和内分泌疾病等），以及女性患者是否在生理期。

（2）口内情况

①协助医生检查缺牙位点骨组织和软组织情况，包括缺牙的原因和时间、缺牙部位的修复间隙、天然牙及全口牙周状况、咬合状态、开口度等。

②根据需求协助医生开具影像学检查，评估缺牙区的骨质和骨量、相邻结构有无异常等。

（3）实验室检查

包括血常规、血糖指标、凝血功能及感染标志物等项目，了解患者近期的身体状况。

（4）心理-社会状况

了解患者的心理预期，为患者答疑解惑，获得患

者的信任与配合，以舒缓患者的紧张、担忧等情绪。

（二）准备

1. 环境准备

口腔种植治疗室应设计合理，环境宽敞、明亮，分区明确，配备专门的洗手池和手术准备室，设有患者通道、医护人员通道和污染器械通道，防止交叉感染。常规做好空气消毒和物体表面消毒，配备空气消毒机。基础设施齐全，包括手术无影灯、牙科综合治疗台、种植机、边柜和器械预处理池等；配备急救设备，包括心电监护仪和氧气装置等。

2. 用物准备

（1）无菌手术包

①手术布包1套：手术衣2件、治疗巾3张（包括头巾1张和胸前治疗巾2张）、孔巾1张、机臂套1根、弯盘1个（内含无菌杯2个）。

②外科手术器械盒1套：口镜、显微镊、刀柄、探针、骨膜分离器、刮匙、持针器、血管钳、显微持针器和线剪。

③种植手术工具盒1套。

（2）种植手术文书

①患者基本信息核实表、高值医用耗材知情同意书和口腔种植修复治疗知情同意书。

②种植手术登记单和高值耗材使用登记表。

（3）一次性用物

刀片、缝针缝线、棉签、纱球、口杯、麻醉针头、负压吸引管、牙龈冲洗器、尖头吸唾管和冲洗空针等。

（4）其他用物

盛有无菌持物钳的无菌罐、0.9%氯化钠注射液（常温）、0.9%氯化钠注射液（冷却）、5%聚维酮碘溶液、1%聚维酮碘消毒液和局部麻醉药物。

（5）急救物品

口腔种植治疗室应常规配置抢救车和相关仪器设备，例如心电监护仪和氧气装置等，保障医疗安全。

（6）种植相关设备和耗材

①种植相关设备：种植机和种植弯机，其中种植机包括悬架、脚踏、电源线、主机和马达。

②种植相关耗材：种植体、愈合基台和覆盖螺丝等。

（7）特殊器械和耗材

根据手术情况准备特殊器械和耗材。

①特殊器械：骨锤和骨凿（图1-6-1）。

②特殊耗材：骨代用品和屏障膜。

3. 患者准备

（1）核对患者信息

协助医生核对患者姓名、年龄等基本信息，以及手术位点、种植系统、种植体型号和其他种植相关信息，协助患者放置随身物品，嘱患者将手机调为静音。

（2）测量生命体征

测量患者的基础生命体征并做好记录，针对患有全身系统疾病及其他特殊情况的患者，视情况在心电监护下开展骨劈开，必要时监测血糖。

（3）询问进食情况

常规种植手术术前，询问患者进食情况，评估手术时长，避免空腹状态下行局部麻醉手术，以免发生低血糖等不适症状。

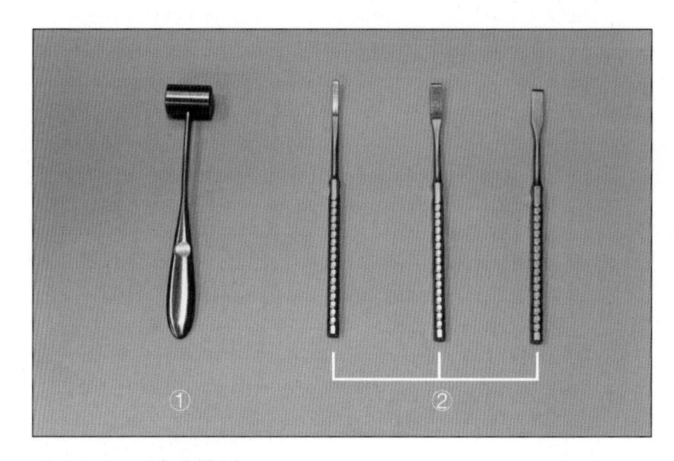

图1-6-1　特殊器械
①骨锤；②骨凿

（4）面部要求

面部不化妆、头发较长者戴一次性帽子，建议男性患者术前剃胡须。

（5）术前指导

讲解手术过程及术中注意事项，该术式需要用到骨锤进行敲击，需术前提前告知患者，避免突然敲击惊吓到患者，增加患者的恐惧感。术中若出现小器械掉落至口中的情况，应立即头偏向掉落侧，不要惊慌、不要说话或做吞咽动作，以免出现误吞、误吸的情况。

（6）患者口内及口外皮肤消毒

①口内消毒：合理选用消毒剂，口内消毒可选用1%聚维酮碘消毒液，漱口3次，每次含漱1分钟。

②口外消毒：面部及口外皮肤消毒可选用5%聚维酮碘溶液。消毒范围：上至眶下缘、下至颈上部、两侧至耳前。

4. 护士准备和助手准备

（1）护士准备

①护士着装整齐，穿工作服、戴一次性口罩和帽子。

②在进行无菌操作前，需进行七步洗手法洗手。

③依次打开无菌包，传递种植外科工具盒、种植系统工具盒和一次性无菌物品，并与助手双人核对清点数量。

④与助手共同连接吸引装置；连接冲水管、种植弯机和马达。

⑤根据手术牙位调节灯光。

（2）助手准备

①助手规范着装，即穿手术衣、戴一次性口罩和帽子、戴防护面屏、外科洗手及外科手消毒、戴无菌手套。

②在进行无菌操作前，需进行外科洗手和外科手消毒、穿无菌手术衣、戴外科手套。

③协助医生依次铺头巾、胸前治疗巾和孔巾。

④助手与护士共同连接吸引装置，连接冲水管、种植弯机和马达；术中传递局部麻醉药物给医生。

⑤正确安装手术刀片，一手持刀柄，另一手用持针器夹取刀片的前端背侧，将刀片对准刀柄凹槽处，顺势向下使刀片插入刀柄凹槽内。

⑥整理手术台面，按照使用顺序分区摆放，便于术中的拿取和使用，刀柄和卡局式注射器等锐器端用纱布保护。

（三）医护配合

在临床工作中，助手应在术前熟悉手术流程和手术中所需器械的用途和型号。在术中做好医护配合，这样不仅可以提高手术效率、缩短手术时间、减轻患者痛苦，也可以提高手术成功率，接下来以临床上常用术式为例，为大家讲解骨劈开的操作流程。

1. 术前评估

术前认真评估患者口内情况、牙槽嵴宽度。可嘱患者术前进行牙周基础治疗并保持口腔卫生，此患者11缺失，殆面观可见11唇侧存在骨凹陷，拟行骨劈开，以获得有效骨量（图1-6-2）。此外，可在患者口角涂布灭菌凡士林，以保持口角湿润，进而缓解局部干裂刺激引起的不适，并保护患者口角。

2. 麻醉

手术区域采用阿替卡因肾上腺素注射液或盐酸利多卡因注射液局部麻醉。阿替卡因肾上腺素注射液属于复方制剂注射液，含有4%的盐酸阿替卡因和1：100000浓度的酒石酸肾上腺素，具有血管收缩作用，对于有心血管系统疾病的患者需慎用。盐酸利多卡因注射液属于酰胺类局部麻醉药，穿透性及扩散性强，起效快，临床主要用于阻滞麻醉及硬膜外麻醉。

3. 切开和翻瓣

助手用弯盘传递手术刀给医生做牙龈切口，手术切口应根据患者骨缺损的范围和手术部位选择合适的切口类型，前牙区需注意考虑软组织的美学形态。助手协助医生牵拉口角和吸唾，手术刀的传递与收回均应放在弯盘内进行传递，以防锐器伤。配合医生翻开黏骨膜瓣，协助牵拉唇颊黏膜，暴露术区视野（图1-6-3）。

4. 骨劈开

在骨劈开前告知患者可能会感到轻微的震感，避免突然敲击惊吓到患者，助手提前准备好骨劈开器械传递给医生，医生使用骨劈开器械劈开牙槽骨（图1-6-4），完成骨劈开后，可见牙槽嵴扩宽（图1-6-5），注意劈开时力度的使用及方向的控制，避免使用暴力。

5. 同期植入种植体

牙槽嵴扩宽后根据手术计划，逐级制备种植窝，与医生共同核对种植体系统和型号后，同期植入种植体，安装覆盖螺丝或愈合基台。种植体植入时助手应及时传递机用或手用适配器，安装覆盖螺丝或愈合基台时及时传递螺丝刀（图1-6-6和图1-6-7）。

6. 放置骨代用品和覆盖屏障膜

助手传递无菌植骨器械给医生后，一手持骨膜分离器翻开黏骨膜瓣充分暴露植骨区域，另一手协助医生完成骨代用品的植入（图1-6-8）并覆盖屏障膜（图1-6-9）。操作过程中，助手及时吸唾，避免污染植骨区域；同时需注意吸唾管不宜太靠近植骨区域，以免骨代用品和屏障膜移位。

7. 缝合

护士与助手在缝合前双人清点核查，包括种植外科手术器械和种植系统工具盒，若无误，再协助医生进行创口缝合。缝合完成后，需检查伤口是否无张力关闭，并无活动性出血等情况（图1-6-10）。

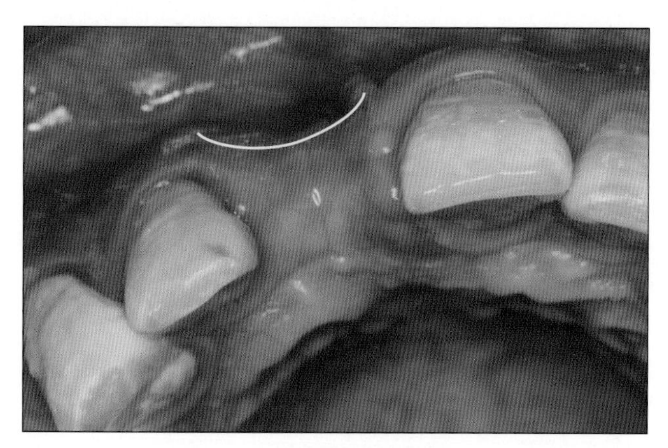

图1-6-2 11缺失，已完成牙周基础治疗，11唇侧存在骨凹陷（线条示），拟行骨劈开，以获得有效骨量

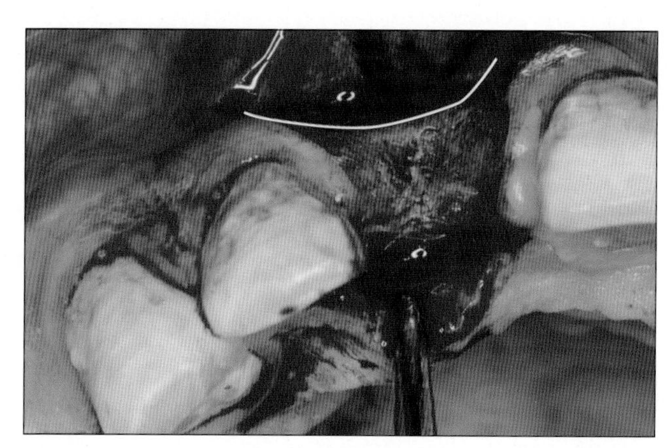

图1-6-3 翻开黏骨膜瓣，暴露术区视野，唇侧存在骨凹陷（线条示）

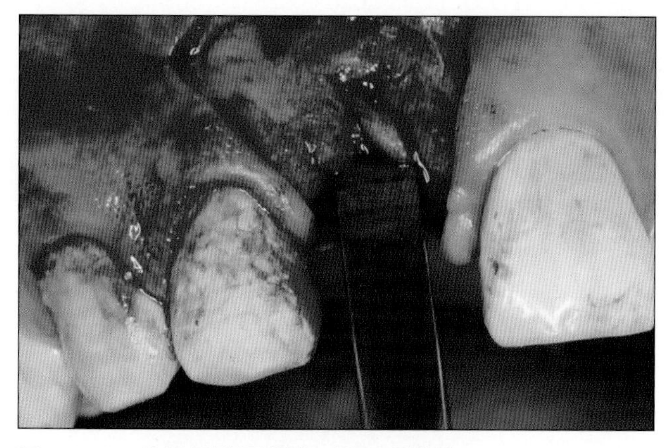

图1-6-4 使用骨劈开器械，劈开牙槽骨

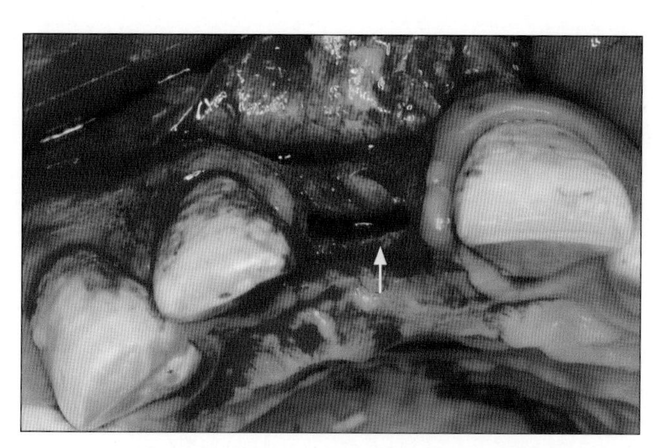

图1-6-5 完成骨劈开后，可见牙槽嵴扩宽（箭头示）

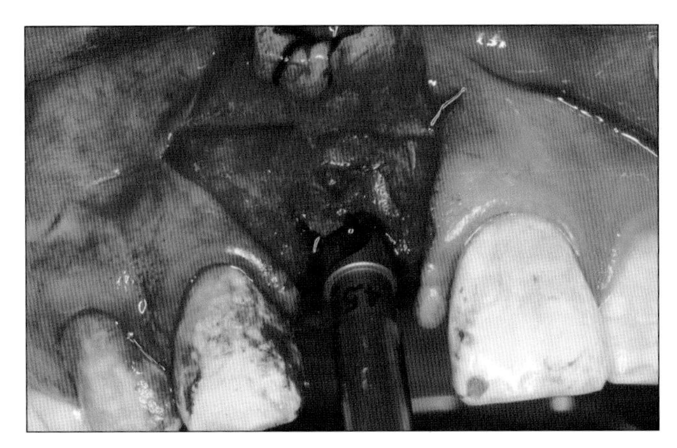

图1-6-6　逐级制备种植窝

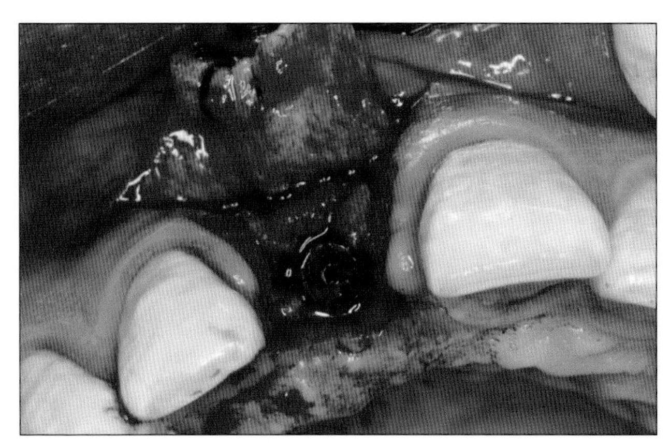

图1-6-7　完成种植体植入，并安装覆盖螺丝

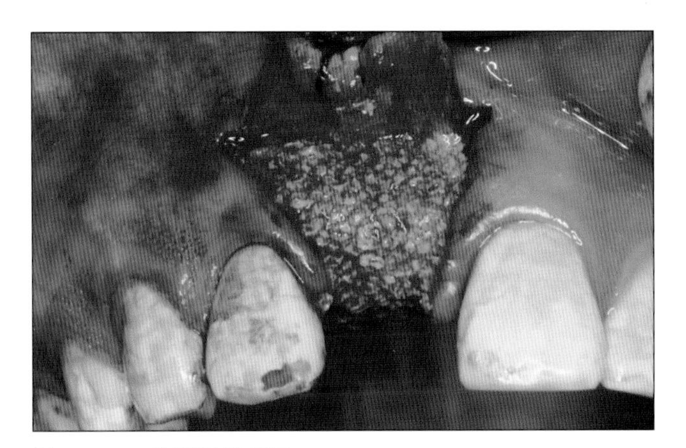

图1-6-8　放置骨代用品

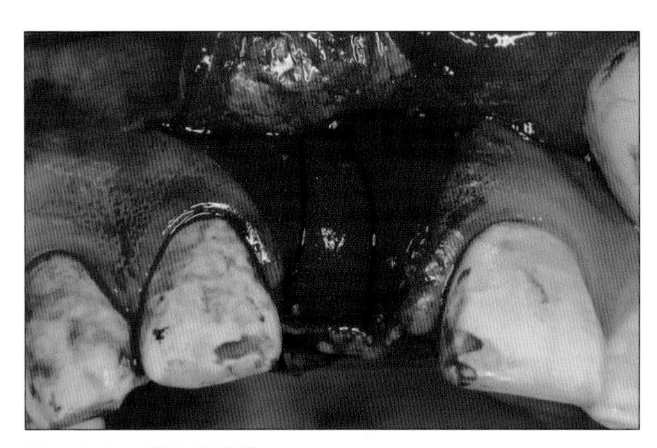

图1-6-9　覆盖屏障膜

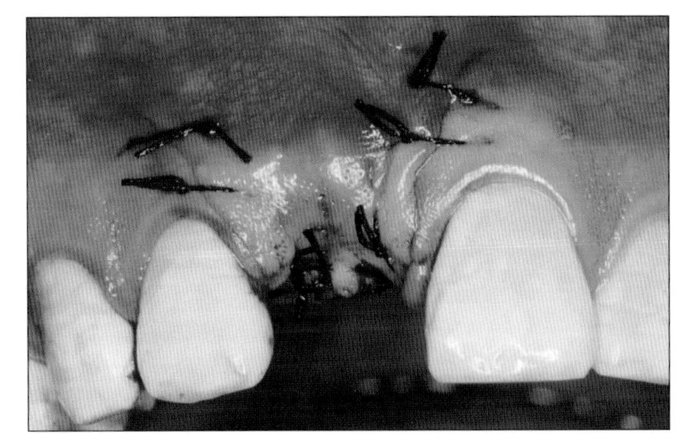

图1-6-10　缝合

（四）术后处置

1. 患者处置

擦拭患者口周血迹，依次取下一次性用物及铺巾

↓

调节椅位为半卧位，询问患者有无不适

↓

嘱患者休息3～5分钟，指导患者冰敷

↓

指导术后注意事项、拍片等

↓

预约复诊时间

2. 用物处置

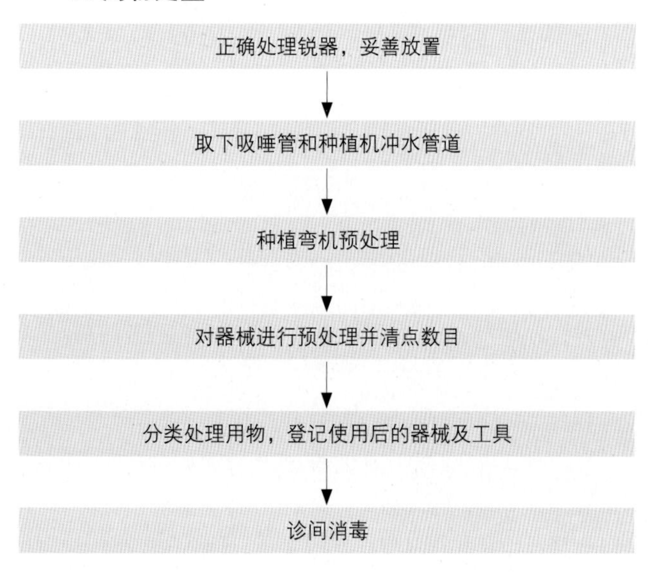

四、风险控制

1. 操作时严格执行查对制度，包括术前患者核查和高值耗材核查，拆种植体、骨代用品和屏障膜时，需与医生进行双人核对。

2. 严格无菌操作，做好标准防护，正确连接管道、器械和设备，规范传递器械，避免针刺伤的发生。

3. 密切观察患者生命体征，操作间隙可询问患者有无不适，必要时使用心电监护仪监测生命体征，或在镇静监护下进行骨劈开术。

4. 防止小器械误吞、误吸，术前指导患者如何配合操作，若有小器械掉落口中，不要惊慌、不要说话，等待医生进一步操作取出；术中小器械可拴线使用，若发生小器械掉落可以及时将其拉出口中。

5. 操作过程中有效配合，协助医生牵拉口角，及时吸唾，使用吸唾管清理口内唾液、血液和冲洗液等，充分暴露术区，保证术区视野清晰。

6. 植骨时需更换无菌骨代用品输送器和骨代用品充填器，吸唾时需注意吸唾管不可太靠近植骨区域，避免骨代用品和屏障膜移位。

7. 因术中选择以敲击的方式完成骨劈开术式，医生在行此操作前，助手需提前告知患者，避免突然的敲击惊吓到患者。

8. 做好器械管理，种植体植入后应更换无菌骨代用品输送器进行植骨，若器械有血迹应及时擦拭，并按使用顺序有序摆放。骨劈开器械工作端较为锋利，使用后应单独清洗，避免碰撞和锐器伤。

9. 适当进行心理护理，针对紧张焦虑的患者，可以用简单轻松的言语进行交流。

五、健康指导

1. 做好常规术后健康指导，包括术后用药指导、饮食指导、口腔卫生指导、局部间断冰敷指导、运动指导、复诊安排等。

2. 若术区范围较大，术后创伤可能较大，术区甚至面部可能会出现水肿，可指导患者冰敷和遵医嘱用药。

3. 为避免对术区黏膜的牵拉和压迫，需告知患者减少大幅度的口腔运动，术后若口内漏出少量白色颗粒物（骨代用品）是正常现象，但若漏出的量较大，需及时联系医护团队复诊。

4. 术后3个月内，应尽量避免挤压或压迫植骨区域。如需佩戴活动义齿等过渡性修复体，须在医生指导下使用，避免压迫植骨区域。

综上所述，骨劈开可以有效地增加牙槽嵴宽度，同时提升美学效果，随着骨劈开技术和器械的不断发展，种植手术适应证也随之扩大。在术前助手要提前熟悉骨劈开器械的使用和手术流程，在术中要有良好的医护配合，以发挥最大的团队优势。

推荐阅读

[1] 宫苹. 口腔种植学[M]. 北京: 人民卫生出版社, 2020.

[2] Tolstunov L, Hamrick JFE, Broumand V, et al. Bone Augmentation Techniques for Horizontal and Vertical Alveolar Ridge Deficiency in Oral Implantology[J]. Oral Maxillofac Surg Clin North Am, 2019, 31(2):163-191.

第7节
骨挤压操作技术

随着种植治疗的发展，种植牙因其美观舒适、固位良好和通常不损伤邻牙等优点，已逐渐成为修复牙列缺损与牙列缺失的最佳方式之一。但在牙缺失后，可能会出现牙槽骨的密度降低、萎缩和吸收，要想获得种植体良好的初期稳定性，临床上常常采用骨挤压增加牙槽嵴的骨密度，减少种植治疗并发症的风险，从而有效增加种植治疗的成功率。

骨挤压（osteotome technique）主要是针对骨密度较低的患者，一般适用于Ⅲ类骨或Ⅳ类骨，通过骨挤压器械逐级挤压扩孔，制备种植窝洞，使与种植体相邻的骨质更为致密，从而获得良好的种植体初期稳定性。

一、目的

制订骨挤压的标准操作流程，规范医护人员的操作。

二、适用范围

本流程适用于口腔种植治疗室的医护人员。

三、操作流程

（一）评估

1. 环境评估

环境是否宽敞、明亮、舒适、安全和温湿度适宜，仪器设备性能是否完好。

2. 患者评估

（1）全身情况

了解患者有无全身系统疾病，有无过敏史，有无种植体植入高风险因素（如糖尿病、骨代谢疾病和内分泌疾病等），以及女性患者是否在生理期。

（2）口内情况

①协助医生检查缺牙位点骨组织和软组织情况，包括缺牙的原因和时间、缺牙部位的修复间隙、天然牙及全口牙周状况、咬合状态、开口度等。

②根据需求协助医生开具影像学检查，评估缺牙区的骨质和骨量、相邻结构有无异常等。

（3）实验室检查

包括血常规、血糖指标、凝血功能及感染标志物等项目，了解患者近期的身体状况。

（4）心理–社会状况

了解患者的心理预期，为患者答疑解惑，获得患

者的信任与配合，以舒缓患者的紧张、担忧等情绪。

（二）准备

1. 环境准备

口腔种植治疗室应设计合理，环境宽敞、明亮，分区明确，配备专门的洗手池和手术准备室，设有患者通道、医护人员通道和污染器械通道，防止交叉感染。常规做好空气消毒和物体表面消毒，配备空气消毒机。基础设施齐全，包括手术无影灯、牙科综合治疗台、种植机、边柜和器械预处理池等；配备急救设备，包括心电监护仪和氧气装置等。

2. 用物准备

（1）无菌手术包

①手术布包1套：手术衣2件、治疗巾3张（包括头巾1张和胸前治疗巾2张）、孔巾1张、机臂套1根、弯盘1个（内含无菌杯2个）。

②外科手术器械盒1套：口镜、显微镊、刀柄、探针、骨膜分离器、刮匙、持针器、血管钳、显微持针器和线剪。

③种植手术工具盒1套。

（2）种植手术文书

①患者基本信息核实表、高值医用耗材知情同意书和口腔种植修复治疗知情同意书。

②种植手术登记单和高值耗材使用登记表。

（3）一次性用物

刀片、缝针缝线、棉签、纱球、口杯、麻醉针头、负压吸引管、牙龈冲洗器、尖头吸唾管和冲洗空针等。

（4）其他用物

盛有无菌持物钳的无菌罐、0.9%氯化钠注射液（常温）、0.9%氯化钠注射液（冷却）、5%聚维酮碘溶液、1%聚维酮碘消毒液和局部麻醉药物。

（5）急救物品

口腔种植治疗室应常规配置抢救车和相关仪器设备，例如心电监护仪和氧气装置等，保障医疗安全。

（6）种植相关设备和耗材

①种植相关设备：种植机和种植弯机，其中种植机包括悬架、脚踏、电源线、主机和马达。

②种植相关耗材：种植体、愈合基台和覆盖螺丝等。

（7）特殊器械和耗材

根据手术情况准备特殊器械和耗材。

①特殊器械：骨锤和骨挤压器械（图1-7-1）。

②特殊耗材：骨代用品和屏障膜。

3. 患者准备

（1）核对患者信息

协助医生核对患者姓名、年龄等基本信息，以及手术位点、种植系统、种植体型号和其他种植相关信息，协助患者放置随身物品，嘱患者将手机调为静音。

（2）测量生命体征

测量患者的基础生命体征并做好记录，针对患有全身系统疾病及其他特殊情况的患者，视情况在心电监护下开展骨挤压，必要时监测血糖。

（3）询问进食情况

术前询问患者进食情况，评估手术时长，避免空腹状态下行局部麻醉手术，以免发生低血糖等不适症状。

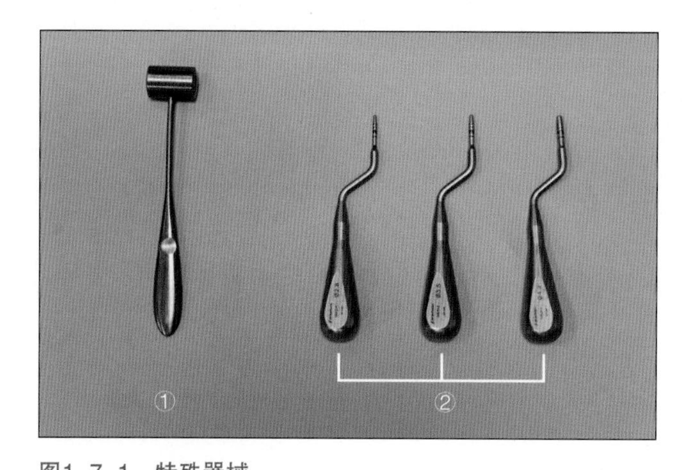

图1-7-1　特殊器械
①骨锤；②骨挤压器械

（4）面部要求

面部不化妆、头发较长者戴一次性帽子，建议男性患者术前剃胡须。

（5）术前指导

讲解手术过程及术中注意事项，术中若出现小器械掉落至口中的情况，应立即头偏向掉落侧，不要惊慌、不要说话或做吞咽动作，以免出现误吞、误吸的情况。

（6）患者口内及口外皮肤消毒

①口内消毒：合理选用消毒剂，口内消毒可选用1%聚维酮碘消毒液，漱口3次，每次含漱1分钟。

②口外消毒：面部及口外皮肤消毒可选用5%聚维酮碘溶液。消毒范围：上至眶下缘、下至颈上部、两侧至耳前。

4. 护士准备和助手准备

（1）护士准备

①护士着装整齐，穿工作服、戴一次性口罩和帽子。

②在进行无菌操作前，需进行七步洗手法洗手。

③依次打开无菌包，传递种植外科工具盒、种植系统工具盒和一次性无菌物品，并与助手双人核对清点数量。

④与助手共同连接吸引装置；连接冲水管、种植弯机和马达。

⑤根据手术牙位调节手术灯光。

（2）助手准备

①助手规范着装，即穿手术衣、戴一次性口罩和帽子、戴防护面屏、外科洗手及外科手消毒、戴无菌手套。

②在进行无菌操作前，需进行外科洗手和外科手消毒、穿无菌手术衣、戴外科手套。

③协助医生依次铺头巾、胸前治疗巾和孔巾。

④助手与护士共同连接吸引装置；连接冲水管、种植弯机和马达；术中传递局部麻醉药物给医生。

⑤正确安装手术刀片，一手持刀柄，另一手用持针器夹取刀片的前端背侧，将刀片对准刀柄凹槽处，顺势向下使刀片插入刀柄凹槽内。

⑥整理手术台面，按照使用顺序分区摆放，便于术中的拿取和使用，刀柄和卡局式注射器等锐器端用纱布保护。

（三）医护配合

在临床工作中，娴熟的操作技能、良好的医护配合，不仅能提高医疗质量，还能提高手术效率、缩短治疗时间、减轻患者痛苦、提升患者满意度，这也是手术成功的重要因素之一。以下将以临床上常用术式为例，为大家讲解骨挤压操作流程。

1. 麻醉

手术区域采用阿替卡因肾上腺素注射液或盐酸利多卡因注射液局部麻醉（图1-7-2）。阿替卡因肾上腺素注射液属于复方制剂注射液，含有4%的盐酸阿替卡因和1∶100000浓度的酒石酸肾上腺素，具有血管收缩作用，对于有心血管系统疾病的患者需慎用。盐酸利多卡因注射液属于酰胺类局部麻醉药，穿透性、扩散性强，起效快，临床主要用于阻滞麻醉及硬膜外麻醉。

2. 切开和翻瓣

待麻醉起效后，助手用弯盘传递手术刀给医生做牙龈切口，医生根据治疗计划做手术切口（图1-7-3）。助手协助医生牵拉口角和吸唾，配合医生翻开黏骨膜瓣，暴露术区视野（图1-7-4）。需注意手术刀的传递与收回均应放在弯盘内进行传递，以防锐器伤。

3. 球钻定位

助手传递球钻用于定位，用小号球钻在术前设计的理想位置定点（图1-7-5），作为植入的中心点。

4. 先锋钻定深导向

助手传递先锋钻用于定深导向，确定制备深度（图1-7-6）。操作间隙嘱患者可闭口休息，避免张口时间过长引起患者不适。术中密切观察患者生命体征，询问患者有无不适感，指导其配合医生操作。

5. 逐级挤压

（1）骨挤压器械敲击时，提前告知患者，避免突然敲击惊吓到患者，增加患者的恐惧感，并随时关注患者有无不适感。同时，助手充分牵拉颊侧黏膜瓣，暴露手术视野，并观察敲击深度（图1-7-7）。

（2）选择稍大于该先锋钻直径的骨挤压器械，沿植入方向敲击骨挤压器械的末端。

（3）在使用前述骨挤压器械后，再使用直径逐级增加的骨挤压器械进行挤压，扩大洞形，以增加种植区的骨密度。

6. 种植窝洞制备完成并植入种植体

助手用0.9%氯化钠注射液冲洗制备的种植窝洞并及时吸唾，牵拉颊侧黏膜瓣，暴露手术视野。护士检查种植体外包装完好无破损、在有效期内，与医生共同核对种植体系统、型号，医生根据手术计划拟于上颌后牙植入种植体（图1-7-8），最终上颌后牙完成3颗种植体植入（图1-7-9），助手协助医生取下种植体携带体。

7. 安装覆盖螺丝并填入骨代用品

根据手术计划，安装覆盖螺丝。助手整理器械，传递骨代用品输送器，协助医生牵开黏骨膜瓣，植骨区域充分暴露，并协助医生放置骨代用品（图1-7-10）。

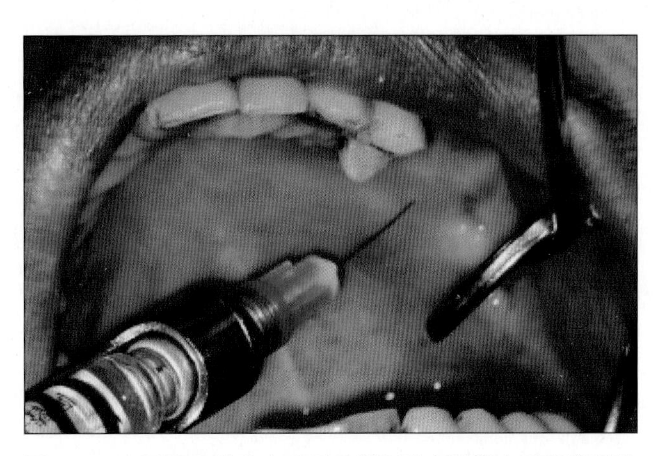

图1-7-2　局部麻醉（本病例采用阿替卡因肾上腺素注射液行局部浸润麻醉）

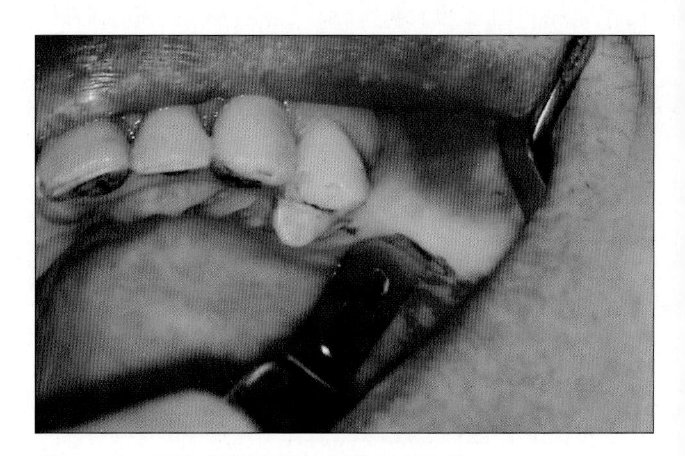

图1-7-3　医生根据治疗计划做手术切口

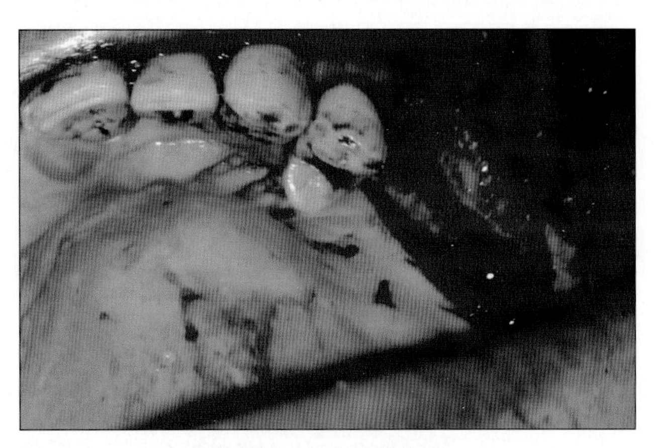

图1-7-4　翻开黏骨膜瓣，充分暴露术区

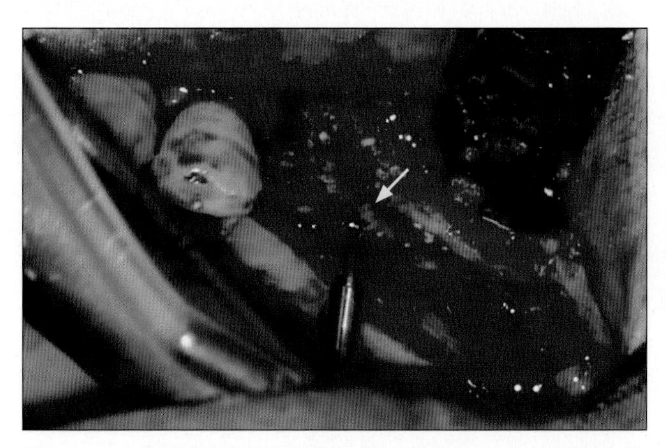

图1-7-5　用球钻在设计的种植体中心位置对应的骨面上钻磨（箭头示球钻定位），作为植入的中心点

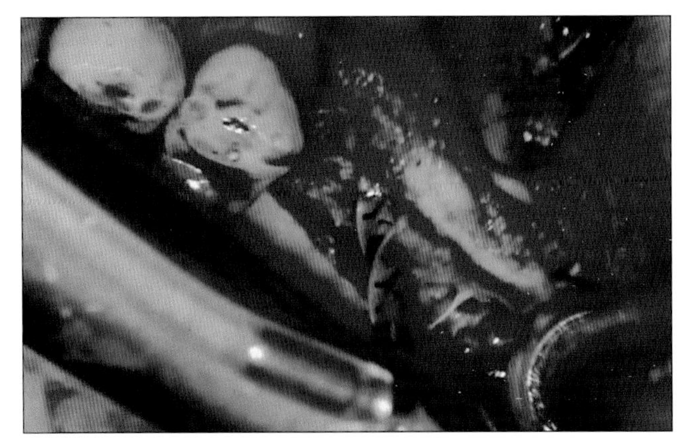

图1-7-6　先锋钻定深导向，确定制备深度

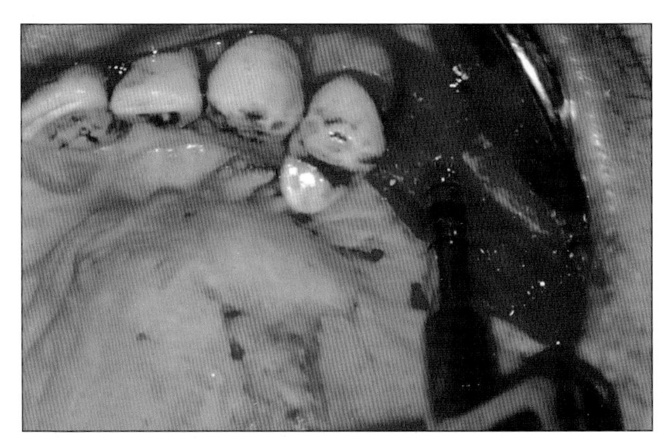

图1-7-7　用骨挤压器械敲击挤压，并观察敲击深度

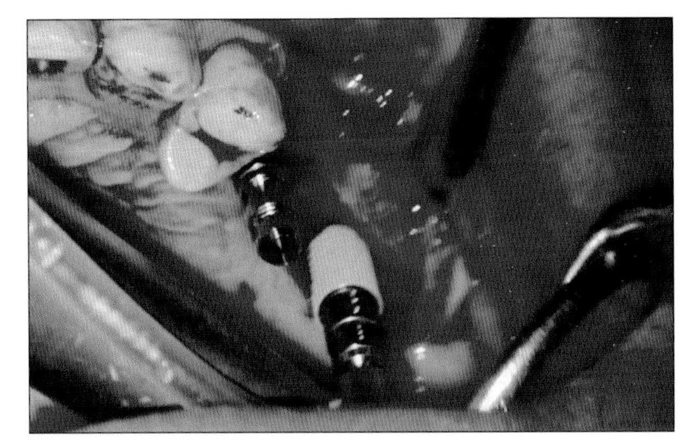

图1-7-8　医生根据手术计划拟于上颌后牙植入种植体

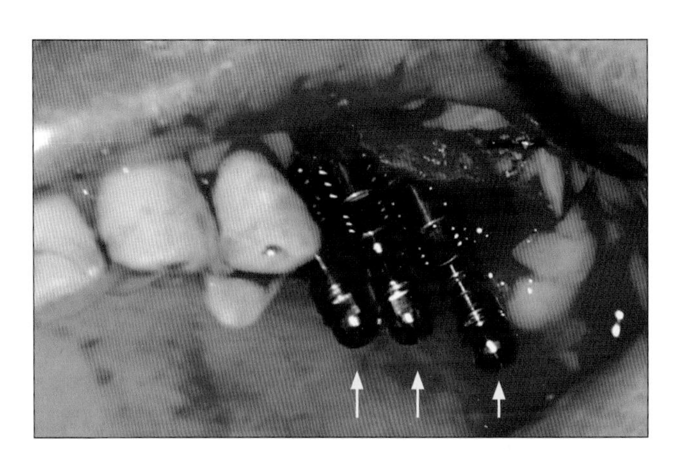

图1-7-9　上颌后牙完成3颗种植体植入（箭头示植入3颗种植体）

8. 缝合

护士与助手在缝合前双人清点核查，包括种植外科手术器械和种植系统工具盒，若无误，再协助医生进行创口缝合。缝合完成后，需检查伤口是否无张力关闭，并无活动性出血等情况（图1-7-11）。

（四）术后处置

1. 患者处置

擦拭患者口周血迹，依次取下一次性用物及铺巾

↓

调节椅位为半卧位，询问患者有无不适

↓

嘱患者休息3～5分钟，指导患者冰敷

↓

指导术后注意事项、拍片等

↓

预约复诊时间

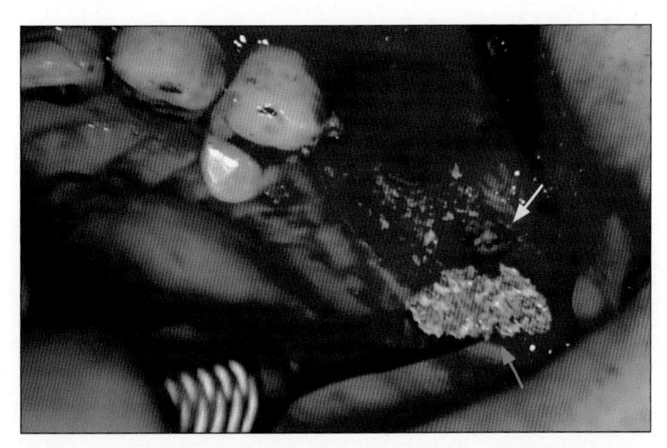

图1-7-10　安装覆盖螺丝并填入骨代用品（黄色箭头示覆盖螺丝，蓝色箭头示骨代用品）

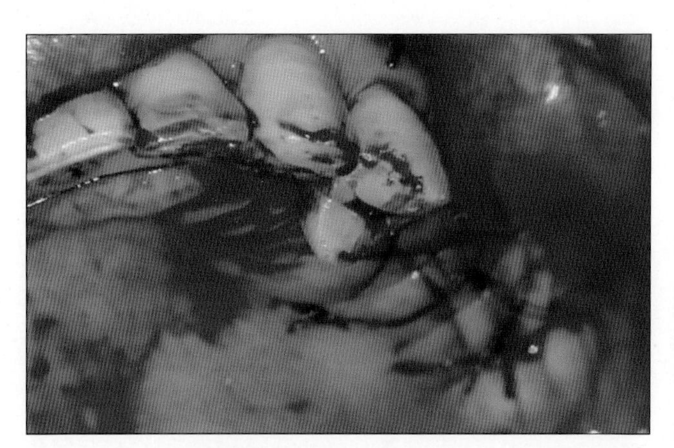

图1-7-11　严密缝合关闭创口，缝合后检查是否完全无张力关闭，并无活动性出血

2. 用物处置

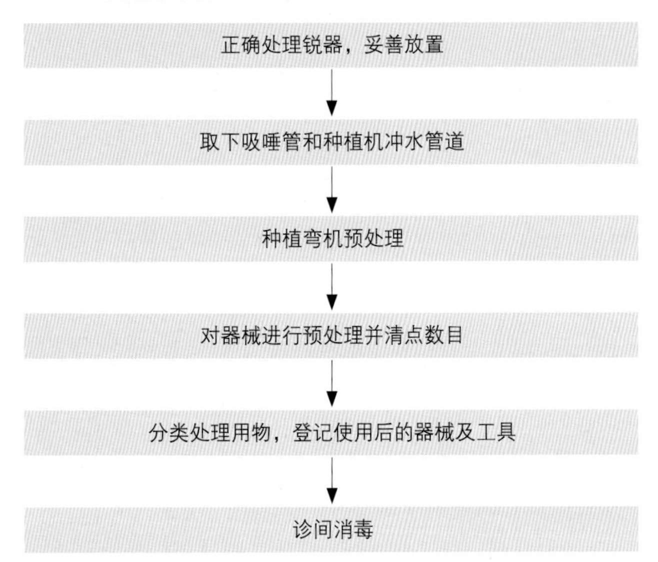

四、风险控制

1. 操作时严格执行查对制度，包括术前患者核查和高值耗材核查，拆种植体、骨代用品和屏障膜时，需与医生进行双人核对。

2. 严格无菌操作，做好标准防护，正确连接管道、器械和设备，规范传递器械，避免针刺伤的发生。

3. 密切观察患者生命体征，操作间隙可询问患者有无不适，必要时使用心电监护仪监测生命体征，或在镇静监护下进行骨挤压手术。

4. 防止小器械误吞、误吸，术前指导患者如何配合操作，若有小器械掉落口中，不要惊慌、不要说话，等待医生进一步操作取出；术中小器械可拴线使用，若发生小器械掉落可以及时将其拉出口中。

5. 操作过程中有效配合，协助医生牵拉口角，及时吸唾，使用吸唾管清理口内唾液、血液和冲洗液等，充分暴露术区，保证术区视野清晰。

6. 适当进行心理护理，针对紧张焦虑的患者，可以用简单轻松的言语进行交流。

7. 术中骨挤压器械敲击时，会产生震动感，在行敲击前需提前告知患者，取得患者配合，避免突然敲击惊吓到患者，同时观察患者有无不适。

8. 前牙区选用直柄骨挤压器械，容易控制方向；后牙区选用弯柄骨挤压器械，以便获得理想方向。

9. 使用直径由小到大的骨挤压器械逐渐挤压扩大洞形，增加种植区的骨密度，同时制备孔径应小于植入的种植体直径。

五、健康指导

1. 做好常规术后健康指导，包括术后用药指导、饮食指导、口腔卫生指导、局部间断冰敷指导、运动指导和复诊安排等。

2. 术后有些患者面部肿胀较为明显，可使用冰袋间断冰敷。

3. 嘱患者术后适当休息，避免剧烈运动，例如游泳、跑步等。

4. 减少术后大幅度的口腔运动，避免对术区黏膜的牵拉和压迫。

5. 术后7～10天约患者复诊拆线，并检查术后的伤口愈合情况。

综上所述，对于骨密度较低的患者，骨挤压是一种良好的提高种植体初期稳定性的方式。骨挤压外科创伤小，最大限度地减少了备孔过程中的骨量损失，增加了种植治疗的成功率，同样，良好的医护配合也可以提高手术效率和患者满意度。

推荐阅读

[1] 宫苹. 口腔种植学[M]. 北京: 人民卫生出版社, 2020.
[2] 宫苹, 袁泉. 口腔种植科诊疗与操作常规[M]. 北京: 人民卫生出版社, 2020.

8 第8节 外置法植骨操作技术

外置法植骨（onlay bone grafting），是指将同种或异种的块状骨固定于牙槽嵴表面，增加缺牙区骨量的手术方法。对于牙槽嵴重度缺损，剩余骨量无法保证种植体植入，并无法获得良好的初期稳定性时，外置法植骨则可以使牙槽骨获得良好的骨增量效果。

在外置法植骨中应用的自体骨块可来自髂骨、颅骨、下颌骨、肋骨和腓骨等多个部位，常选的供骨区部位是下颌骨升支外斜线部和下颌骨颏部，这是由于这些部位具有骨块吸收少、骨诱导能力强等特性，广泛的运用于临床中。

一、目的

制订外置法植骨的标准操作流程，规范医护人员的操作。

二、适用范围

本流程适用于口腔种植治疗室的医护人员。

三、操作流程

（一）评估

1. 环境评估

环境是否宽敞、明亮、舒适、安全和温湿度适宜，仪器设备性能是否完好。

2. 患者评估

（1）全身情况

了解患者有无全身系统疾病，有无过敏史，有无种植体植入高风险因素（如糖尿病、骨代谢疾病和内分泌疾病等），以及女性患者是否在生理期。

（2）口内情况

①协助医生检查缺牙位点骨组织和软组织情况，包括缺牙的原因和时间、缺牙部位的修复间隙、天然牙及全口牙周状况、咬合状态、开口度等。

②根据需求协助医生开具影像学检查，评估缺牙区的骨质和骨量、相邻结构有无异常等。

（3）实验室检查

包括血常规、血糖指标、凝血功能及感染标志物等项目，了解患者近期的身体状况。

（4）心理–社会状况

了解患者的心理预期，为患者答疑解惑，获得患

者的信任与配合，以舒缓患者的紧张、担忧等情绪。

（5）预防性用药

由于患者植骨区域较大且部分患者需要开辟第二术区，术前需根据情况预防性使用抗生素或镇痛药。

（二）准备

1. 环境准备

口腔种植治疗室应设计合理，环境宽敞、明亮，分区明确，配备专门的洗手池和手术准备室，设有患者通道、医护人员通道和污染器械通道，防止交叉感染。常规做好空气消毒和物体表面消毒，配备空气消毒机。基础设施齐全，包括手术无影灯、牙科综合治疗台、种植机、边柜和器械预处理池等；配备急救设备，包括心电监护仪和氧气装置等。

2. 用物准备

（1）无菌手术包

①手术布包1套：手术衣2件、治疗巾3张（包括头巾1张和胸前治疗巾2张）、孔巾1张、机臂套1根、弯盘1个（内含无菌杯2个）

②外科手术器械盒1套：口镜、显微镊、刀柄、探针、骨膜分离器、刮匙、持针器、血管钳、显微持针器和线剪。

（2）种植手术文书

①患者基本信息核实表、高值医用耗材知情同意书和口腔种植修复治疗知情同意书。

②手术登记单和高值耗材使用登记表。

（3）一次性用物

刀片、缝针缝线、棉签、纱球、口杯、麻醉针头、负压吸引管、牙龈冲洗器、尖头吸唾管和冲洗空针等。

（4）其他用物

盛有无菌持物钳的无菌罐、0.9%氯化钠注射液（常温）、0.9%氯化钠注射液（冷却）、5%聚维酮碘溶液、1%聚维酮碘消毒液和局部麻醉药物。

（5）急救物品

口腔种植治疗室应常规配置抢救车和相关仪器设备，例如心电监护仪和氧气装置等，保障医疗安全。

（6）外置法植骨相关设备

①种植机和种植弯机，其中种植机包括悬架、脚踏、电源线、主机和马达。

②超声骨刀及相关附件，包括悬架、超声骨刀主机、超声骨刀专用推车和脚踏。

（7）特殊器械和耗材

①外科特殊用物：根据手术情况准备，如钛钉植入工具、微动力系统（图1-8-1）、特殊外科器械、超声骨刀工具盒（图1-8-2）和超声骨刀工作尖等。

②特殊耗材：钛钉、骨代用品和屏障膜。

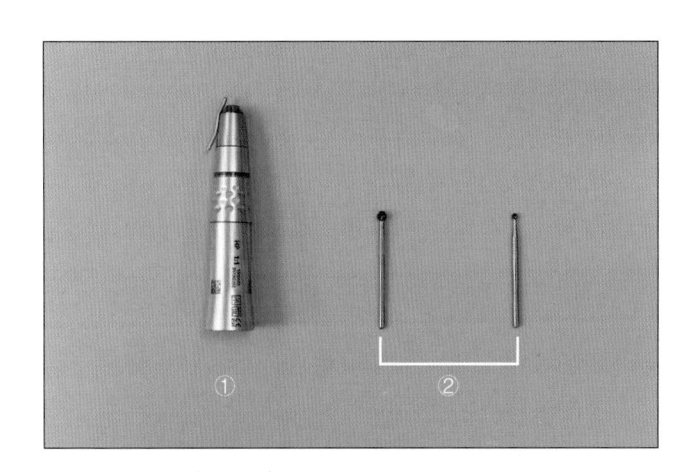

图1-8-1　微动力系统

①微动力手柄；②不同直径的球钻

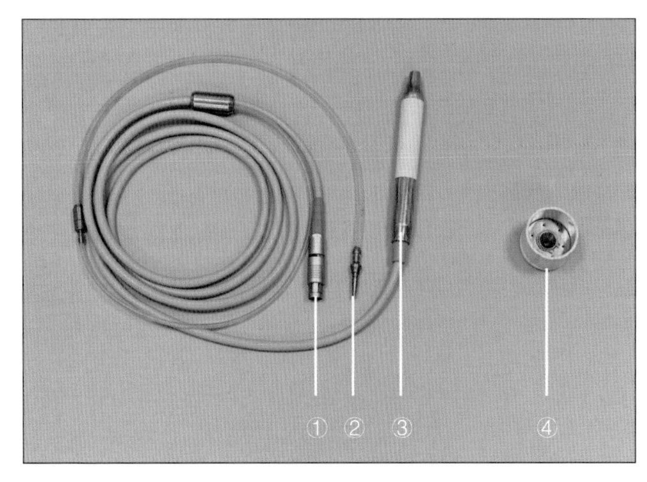

图1-8-2　超声骨刀工具盒

①骨刀手柄接线插头；②骨刀泵管头；③骨刀手柄；④限力扳手

3. 患者准备

（1）核对患者信息

协助医生核对患者姓名、年龄等基本信息，以及手术位点、钛钉和其他植骨相关信息，协助患者放置随身物品，嘱患者将手机调为静音。

（2）测量生命体征

测量患者的基础生命体征并做好记录，针对患有全身系统疾病及其他特殊情况的患者，视情况在心电监护下开展外置法植骨，必要时监测血糖。

（3）询问进食情况

术前询问患者进食情况，评估手术时长，避免空腹状态下行局部麻醉手术，以免发生低血糖等不适症状。

（4）面部要求

面部不化妆、头发较长者戴一次性帽子，建议男性患者术前剃胡须。

（5）术前指导

讲解手术过程及术中注意事项，术中若出现小器械掉落至口中的情况，应立即头偏向掉落侧，不要惊慌、不要说话或做吞咽动作，以免出现误吞、误吸的情况。

（6）患者口内及口外皮肤消毒

①口内消毒：合理选用消毒剂，口内消毒可选用1%聚维酮碘消毒液，漱口3次，每次含漱1分钟。

②口外消毒：面部及口外皮肤消毒可选用5%聚维酮碘溶液。消毒范围：上至眶下缘、下至颈上部、两侧至耳前。

4. 护士准备和助手准备

（1）护士准备

①护士着装整齐，穿工作服、戴一次性口罩和帽子。

②在进行无菌操作前，需进行七步洗手法洗手。

③依次打开无菌包，传递种植外科工具盒、超声骨刀系统工具盒和一次性无菌物品，并与助手双人核对清点数量。

④与助手共同连接吸引装置；连接冲水管、种植弯机和马达。

⑤根据手术牙位调节手术灯光。

（2）助手准备

①助手规范着装，即穿手术衣、戴一次性口罩和帽子、戴防护面屏、外科洗手及外科手消毒、戴无菌手套。

②在进行无菌操作前，需进行外科洗手、外科手消毒、穿无菌手术衣、戴外科手套。

③协助医生依次铺头巾、胸前治疗巾和孔巾。

④助手与护士共同连接吸引装置；连接冲水管、种植弯机和马达；术中传递局部麻醉药物给医生。

⑤正确安装手术刀片，一手持刀柄，另一手用持针器夹取刀片的前端背侧，将刀片对准刀柄凹槽处，顺势向下使刀片插入刀柄凹槽内。

（三）医护配合

在临床工作中，娴熟的操作技能、良好的医护配合，不仅能提高医疗质量，还能提高手术效率、缩短治疗时间、减轻患者痛苦，并且能提升患者满意度。以下将以临床上常用术式为例，为大家讲解外置法植骨的操作流程。

1. 术前评估

患者上前牙区牙槽骨宽度不足、牙根唇侧骨板较薄（图1-8-3），在前牙缺失后，牙槽骨发生了水平向的骨吸收，术前CBCT检查牙槽骨宽度只有1.84mm左右（图1-8-4）。操作前，可在患者口角涂布灭菌凡士林，以保持口角湿润，进而缓解局部干裂刺激引起的不适，并保护患者口角。

2. 麻醉

手术区域采用阿替卡因肾上腺素注射液或盐酸利多卡因注射液局部麻醉。阿替卡因肾上腺素注射液属于复方制剂注射液，含有4%的盐酸阿替卡因和1：100000浓度的酒石酸肾上腺素，具有血管收缩作用，对于有心血管系统疾病的患者需慎用。盐酸利多卡因注射液属于酰胺类局部麻醉药，穿透性、扩散性

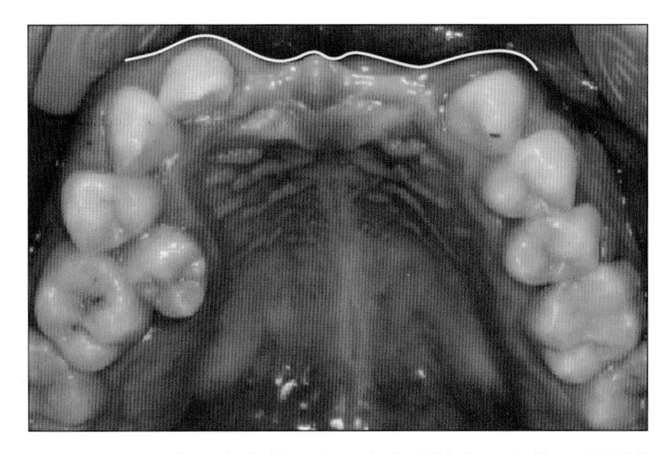
图1-8-3　术前口内照显示患者上前牙缺失，上前牙区牙槽骨宽度不足，牙根唇侧骨板较薄

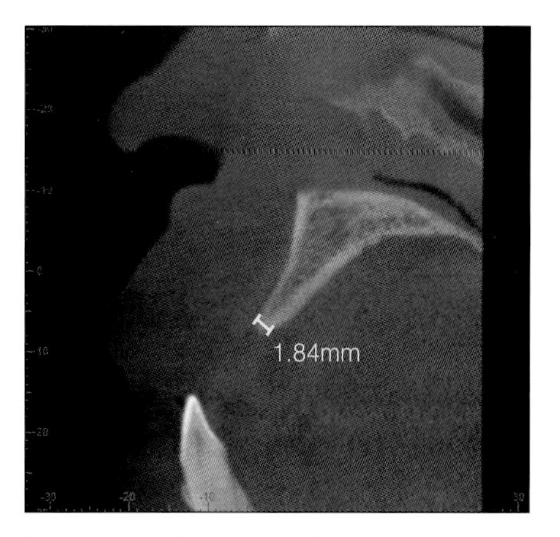

图1-8-4　术前CBCT检查

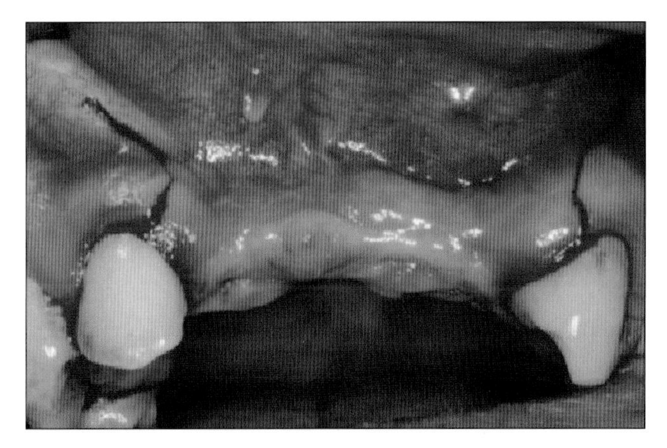
图1-8-5　医生根据治疗计划，做牙龈切口

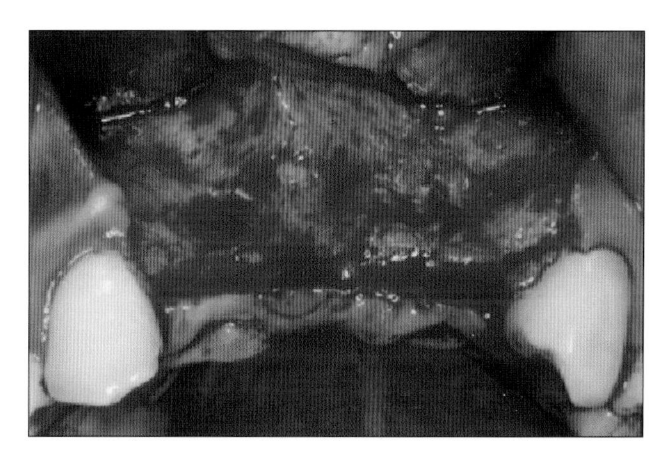
图1-8-6　翻开黏骨膜瓣，充分暴露术区

强，起效快，临床主要用于阻滞麻醉及硬膜外麻醉。

3. 切开和翻瓣

助手用弯盘传递手术刀给医生做牙龈切口，手术切口应根据患者骨缺损的范围和手术部位选择合适的切口类型，缺牙区牙槽嵴顶行水平切口，根据手术需要行附加切口（图1-8-5）。助手协助医生翻开黏骨膜瓣，充分暴露术区（图1-8-6），牵拉口角和及时吸唾，手术刀的传递与收回均应放在弯盘内进行传递，以防锐器伤。

4. 取自体骨块

在上前牙骨缺损区的根尖上方、鼻底的下方处，根据测量所需植骨块的长度、宽度及厚度，在供骨区用超声骨刀取自体骨块（图1-8-7），注意超声骨刀取骨时需垂直骨面进行切割，避免产生测量误差。助手需及时用0.9%氯化钠注射液冲洗，避免产热过高引起骨灼伤。

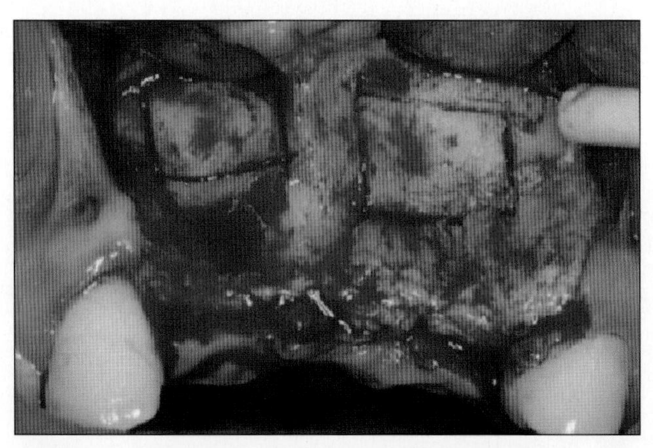
图1-8-7　使用超声骨刀在上前牙骨缺损区的根尖上方、鼻底的下方处，取2块自体骨

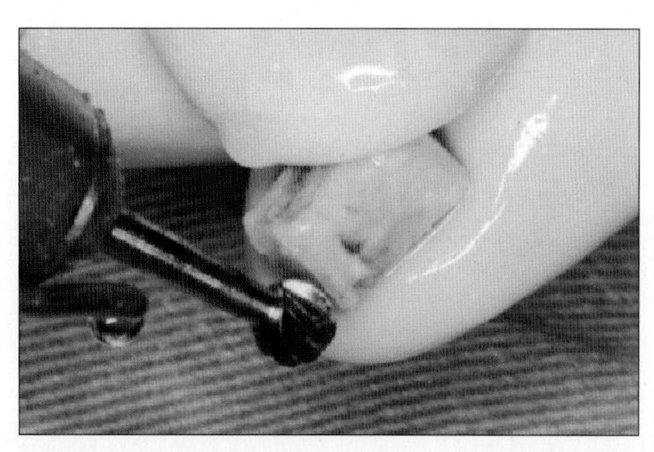
图1-8-8　用微动力球钻修整自体骨块，以使自体骨块移植后和受植区尽可能紧密贴合

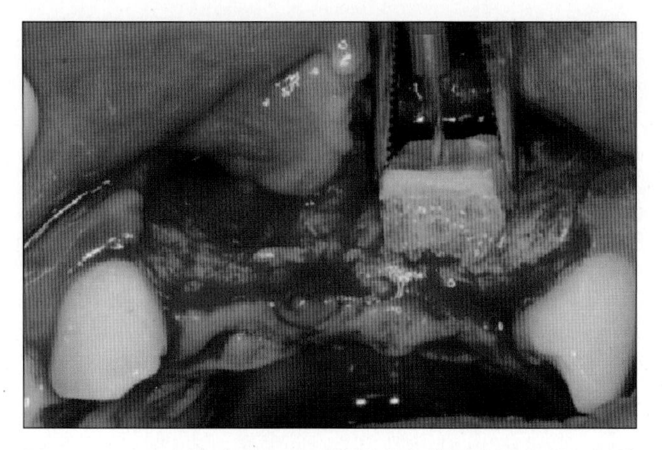
图1-8-9　助手协助医生用血管钳将自体骨块固定到唇侧骨缺损区，确定钛钉位置并备孔

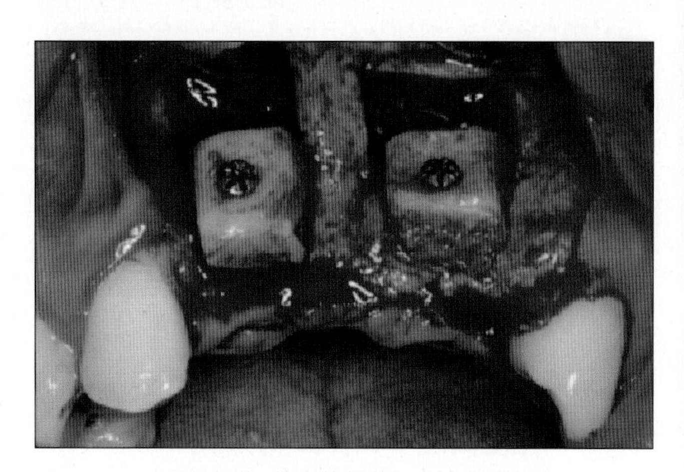
图1-8-10　用钛钉将2块自体骨块固定在骨缺损区

5. 修整自体骨块

用微动力球钻修整自体骨块，以使自体骨块移植后和受植区尽可能紧密贴合（图1-8-8）。修整骨块时助手协助医生固定自体骨块，防止自体骨块滑脱引起污染。

6. 自体骨块钛钉孔制备及固定

助手协助医生用血管钳将自体骨块固定到唇侧骨缺损区，确定钛钉位置并备孔（图1-8-9），并用钛钉将自体骨块固定在骨缺损区（图1-8-10），在钛钉固定骨块的过程中要注意防止骨块移位、折裂。

7. 填入骨代用品

助手整理器械，传递骨代用品输送器，并传递骨代用品与自体骨屑的混合物，协助医生牵开黏骨膜瓣，植骨区域须充分暴露，随后协助医生填入骨代用品与自体骨屑的混合物（图1-8-11）。操作过程中，及时吸唾，避免污染植骨区域，需注意吸唾管不宜太靠近植骨区域，以避免骨代用品移位或流失。

8. 覆盖与固定屏障膜

根据缺损范围的形态和大小，选择类型与尺寸合适的屏障膜覆盖并固定（图1-8-12），放置时注意屏

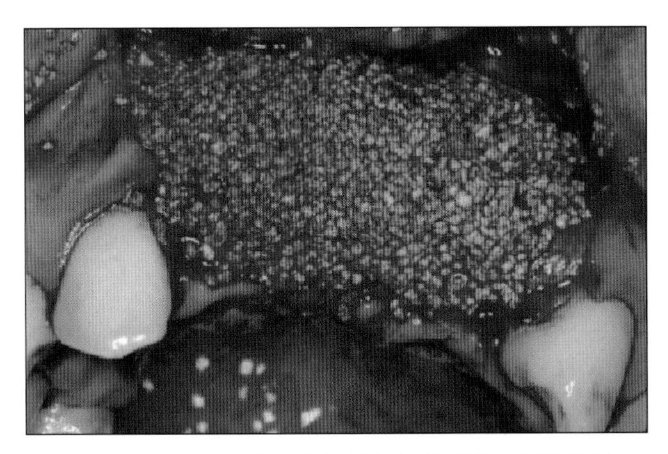

图1-8-11 骨代用品与自体骨屑的混合物填入骨缺损区

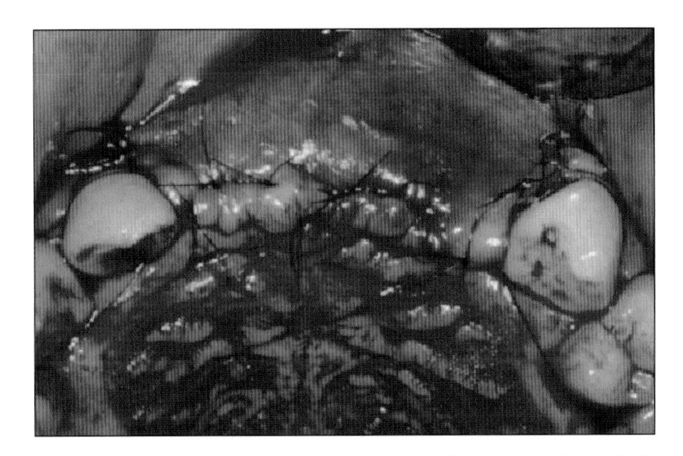

图1-8-13 严密缝合关闭创口，缝合过程中避免屏障膜移位，缝合后应检查是否完全无张力关闭，且无活动性出血

障膜的粗糙面朝向骨面，光滑面朝向软组织，为成骨细胞提供一个三维支架，以利于成骨。

9. 缝合

缝合前，护士与助手在缝合前双人清点核查，包括种植外科手术器械和工具盒，若无误，再协助医生进行创口缝合。缝合完成后，需检查伤口是否无张力关闭，并无活动性出血等情况（图1-8-13）。

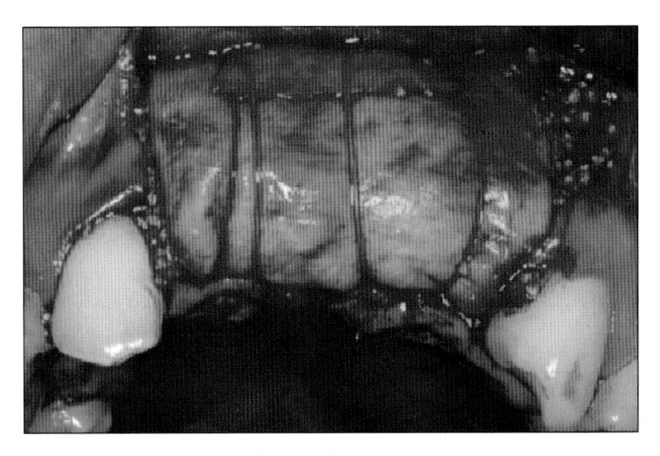

图1-8-12 覆盖并固定屏障膜

（四）术后处置

1. 患者处置

擦拭患者口周血迹，依次取下一次性用物及铺巾
↓
调节椅位为半卧位，询问患者有无不适
↓
嘱患者休息3～5分钟，指导患者冰敷
↓
指导术后注意事项、拍片等
↓
预约复诊时间

2. 用物处置

正确处理锐器，妥善放置
取下吸唾管和种植机冲水管道
排出超声骨刀水管内的0.9%氯化钠注射液并取下
对种植弯机和器械进行预处理并清点数目
分类处理用物，登记使用后的器械及工具
诊间消毒

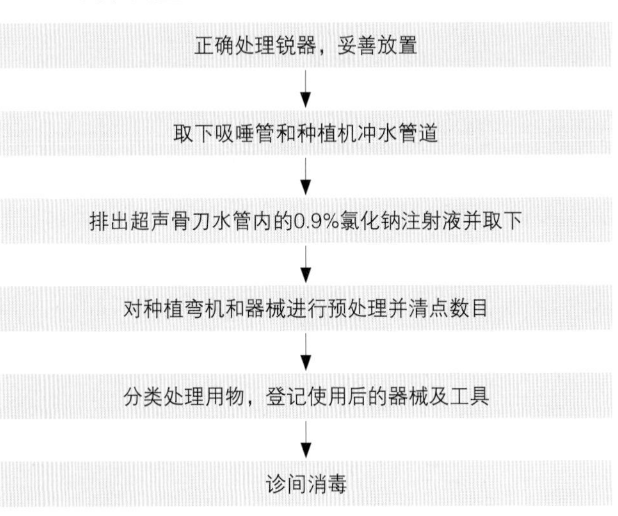

四、风险控制

1. 操作时严格执行查对制度，包括术前患者核查和高值耗材核查，拆钛钉、骨代用品和屏障膜时，需与医生进行双人核对。

2. 严格无菌操作，做好标准防护，正确连接管道、器械和设备，规范传递器械，避免针刺伤的发生。

3. 密切观察患者生命体征，操作间隙可询问患者有无不适，必要时使用心电监护仪监测生命体征，或在镇静监护下进行外置法植骨手术。

4. 防止小器械误吞、误吸，术前指导患者如何配合操作，若有小器械掉落口中，不要惊慌、不要说话，等待医生进一步操作取出；术中小器械可拴线使用，若发生小器械掉落可以及时将其拉出口中。

5. 操作过程中有效配合，协助医生牵拉口角，及时吸唾，使用吸唾管清理口内唾液、血液和冲洗液等，充分暴露术区，保证术区视野清晰。

6. 适当进行心理护理，针对紧张焦虑的患者，可以用简单轻松的言语进行交流。

7. 取块状骨、修整骨块及移植骨块的过程中应当注意冷却，减少骨灼伤，助手及时吸唾，暴露手术视野。

8. 块状骨边缘应当修整圆钝，避免刺伤植骨区黏膜组织。

9. 钛钉固定骨块的过程中要注意防止骨块移位、折裂。

五、健康指导

1. 做好常规术后健康指导，包括术后用药指导、饮食指导、口腔卫生指导、局部间断冰敷指导、运动指导和复诊安排等。

2. 由于术区范围较大，术后创伤可能较大，术区甚至面部可能出现水肿或青紫，可指导患者冰敷。

3. 嘱患者术后适当休息，避免剧烈运动，例如游泳、跑步等。

4. 减少术后大幅度的口腔运动，避免对术区黏膜的牵拉和压迫。

5. 由于该手术创伤较大，术后10～14天约患者复诊拆线，并检查术后的伤口愈合情况。

在临床上，外置法植骨是较为常见的骨增量技术，常常与引导骨再生联合应用。通过外置法植骨可以有效地增加种植术区牙槽嵴骨量及种植美学修复效果。因此，医护配合也比常规种植手术要求更高，术前充分的评估、术中良好的医护配合和术后有效的健康指导，可以提高此类种植治疗的成功率和患者满意度。

推荐阅读

[1] 宫苹. 口腔种植学[M]. 北京: 人民卫生出版社, 2020.

[2] 宫苹, 袁泉. 口腔种植科诊疗与操作常规[M]. 北京: 人民卫生出版社, 2020.

[3] Ma G, Wu C, Shao M. Simultaneous implant placement with autogenous onlay bone grafts: a systematic review and meta-analysis[J]. Int J Implant Dent, 2021, 30;7(1):61.

第9节
种植二期手术操作技术

种植一期手术分为埋入式愈合和非埋入式愈合，非埋入式愈合病例无需进行二期手术，可简化治疗流程。然而在一期手术后，种植体或愈合基台暴露于口腔环境中，对于口腔卫生维护不佳的病例，种植术后出现感染或骨结合失败的风险增加。而在埋入式愈合病例中，种植体被牙龈覆盖，减少了因与口腔环境接触而造成的种植体骨结合期的感染风险。在种植体形成骨结合后，埋入式愈合病例需要进行二期手术，取出覆盖螺丝，放置合适高度和宽度的愈合基台，部分病例需要结合软组织增量技术，改善种植体周围角化龈宽度，最终形成种植体穿龈袖口与健康美观的软组织形态。

一、目的

制订种植二期手术的标准操作流程，规范医护人员的操作。

二、适用范围

本流程适用于口腔种植治疗室的医护人员。

三、操作流程

（一）评估

1. 环境评估

环境是否宽敞、明亮、舒适、安全和温湿度适宜，仪器设备性能是否完好。

2. 患者评估

（1）全身情况

了解患者有无全身系统疾病，有无过敏史，有无种植体二期手术高风险因素（如糖尿病、骨代谢疾病和内分泌疾病等），以及女性患者是否在生理期。

（2）口内情况

①协助医生查看病历，包括种植一期手术时间、种植牙位和种植系统，是否行骨增量术式等情况。

②协助医生检查缺牙位点骨组织和软组织情况、天然牙及全口牙周状况、咬合状态、开口度等。

③根据需求协助医生开具影像学检查，了解患者种植体骨结合状况。

（3）心理–社会状况

了解患者的心理预期，为患者答疑解惑，获得患者的信任与配合，以舒缓患者的紧张、担忧等情绪。

（二）准备

1. 环境准备

环境干净整洁，做好空气和物体表面消毒准备工作，室内台面及地面用500mg/L含氯消毒液擦拭，采用空气消毒机进行空气消毒。

2. 用物准备

（1）无菌手术包

①手术布包1套：手术衣2件、治疗巾3张（包括头巾1张和胸前治疗巾2张）、孔巾1张、弯盘1个（内含无菌杯2个）（图1-9-1）。

②外科手术器械盒1套：口镜、显微镊、刀柄、探针、骨膜分离器、刮匙、持针器、血管钳、显微持针器和线剪。

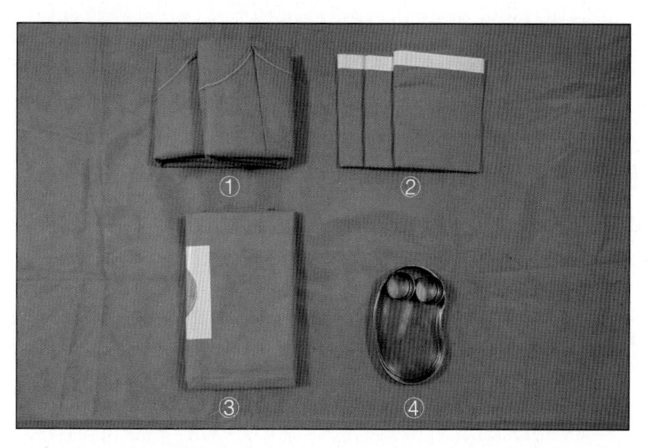

图1-9-1　手术布包

①手术衣2件；②治疗巾3张（包括头巾1张和胸前治疗巾2张）；③孔巾1张；④弯盘1个（内含无菌杯2个）

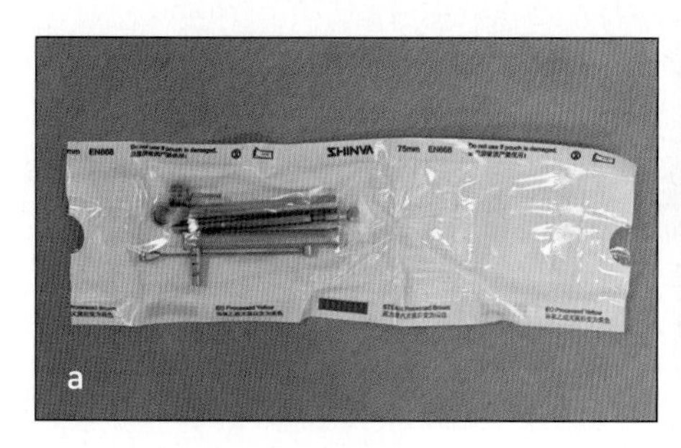

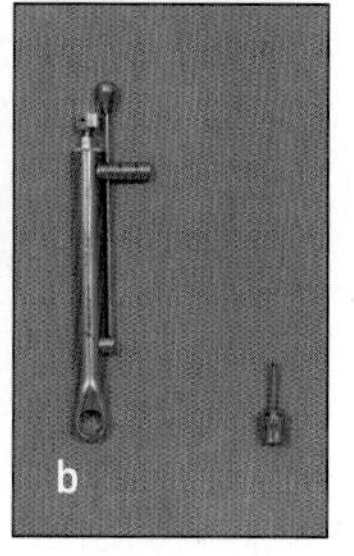

图1-9-2　种植修复器械

a. 带外包装的种植修复器械

b. 去除外包装的种植修复器械

（2）特殊用物

种植修复器械（图1-9-2）和愈合基台。

（3）一次性用物

刀片、缝针缝线、棉签、纱球、麻醉针头、负压吸引管、尖头吸唾管、冲洗空针和口杯（图1-9-3）。

（4）药物

0.9%氯化钠注射液（常温）、5%聚维酮碘溶液、1%聚维酮碘消毒液和局部麻醉药物。

（5）急救物品

口腔种植治疗室应常规配置抢救车和相关仪器设备，例如心电监护仪和氧气装置等，保障医疗安全。

3. 患者准备

（1）核对患者相关信息

核对患者姓名、年龄、手术医生、种植系统、种植一期手术时间、种植牙位和种植愈合基台等基本信息，协助患者放置随身物品，嘱患者将手机调为静音。

（2）测量生命体征

测量患者的基础生命体征并做好记录，针对患有全身系统疾病及其他特殊情况的患者，视情况在心电监护下开展种植二期手术，必要时监测血糖。

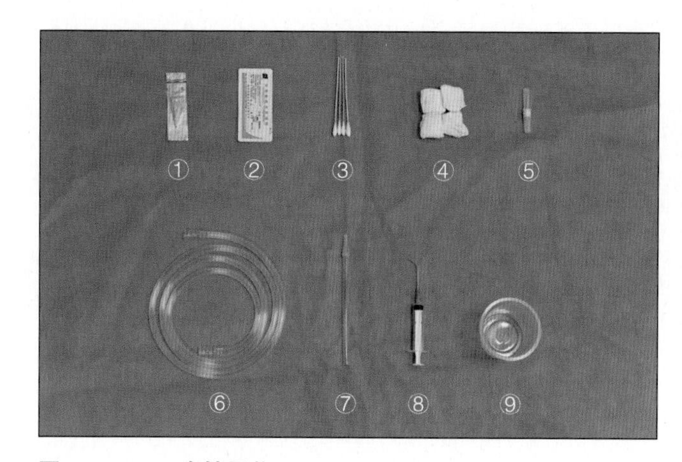

图1-9-3　一次性用物

①刀片；②缝针缝线；③棉签；④纱球；⑤麻醉针头；⑥负压吸引管；⑦尖头吸唾管；⑧冲洗空针；⑨口杯

（3）询问进食情况

常规种植二期手术，护士询问患者术前进食情况，评估二期手术时长，避免空腹状态下行局部麻醉手术，以免发生低血糖等不适症状。

（4）面部要求

面部不化妆、头发较长者戴一次性帽子，建议男性患者术前剃胡须。

（5）术前指导

讲解种植二期手术过程及术中注意事项，术中若出现小器械掉落至口中的情况，应立即头偏向掉落侧，不要惊慌、不要说话或做吞咽动作，以免出现误吞、误吸的情况。

（6）患者口内及口外皮肤消毒

①口内消毒：合理选用消毒剂，口内消毒可选用1%聚维酮碘消毒液，漱口3次，每次含漱1分钟。

②口外消毒：面部及口外皮肤消毒可选用5%聚维酮碘溶液。消毒范围：上至眶下缘、下至颈上部、两侧至耳前。

4. 护士准备和助手准备

（1）护士准备

①护士着装整齐，穿工作服、戴一次性口罩和帽子。

②在进行无菌操作前，需进行七步洗手法洗手。

③依次打开无菌包，传递种植外科工具盒、种植修复工具盒和一次性无菌物品，并与助手双人核对清点数量。

④与助手共同连接吸引装置。

⑤根据种植二期手术牙位调节灯光。

（2）助手准备

①助手规范着装，即穿手术衣、戴一次性口罩和帽子、戴防护面屏、外科洗手及外科手消毒、戴无菌手套。

②在进行无菌操作前，需进行外科洗手、外科手消毒、穿无菌手术衣、戴外科手套。

③协助医生依次铺头巾、胸前治疗巾和孔巾。

④传递局部麻醉药物给医生。

⑤正确安装手术刀片，一手持刀柄，另一手用持针器夹取刀片的前端背侧，将刀片对准刀柄凹槽处，顺势向下使刀片插入刀柄凹槽内。

⑥整理手术台面，按照使用顺序分区摆放，便于术中的拿取和使用，刀柄和卡局式注射器等锐器端用纱布保护（图1–9–4）。

（三）医护配合

在临床工作中，娴熟的操作技能和良好的医护配合，不仅能提高医疗质量，还能提高手术效率、缩短治疗时间、减轻患者痛苦、提升患者满意度。以下将结合笔者所在科室，以临床上常见单颗牙种植二期手术为例进行介绍。

1. 麻醉

助手传递口镜、探针给医生检查术区，根据治疗需求传递表面麻醉药物、卡局式注射器或计算机控制局部麻醉系统行局部麻醉。

2. 切开和翻瓣

待麻醉起效后，助手用弯盘传递手术刀给医生，医生根据二期手术治疗计划做手术切口，再传递骨膜分离器给医生进行牙龈翻瓣（图1–9–5），剥离切口两侧黏骨膜瓣，充分暴露种植区骨面。助手协助牵

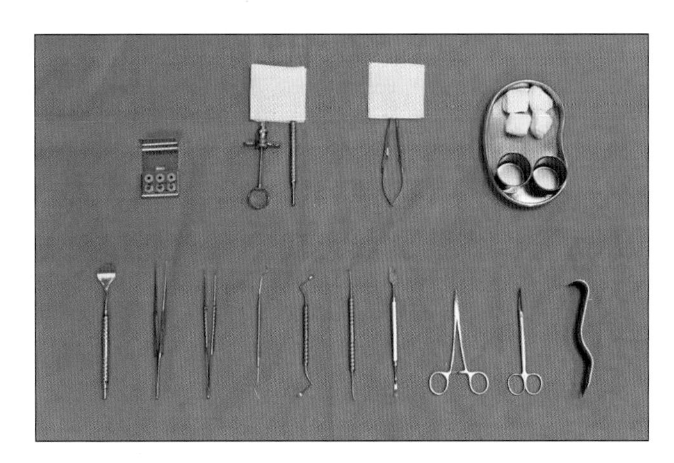

图1–9–4　整理手术台面

按照使用顺序分区摆放，便于术中的拿取和使用，刀柄和卡局式注射器等锐器端用纱布保护

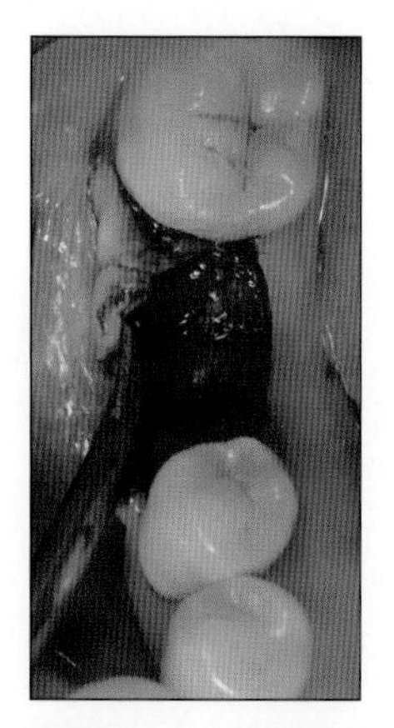
图1-9-5 牙龈翻瓣

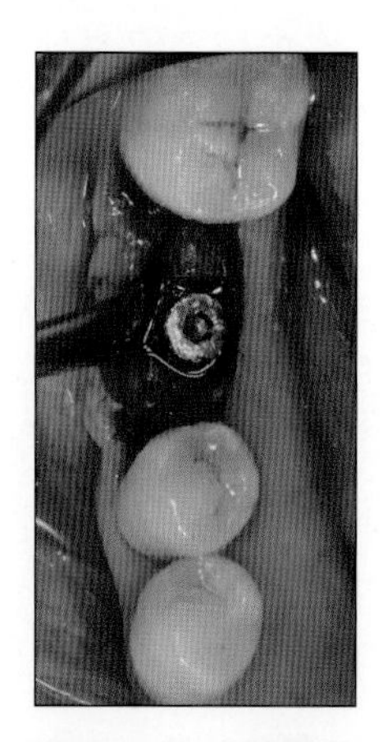
图1-9-7 暴露覆盖螺丝

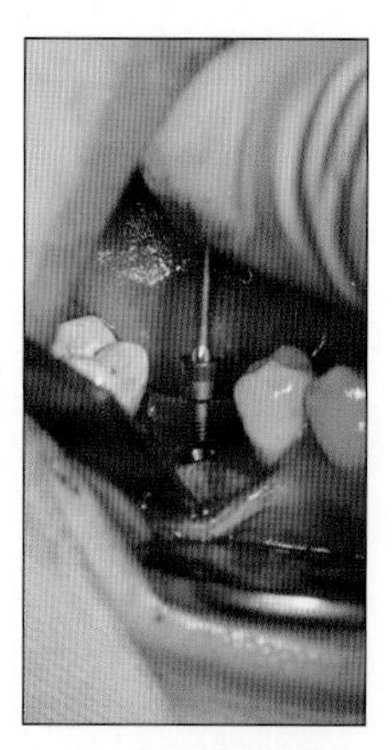
图1-9-8 取出覆盖螺丝

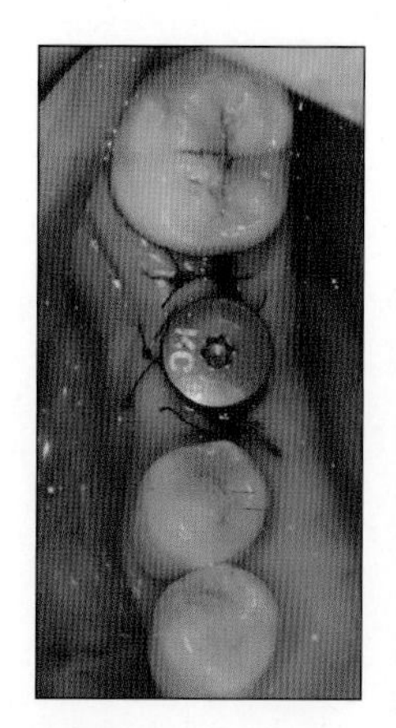
图1-9-10 缝合

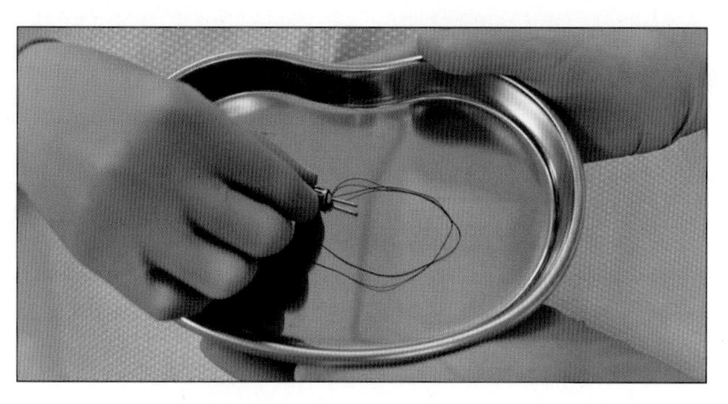
图1-9-6 助手传递螺丝刀给医生，为了防止小器械误吞，可在螺丝刀上拴无菌丝线以辅助其使用

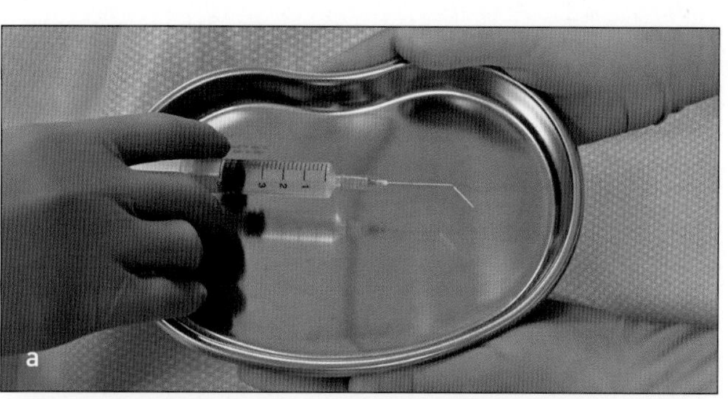

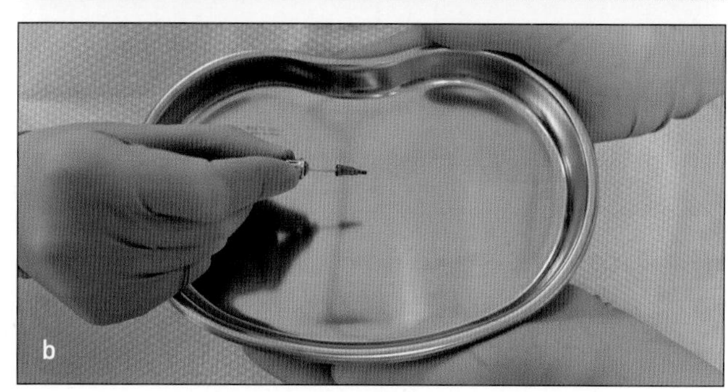
图1-9-9 冲洗术区并选择愈合基台

a. 助手将冲洗针放入弯盘内传递给医生，医生使用冲洗针对术区进行冲洗

b. 助手传递螺丝刀和愈合基台给医生，协助医生安装就位

拉，及时正确吸唾，规范传递器械。

3. 取出覆盖螺丝

助手传递螺丝刀给医生，为了防止小器械误吞，可在螺丝刀上拴无菌丝线以辅助其使用（图1-9-6），随后协助医生暴露覆盖螺丝（图1-9-7），并取出覆盖螺丝（图1-9-8）。

4. 冲洗术区并选择愈合基台

助手将冲洗针放入弯盘内传递给医生，医生使用冲洗针对术区进行冲洗。随后，根据患者术区软组织厚度和近远中修复间隙，选择适宜高度和宽度的愈合基台，然后，助手传递螺丝刀和愈合基台给医生（图1-9-9），协助医生安装就位。

5. 缝合

护士与助手在缝合前双人清点核查，包括种植外科手术器械和种植修复工具盒，若无误，再协助医生进行创口缝合。缝合完成后，需检查伤口是否无张力关闭，并无活动性出血等情况（图1-9-10）。

(四)术后处置

1. 患者处置

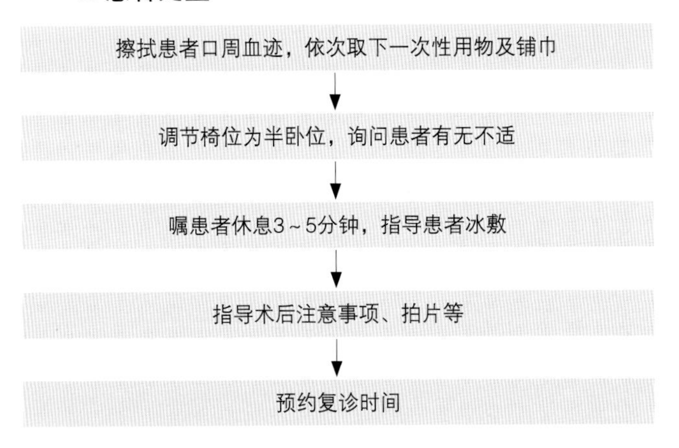

2. 用物处置

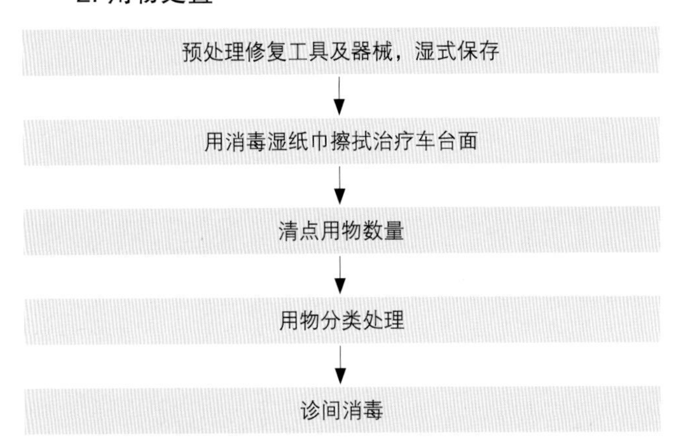

四、风险控制

1. 操作时严格执行查对制度，包括术前患者核查，拆愈合基台前，护士需与医生进行双人核对。

2. 严格无菌操作，做好标准防护，正确连接管道、器械和设备，规范传递器械，避免针刺伤的发生。

3. 密切观察患者生命体征，操作间隙可询问患者有无不适，必要时使用心电监护仪监测患者的生命体征，或在镇静监护下进行种植二期手术。

4. 防止小器械误吞、误吸，术前指导患者如何配合操作，若有小器械掉落口中，不要惊慌、不要说话，等待医生进一步操作取出；术中小器械可拴线使用，若发生小器械掉落可以及时将其拉出口中。

5. 操作过程中有效配合，协助医生牵拉口角，及时吸唾，使用吸唾管清理口内唾液、血液和冲洗液等，充分暴露术区，保证术区视野清晰。

6. 适当进行心理护理，针对紧张焦虑的患者，可以用简单轻松的言语进行交流。

五、健康指导

1. 根据手术范围及难易程度，指导患者服用消炎、止痛和/或消肿药物，用法用量需遵医嘱。

2. 术后饮食方面以清淡流食为主，术后当天避免用手术侧进食，勿饮酒、吸烟，以免刺激伤口。

3. 术后当天可常规清洁非术区，但不宜用牙刷触碰术区，以免影响伤口愈合；此外，可配合漱口液漱口，尽量减少食物残渣对伤口的刺激。

4. 术后1～2天可对伤口局部间断冷敷。

5. 术后7～10天约患者复诊拆线，并检查种植二期术后的伤口愈合情况。

6. 嘱患者术后适当休息，避免剧烈运动。

7. 术后如需佩戴活动义齿等过渡性修复体，须在医生指导下使用。

8. 应避免用舌头舔碰术区，勿用术区咬食硬物；如有不适或愈合基台松动等情况，须及时联系医护团队复诊，并进行相关处理。

综上所述，种植二期手术是口腔种植修复治疗至关重要的一步，本节详细介绍了单颗牙种植二期手术的医护配合流程，但在临床中，患者的情况往往更为复杂，可能会伴随牙缺失数量多、解剖位置特殊以及伴有全身系统疾病等情况，因此更需要医护的密切配合，以提高工作效率和患者满意度。

推荐阅读

[1] 宫苹. 口腔种植学[M]. 北京: 人民卫生出版社, 2020.
[2] 满毅. 精准缝合——种植及相关术式中的应用[M]. 沈阳: 辽宁科学技术出版社, 2022.

第2章

PRACTICAL COLLABORATIVE MEDICAL CARE TECHNIQUES FOR ORAL IMPLANT RESTORATION

口腔种植修复医护协同操作技术

第1节 非开窗式种植印模制取操作技术

非开窗式种植印模制取是用相应的成品印模帽、转移体和替代体将种植体在口腔内的位置、方向复制到模型上，然后在替代体上进行上部结构的制作。非开窗式种植印模制取常用于种植单冠修复、种植体穿龈浅的情况。

一、目的

制订非开窗式种植印模制取的标准操作流程，规范医护人员的操作。

二、适用范围

本流程适用于口腔种植治疗室的医护人员。

三、操作流程

（一）评估

1. 环境评估

环境是否宽敞、明亮、舒适、安全和温湿度适宜。

2. 患者评估

评估患者全身情况和口腔局部黏膜情况，询问患者对印模制取是否了解。

（二）准备

1. 环境准备

环境干净整洁，做好空气和物体表面消毒准备工作，室内台面及地面用500mg/L含氯消毒液擦拭，使用空气消毒机进行空气消毒。

2. 用物准备

（1）常规用物

常规用物通常包含：一次性治疗盘、龈下洁治器、冲洗空针、吸唾管、纱球、弯盘和冲洗用0.9%氯化钠注射液（图2-1-1）。

（2）特殊用物

不同系统的螺丝刀（图2-1-2）、非开窗式种植印模制取用物（图2-1-3）及非开窗式托盘（工作颌可选择使用不易变形的非一次性不锈钢托盘或一次性塑料托盘）（图2-1-4）。

3. 患者准备

（1）告知患者在操作中的注意事项，以免患者在操作中有惊慌或不适等情况。

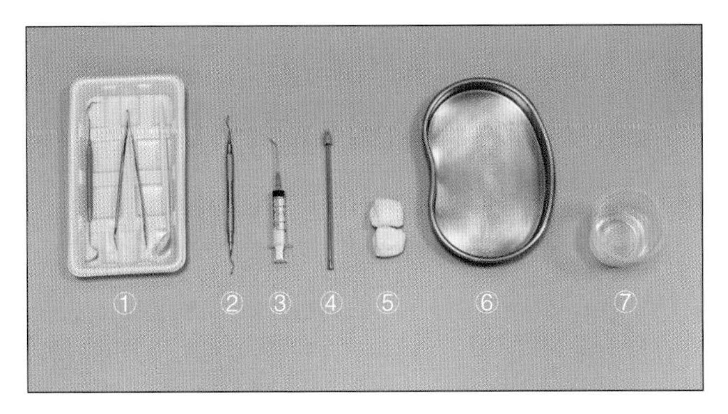

图2-1-1　常规用物

①一次性治疗盘；②龈下洁治器；③冲洗空针；④吸唾管；⑤纱球；⑥弯盘；⑦冲洗用0.9%氯化钠注射液

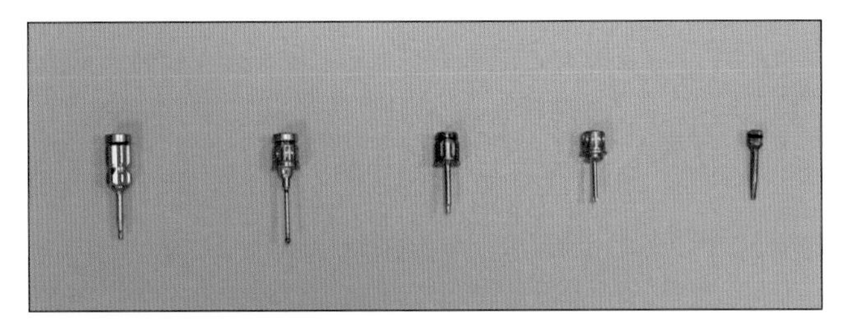

图2-1-2　不同系统的螺丝刀

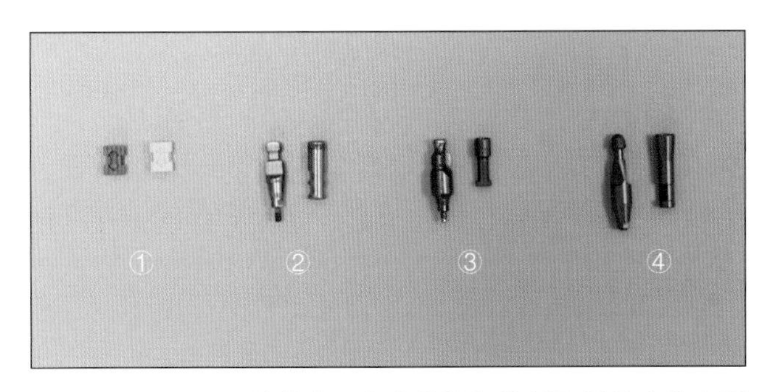

图2-1-3　不同系统的非开窗式种植印模制取用物（从左到右依次排列）

①印模帽；②～④不同系统的转移体和种植体替代体

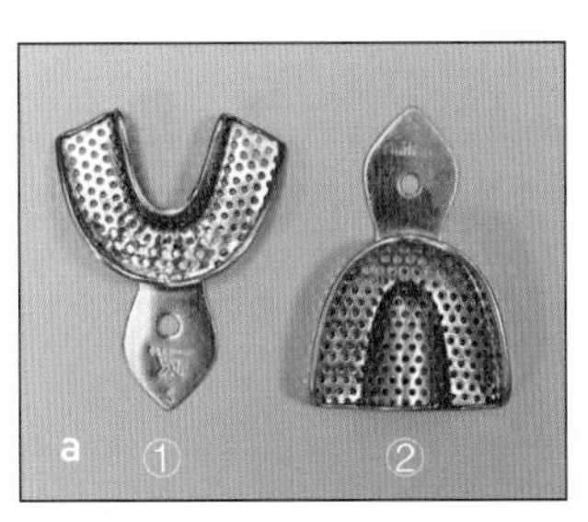

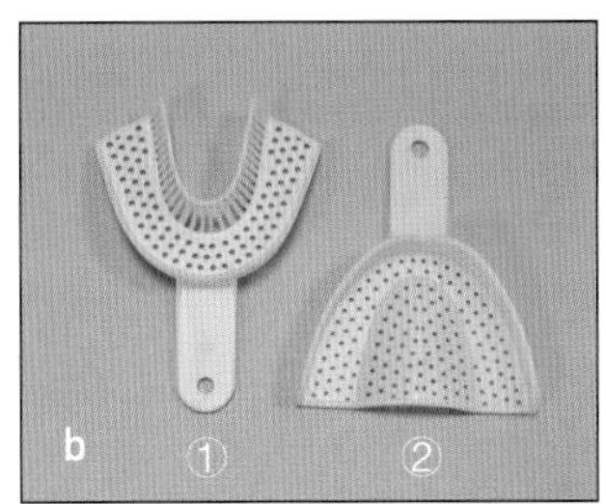

图2-1-4　非开窗式托盘

a. 非一次性不锈钢托盘：①下颌；②上颌

b. 一次性塑料托盘：①下颌；②上颌

①切勿突然说话，如有不适，请举起左手向医生示意（图2-1-5）。

②由于印模材料具有流动性，会加重患者的咽反射，所以在取模时告知患者应目视前方，采用鼻吸口呼的方法（图2-1-6）。

③为患者取上颌印模时，嘱患者低头，可避免印模材料向咽喉部流入（图2-1-7），以此减轻患者咽反射。

（2）操作前，做好患者心理护理。在患者唇部涂医用凡士林，保持患者口唇润滑，防止口角拉伤（图2-1-8）。

4. 护士准备

护士着装整齐，穿工作服、戴一次性口罩和帽子以及行七步洗手法洗手。

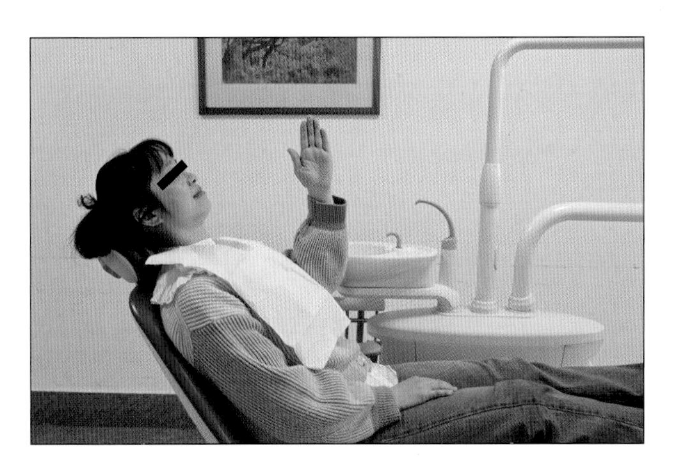

图2-1-5　如有不适，请举起左手向医生示意

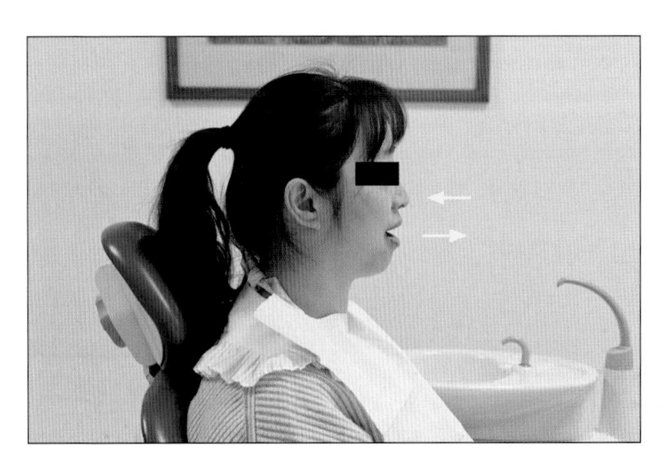

图2-1-6　目视前方，采用鼻吸口呼的方法（箭头示）

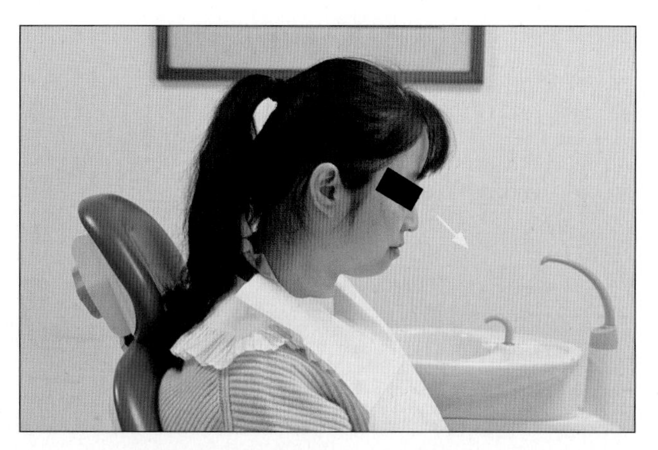

图2-1-7　为患者取上颌印模时，嘱患者低头（箭头示），可避免印模材料向咽喉部流入

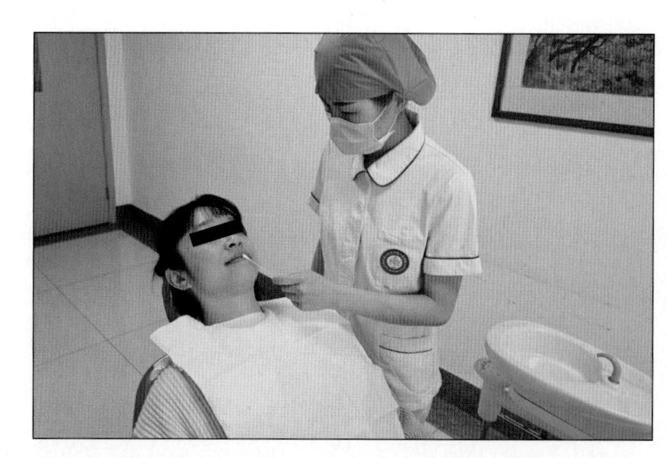

图2-1-8　在患者唇部涂医用凡士林，保持患者口唇润滑，防止口角拉伤

（三）医护配合

在临床工作中，医护人员娴熟的专业操作技能，可促进高效的医护四手配合、达到医护无缝衔接，既能提高工作效率，又能提升医生及患者的满意度。接下来就对非开窗式种植印模制取中的操作流程进行分步讲解。

1. 取下愈合基台

（1）用弯盘传递修复工具给医生（图2-1-9）。

（2）一手调节无影灯，一手牵拉口角以暴露术野（图2-1-10）。

（3）协助医生取下愈合基台（图2-1-11）。

（4）用无菌杯接过旋下的愈合基台并消毒（图2-1-12）。

2. 清洁牙龈袖口

（1）传递冲洗针给医生（图2-1-13）。

（2）牵拉口角，充分暴露术野。协助医生冲洗、清洁牙龈袖口并及时吸唾（图2-1-14）。

3. 连接转移体

（1）传递转移体给医生（图2-1-15）。

（2）牵拉口角，充分暴露术野。配合医生连接转移体（图2-1-16）。

（3）必要时可拍摄根尖片以确认转移体就位（图2-1-17）。

4. 安装印模帽

（1）传递印模帽给医生（图2-1-18）。

（2）牵拉口角，充分暴露术野。配合医生安装印模帽（图2-1-19）。

5. 试戴托盘

（1）传递型号正确的非开窗式托盘给医生（图2-1-20）。

（2）协助患者进行托盘试戴（图2-1-21）。

6. 注射印模材料

（1）传递注射器给医生用以填充穿龈区和工作颌𬌗面（图2-1-22）。

（2）在医生为患者注射印模材料时，及时吸唾，以增加患者舒适度并防止误吸（图2-1-23）。

7. 托盘就位

（1）传递注满印模材料的托盘给医生（图2-1-24）。

（2）协助医生使托盘在患者口腔内就位，及时吸唾，提醒患者在印模材料未固化前头部制动、采用“鼻吸口呼”的呼吸方式，以确保取模准确性（图2-1-25）。

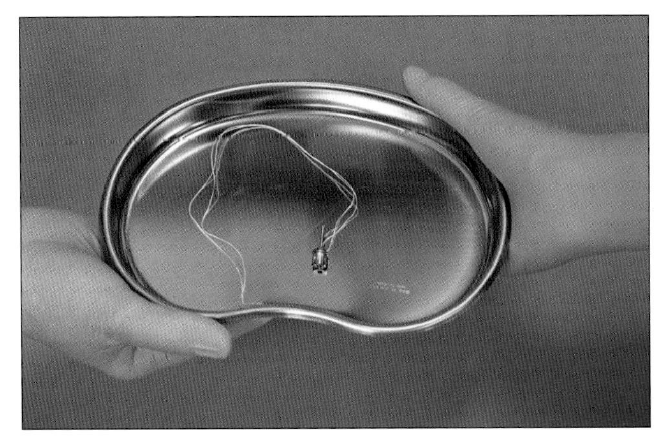

图2-1-9　用弯盘传递修复工具（以某系统为例）给医生

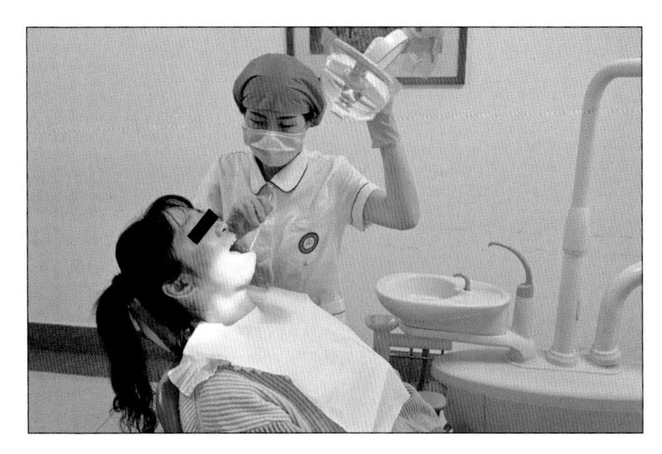

图2-1-10　一手调节无影灯，一手牵拉口角以暴露术野

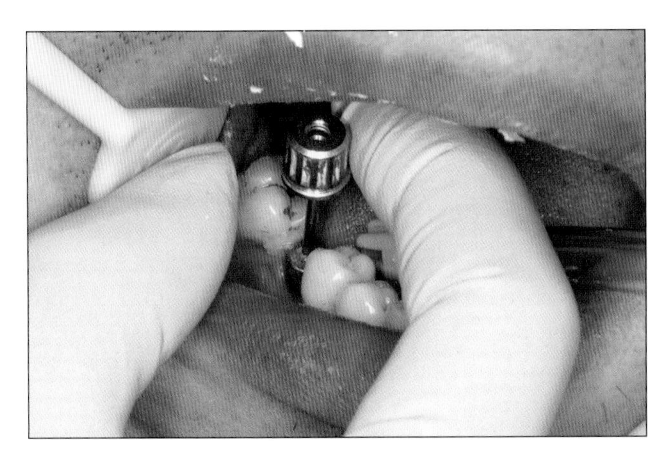

图2-1-11　协助医生取下愈合基台

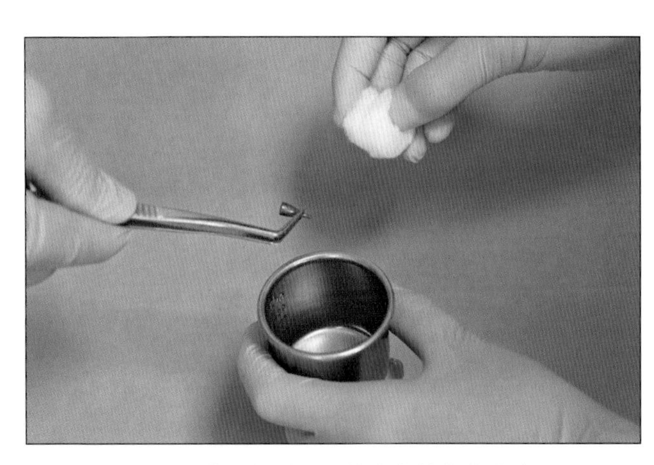

图2-1-12　用无菌杯接过旋下的愈合基台并消毒

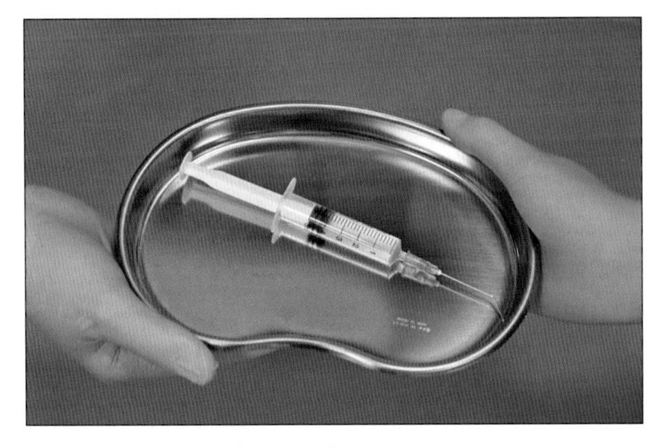

图2-1-13　传递冲洗针给医生

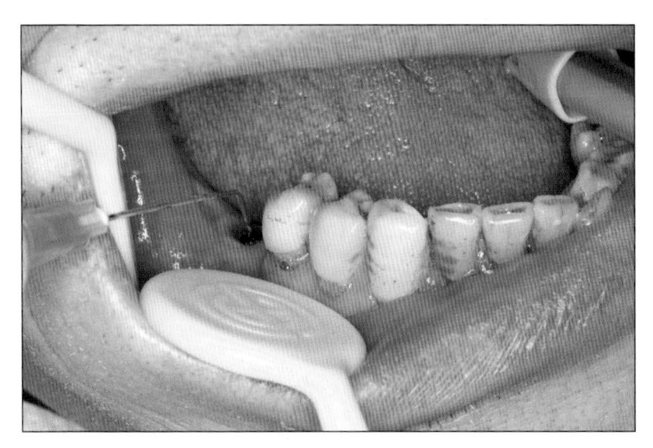

图2-1-14　协助医生冲洗、清洁牙龈袖口并及时吸唾

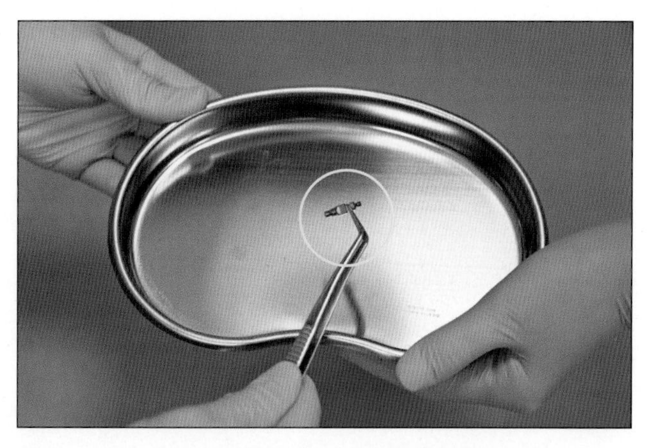

图2-1-15 传递转移体给医生（圆圈示转移体）

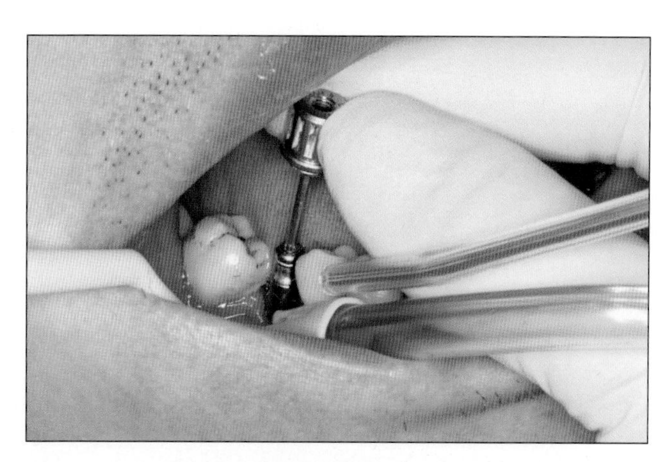

图2-1-16 配合医生连接转移体

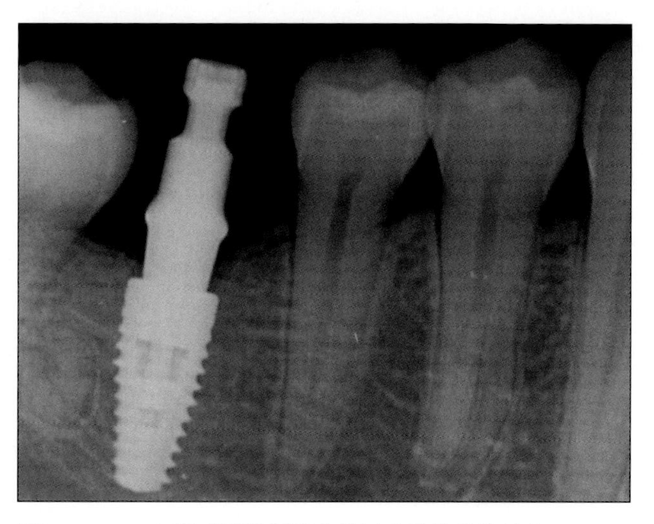

图2-1-17 必要时可拍摄根尖片以确认转移体就位

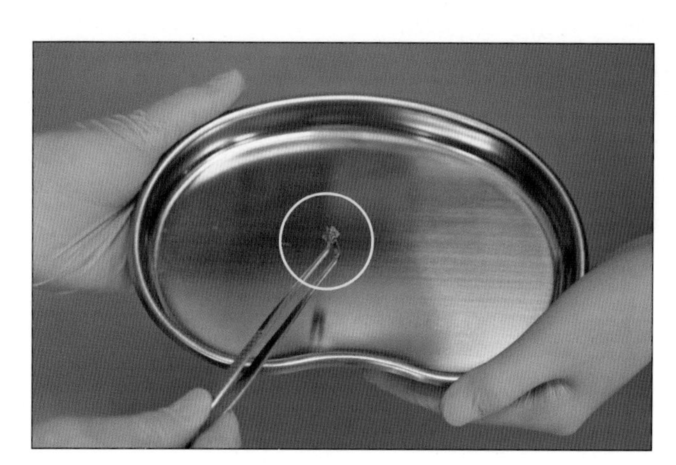

图2-1-18 传递印模帽给医生（圆圈示印模帽）

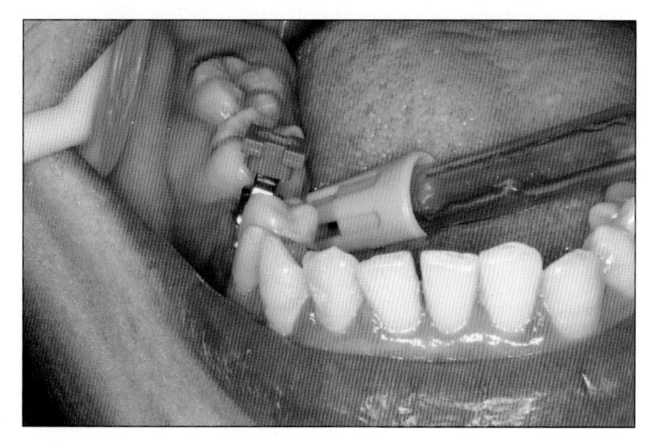

图2-1-19 配合医生安装印模帽

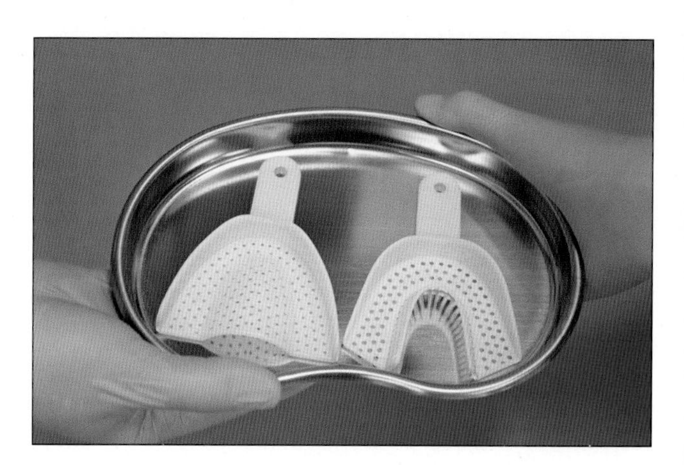

图2-1-20 传递型号正确的非开窗式托盘给医生

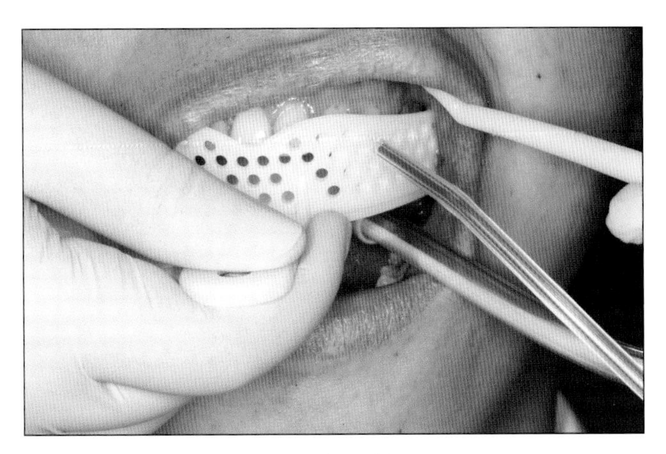

图2-1-21　协助患者进行托盘试戴

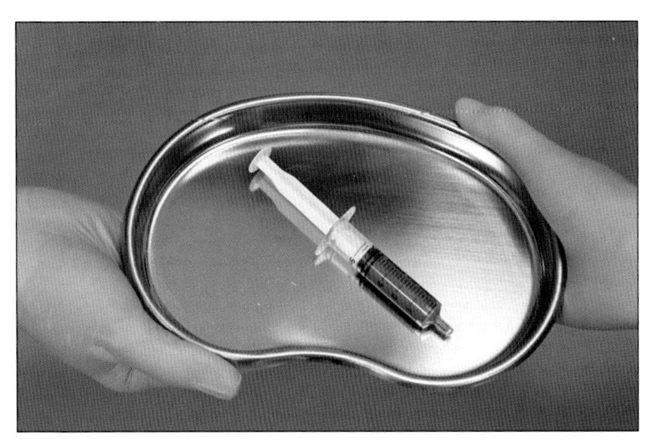

图2-1-22　传递注射器给医生用以填充穿龈区和工作颌殆面

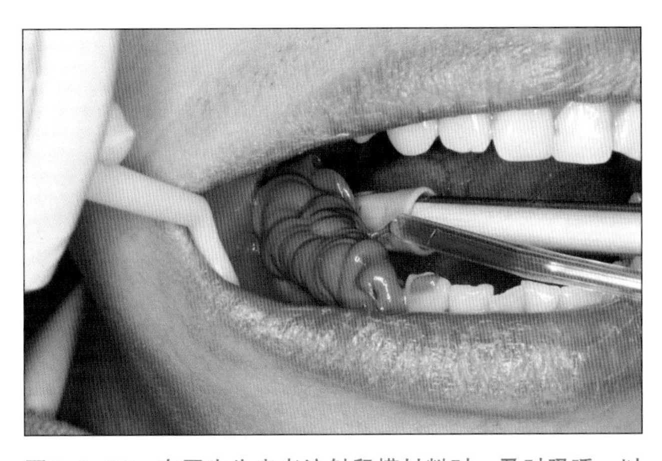

图2-1-23　在医生为患者注射印模材料时，及时吸唾，以增加患者舒适度并防止误吸

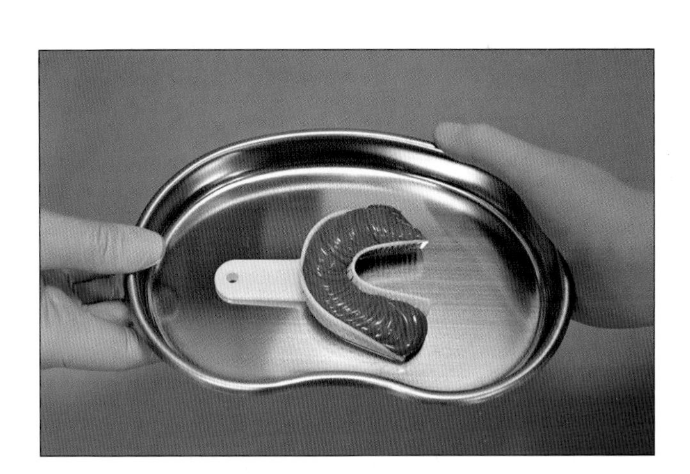

图2-1-24　传递注满印模材料的托盘给医生

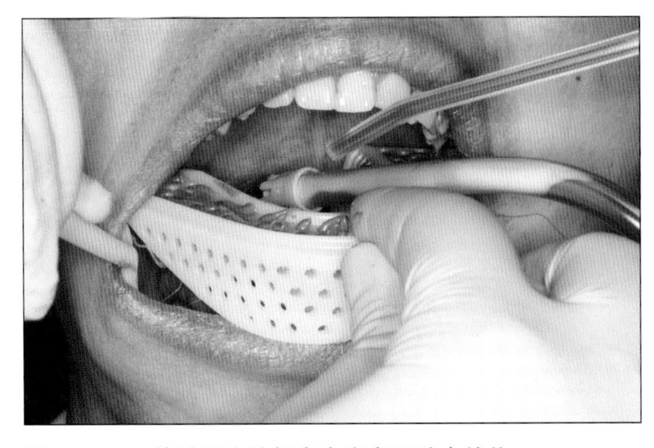

图2-1-25　协助医生使托盘在患者口腔内就位

8. 取出托盘

（1）协助医生从患者口内取出托盘，必要时可配合三用枪喷头向印模边缘吹气，以辅助托盘顺利脱位（图2-1-26）。

（2）将托盘盛入弯盘内以连接替代体（图2-1-27）。

（3）记录医生及患者姓名、托盘类型及数量（图2-1-28）。

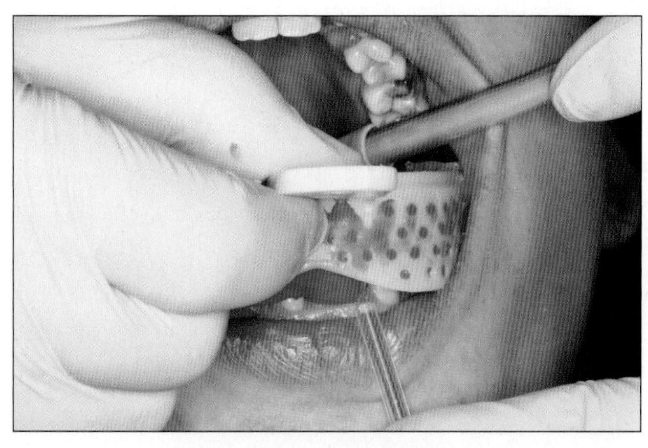

图2-1-26　协助医生从患者口内取出托盘

患者姓名：XXX

医生姓名：XXX

托盘类型：上/下

数量：

图2-1-28　记录医生及患者姓名、托盘类型及数量

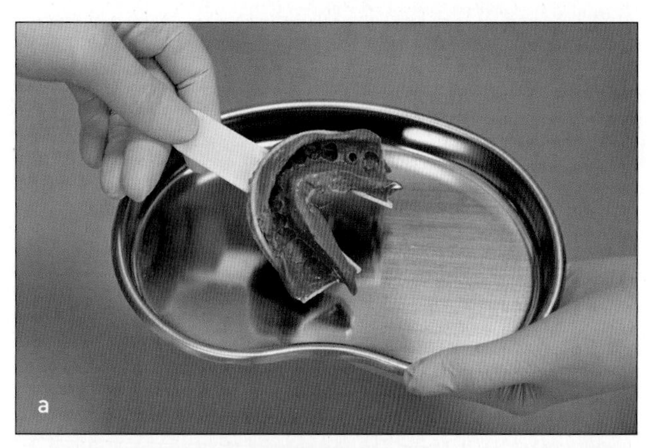

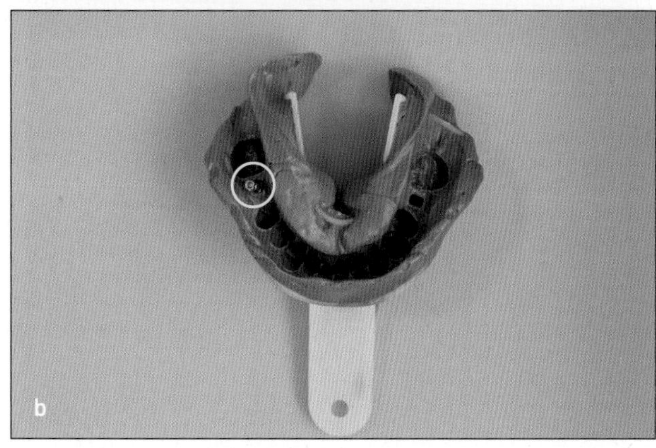

图2-1-27　将托盘盛入弯盘内以连接替代体

a. 将托盘盛入弯盘内以连接替代体

b. 连接好替代体的托盘（圆圈示）

9. 比色和记录

（1）协助医生为患者比色（图2-1-29）。

（2）留取比色结果的图像记录（包括切端及颈部的分别比色）（图2-1-30）。

10. 印模消毒

使用印模表面专用消毒液对印模表面进行喷洒消毒（图2-1-31）。

11. 转送印模

为避免交叉感染，将印模放入密闭转运盒内并转送至模型室灌注（图2-1-32）。

12. 登记

按照要求填写模型灌注登记单，填写内容包括：模型所属医生姓名、患者姓名、模型类型以及灌注要求（图2-1-33）。

13. 模型灌注

模型室护士进行模型灌注（图2-1-34）。

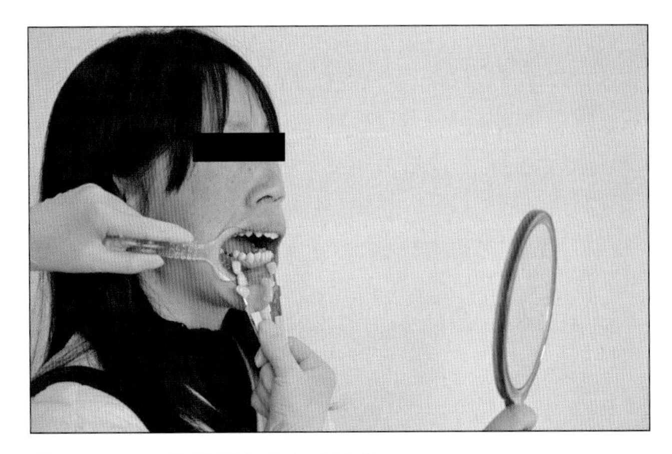

图2-1-29　协助医生为患者比色

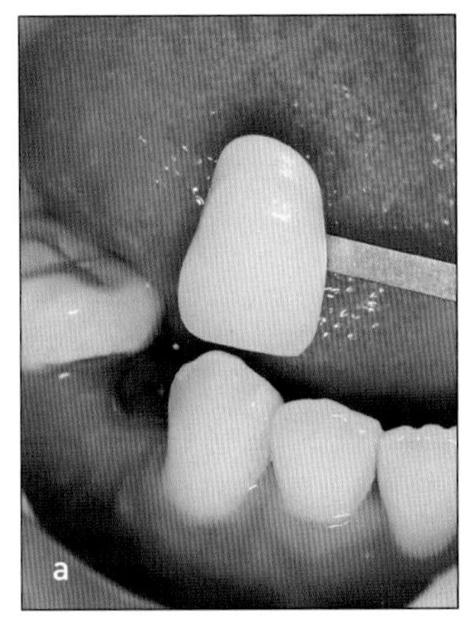

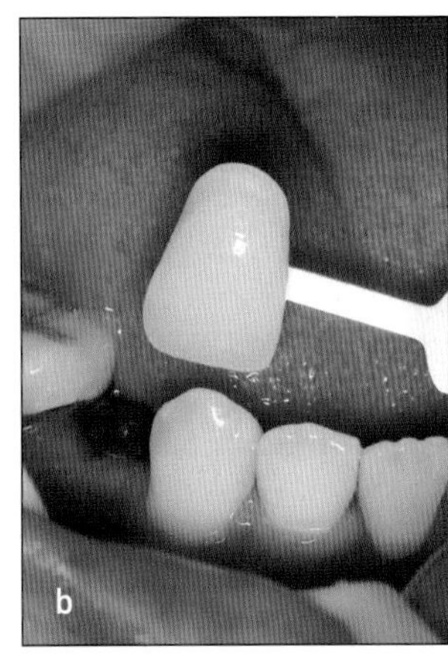

图2-1-30　留取比色结果的图像记录（包括切端及颈部的分别比色）

a. 切端比色

b. 颈缘比色

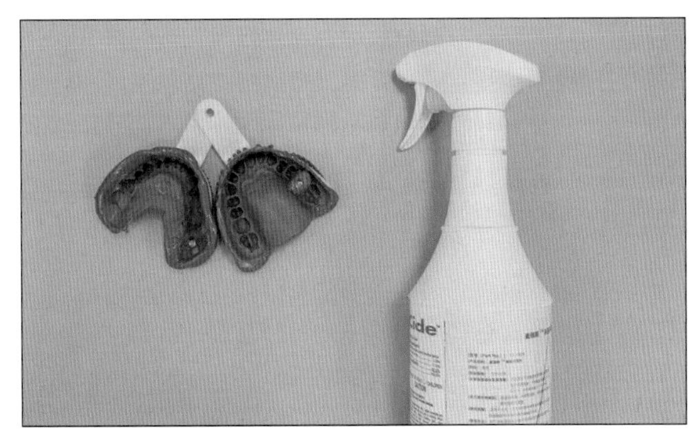

图2-1-31　印模消毒

使用印模表面专用消毒液对印模表面进行喷洒消毒

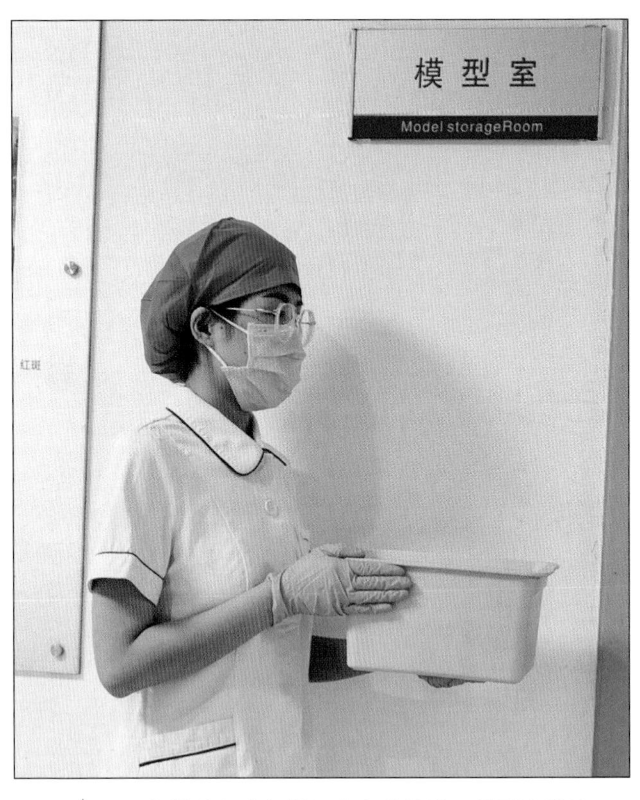

图2-1-32　印模放入密闭转运盒内并转送至模型室灌注

xx科室____诊室模型灌注登记

医生姓名	患者姓名	模型类型	灌注要求

图2-1-33　按照要求填写模型所属医生姓名、患者姓名、模型类型及灌注要求

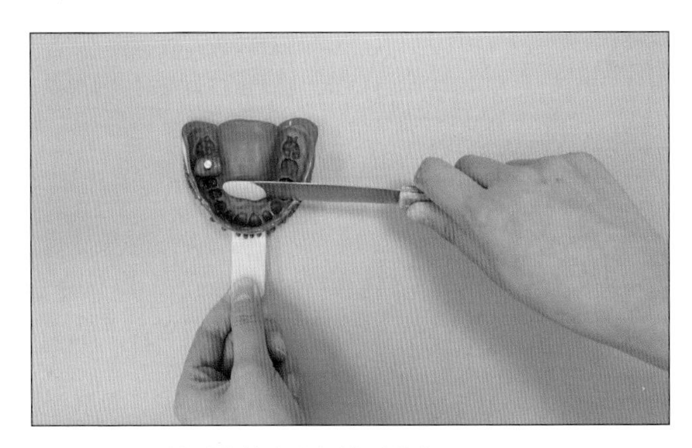

图2-1-34　模型室护士进行模型灌注

（四）操作后处置

1. 患者处置

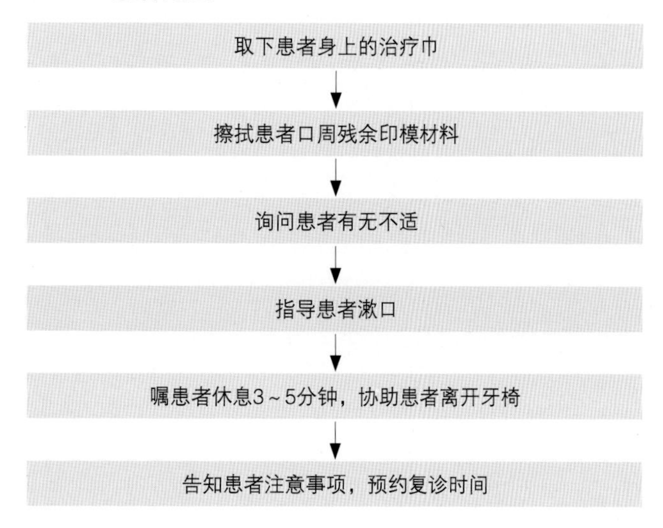

2. 用物处置

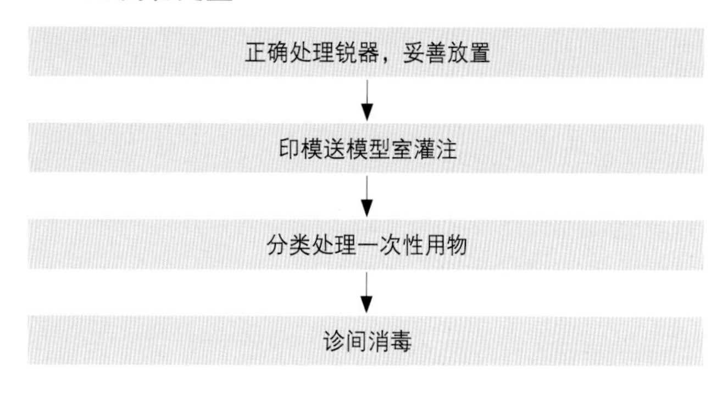

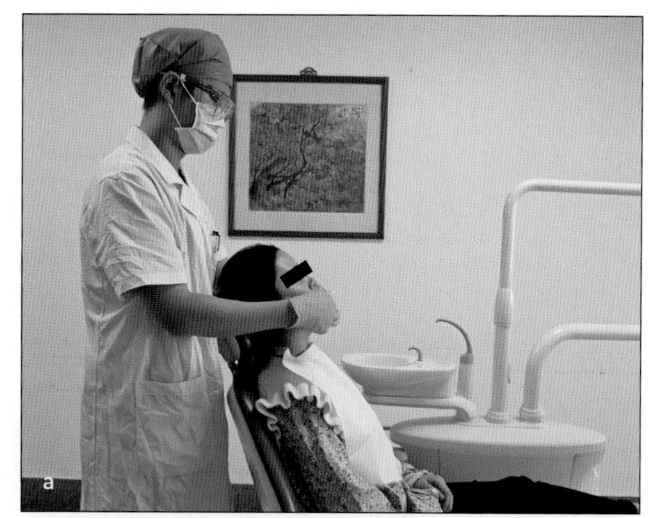

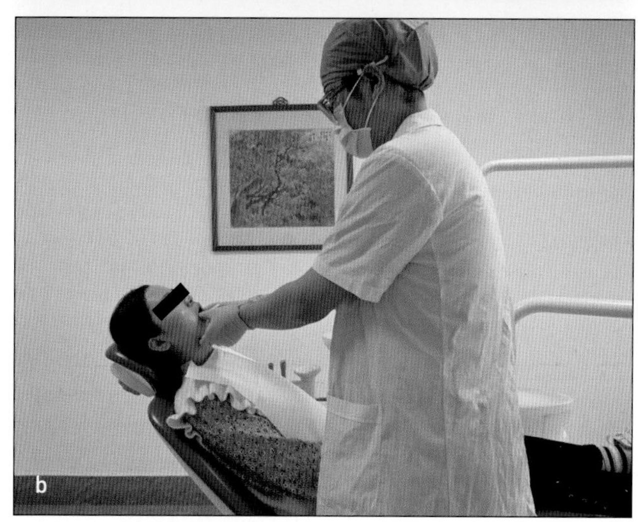

图2-1-35　调节患者体位

a. 制取上颌印模时的体位：上颌平面需与地平面平行，目视前方，由于印模材料具有流动性，操作者应协助患者将头部略微前倾，并告知患者平静呼吸，该体位可防止未固化的材料流入咽喉部，刺激咽反射

b. 制取下颌印模时的体位：下颌平面需与地平面平行，告知患者尽量抬高舌体，以避免舌体活动影响印模制取

四、风险控制

1. 操作前，调节患者体位，保证取模时患者处于轻松的状态，以免因惊慌而造成各类不适（图2-1-35）。

2. 操作中应规范传递用物，避开患者头面部正上方并防止小器械误吞（图2-1-36和图2-1-37）。

3. 为防止患者突然站立引发直立性低血压导致跌倒，需嘱患者在治疗椅上静待3～5分钟，再缓慢起身离开。

五、健康指导

1. 指导患者保持口腔清洁卫生，尤其是种植术区的清洁（图2-1-38）。

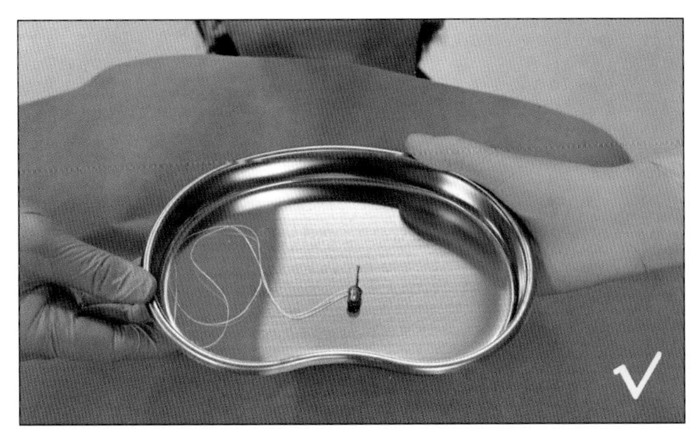

图2-1-36　操作中应使用弯盘规范传递用物，螺丝刀颈部系牙线，避开患者头面部正上方并防止小器械误吞（正确方法示例）

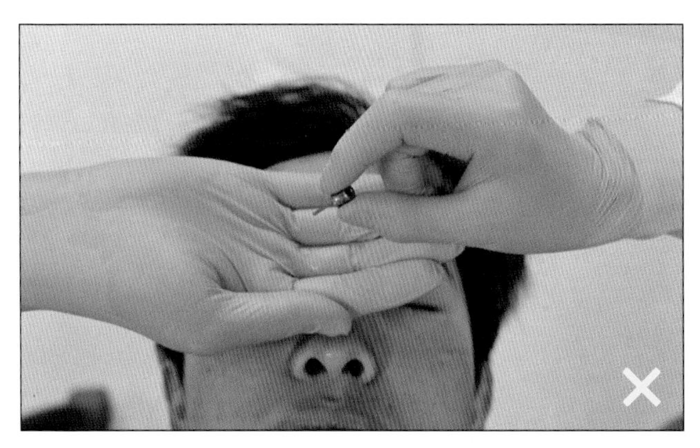

图2-1-37　未使用弯盘，螺丝刀颈部未系牙线，在患者头面部正上方传递器械（错误方法示例）

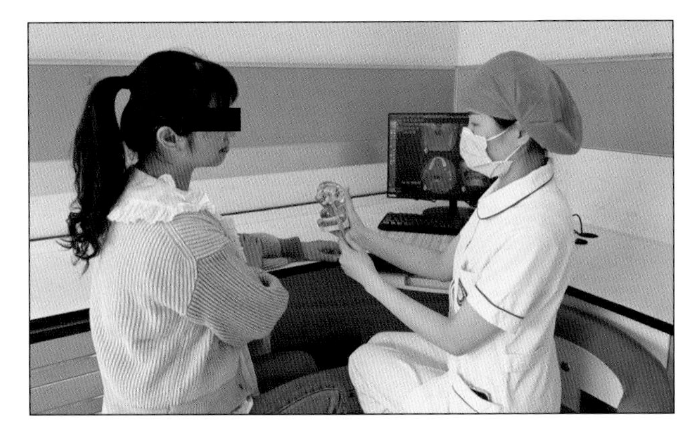

图2-1-38　指导患者保持口腔清洁卫生，尤其是种植术区的清洁

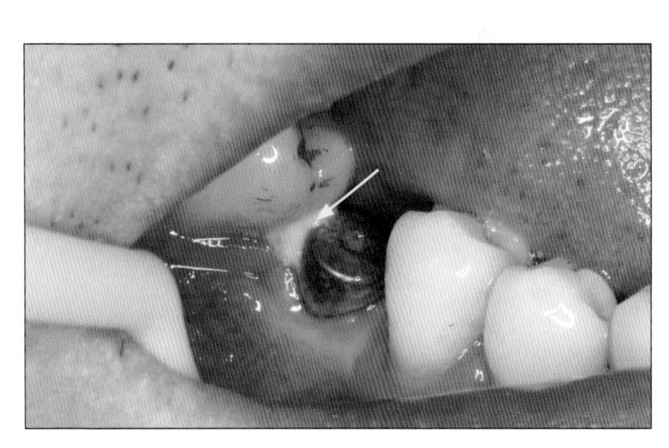

图2-1-39　用餐后及时清洁口腔，以免出现术区有食物残渣及软垢残留的情况（箭头示术区清洁不力，有食物残渣及软垢堆积）

2. 用餐后及时清洁口腔，以免出现术区有食物残渣及软垢残留的情况（图2-1-39）。常见的辅助清洁用品包括牙线、牙间隙刷、冲牙器和漱口水等（图2-1-40）。

3. 告知患者遵医嘱定期复诊，如有以下不适症状需及时联系主诊医生。

（1）愈合基台松动或脱落

由于不同的固位方式，部分患者可能会发生愈合基台的松动或脱落，若该情况出现，应将其妥善保管并及时与医护人员联系（图2-1-41）。

（2）种植体周围炎症

种植体周围黏膜如有红肿、疼痛甚至轻微溢脓或发生种植体松动的现象，及时与医护人员联系。

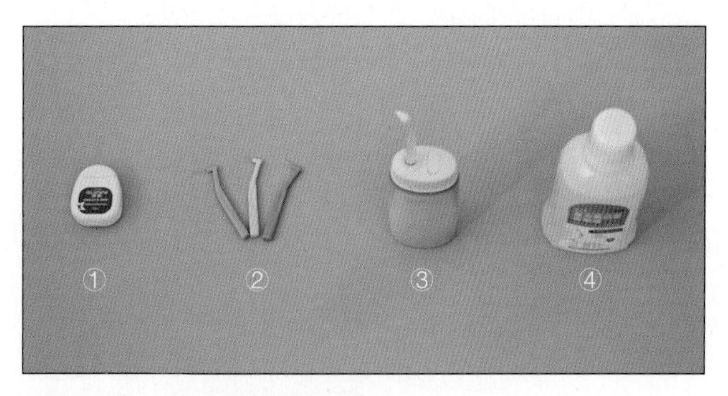

图2-1-40　常见辅助清洁用品

①牙线；②牙间隙刷；③冲牙器；④漱口水

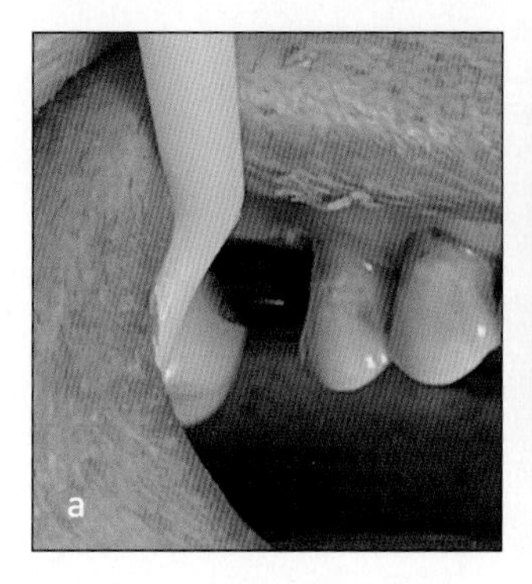

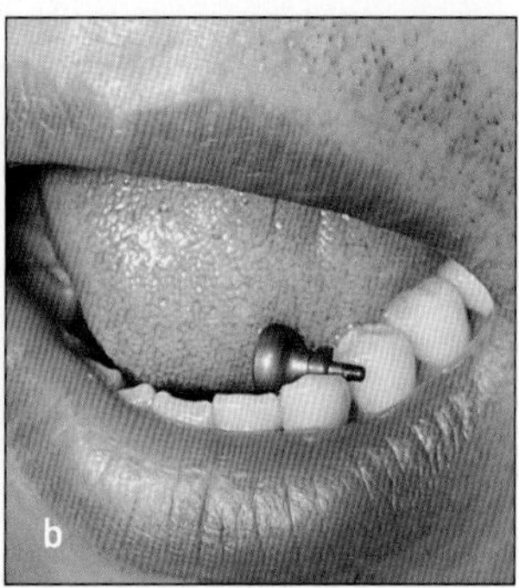

图2-1-41　愈合基台松动或脱落

a. 愈合基台松动

b. 愈合基台脱落

综上所述，开窗式印模和非开窗式印模存在很多共同点和细微差别，而在种植相关的印模制取过程中，医护人员需具备熟练且专业的操作技能，才能进行娴熟的医护四手配合，从而做到医护无缝衔接，以保障诊疗安全，提高工作效率，提升患者满意度。

推荐阅读

[1] Albanchez-González MI, Brinkmann JC, Peláez-Rico J, et al. Accuracy of Digital Dental Implants Impression Taking with Intraoral Scanners Compared with Conventional Impression Techniques: A Systematic Review of In Vitro Studies[J]. Int J Environ Res Public Health, 2022, 19(4):2026.

第2节 开窗式种植印模制取操作技术

开窗式种植印模制取是用各种系统的成品转移体和相应替代体，将种植体在口腔内的位置及方向复制到模型上，然后在替代体上制作上部修复结构的一种技术。开窗式种植印模制取多用于种植联冠及桥体修复、种植体穿龈深的情况。

一、目的

制订开窗式种植印模制取的标准操作流程，规范医护人员的操作。

二、适用范围

本流程适用于口腔种植治疗室的医护人员。

三、操作流程

（一）评估

1. 环境评估

环境是否宽敞、明亮、舒适、安全和温湿度适宜。

2. 患者评估

评估患者全身和口腔局部情况，询问患者对印模制取是否了解。

（二）准备

1. 环境准备

环境干净整洁，做好空气和物体表面消毒准备工作，室内台面及地面用500mg/L含氯消毒液擦拭，采用空气消毒机进行空气消毒。

2. 用物准备

（1）常规用物

常规用物通常包含：一次性治疗盘、龈下洁治器、冲洗空针、吸唾管、纱球、弯盘和冲洗用0.9%氯化钠注射液。

（2）特殊用物

不同系统的螺丝刀、开窗式种植印模制取用物（图2-2-1）、开窗式托盘（图2-2-2）和定位用记号笔（图2-2-3）。

在进行特殊用物准备时需注意，种植印模制取分为非开窗式种植印模制取和开窗式种植印模制取，二者使用的转移体是有差别的。

从外形上看，二者的转移体沟槽及倒凹位置不

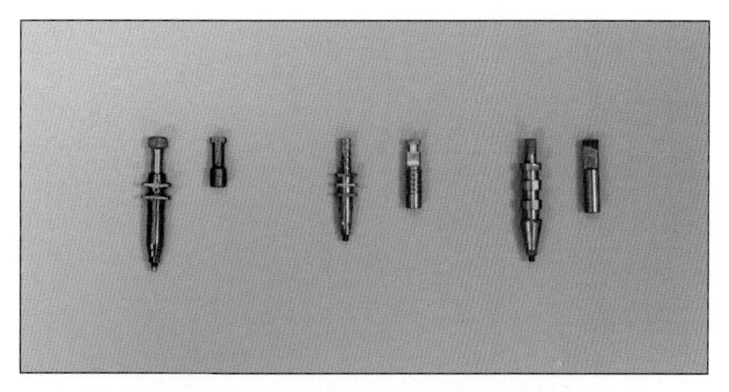

图2-2-1 不同系统的开窗式种植印模制取用物

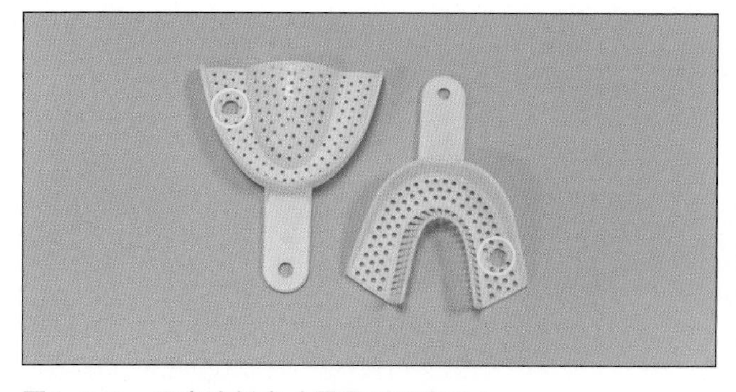

图2-2-2 开窗式托盘（圆圈示开窗处）

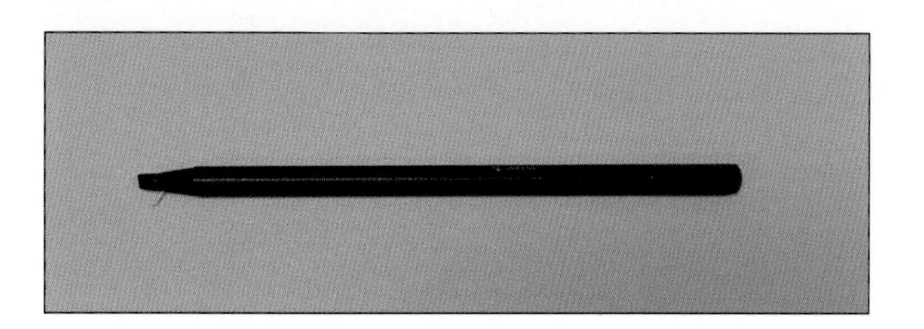

图2-2-3 定位用记号笔

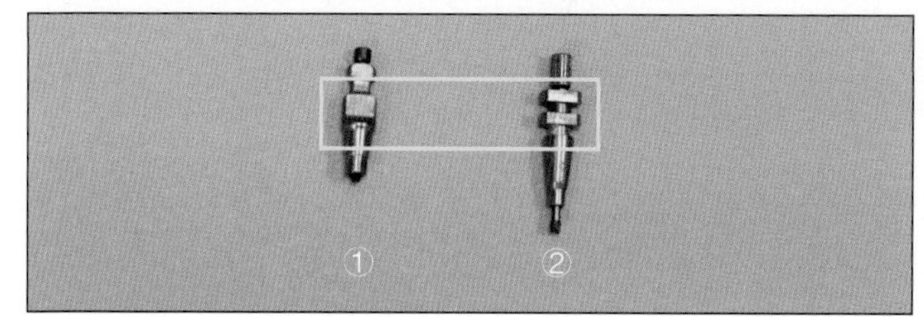

图2-2-4 转移体的形态差异
①非开窗式印模适配转移体；②开窗式印模适配转移体

同，相比之下，非开窗式印模所使用的转移体沟槽及倒凹位置更低且外周相对圆钝，而开窗式印模所使用的转移体沟槽及倒凹位置更高且外周相对更锐利（图2-2-4）。

3. 患者准备

（1）告知患者在操作中的注意事项，以免患者在操作中有惊慌或不适等情况。

①切勿突然说话，如有不适，请举起左手向医生示意。

②由于印模材料具有流动性，会加重患者的咽反射，所以在取模时告知患者应目视前方，采用鼻吸口呼的方法。

③为患者取上颌印模时，嘱患者低头，可避免印模材料向咽喉部流入，以此减轻患者咽反射。

（2）操作前，做好患者心理护理。在患者唇部涂医用凡士林，保持患者口唇润滑，防止口角拉伤。

4. 护士准备

护士着装整齐，穿工作服、戴一次性口罩和帽子以及行七步洗手法洗手。

（三）医护配合

在临床工作中，医护人员娴熟的专业操作技能，可促进高效的医护四手配合、达到医护无缝衔接，既能提高工作效率，又能提升医生及患者的满意度。接下来就对开窗式种植印模制取中的操作流程进行分步讲解。

1. 取下愈合基台

（1）用弯盘传递修复工具给医生。

（2）一手调节无影灯一手牵拉口角以暴露术野。

（3）协助医生取下愈合基台。

（4）用无菌杯接过旋下的愈合基台并消毒。

2. 清洁牙龈袖口

（1）传递冲洗针给医生。

（2）牵拉口角，充分暴露术野。协助医生冲洗、清洁牙龈袖口并及时吸唾。

3. 连接转移体

（1）传递转移体给医生（图2-2-5）。

（2）牵拉口角，充分暴露术野。配合医生连接转移体（图2-2-6）。

（3）必要时可拍摄根尖片以确认转移体就位（图2-2-7）。

4. 试戴托盘及开窗定位

（1）传递型号正确尚未开窗的托盘给医生。

（2）协助患者试戴托盘，并使用记号笔在托盘上做记号，以便准确定位开窗位置（图2-2-8）。

（3）试戴开窗后的托盘以确认定位准确（图2-2-9）。

5. 注射印模材料

（1）传递注射器给医生用以填充穿龈区和工作颌殆面。

（2）在医生为患者注射印模材料时，及时吸唾，增加患者舒适度并防止误吸（图2-2-10）。

6. 托盘就位

（1）传递注满印模材料的托盘给医生。

（2）协助医生使托盘在患者口腔内就位，及时

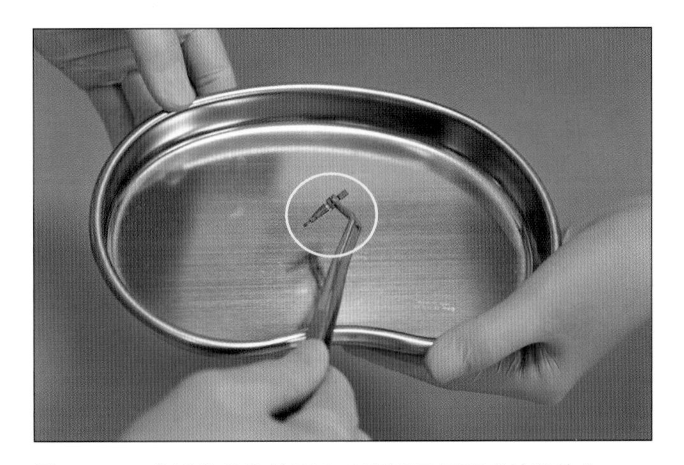

图2-2-5　传递转移体给医生（圆圈示开窗式转移体）

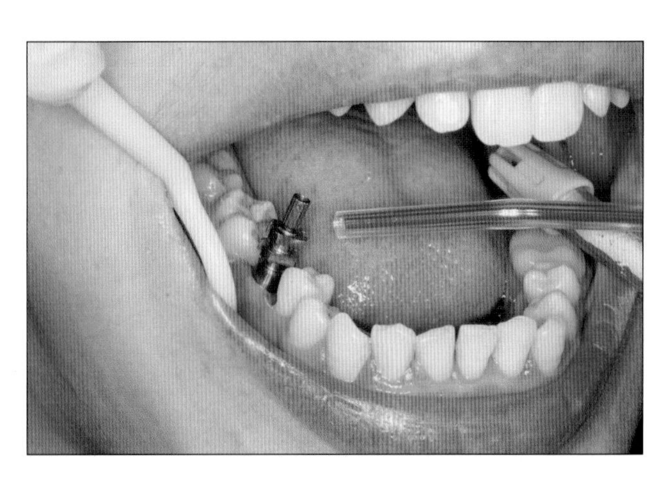

图2-2-6　配合医生连接转移体

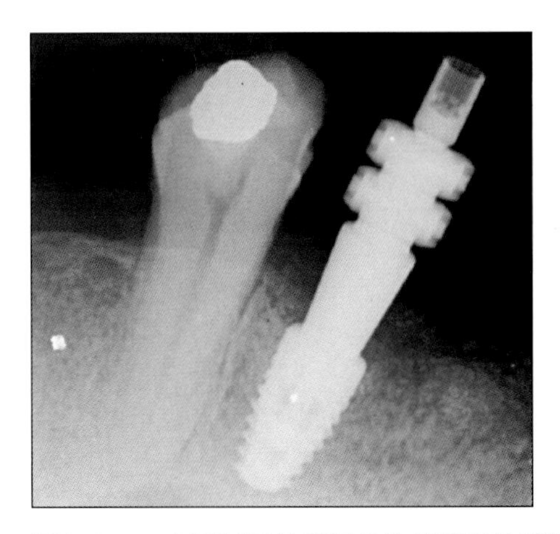

图2-2-7　必要时可拍摄根尖片以确认转移体就位

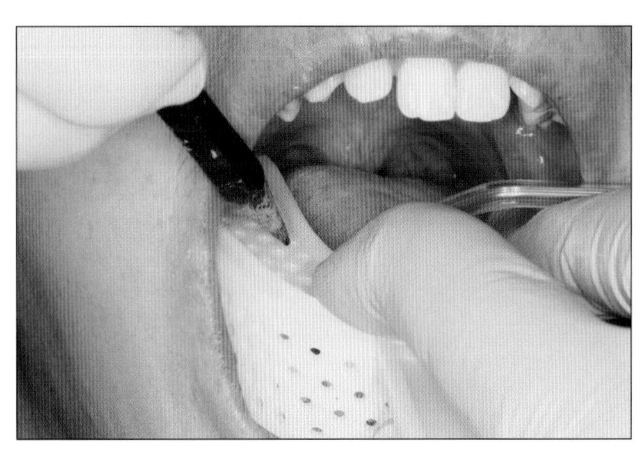

图2-2-8　协助患者试戴托盘，并使用记号笔在托盘上做记号，以便准确定位开窗位置

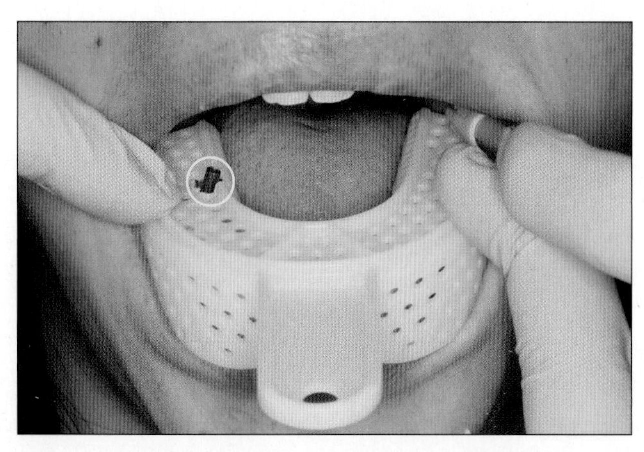

图2-2-9　试戴开窗后的托盘以确认定位准确（圆圈示开孔位置）

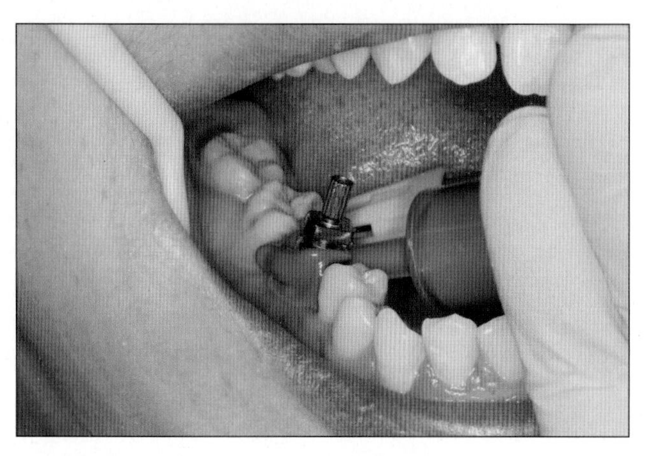

图2-2-10　在医生为患者注射印模材料时，及时吸唾，增加患者舒适度并防止误吸

吸唾，提醒患者在印模材料未固化前头部制动、采用“鼻吸口呼”的呼吸方式，以确保取模准确性。

7. 取出托盘

（1）协助医生从患者口内取出托盘，必要时可配合三用枪喷头向印模边缘吹气，以辅助托盘顺利脱位。

（2）使用弯盘接过与转移体一起取下的托盘并连接替代体（图2-2-11）。这里需要特别注意的是，两种模型制取操作过程中的细微差异。

①非开窗式种植印模制取时，转移体需先从患者口内取出，再回插至初步固化的印模材料内（图2-2-12）。

②开窗式种植印模制取时转移体与初步固化的印模材料一并取下（图2-2-13）。

（3）记录医生及患者姓名、托盘类型及数量。

8. 比色和记录

（1）协助医生为患者比色。

（2）留取比色结果的图像记录（包括切端及颈部的分别比色）。

9. 印模消毒

使用印模表面专用消毒液对印模表面进行喷洒消毒。

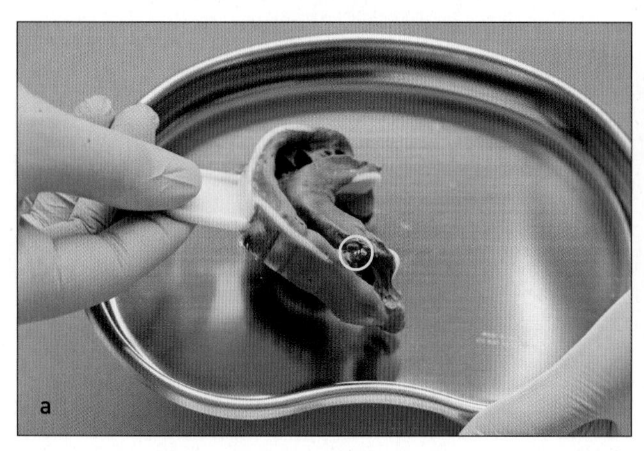

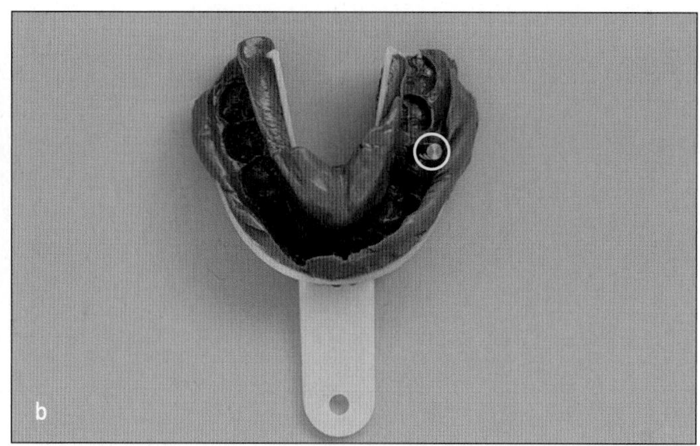

图2-2-11　使用弯盘接过与转移体一起取下的托盘并连接替代体

a. 使用弯盘接过与转移体一起取下的托盘（圆圈示从患者口内一起取下的转移体）

b. 连接好替代体的托盘（圆圈示）

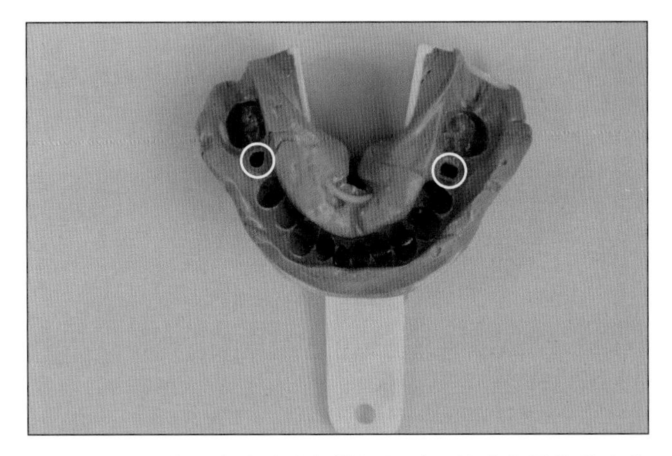

图2-2-12　非开窗式种植印模制取时，转移体需先从患者口内取出，再回插至初步固化的印模材料内（圆圈示放置非开窗式转移体的位置）

10. 转送印模

为避免交叉感染，将印模放入密闭转运盒内，转送至模型室灌注。

11. 登记

按照要求填写模型灌注登记单，填写内容包括：模型所属医生姓名、患者姓名、模型类型以及灌注要求。

12. 模型灌注

模型室护士进行模型灌注。

（四）操作后处置

1. 患者处置

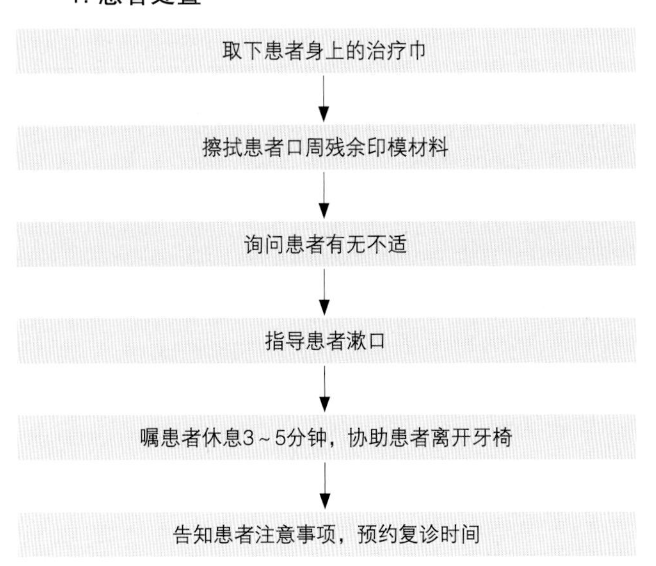

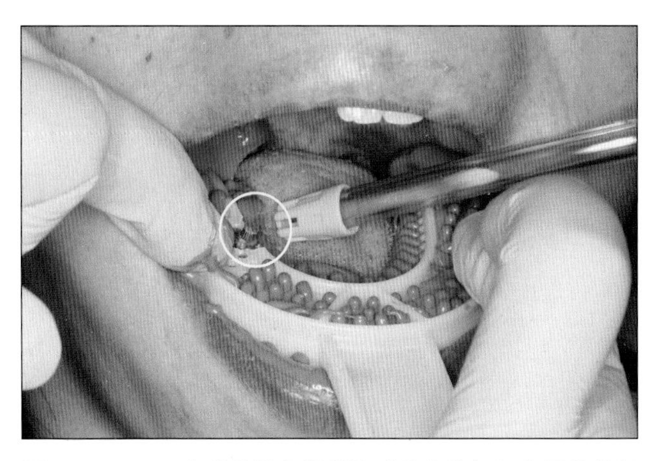

图2-2-13　开窗式种植印模制取时转移体与初步固化的印模材料一并取下（圆圈示已固定在印模材料内的开窗式转移体）

2. 用物处置

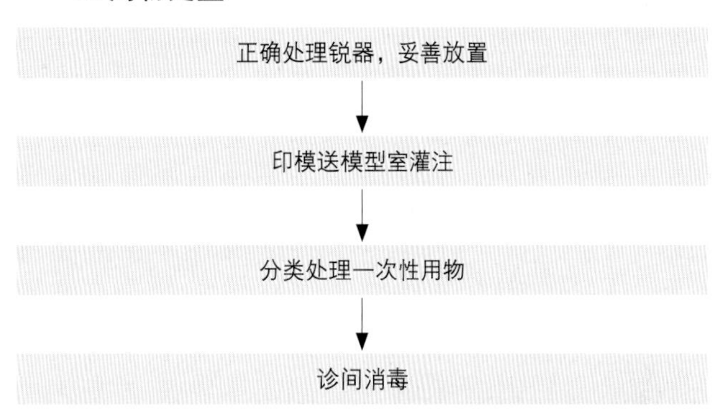

四、风险控制

1. 操作前，调节患者体位，保证取模时患者处于轻松的状态，以免因惊慌而造成各类不适。

2. 操作中应规范传递用物，避开患者头面部正上方并防止小器械误吞。

3. 为防止患者突然站立引发直立性低血压导致跌倒，需嘱患者在治疗椅上静待3～5分钟，再缓慢起身离开。

五、健康指导

1. 指导患者保持口腔清洁卫生，尤其是种植术区的清洁。

2. 用餐后及时清洁口腔，以免出现术区有食物残渣及软垢残留的情况。常见的辅助清洁用品包括牙线、牙间隙刷、冲牙器和漱口水等。

3. 告知患者遵医嘱定期复诊，如有以下不适症状需及时联系主诊医生。

（1）愈合基台松动或脱落

由于不同的固位方式，部分患者可能会发生愈合基台的松动或脱落，若该情况出现，应将其妥善保管并及时与医护人员联系。

（2）种植体周围炎症

种植体周围黏膜如有红肿、疼痛甚至轻微溢脓或发生种植体松动的现象，及时与医护人员联系。

综上所述，开窗式印模和非开窗式印模存在很多共同点和细微差别，而在种植相关的印模制取过程中，医护人员需具备熟练且专业的操作技能，才能进行娴熟的医护四手配合，从而做到医护无缝衔接，以保障诊疗安全，提高工作效率，提升患者满意度。

第3节
藻酸盐印模材料调拌操作技术

藻酸盐印模材料，属于一种传统的水胶体印模材料，同时具有不可逆性。其主要特点为：有较好的亲水性和流动性，价格低廉且操作方便。主要用于研究模型的制取、全口患者初印模的制取等临床操作，现如今，已成为国内外使用广泛的印模材料之一。将藻酸盐印模材料放置在口内需要进行修复的区域，待印模材料凝固后，可得到修复区域有关组织阴模。

一、目的

制订藻酸盐印模材料调拌的标准操作流程，规范医护人员的操作。

二、适用范围

本流程适用于口腔种植治疗室的医护人员。

三、操作流程

（一）评估

1. 环境评估

环境是否宽敞、明亮、舒适、安全和温湿度适宜。

2. 患者评估

评估患者全身和口腔局部情况，询问患者对藻酸盐材料有无过敏史。

（二）准备

1. 环境准备

环境干净整洁，做好空气和物体表面消毒准备工作，室内台面及地面用500mg/L含氯消毒液擦拭，采用空气消毒机进行空气消毒。

2. 用物准备

某品牌藻酸盐印模材料、清水、量勺（2个）、上下颌托盘、橡胶调拌碗、调拌刀和纸巾。

3. 患者准备

（1）告知患者在操作中的注意事项，以免患者在操作中有惊慌或不适等情况。

①切勿突然说话，如有不适，请举起左手向医生示意。

②由于藻酸盐印模材料具有流动性，会加重患者的咽反射，所以在取模时告知患者应目视前方，采用鼻吸口呼的方法。

③为患者取上颌印模时，嘱患者低头，可避免印

模材料向咽喉部流入，以此减轻患者咽反射。

（2）操作前，做好患者心理护理。在患者唇部涂医用凡士林，保持患者口唇润滑，防止口角拉伤。

4. 护士准备

护士着装整齐，穿工作服、戴一次性口罩和帽子以及行七步洗手法洗手。

（三）操作技术

在临床工作中，娴熟的操作技能不仅能提高医疗质量，还能缩短患者的治疗时间、提升患者的满意度。接下来将介绍藻酸盐印模材料调拌操作流程：包括藻酸盐印模材料调拌、印模消毒及灌注。

1. 藻酸盐印模材料调拌

（1）准备用物并核对藻酸盐印模材料有效期（图2-3-1）。

（2）晃动瓶身，进行藻酸盐粉剂的松解（图2-3-2）。

（3）严格按照厂家提供的粉液比例，进行粉剂（图2-3-3）和清水的取用。

（4）开始调拌时，速度由慢变快，应达到平均200r/min的速度。调拌过程中还应注意调拌刀刀面要紧贴碗壁（图2-3-4）。

（5）调拌上颌托盘材料时，将材料收成团状（图2-3-5）。

（6）将材料放于上颌托盘时，首先从上颌托盘的腭顶最高处放入，然后分别向左、向右各刮取一刀，并推压材料，这样可以避免产生气泡（图2-3-6）。

（7）调拌下颌材料时，将材料收成条状（图2-3-7）。

（8）放置下颌材料时，将材料从托盘舌侧远中端到近中端盛入（图2-3-8）。

（9）印模制取完成后，应达到的质量要求为：饱满、成型、均匀细腻、顺滑、无明显断层、无明显气泡且充满整个牙列（图2-3-9）。

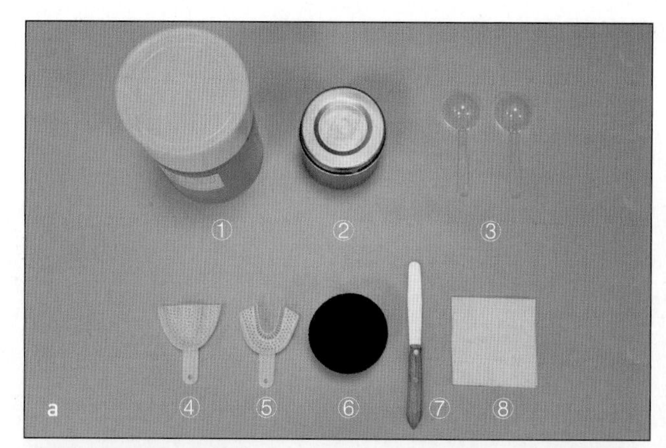

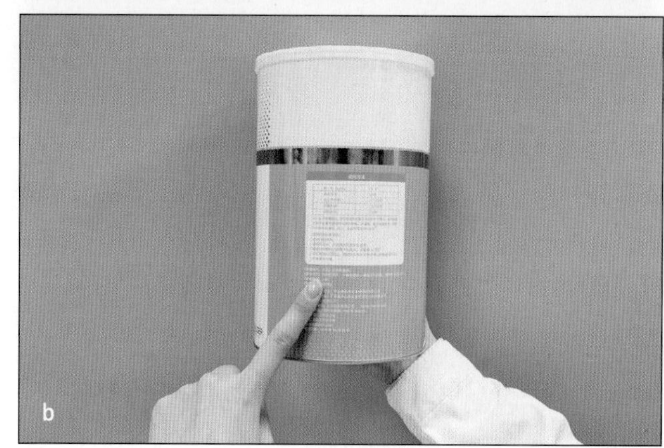

图2-3-1　准备用物并核对藻酸盐印模材料有效期

a. 用物准备齐全：①某品牌藻酸盐印模材料；②清水；③量勺（2个）；④上颌托盘；⑤下颌托盘；⑥橡胶调拌碗；⑦调拌刀；⑧纸巾

b. 核对藻酸盐印模材料有效期，确保其在有效期内

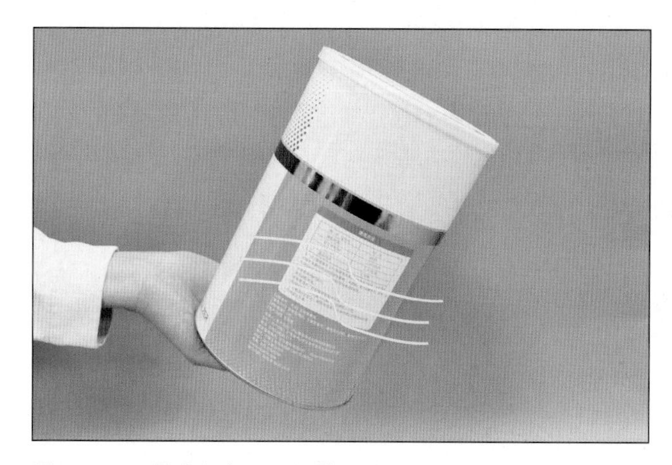

图2-3-2　晃动瓶身，进行藻酸盐粉剂的松解（线条示）

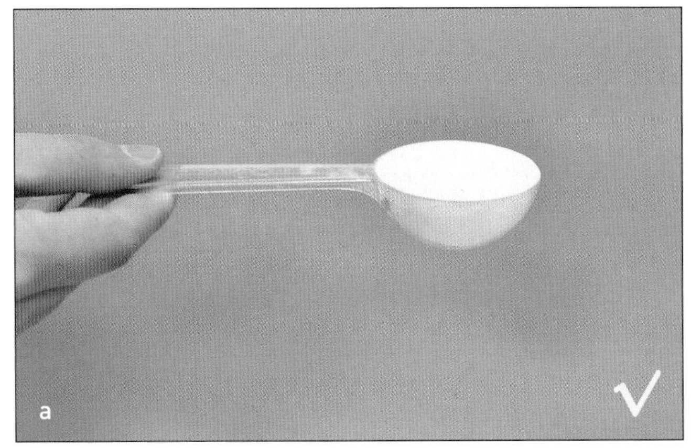

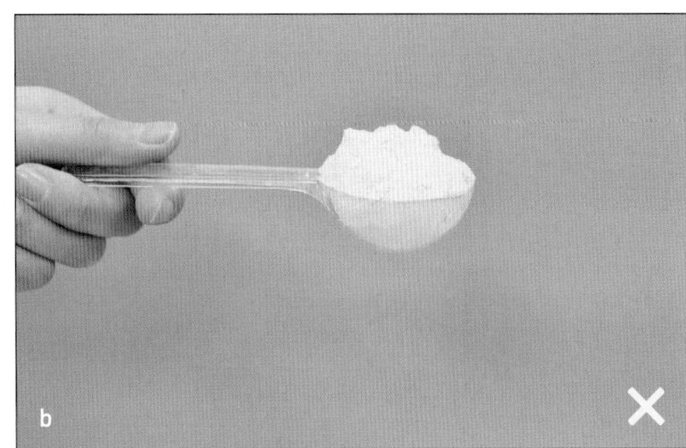

图2-3-3　取用粉剂对比图

a. 正确取用一勺藻酸盐粉剂

b. 错误取用一勺藻酸盐粉剂

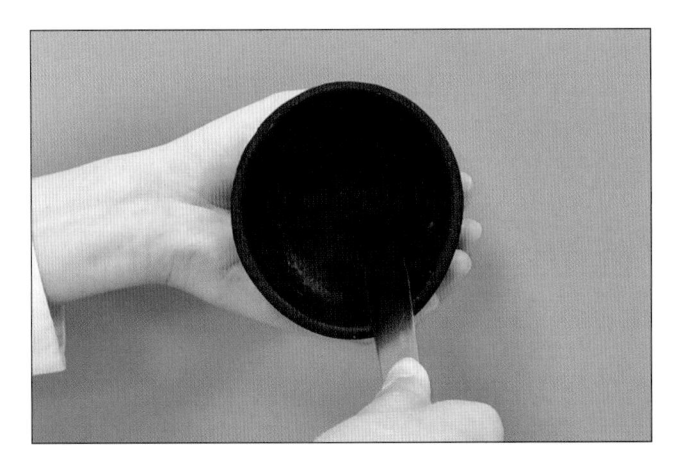

图2-3-4　调拌过程中调拌刀刀面与碗壁紧贴

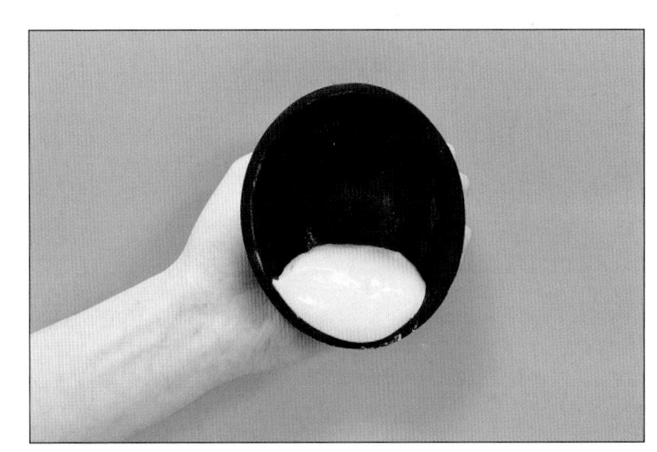

图2-3-5　调拌上颌托盘材料时，将材料收成团状

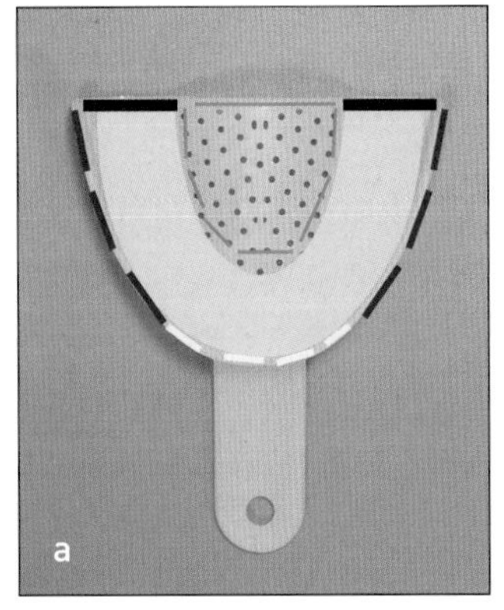

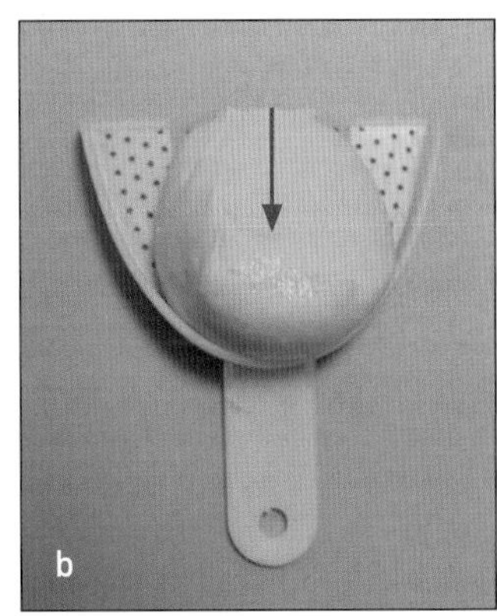

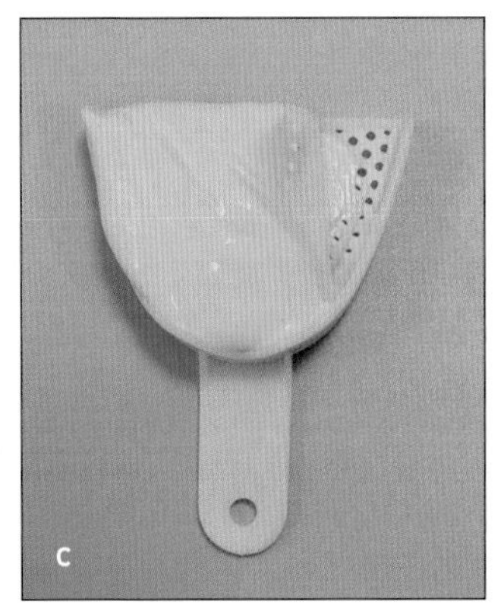

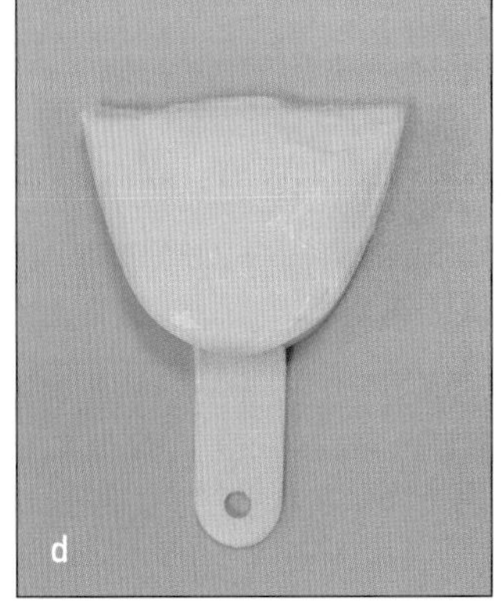

图2-3-6　放置上颌材料

a. 上颌托盘各部位示意图：绿色线区域为腭顶；蓝色区域为牙列；黑色线为磨牙后缘；蓝色线为颊侧；黄色线为唇侧

b. 将材料放置于腭顶（箭头示）

c. 向右刮取一刀推压盛入

d. 向左刮取一刀推压盛入

2. 印模消毒及灌注

（1）印模制取完成后，及时用水冲洗印模表面残留的唾液和血液，并将多余水分用三用枪吹去（图2-3-10）。

（2）使用印模表面专用消毒液，进行印模表面喷洒消毒。

（3）为防止交叉感染，应将印模放入密闭转运盒内，转送至模型室灌注。

（4）按照要求填写模型灌注登记单。填写内容包括：医生信息、患者信息、模型类别以及要求。

（5）印模灌注修整后，模型光滑平整，底座面应与殆面平行（图2-3-11）。

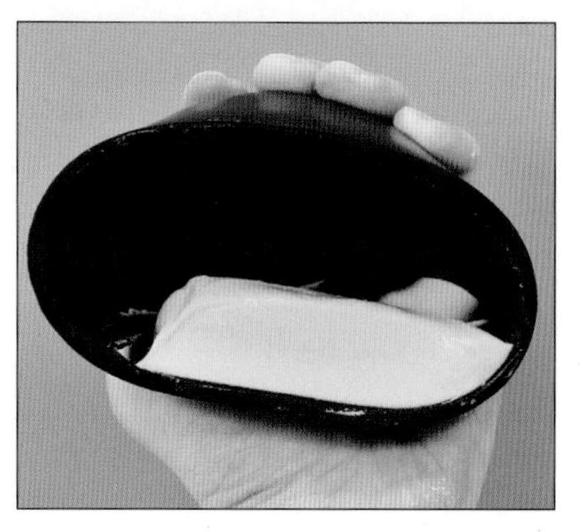

图2-3-7 调拌下颌材料时，将材料收成条状

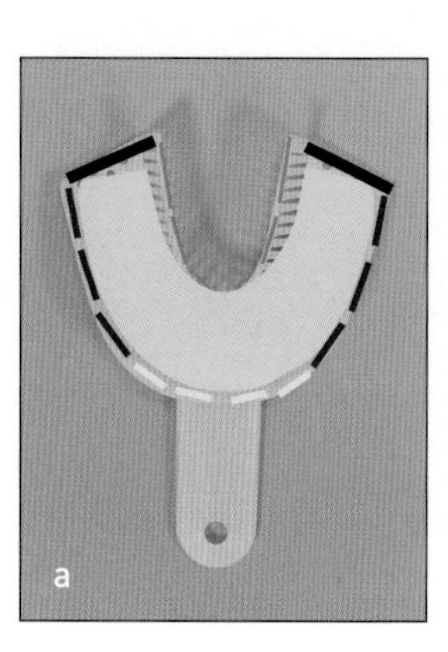

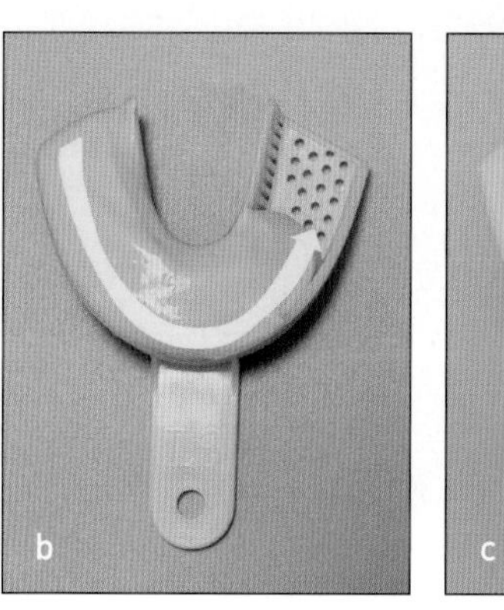

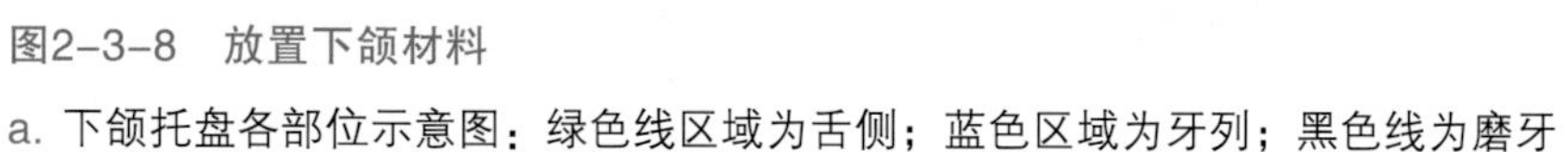

图2-3-8 放置下颌材料

a. 下颌托盘各部位示意图：绿色线区域为舌侧；蓝色区域为牙列；黑色线为磨牙后缘；蓝色线为颊侧；黄色线为唇侧

b. 先从托盘舌侧远中端盛入（箭头示）

c. 再从托盘舌侧远中端向近中端盛入

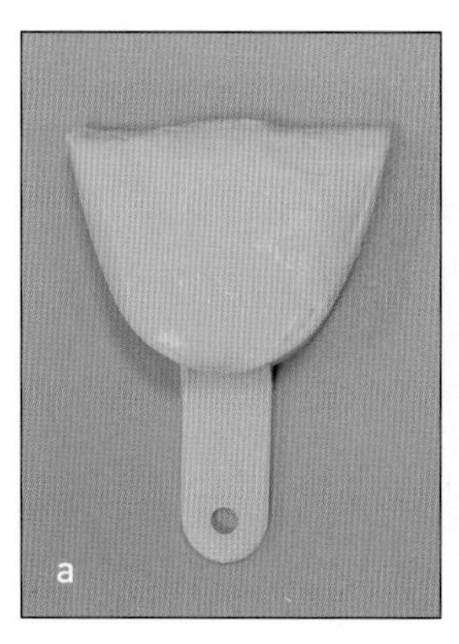

图2-3-9 印模质量要求

a，b. 藻酸盐印模材料饱满、成型、均匀细腻、顺滑、无明显断层、无明显气泡且充满整个牙列

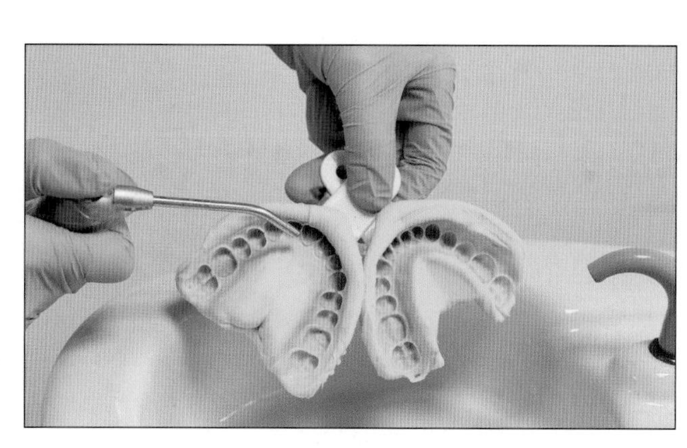

图2-3-10 用水冲洗印模表面残留的唾液和血液，并将多余水分用三用枪吹去

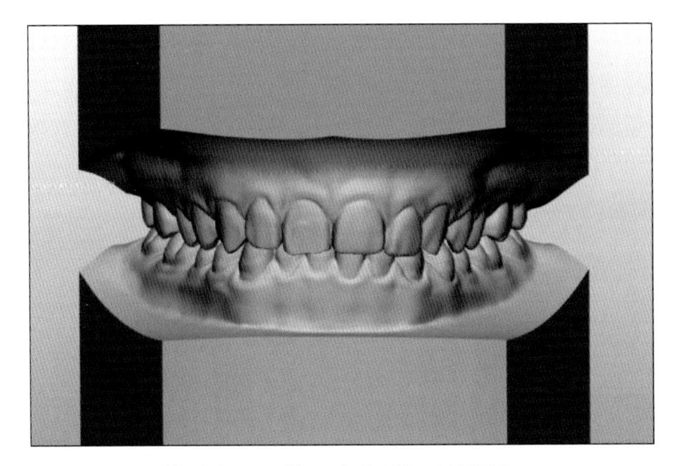

图2-3-11　模型光滑平整，底座面与𬌗面平行

（四）操作后处置

1. 患者处置

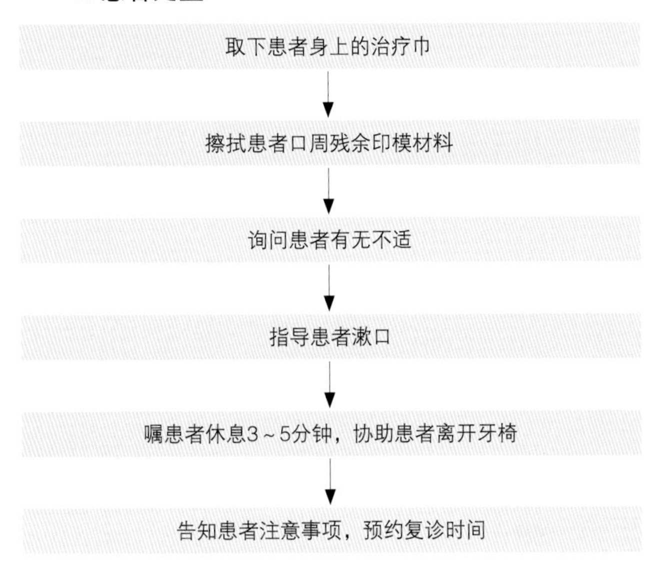

2. 用物处置

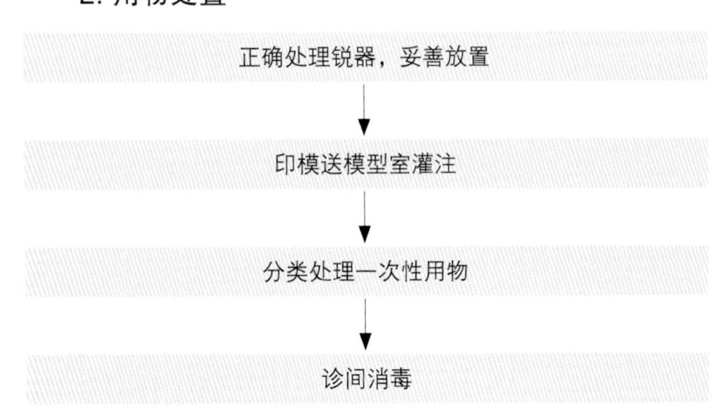

四、风险控制

1. 操作前，需调节患者体位，保证取模时患者处于轻松的状态，以免因惊慌而造成各类不适。

2. 操作时，应严格遵照厂家提供的建议进行调拌。以某品牌藻酸盐印模材料为例，总工作时间为1分30秒，温度为25℃，调和时间为30秒以及口内固化时间为3分钟（图2-3-12）。

3. 在调拌中，建议转速由慢变快，这是为了防止调拌动作幅度过大，将碗内的印模材料溢出。

4. 在调拌材料时，对材料排气、收刮和塑形的手法十分重要。

（1）一手握住橡皮碗，一手持调拌刀，使刀面与碗壁紧贴（图2-3-4）。

（2）将材料收刮至调拌碗前端，并在碗内将材料多次折叠，同时用调拌刀刀面挤压材料进行排气（图2-3-13），这样可以减少气泡的产生。

（3）将材料调拌均匀后，根据上下颌托盘的结构，将材料塑造为不同的形状，放置于托盘上（图2-3-5和图2-3-7）。

5. 调拌完成后，材料应达到的质量要求为饱满、成型、均匀细腻、顺滑、无明显断层、无明显气泡且充满整个牙列（图2-3-14）。

6. 调拌完成后，进行藻酸盐取模，制取好的印模需在15分钟内完成灌注，以确保所制取印模的精准

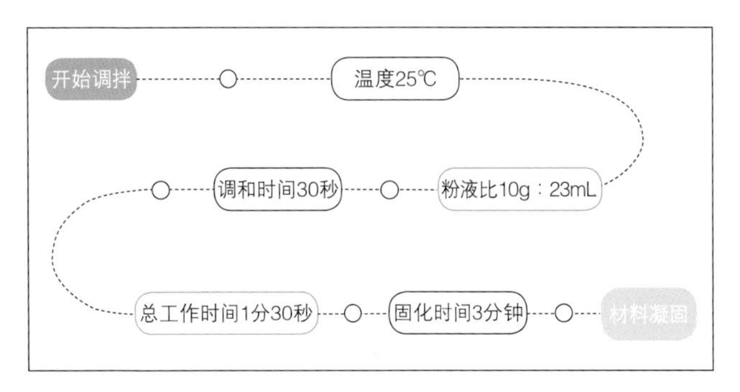

图2-3-12　以某品牌藻酸盐印模材料为例

总工作时间为1分30秒，温度为25℃，调和时间为30秒以及口内固化时间为3分钟

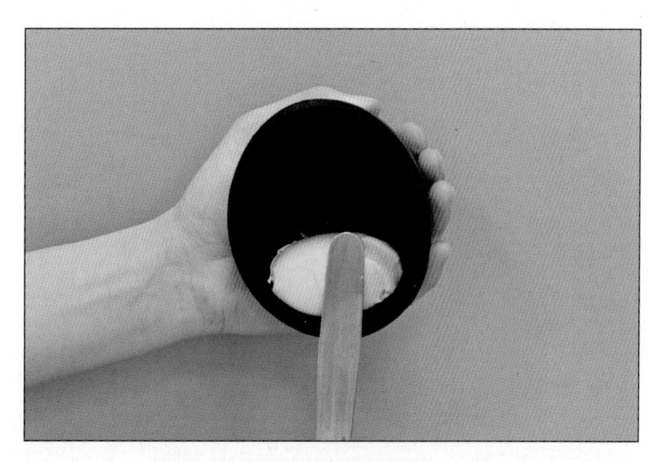

图2-3-13　将材料收刮至调拌碗前端，在碗内将材料进行多次折叠，同时用调拌刀刀面挤压材料进行排气

度。原因主要包括以下两个方面：

（1）因为调拌藻酸盐印模材料时需加水调和，所以在凝固后的印模中，含有较多水分，而随着水分的蒸发减少，印模体积会出现收缩或干裂，从而出现凝溢现象。

（2）若藻酸盐印模材料吸收大量水分，会造成印模体积膨胀，此为渗润现象。

以上两种现象都会改变印模的体积，从而给印模的精准度带来影响。

7. 使用完毕后，藻酸盐粉剂印模材料须及时加盖以作密封保存（图2-3-15），从而避免藻酸盐粉剂印模材料出现潮解，影响其性能。

综上所述，在种植手术前后的模型制取过程中，藻酸盐印模材料的调拌是重要的一个步骤，微小的误差对于术前诊断、术中精准植入、术后修复都有明显的影响。本节详细介绍了藻酸盐印模材料调拌的标准流程，以图片展示具体细节，有利于医护人员更直观地提高临床操作技能，进而有利于提高医疗质量、缩短治疗时间、提升患者满意度。对于精确反映口内软硬组织的印模制取还有其他几种方法，如聚醚、硅橡胶等材料的使用，在后续的章节中将一一展示。

推荐阅读

[1] 满毅. 口腔种植的精准二期手术和取模技巧[M]. 北京: 人民卫生出版社, 2020.

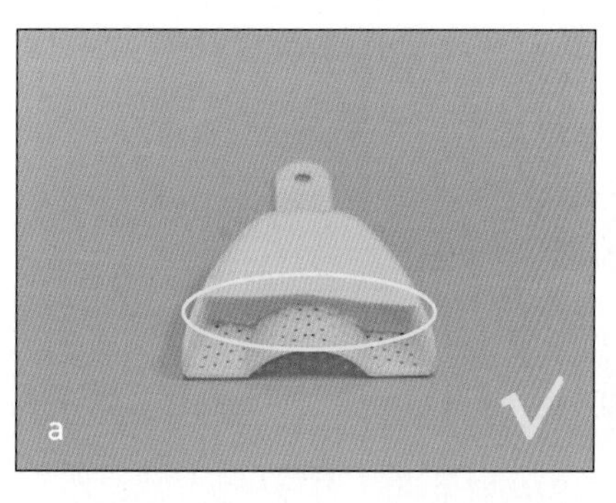

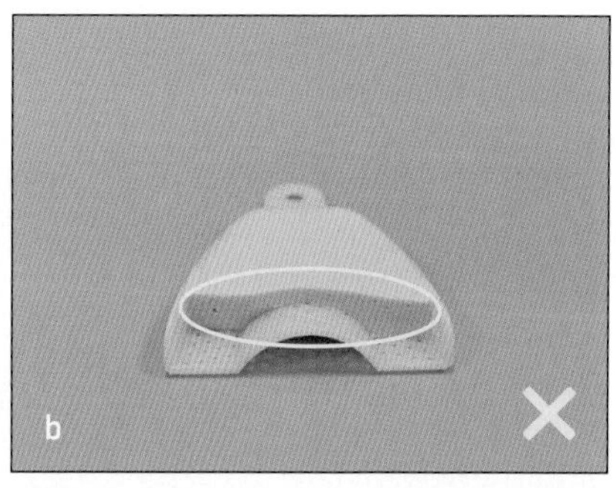

图2-3-14　藻酸盐质量对比图（切开后对比内部质量）

a. 均匀细腻、顺滑和无明显气泡，符合材料要求（圆圈示）

b. 表面粗糙、有明显颗粒和气泡，不符合材料要求（圆圈示）

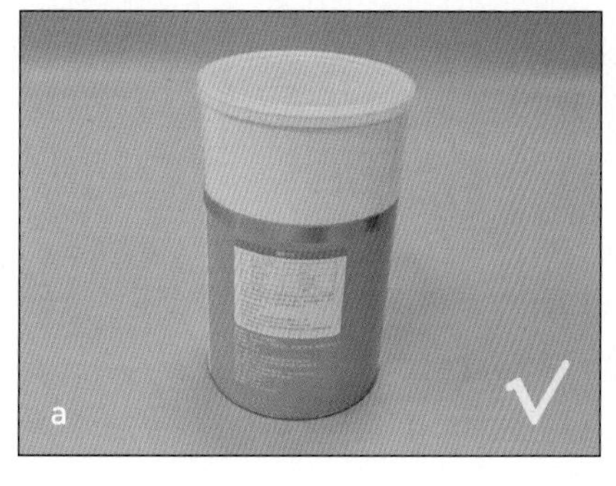

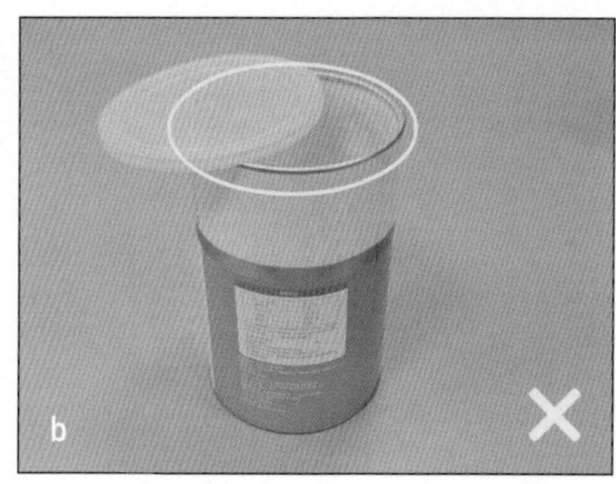

图2-3-15　藻酸盐粉剂保存方法对比图

a. 藻酸盐粉剂加盖密闭保存

b. 藻酸盐粉剂未加盖保存（圆圈示），此种情况会增加材料与空气的接触时间，加速材料潮解

第4节 手混硅橡胶印模材料调拌操作技术

硅橡胶印模材料，是一种临床上应用较广泛的弹性体印模材料之一。根据材料聚合反应的差异，可以区分为缩合型和加成型。本节将以加成型硅橡胶印模材料为例，进行讲解。它分为本剂（又称为基质糊剂）和催化剂（又称为催化糊剂）。临床上会使用硅橡胶印模材料二次双相印模法，进行种植印模制备，即采用高低稠度的硅橡胶联合使用，以使最终的印模强度、弹性，以及细节再现性更佳，且尺寸稳定。

手混硅橡胶印模材料调拌，是使用厂家提供的专用勺，按照厂家建议的1份本剂：1份催化剂的比例，用双手指腹将硅橡胶本剂和催化剂混合均匀并对其塑形，然后将材料放置于托盘上，用于制取口内软硬组织阴模。

一、目的

制订手混硅橡胶印模材料调拌的标准操作流程，规范医护人员的操作。

二、适用范围

本流程适用于口腔种植治疗室的医护人员。

三、操作流程

（一）评估

1. 环境评估

环境是否宽敞、明亮、舒适、安全和温湿度适宜。

2. 患者评估

评估患者全身和口腔局部情况，询问患者对硅橡胶材料有无过敏史。

（二）准备

1. 环境准备

环境干净整洁，做好空气和物体表面消毒准备工作，室内台面及地面用500mg/L含氯消毒液擦拭，采用空气消毒机进行空气消毒。

2. 用物准备

轻体枪、某品牌手混硅橡胶本剂、某品牌手混硅橡胶催化剂、取用勺、计时器、混合头、轻体、调拌纸、调拌刀和托盘（图2-4-1）。

3. 患者准备

（1）告知患者在操作中的注意事项，以免患者在操作中有惊慌或不适等情况。

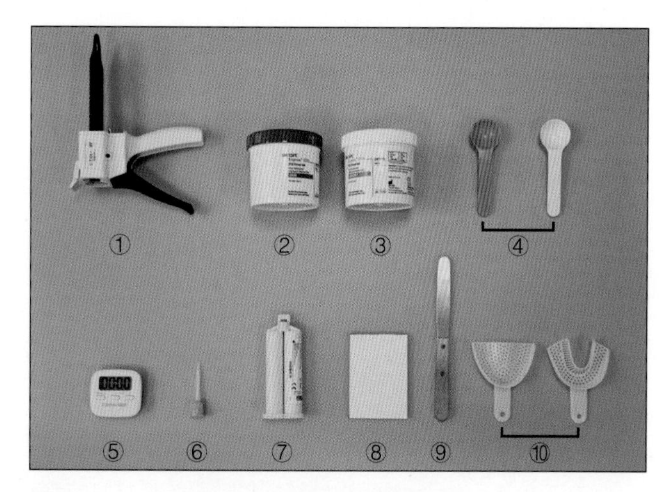

图2-4-1　手混硅橡胶印模制取用物准备

①轻体枪；②某品牌手混硅橡胶本剂；③某品牌手混硅橡胶催化剂；④取用勺；⑤计时器；⑥混合头；⑦轻体；⑧调拌纸；⑨调拌刀；⑩托盘

①切勿突然说话，如有不适，请举起左手向医生示意。

②由于印模材料具有流动性，会加重患者的咽反射，所以在取模时告知患者应目视前方，采用鼻吸口呼的方法。

③为患者取上颌印模时，嘱患者低头，可避免印模材料向咽喉部流入，以此减轻咽反射。

（2）操作前，做好患者心理护理。在患者唇部涂医用凡士林，保持患者口唇润滑，防止口角拉伤。

4. 护士准备

护士着装整齐，穿工作服、戴一次性口罩和帽子以及行七步洗手法洗手。

（三）操作技术

在临床工作中，娴熟的操作技能不仅能够提高医疗质量，还能提高操作效率、缩短印模制备时间、提升患者满意度。以下将以手混硅橡胶印模材料调拌、正确安装轻体枪、取用手混硅橡胶本剂和催化剂并揉搓材料3项操作技术来分别进行介绍。

1. 手混硅橡胶印模材料调拌

（1）安装轻体，并将轻体枪传递给医生（图2-4-2）。

（2）以某品牌为例，按照厂家建议，计时器计时3分30秒（图2-4-3）。

（3）按照厂家建议的比例，取用勺按照1∶1的比例进行本剂和催化剂的取用，放置于纸板上（图2-4-4）。

（4）均匀揉搓材料30秒，直至材料颜色均匀（图2-4-5）。

（5）材料揉捏塑形后放置于托盘，充满整个牙列（图2-4-6）。

（6）用手指压出牙槽嵴的形状后，推注轻体于材料上，材料需覆盖手指压出的牙槽嵴位置，随后传递给医生（图2-4-7）。

2. 正确安装轻体枪

（1）打开轻体枪各卡扣开关（图2-4-8）。

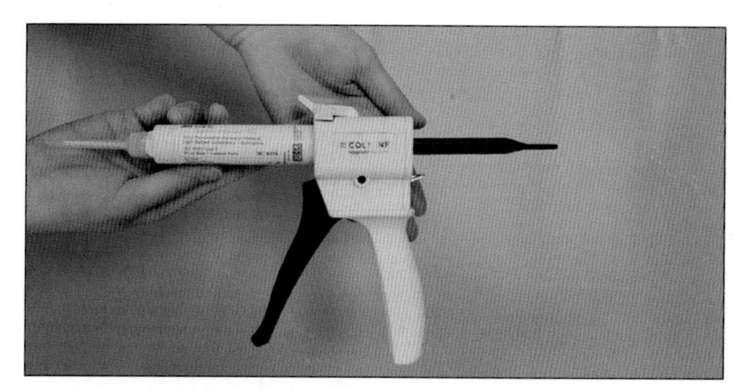

图2-4-2　安装轻体，并将轻体枪传递给医生

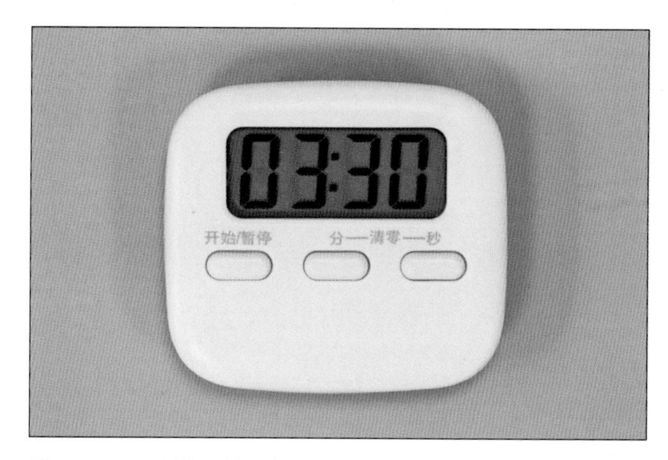

图2-4-3　以某品牌为例，按照厂家建议，计时器计时3分30秒

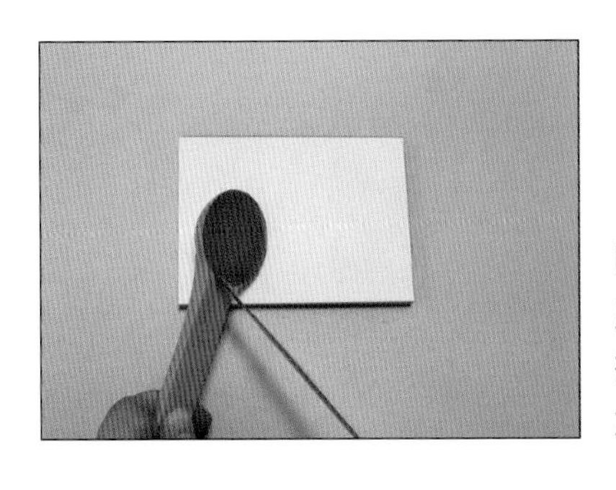

图2-4-4　取用勺按照1：1的比例进行本剂和催化剂的取用，放置于纸板上

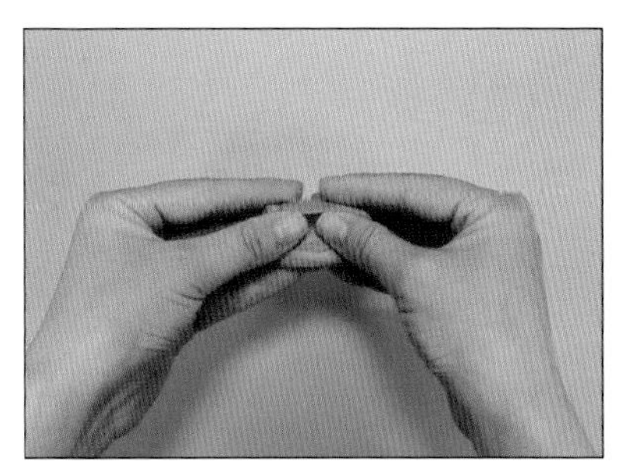

图2-4-5　均匀揉搓材料30秒，直至材料颜色均匀

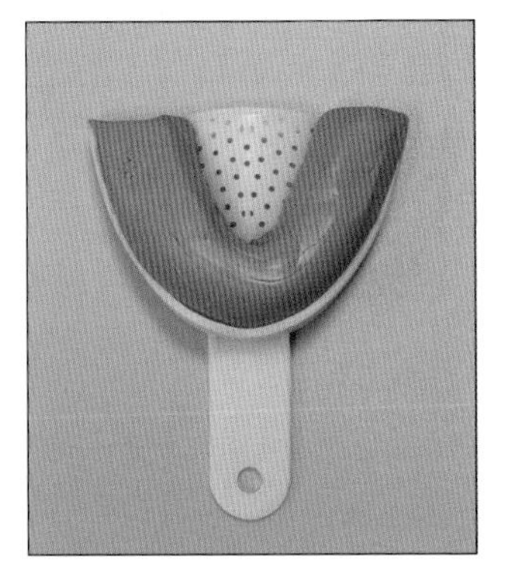

图2-4-6　材料揉捏塑形后放置于托盘，充满整个牙列

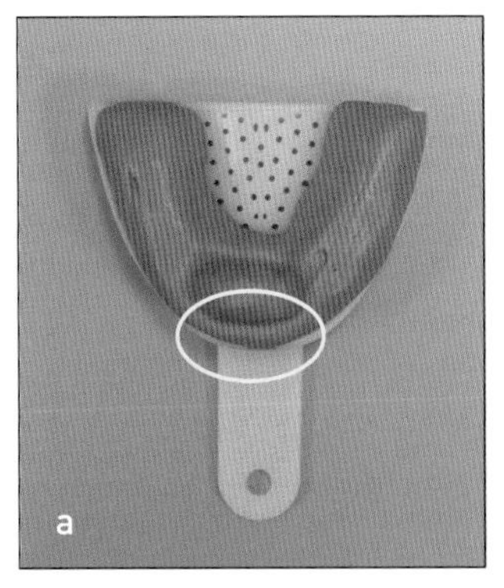

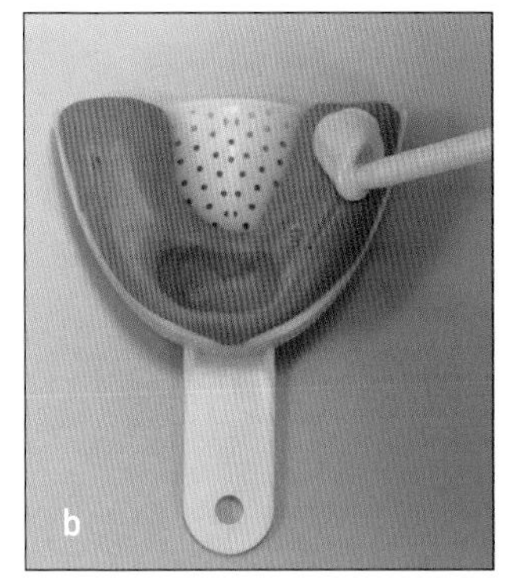

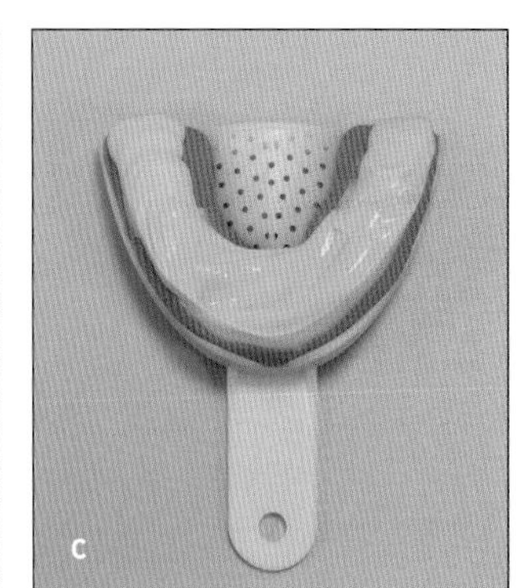

图2-4-7　材料充满整个牙列

a. 手指压出牙槽嵴位置（圆圈示）

b. 开始推注轻体材料

c. 材料覆盖整个托盘

（2）放入轻体，注意同对应材料卡槽对齐（图2-4-9）。

（3）关闭轻体枪各卡扣开关（图2-4-10）。

（4）将混合头卡孔与轻体卡孔一一对应连接（图2-4-11）。

（5）正确连接混合头后，顺时针锁紧混合头（图2-4-12）。

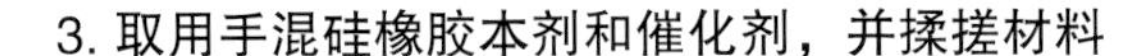

3. 取用手混硅橡胶本剂和催化剂，并揉搓材料

（1）取用手混硅橡胶本剂（图2-4-13）。

（2）将本剂放置于纸板上（图2-4-14）。

（3）擦洗本剂取用勺和调拌刀（图2-4-15）。

（4）取用手混硅橡胶催化剂，放置于纸板上（图2-4-16）。

（5）擦洗催化剂取用勺和调拌刀（图2-4-17）。

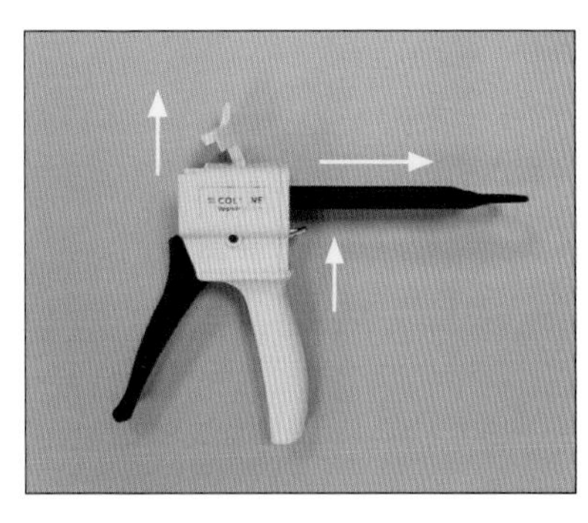

图2-4-8　打开轻体枪各卡扣开关（箭头示）

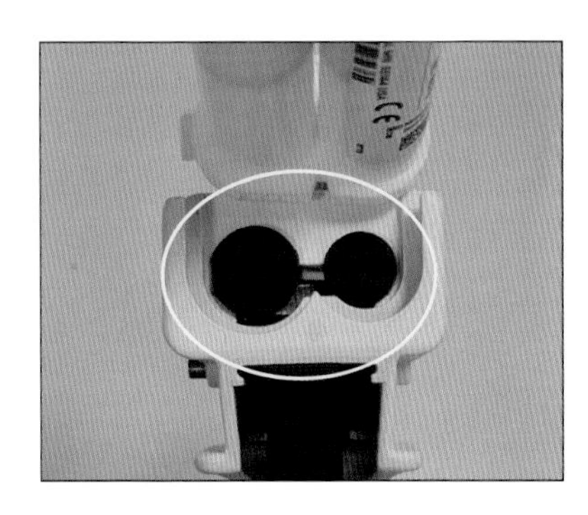

图2-4-9　放入轻体，注意同对应材料卡槽对齐（圆圈示）

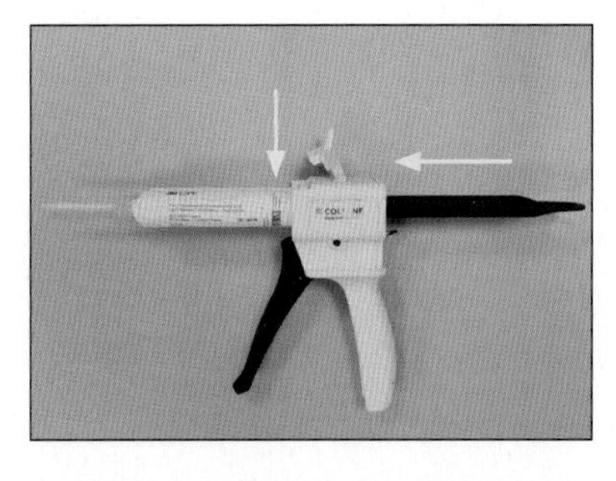

图2-4-10　关闭轻体枪各卡扣开关（箭头示）

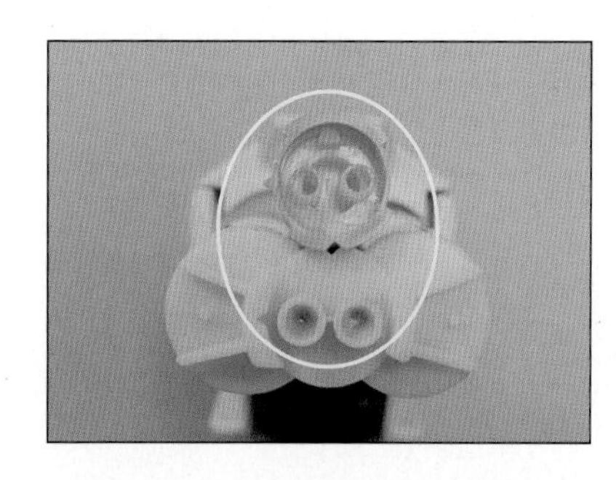

图2-4-11　将混合头卡孔与轻体卡孔一一对应连接（圆圈示）

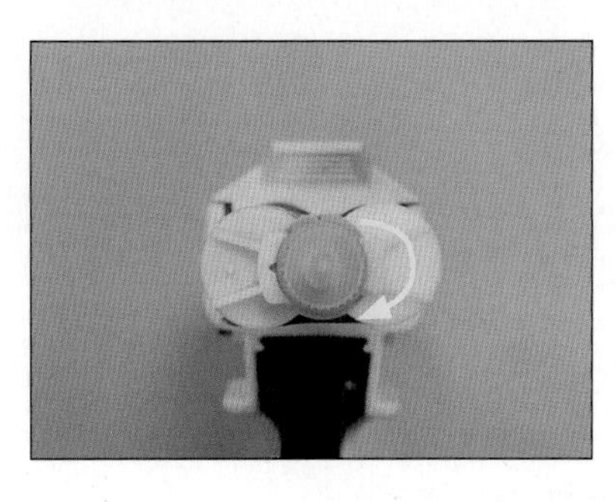

图2-4-12　正确连接混合头后，顺时针锁紧混合头（箭头示）

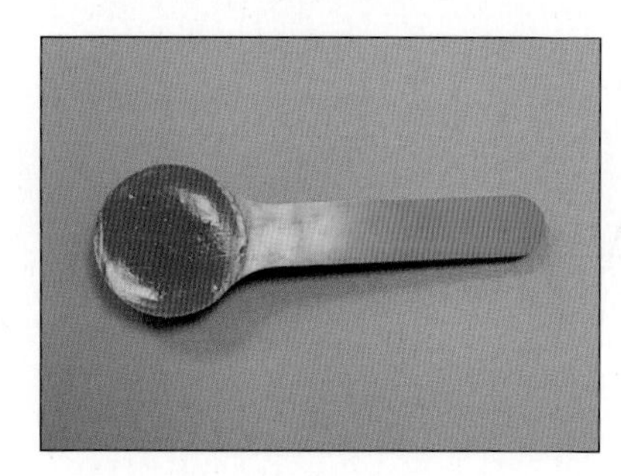

图2-4-13　取用手混硅橡胶本剂

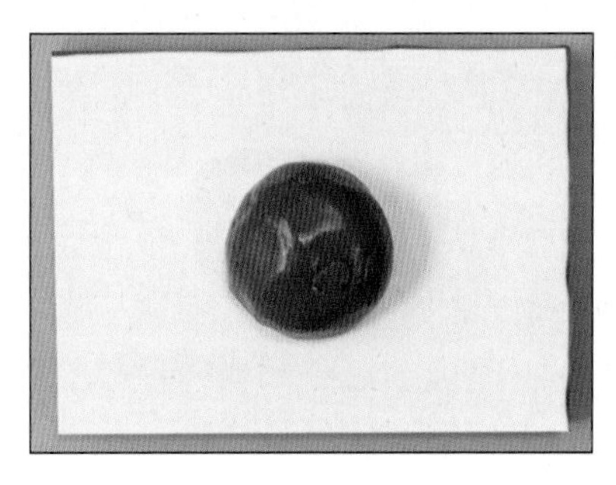

图2-4-14　将本剂放置于纸板上

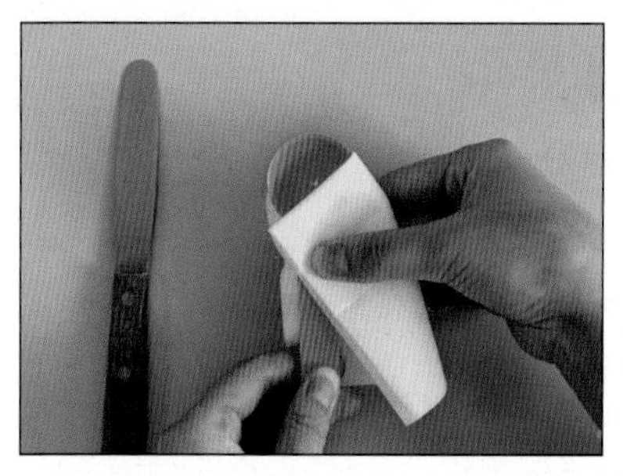

图2-4-15　擦洗本剂取用勺和调拌刀

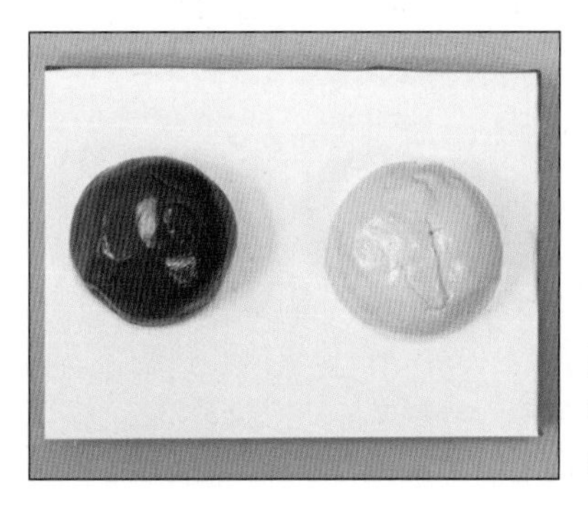

图2-4-16　将手混硅橡胶催化剂，放置于纸板上

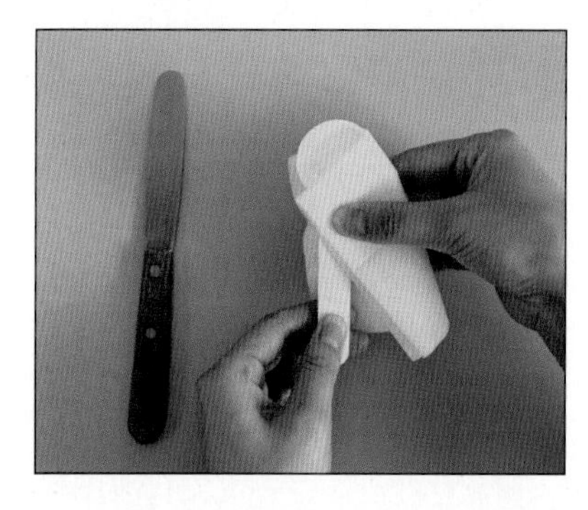

图2-4-17　擦洗催化剂取用勺和调拌刀

（6）均匀揉搓材料30秒，直至材料颜色均匀（图2-4-18）。

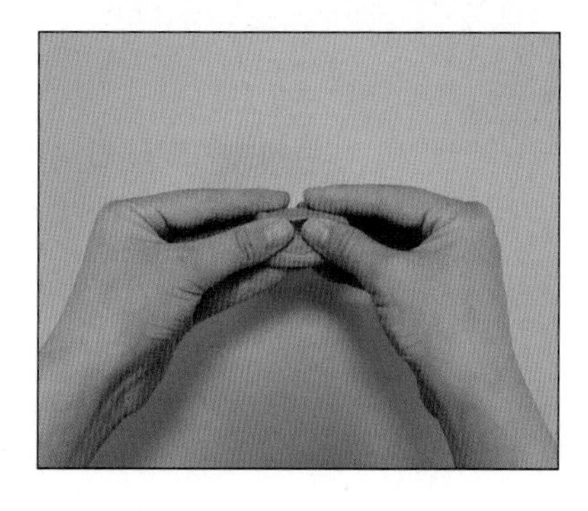

图2-4-18　均匀揉搓材料30秒，直至材料颜色均匀

（四）操作后处置

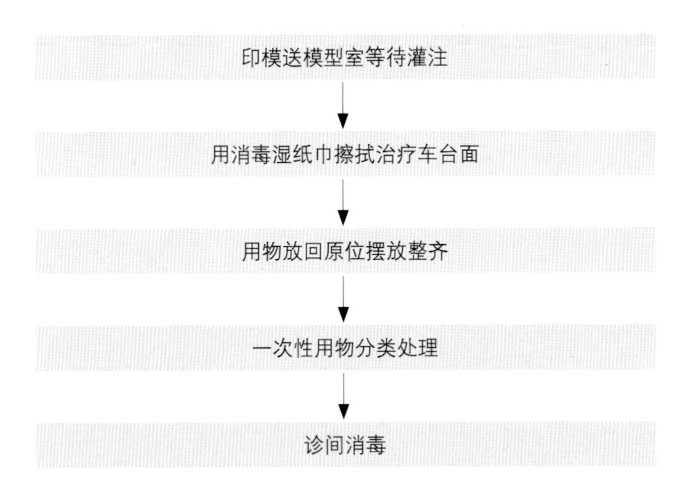

四、风险控制

1. 操作前，需调节患者体位，保证取模时患者处于轻松的状态，以免因惊慌而造成各类不适。

2. 在手混硅橡胶印模材料调拌的操作过程中，不应戴乳胶手套进行操作。其原因在于，此类手套表面存在硫化合物，而硫化合物会影响材料的凝固，甚至导致材料不再凝固。因此笔者建议行此类操作时，直接洗净双手后进行操作。此外，在需要戴手套进行此类操作时，可以选用对材料凝固基本无影响的聚乙烯手套。

3. 操作时，厂家建议的操作调拌要求应该严格执行。以上述某品牌手混硅橡胶印模材料为例：温度23℃，操作时间60秒，总工作时间1分30秒，口内固化时间5分钟（图2-4-19）。

4. 取用材料时，应使用厂家提供的取用勺，按照1本剂：1催化剂的标准比例（即各一平勺）取用（图2-4-20）。

5. 按照厂家建议比例并取用材料后，用双手手指指腹，均匀有力地揉捏30秒，揉捏后材料颜色应均匀且材料质地细腻（图2-4-21）。

6. 调拌完成后的手混硅橡胶印模材料应达到最终材料质量要求，材料应当无明显气泡、无明显断层、均质、光滑、细腻以及充满整个牙列（图2-4-22）。

综上所述，在种植印模制取过程中，手混硅橡胶印模材料的调拌是重要的一个步骤，微小的误差对于印模的制取和后期牙冠的制作，都有不可忽视的影响。调拌过程中精细、规范的操作，有利于提高调拌的成功率。本节详细介绍了手混硅橡胶印模材料调拌的标准流程，以图片展示具体细节，有利于医护人员更直观地提高临床操作技能，进而有利于提高医疗质量、缩短治疗时间、提升患者满意度。

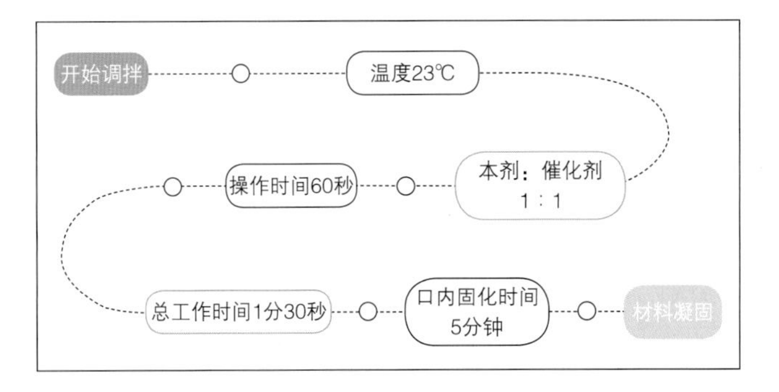

图2-4-19 以某品牌手混硅橡胶印模材料为例

温度23℃，操作时间60秒，总工作时间1分30秒，口内固化时间5分钟

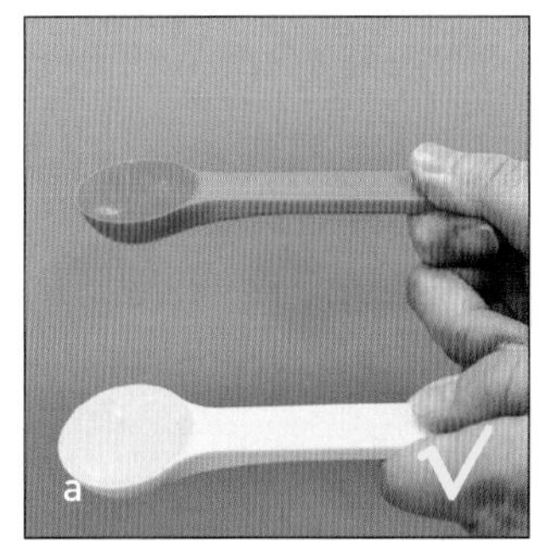

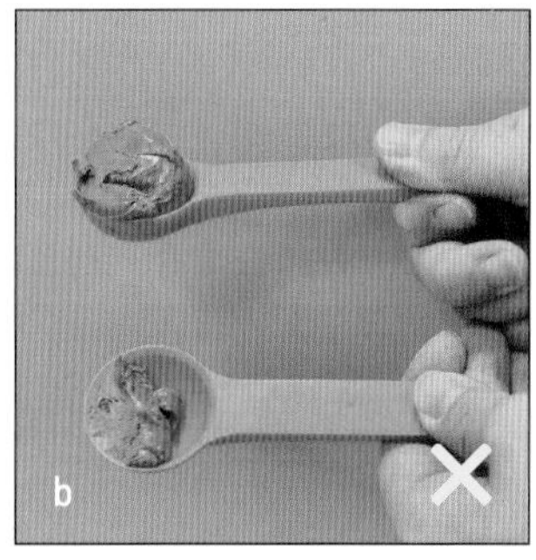

图2-4-20 取用材料

a. 正确比例取用：按照1本剂：1催化剂的标准比例（即各一平勺）取用

b. 错误比例取用：上方材料取用过多，超出一平勺的取用量；下方材料取用过少，不足一平勺的取用量

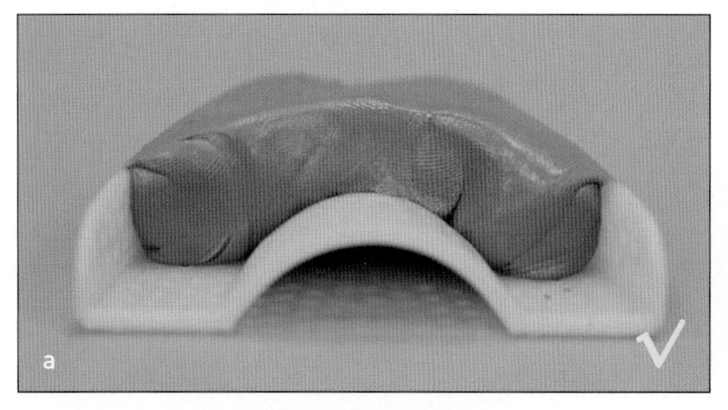

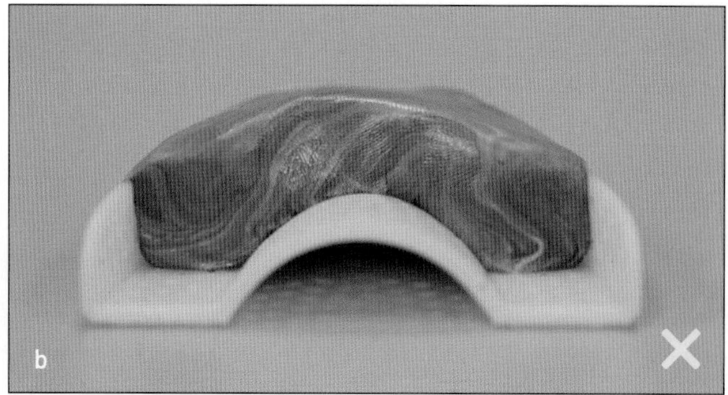

图2-4-21　正确与错误揉搓材料的颜色对比

a. 正确揉捏材料：颜色均匀，质地细腻

b. 错误揉捏材料：颜色不均匀，质地粗糙

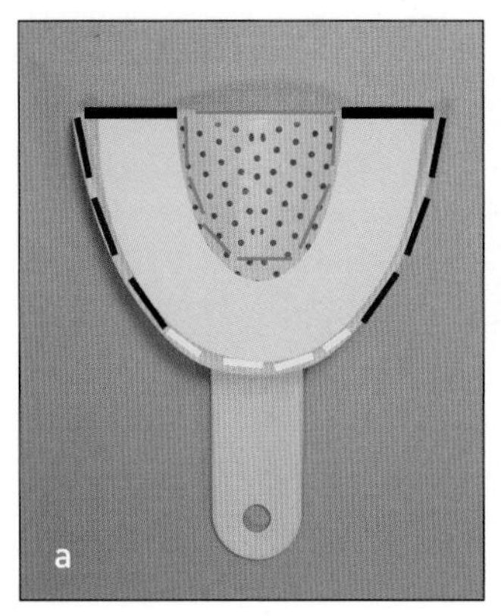

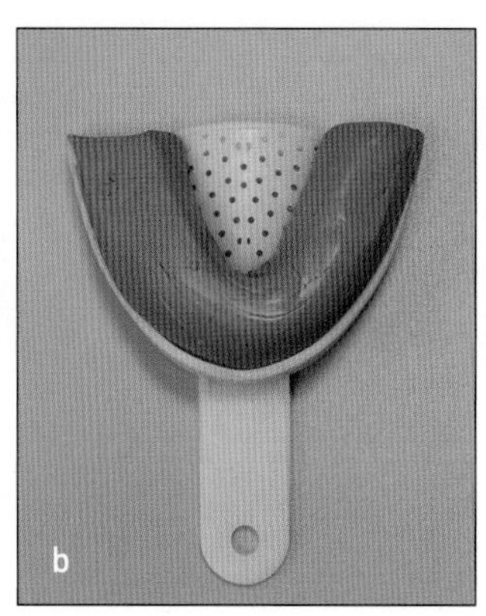

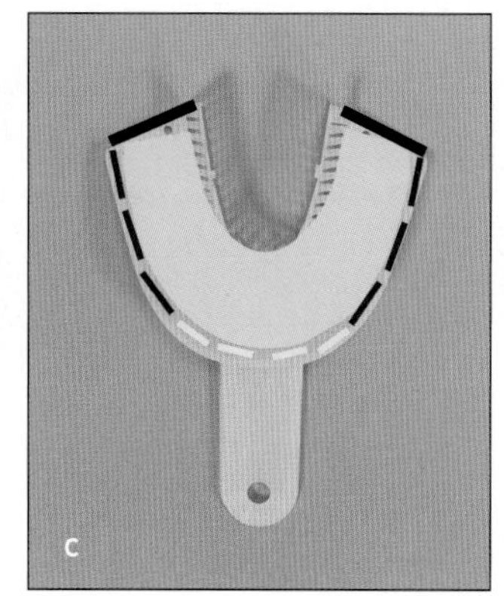

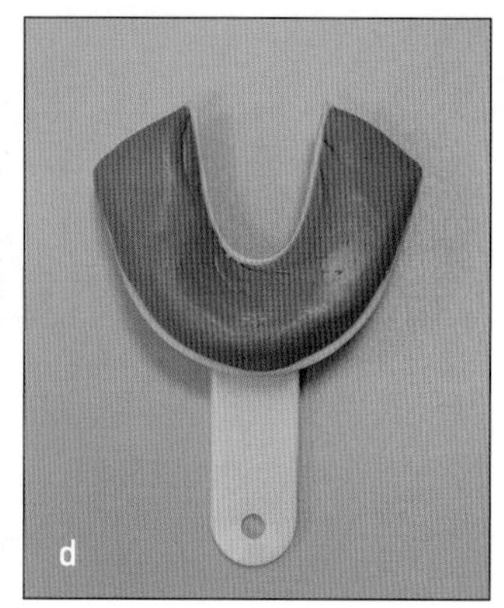

图2-4-22　材料达到质量要求，并分别放置于上颌托盘和下颌托盘

a. 上颌托盘各部位示意图：绿色线区域为腭顶；蓝色区域为牙列；黑色线为磨牙后缘；蓝色线为颊侧；黄色线为唇侧

b. 将材料置于上颌托盘：材料应当无明显气泡、无明显断层、均质、光滑、细腻以及充满整个牙列

c. 下颌托盘各部位示意图：绿色线区域为舌侧；蓝色区域为牙列；黑色线为磨牙后缘；蓝色线为颊侧；黄色线为唇侧

d. 将材料置于下颌托盘：材料应当无明显气泡、无明显断层、均质、光滑、细腻以及充满整个牙列

推荐阅读

[1] 满毅. 口腔种植的精准二期手术和取模技巧——如何避免模型的毫米级误差[M]. 北京: 人民卫生出版社, 2020.

第5节
机用硅橡胶印模材料调拌操作技术

硅橡胶印模材料，是一种临床上应用较广泛的弹性体印模材料之一。根据材料聚合反应的差异，可以区分为缩合型和加成型。本节将以加成型硅橡胶材料为例，进行讲解。它分为本剂（又称为基质糊剂）和催化剂（又称为催化糊剂）。

机用硅橡胶印模材料调拌，是使用厂家指定的材料配套使用混合机器，将本剂和催化剂混合均匀后，然后将其放置于托盘上，用于制取口内软硬组织阴模。

一、目的

制订机用硅橡胶印模材料调拌的标准操作流程，规范医护人员的操作。

二、适用范围

本流程适用于口腔种植治疗室的医护人员。

三、操作流程

（一）评估

1. 环境评估

环境是否宽敞、明亮、舒适、安全和温湿度适宜。

2. 患者评估

评估患者全身和口腔局部情况，询问患者对硅橡胶材料有无过敏史。

（二）准备

1. 环境准备

环境干净整洁，做好空气和物体表面消毒准备工作，室内台面及地面用500mg/L含氯消毒液擦拭，采用空气消毒机进行空气消毒。

2. 用物准备

机用硅橡胶印模材料专用印模混合机、机用硅橡胶印模材料、混合头锁扣和一次性混合头（图2-5-1）。

3. 患者准备

（1）告知患者在操作中的注意事项，以免患者在操作中有惊慌或不适等情况。

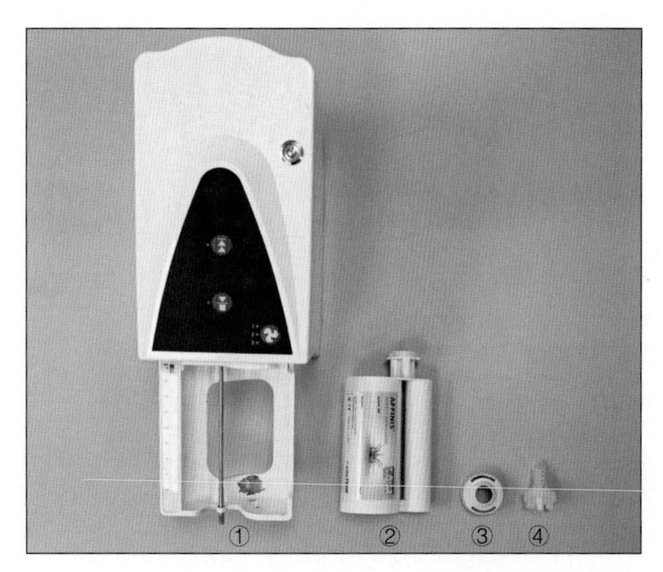

图2-5-1 机用硅橡胶印模材料调拌技术准备用物

①机用硅橡胶印模材料专用印模混合机；②机用硅橡胶印模材料；③混合头锁扣；④一次性混合头

①切勿突然说话，如有不适，请举起左手向医生示意。

②由于印模材料具有流动性，会加重患者的咽反射，所以在取模时告知患者应目视前方，采用鼻吸口呼的方法。

③为患者取上颌印模时，嘱患者低头，可避免印模材料向咽喉部流入，以此减轻患者咽反射。

（2）操作前，做好患者心理护理。在患者唇部涂医用凡士林，保持患者口唇润滑，防止口角拉伤。

4. 护士准备

护士着装整齐，穿工作服、戴一次性口罩和帽子以及行七步洗手法洗手。

（三）操作技术

在临床工作中，娴熟的操作技能不仅能够提高医疗质量，还能提高操作效率、缩短印模制备时间、提升患者满意度。以下将以机用硅橡胶印模材料调拌、安装一次性机混头和更换新装载的机用硅橡胶印模材料3项操作技术来分别进行介绍。

1. 机用硅橡胶印模材料调拌

（1）接通电源后，指示灯亮（图2-5-2）。

（2）确保使用进度线在安全进度指示线内（图2-5-3）。

（3）逆时针方向打开混合头锁扣（图2-5-4）。

（4）孔对孔正确安装一次性混合头（图2-5-5）。

（5）顺时针方向旋紧混合头锁扣（图2-5-6）。

（6）开始操作，按压“开始键/停止键”（图2-5-7）。

（7）将材料置于托盘上（图2-5-8）。

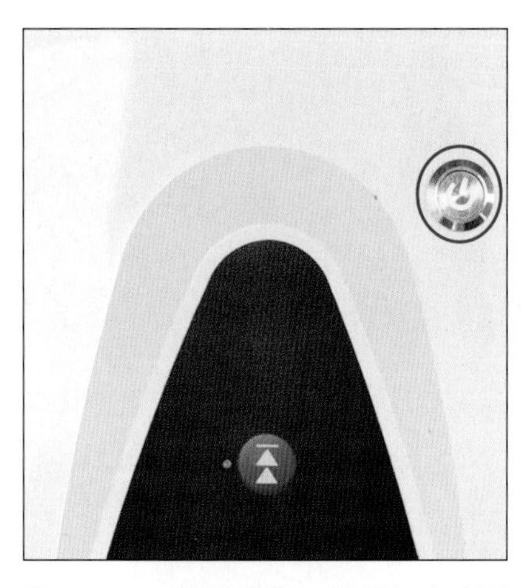

图2-5-2 接通电源，指示灯亮（圆圈示）

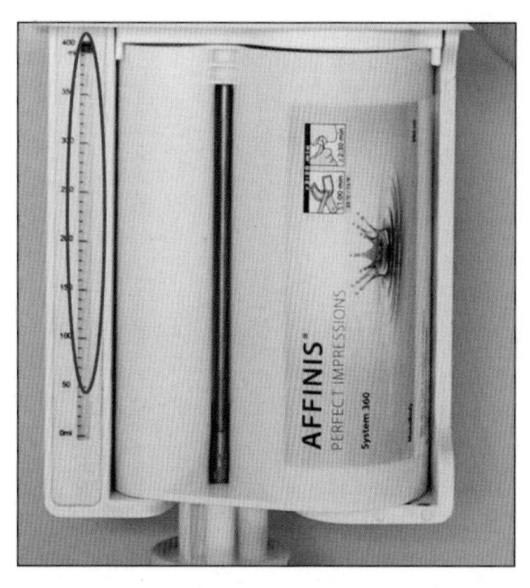

图2-5-3 安全进度指示线（圆圈示）

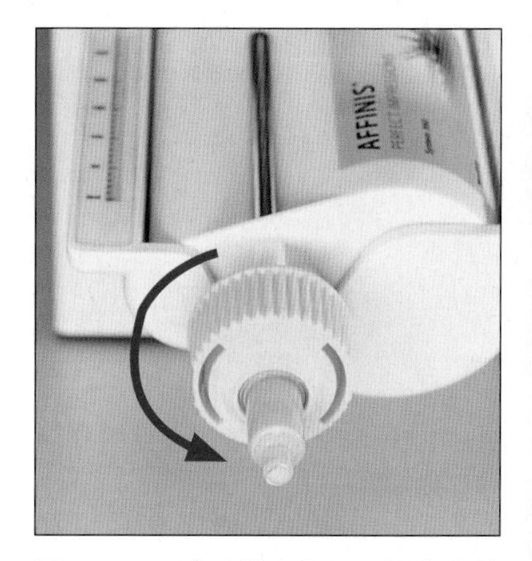

图2-5-4 逆时针方向打开混合头锁扣（箭头示）

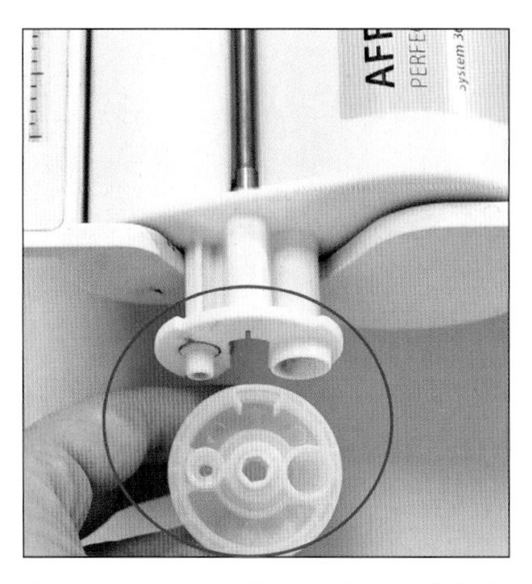

图2-5-5　孔对孔正确安装一次性混合头（圆圈示）

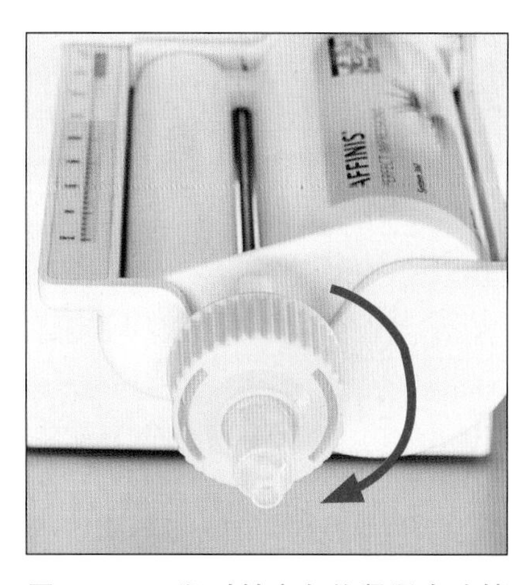

图2-5-6　顺时针方向旋紧混合头锁扣（箭头示）

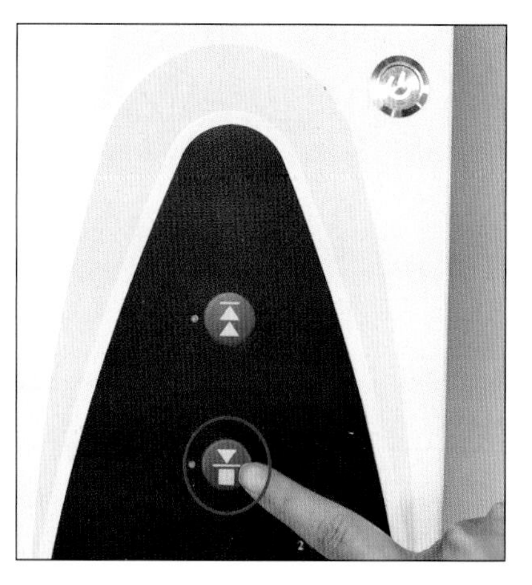

图2-5-7　开始操作，按压“开始键/停止键”（圆圈示）

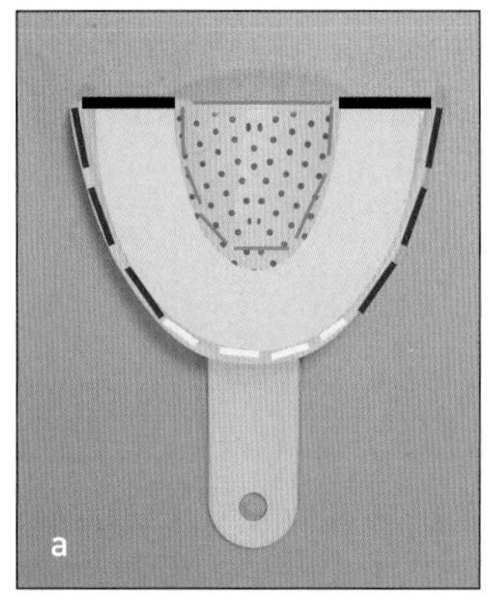

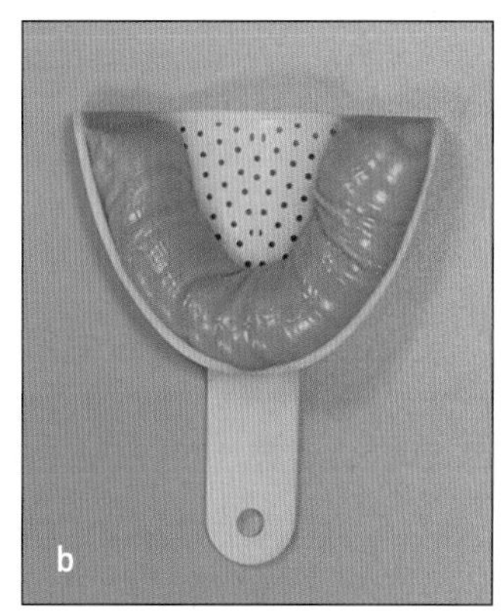

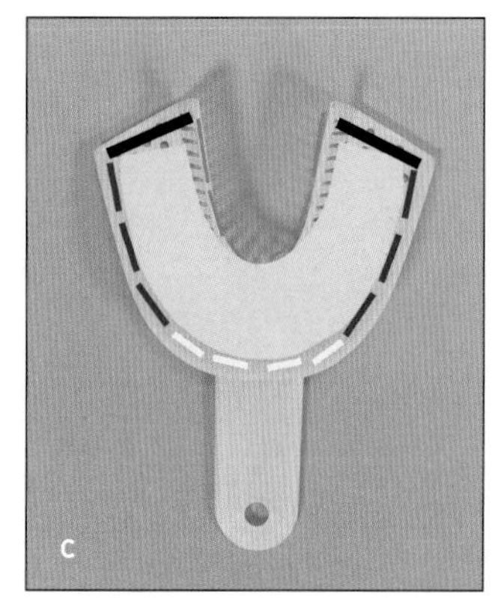

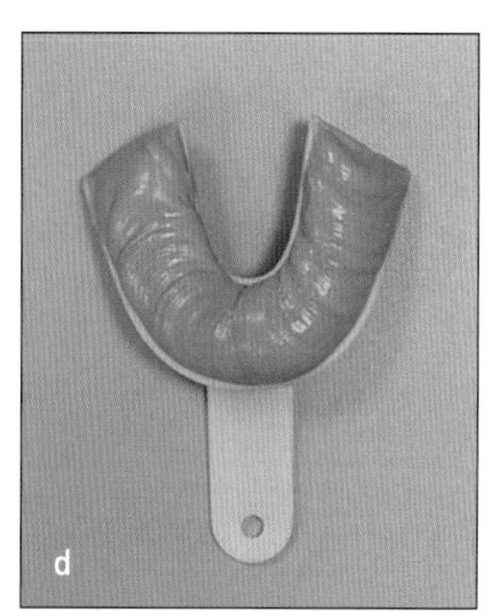

图2-5-8　将材料置于托盘上

a. 上颌托盘各部位示意图：绿色线区域为腭顶；蓝色区域为牙列；黑色线为磨牙后缘；蓝色线为颊侧；黄色线为唇侧

b. 将材料置于上颌托盘：材料应当无明显气泡、无明显断层、均质、光滑、细腻以及充满整个牙列

c. 下颌托盘各部位示意图：绿色线区域为舌侧；蓝色区域为牙列；黑色线为磨牙后缘；蓝色线为颊侧；黄色线为唇侧

d. 将材料置于下颌托盘：材料应当无明显气泡、无明显断层、均质、光滑、细腻以及充满整个牙列

（8）停止操作，按压“开始键/停止键”。

2. 安装一次性机混头

（1）逆时针方向打开混合头锁扣。

（2）卸下旧的机混头，注意卸下机混头的方向（图2-5-9）。

（3）放入新的混合头，注意混合头大小方向放入对应的接口（图2-5-10）。

（4）连接混合头后，顺时针方向旋紧混合头锁扣。

3. 更换新装载的机用硅橡胶印模材料

（1）按“复位键”，使机用硅橡胶专用印模混合机内驱动杆回缩，回到最初位置（图2-5-11）。

（2）取出用尽的材料套筒（图2-5-12）。

（3）安装新的机用硅橡胶印模材料套筒，注意安装时套筒放入对应的凹槽（图2-5-13）。

（4）初次使用时，由于管内本剂和催化剂出管速

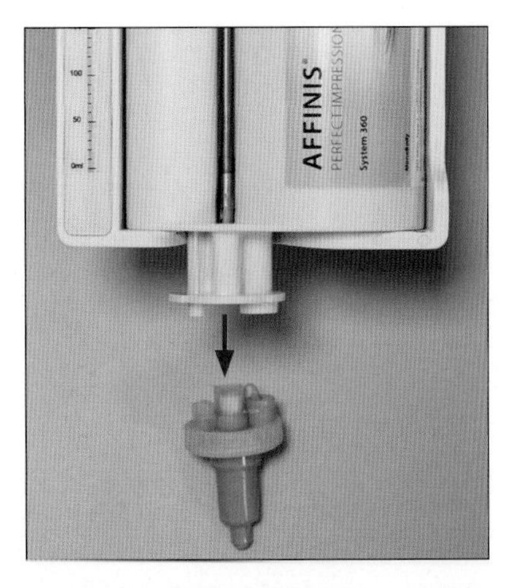

图2-5-9　卸下旧的机混头，注意卸下机混头的方向（箭头示）

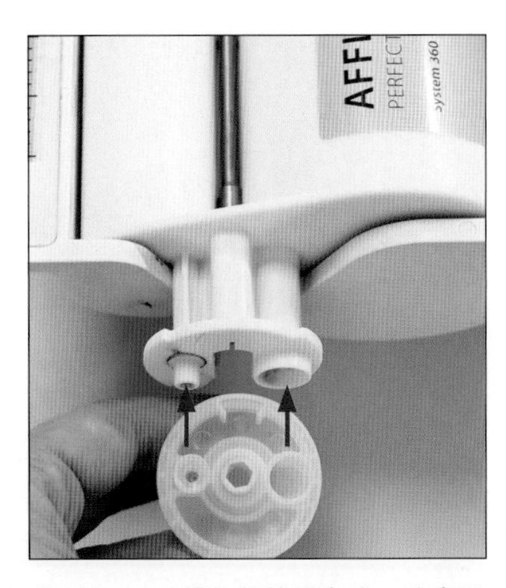

图2-5-10　放入新的混合头，注意混合头大小方向放入对应的接口（箭头示）

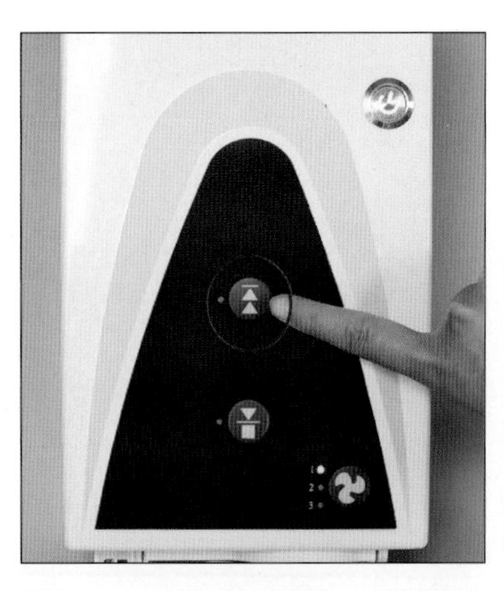

图2-5-11　按“复位键”，使机用硅橡胶专用印模混合机内驱动杆回缩，回到最初位置（圆圈示）

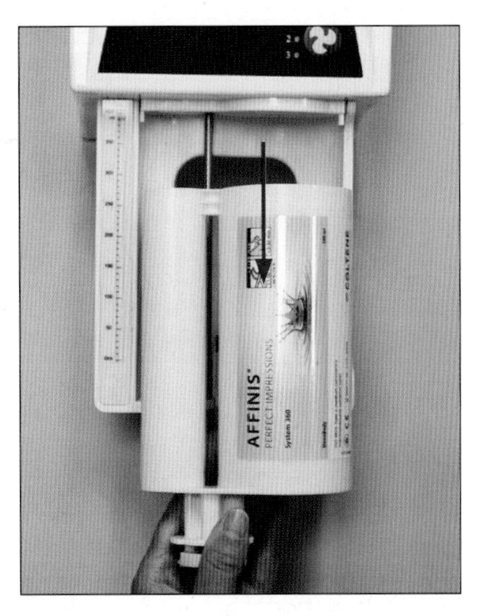

图2-5-12　取出用尽的材料套筒（箭头示）

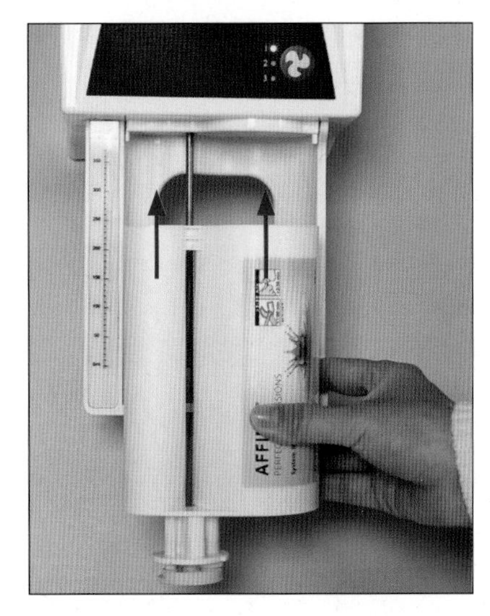

图2-5-13　安装新材料的套筒，注意安装时套筒放入对应的凹槽（箭头示）

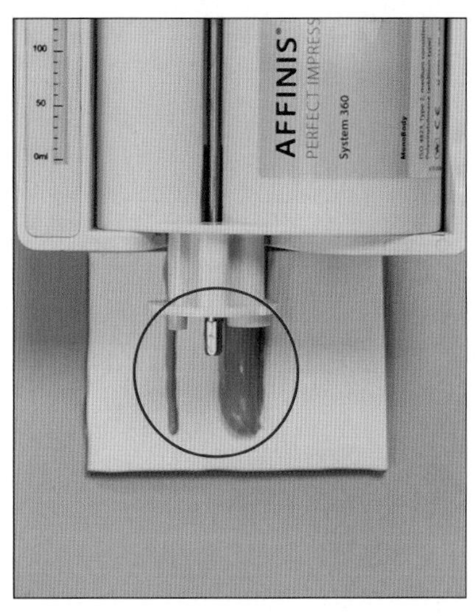

图2-5-14　初次使用时，建议舍弃最初排出的至少3mm材料，直至本剂和催化剂在出管时，速度和颜色均匀一致（圆圈示）

度和颜色不均匀一致，为了避免因为混合比例失衡，而导致的操作失败，所以建议舍弃最初排出的至少3mm材料，直至本剂和催化剂在出管时，速度和颜色均匀一致（图2-5-14）。

（5）孔对孔安装机混头。

（6）顺时针方向旋紧混合头锁扣。

（三）操作后处置

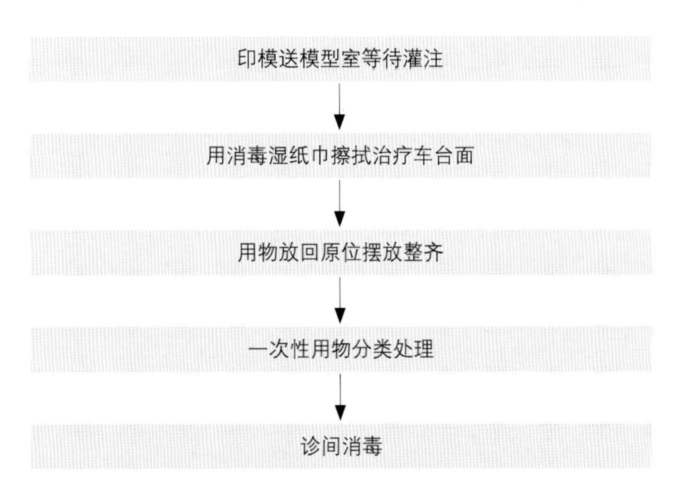

四、风险控制

1. 操作前，需调节患者体位，保证取模时患者处于轻松的状态，以免因惊慌而造成各类不适。

2. 操作时，厂家建议的操作调拌要求应该严格执行。以某品牌的机用硅橡胶印模材料为例：温度23℃，调和时间10秒，总工作时间90秒，口内固化时间150秒（图2-5-15）。

3. 操作时，查看混合机进度指示线所指示的材料用度：安全进度或者警示进度。如果指示线在警示进度内，评估材料用量是否满足本次操作的使用。如不满足，应立即更换新的材料，以保证本次操作的顺利进行（图2-5-16）。

4. 操作时，将材料置于托盘上，充满整个牙列（图2-5-17）。

5. 调拌完成后的机用硅橡胶印模材料，分别放置于上颌托盘和下颌托盘，应达到最终材料质量要求：材料应当无明显气泡、无明显断层、均质、光滑、细腻以及充满整个牙列（图2-5-18）。

6. 操作后，应该封闭包装，防止套筒内的材料发生污染。建议机混头应一直与混合机相连，直至下一次操作时，再更换新的机混头（图2-5-19和图2-5-20）。

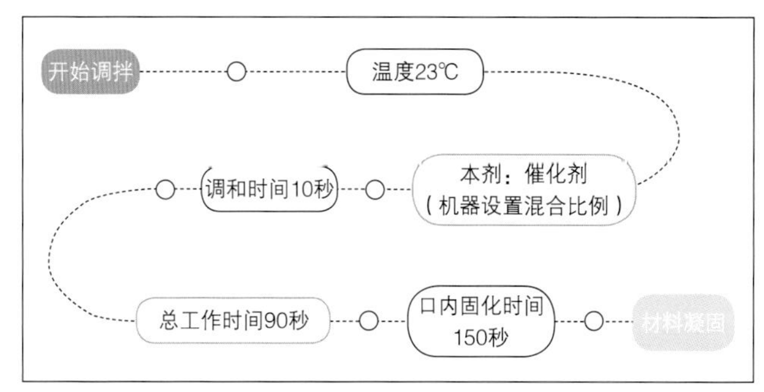

图2-5-15　以某品牌机用硅橡胶印模材料为例

温度23℃，调和时间10秒，总工作时间90秒，口内固化时间150秒

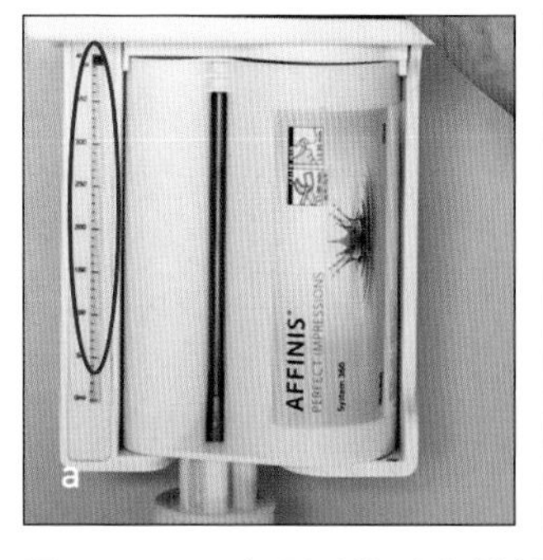

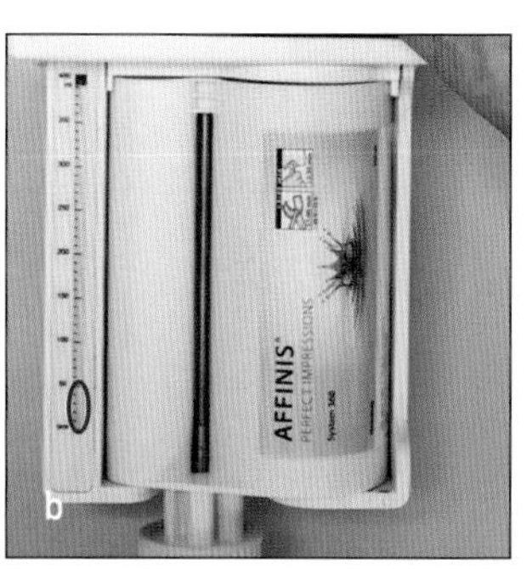

图2-5-16　机用硅橡胶印模材料混合机使用进度

a. 安全进度指示（圆圈示）

b. 警示进度指示（圆圈示）

综上所述，在种植印模制取过程中，机用硅橡胶印模材料的调拌是重要的一个步骤，微小的误差对于印模的制取和后期牙冠的制作，都有不可忽视的影响。调拌过程中精细、规范的操作，有利于提高调拌的成功率。本节详细介绍了机用硅橡胶印模材料调拌的标准流程，以图片展示具体细节，有利于医护人员更直观地提高临床操作技能，进而有利于提高医疗质量、缩短治疗时间、提升患者满意度。

推荐阅读

[1] 满毅. 口腔种植的精准二期手术和取模技巧——如何避免模型的毫米级误差[M]. 北京: 人民卫生出版社, 2020.

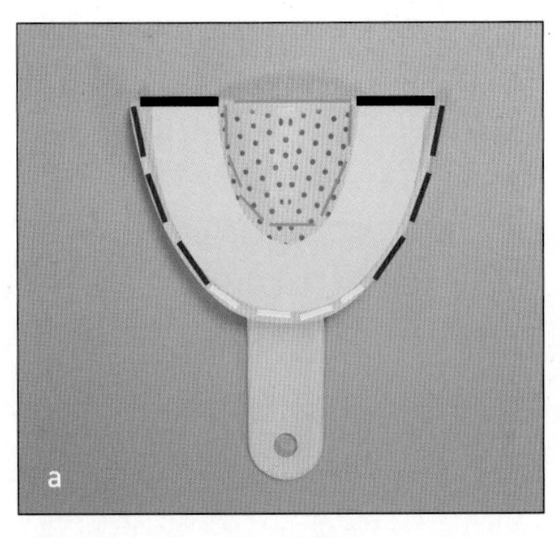

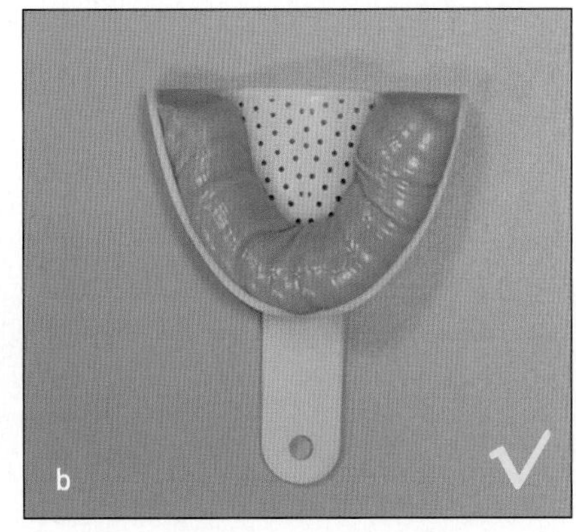

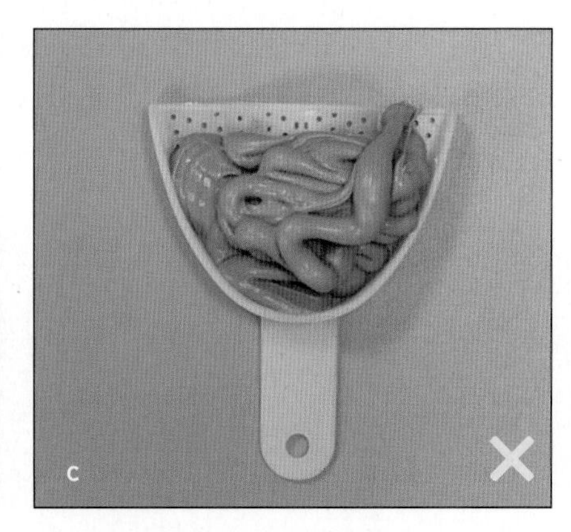

图2-5-17　材料置于托盘上

a. 上颌托盘各部位示意图：绿色线区域为腭顶；蓝色区域为牙列；黑色线为磨牙后缘；蓝色线为颊侧；黄色线为唇侧

b. 将材料放置于上颌托盘时，材料成型无断层，充满整个牙列，托盘唇侧、颊侧和磨牙后缘等位置材料饱满，符合要求

c. 将材料放置于上颌托盘时，材料不成型，托盘唇侧、颊侧和磨牙后缘等位置材料欠缺，不符合要求

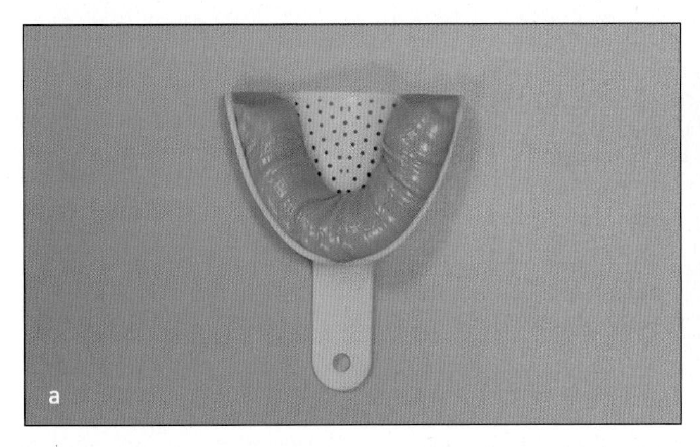

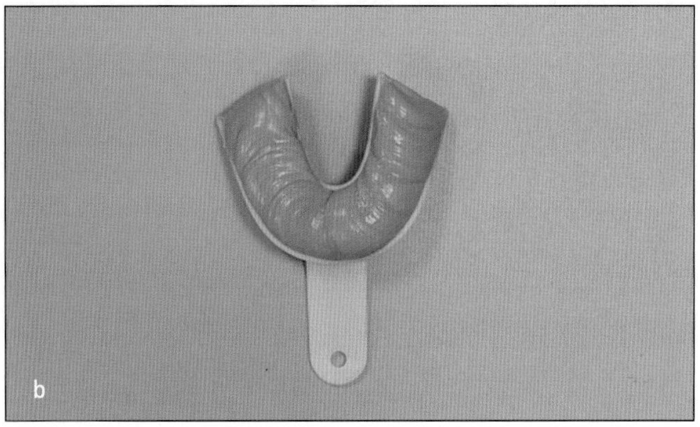

图2-5-18　材料达到质量要求，并分别放置于上颌托盘和下颌托盘

a，b. 将材料置于托盘：材料应当无明显气泡、无明显断层、均质、光滑、细腻以及充满整个牙列

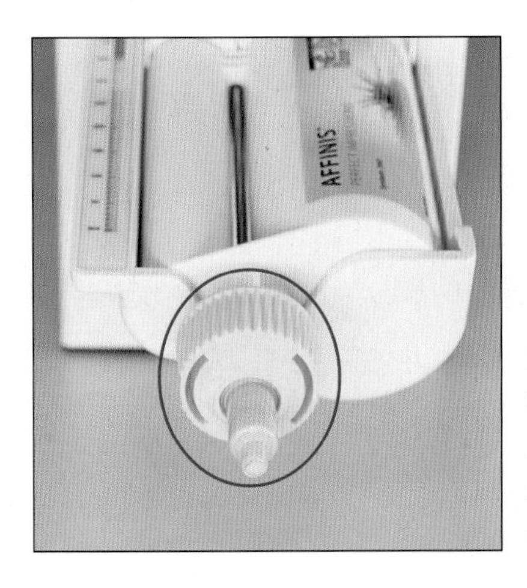

图2-5-19　建议机混头应一直与混合机相连，直至下一次操作时，再更换新的机混头（圆圈示）

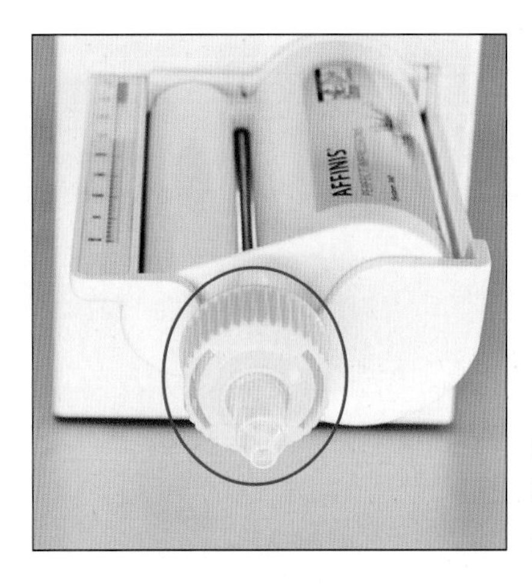

图2-5-20　操作时，更换新的机混头（圆圈示）

第6节
聚醚印模材料调拌操作技术

聚醚印模材料属于弹性不可逆印模材料，通常由本剂和催化剂组成。聚醚橡胶印模材料的主要特点为：强度高、尺寸稳定、弹性形变恢复能力强、凝固较快，以及亲水性良好等。在种植修复中，聚醚印模材料通常可用于工作颌印模的制取。聚醚橡胶印模材料调拌，是通过指定的材料混合机器，将基质糊剂和催化糊剂混合均匀后，放置在口内需要进行修复的区域，待印模材料凝固后，得到修复区域有关组织阴模。

一、目的

制订聚醚印模材料调拌的标准操作流程，规范医护人员的操作。

二、适用范围

本流程适用于口腔种植治疗室的医护人员。

三、操作流程

（一）评估

1. 环境评估

环境是否宽敞、明亮、舒适、安全和温湿度适宜。

2. 患者评估

评估患者全身和口腔局部情况，询问患者对聚醚材料有无过敏史。

（二）准备

1. 环境准备

环境干净整洁，做好空气和物体表面消毒准备工作，室内台面及地面用500mg/L含氯消毒液擦拭，采用空气消毒机进行空气消毒。

2. 用物准备

聚醚印模材料专用印模混合头、聚醚催化剂、聚醚本剂和聚醚印模材料专用印模混合机（图2-6-1）。

3. 患者准备

（1）告知患者在操作中的注意事项，以免患者在操作中有惊慌或不适等情况。

①切勿突然说话，如有不适，请举起左手向医生

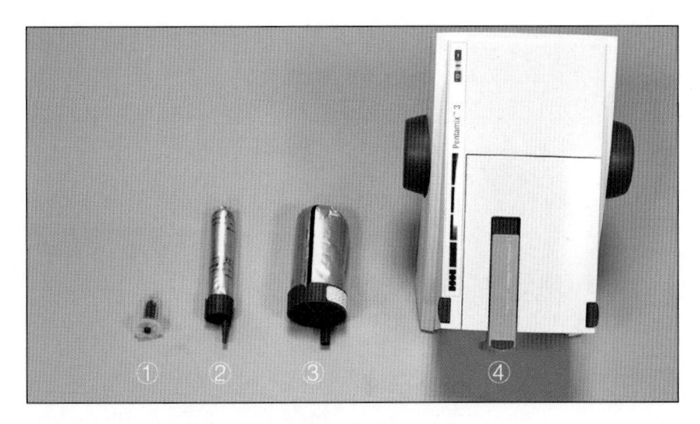

图2-6-1　聚醚印模材料调拌用物准备

①聚醚印模材料专用印模混合头；②聚醚催化剂；③聚醚本剂；④聚醚印模材料专用印模混合机

示意。

②由于聚醚印模材料具有流动性，会加重患者的咽反射，所以在取模时告知患者应目视前方，采用鼻吸口呼的方法。

③制取上颌印模时，嘱患者低头，可避免印模材料向咽喉部流入，以此减轻咽反射。

（2）操作前，做好患者心理护理。在患者唇部涂医用凡士林，保持患者口唇润滑，防止口角拉伤。

4. 护士准备

护士着装整齐，穿工作服、戴一次性口罩和帽子以及行七步洗手法洗手。

（三）操作技术

在临床工作中，娴熟的操作技术不仅能提高医疗质量，还能缩短制取印模的时间，同时也能提高患者满意度。接下来将介绍聚醚印模材料调拌操作流程，包括：制取聚醚印模材料调拌和更换聚醚印模材料操作技术。

1. 制取聚醚印模材料调拌

（1）接通电源，指示灯亮（图2-6-2）。

（2）为确保聚醚印模材料专用印模混合机在安全进度内使用，需提前检查机器的进度指示线（图2-6-3）。

（3）向上打开固定机混头的卡扣（图2-6-4）。

（4）取下旧机混头（图2-6-5）。

（5）孔对孔安装新的印模混合机专用机混头（图2-6-6）。

（6）向下扣紧聚醚混合机灰色键卡扣，以此固定机混头（图2-6-7）。

（7）长按聚醚印模材料专用印模混合机工作键，开始工作，将材料置于托盘上（图2-6-8）。

（8）松开按键，停止工作，聚醚印模材料制取完成，使混合后的聚醚印模材料充满托盘牙列部位（图2-6-9）。

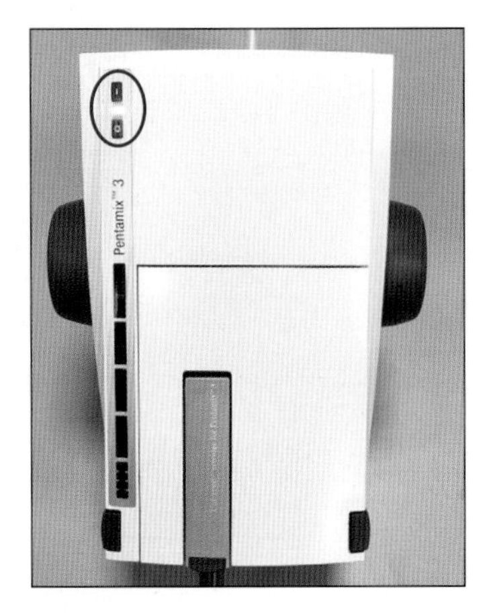

图2-6-2　接通电源，指示灯亮（圆圈示）

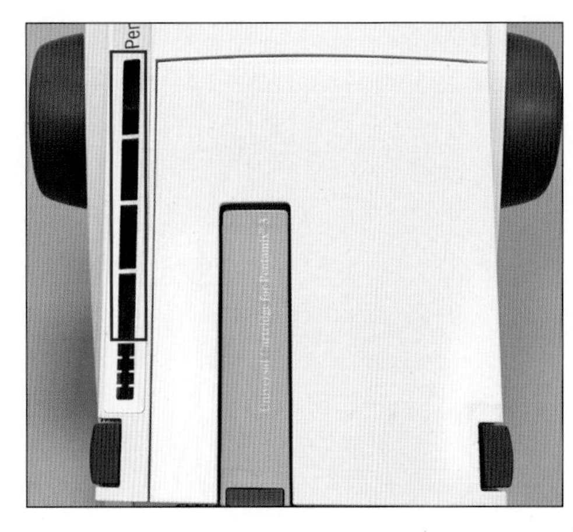

图2-6-3　为确保聚醚印模材料专用印模混合机在安全进度内使用，需提前检查机器的进度指示线（方框示）

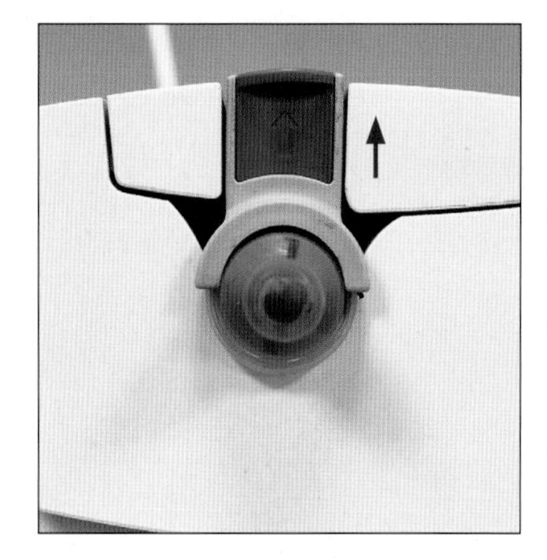

图2-6-4　向上打开固定机混头的卡扣（箭头示）

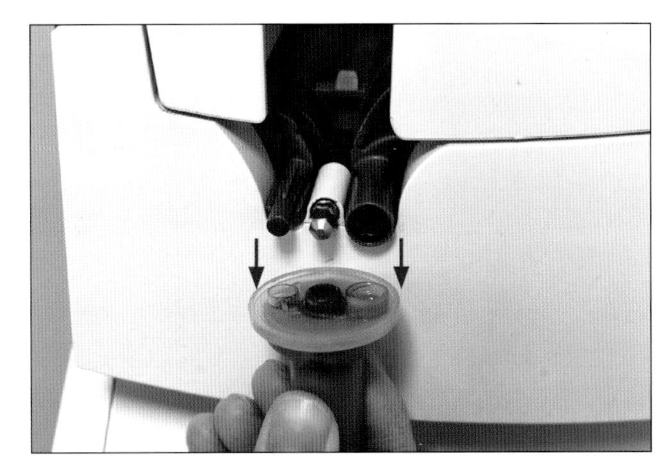

图2-6-5 取下旧机混头（箭头示）

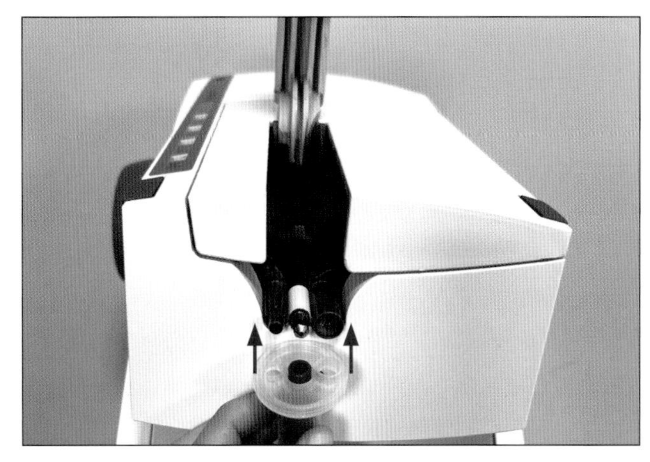

图2-6-6 孔对孔安装新的印模混合机专用机混头（箭头示）

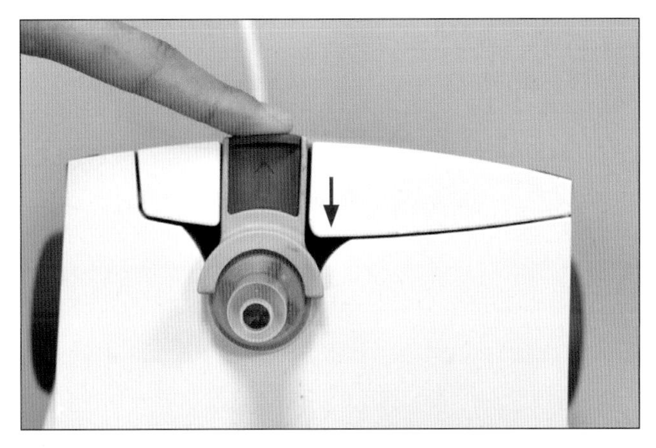

图2-6-7 按压混合机灰色键卡扣（箭头示），固定机混头

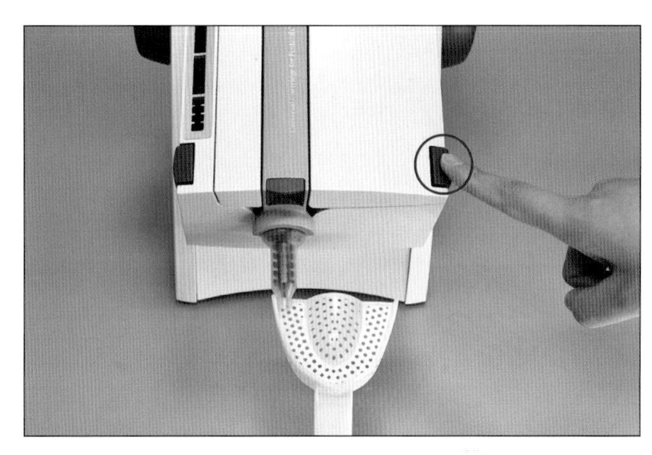

图2-6-8 长按聚醚印模材料专用印模混合机工作键（圆圈示），开始工作，将材料置于托盘上

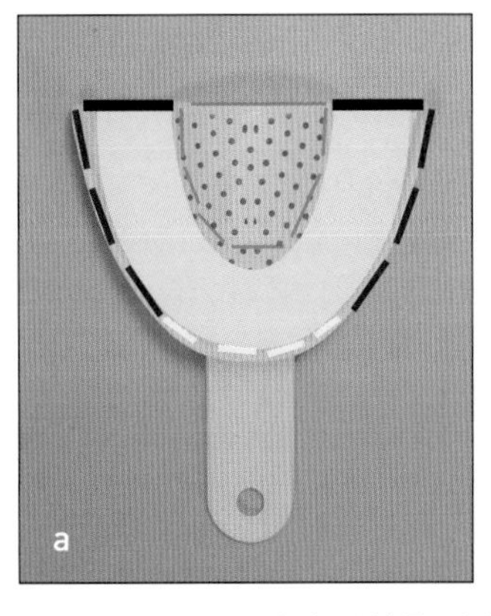

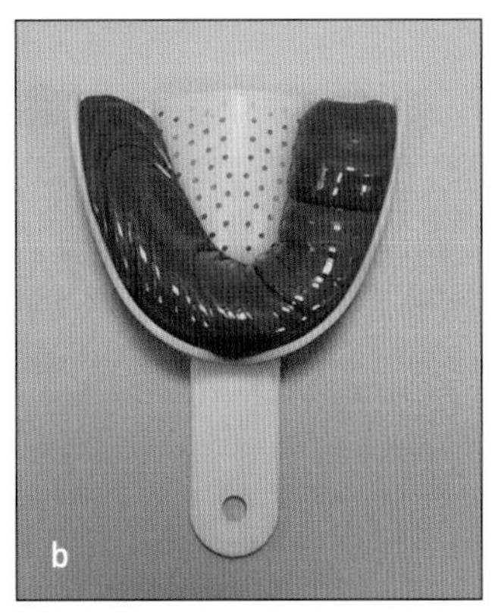

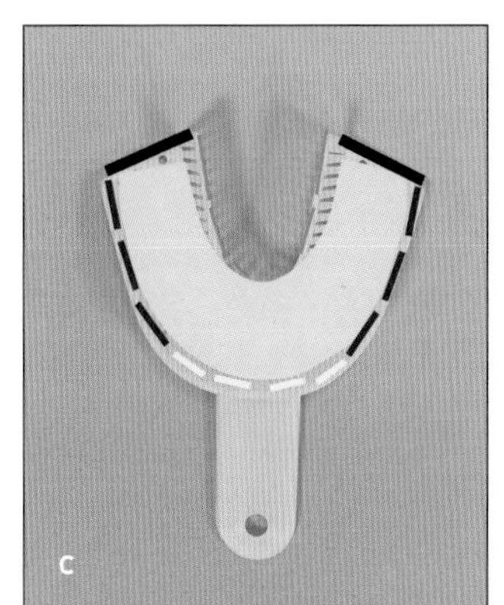

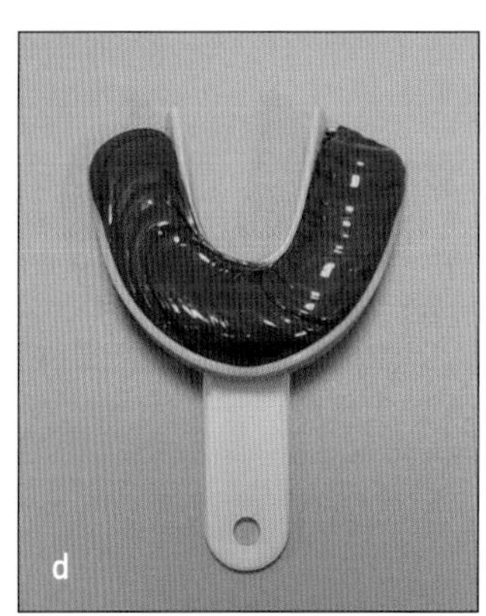

图2-6-9 制取完成后的聚醚印模材料质量要求

a. 上颌托盘各部位示意图：绿色线区域为腭顶；蓝色区域为牙列；黑色线为磨牙后缘；蓝色线为颊侧；黄色线为唇侧

b. 上颌托盘机混材料达到均匀顺滑、质地细腻、无气泡、无断层的质量要求且充满托盘牙列部位

c. 下颌托盘各部位示意图：绿色线区域为舌侧；蓝色区域为牙列；黑色线为磨牙后缘；蓝色线为颊侧；黄色线为唇侧

d. 下颌托盘机混材料达到均匀顺滑、质地细腻、无气泡、无断层的质量要求且充满托盘牙列部位

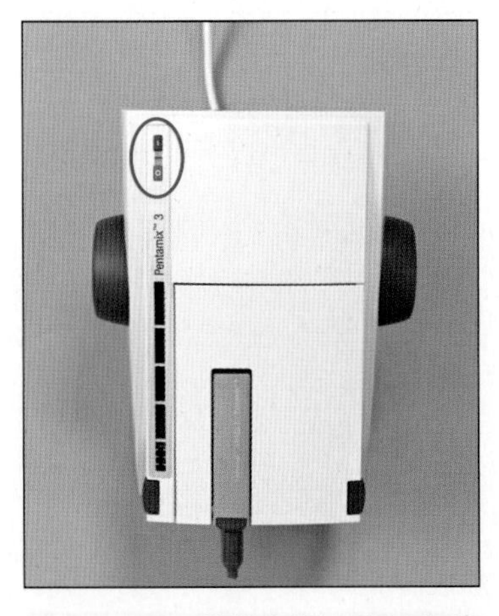

图2-6-10　关闭电源，指示灯熄灭（圆圈示）

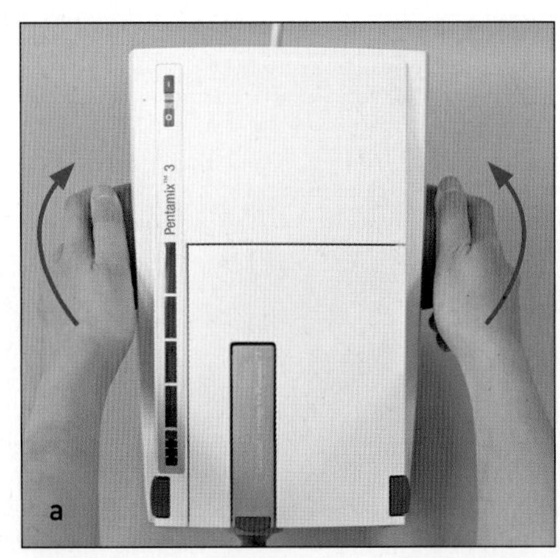

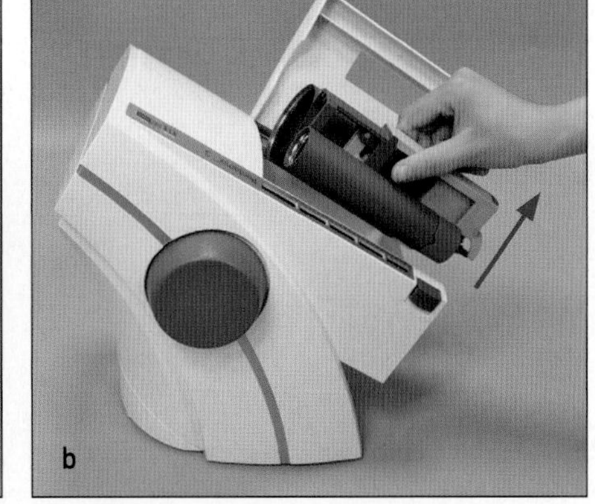

图2-6-11　双手将双侧旋钮向上转动至底部后，再向上提取出聚醚套筒

a. 双手将双侧旋钮向上转动至底部（箭头示）

b. 向上提取出聚醚套筒（箭头示）

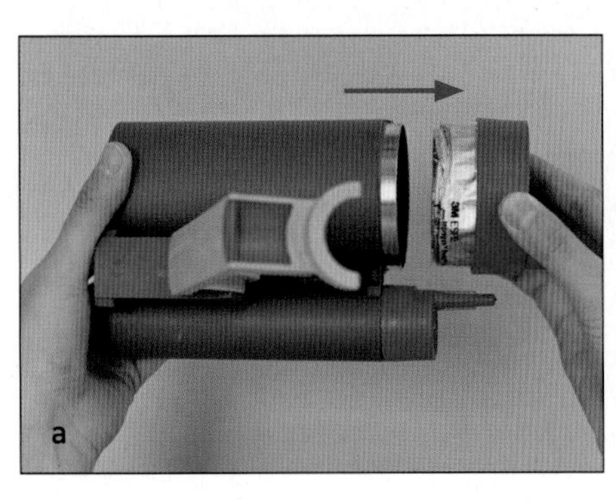

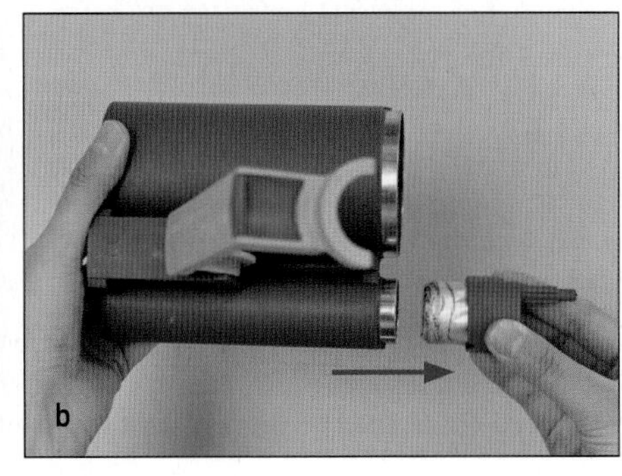

图2-6-12　分别取出剩余的聚醚本剂和聚醚催化剂

a. 取出剩余的聚醚本剂（箭头示）

b. 取出剩余的聚醚催化剂（箭头示）

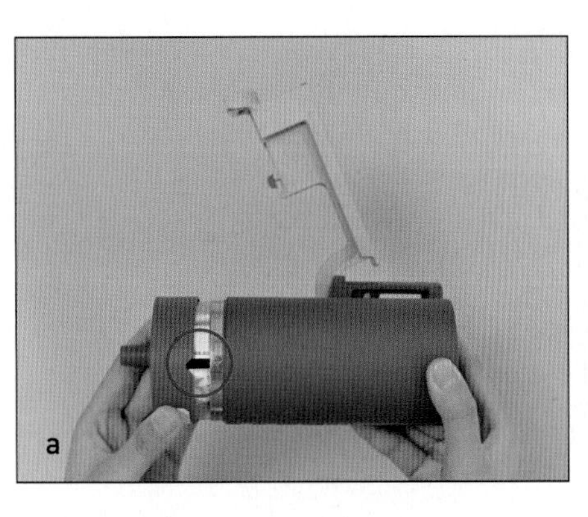

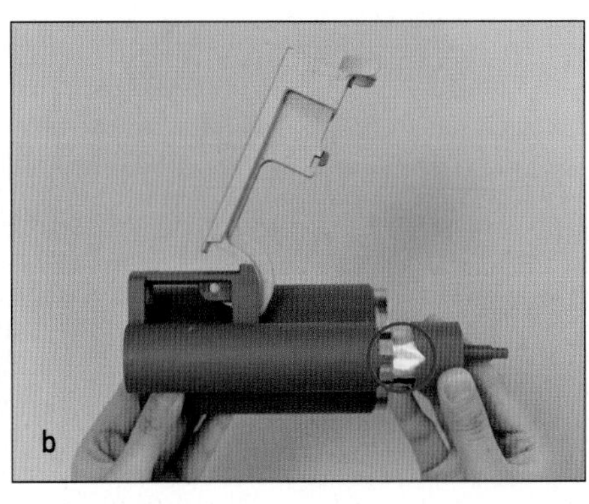

图2-6-13　分别将聚醚本剂与聚醚催化剂材料边缘的三角形凹槽处，与套筒的三角形凸起处相互对应安装

a. 将聚醚本剂材料的边缘的三角形凹槽处与套筒的三角形凸起处相互对应（圆圈示），放入聚醚本剂

b. 将聚醚催化剂材料的边缘的三角形凹槽处与套筒的三角形凸起处相互对应（圆圈示），放入聚醚催化剂

2. 更换聚醚印模材料

（1）关闭电源，指示灯熄灭（图2-6-10）。

（2）双手将双侧旋钮向上转动至底部后，再向上提取出聚醚套筒（图2-6-11）。

（3）分别取出套筒内剩余的聚醚本剂和聚醚催化剂（图2-6-12）。

（4）分别将聚醚本剂与聚醚催化剂材料边缘的三角形凹槽处，与套筒的三角形凸起处相互对应安装（图2-6-13）。

（5）将安装完毕后的套筒垂直放入聚醚混合机内

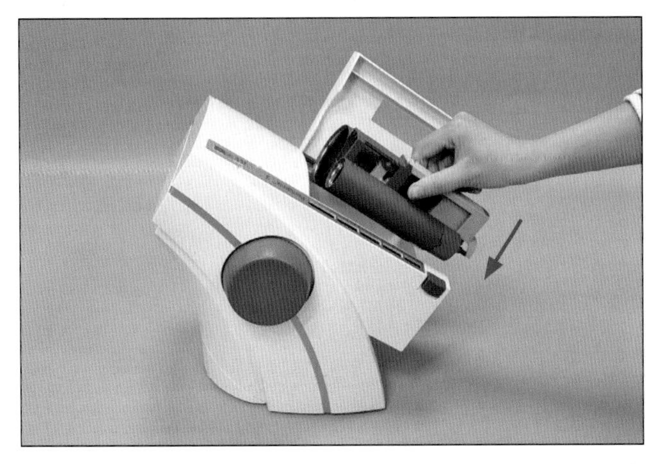

图2-6-14　将安装完毕后的套筒垂直放入聚醚混合机内（箭头示）

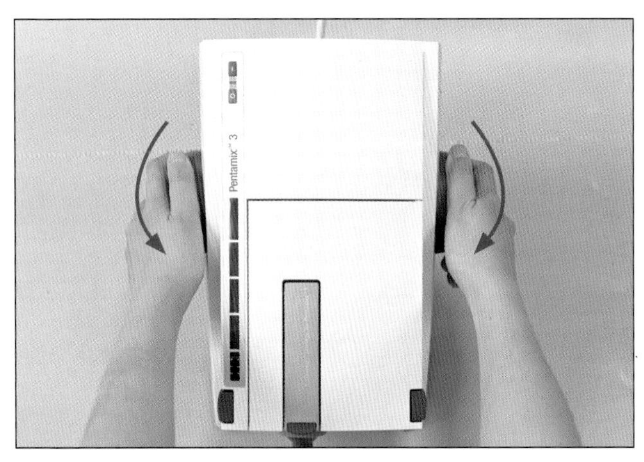

图2-6-15　双手向下旋转双侧旋钮至锁紧状态（箭头示）

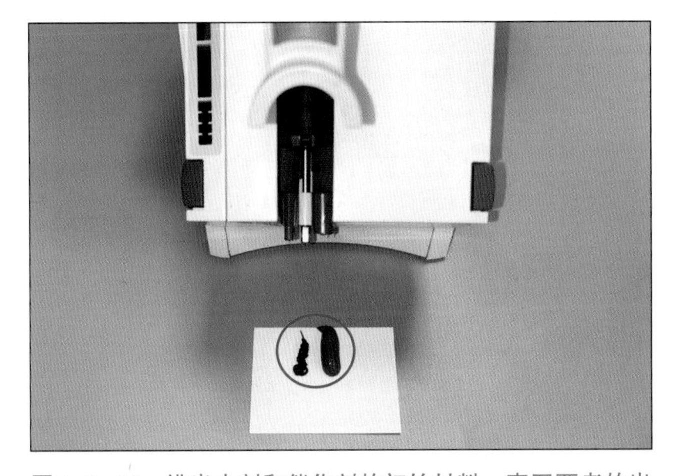

图2-6-16　排出本剂和催化剂的初始材料，直至两者的出管颜色、速度相同（圆圈示）

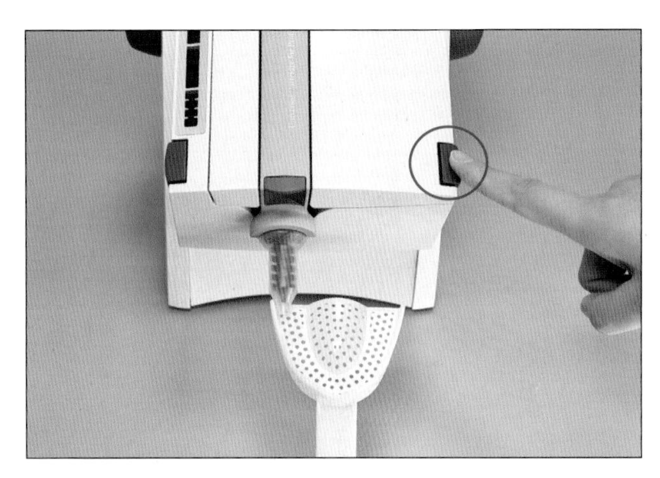

图2-6-17　长按开始键（圆圈示），即可输送聚醚印模材料，松开即停止

（图2-6-14）。

（6）双手向下旋转双侧旋钮至锁紧状态（图2-6-15）。

（7）接通电源，长按开始键，将本剂和催化剂的初始材料至少排出3mm，直至两者的出管颜色、速度相同（图2-6-16）。

（8）孔对孔安装印模混合机专用机混头。

（9）长按开始键即可输送聚醚印模材料，松开即停止（图2-6-17）。

（四）操作后处置

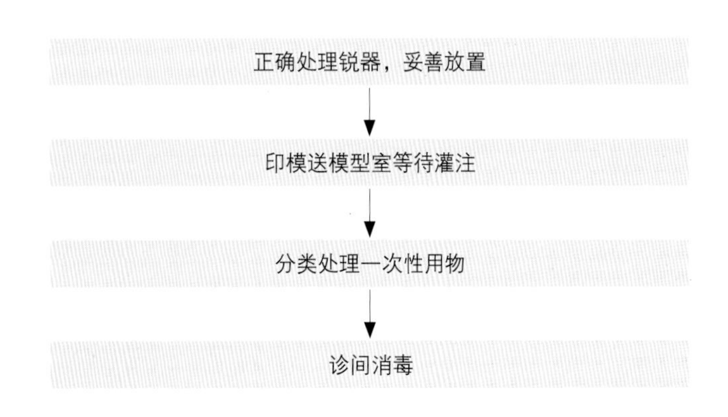

四、风险控制

1. 操作前，需调节患者体位，保证患者取模时处于轻松的状态，以免因惊慌而造成各类不适。

2. 操作前，为确保聚醚混合机在安全进度内使用，需提前检查机器的使用进度指示线（图2-6-18）。若聚醚混合机进度指示线在警示线内，则应提前更换聚醚印模材料或根据材料剩余量在旁准备新的聚醚印模材料，以便及时更换。

3. 操作中，应严格遵照厂家提供的建议进行调拌。以某品牌生产的聚醚印模材料为例，温度需在23℃，操作时间为2分45秒，口内固化时间为3分15秒（图2-6-19）。

4. 操作后，制取的聚醚印模材料应达到质量要求为：均匀顺滑、质地细腻、无气泡、无断层且充满托盘牙列部位（图2-6-20）。

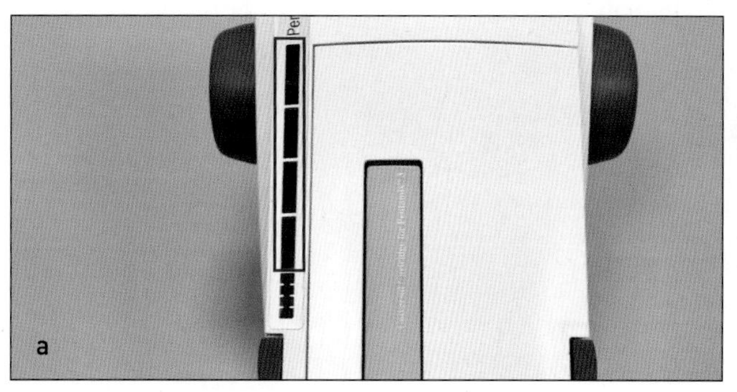

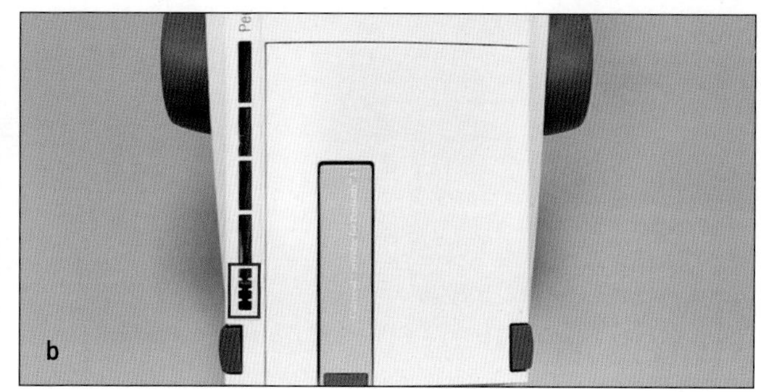

图2-6-18　聚醚印模材料专用印模混合机使用进度指示线

a. 聚醚机安全进度（方框示）

b. 聚醚机警示进度（方框示）

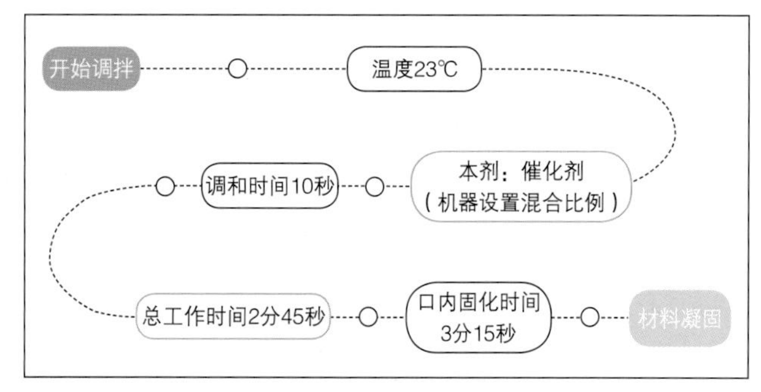

图2-6-19　以某品牌聚醚印模材料为例

温度需在23℃，操作时间为2分45秒，口内固化时间为3分15秒

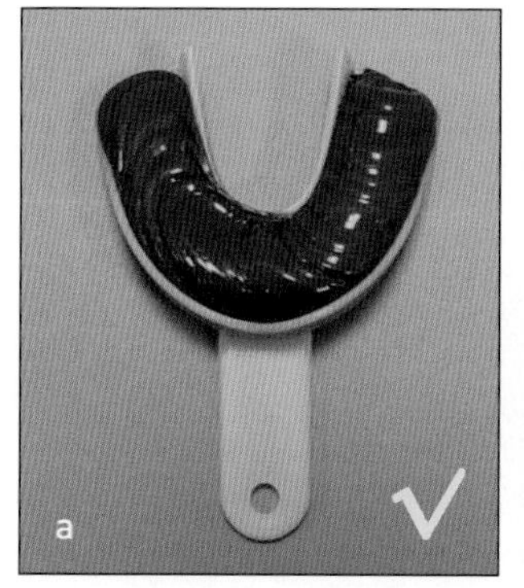

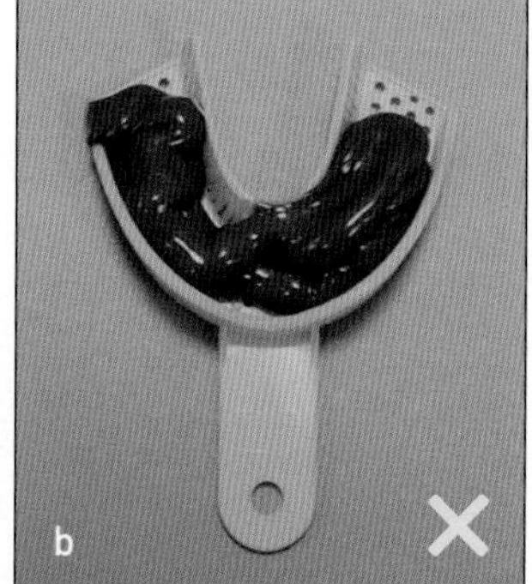

图2-6-20　聚醚印模材料质量对比

a. 机混材料均匀顺滑、质地细腻、无气泡、无断层且充满托盘牙列部位，符合质量要求

b. 机混材料不成型，托盘材料欠缺，不符合质量要求

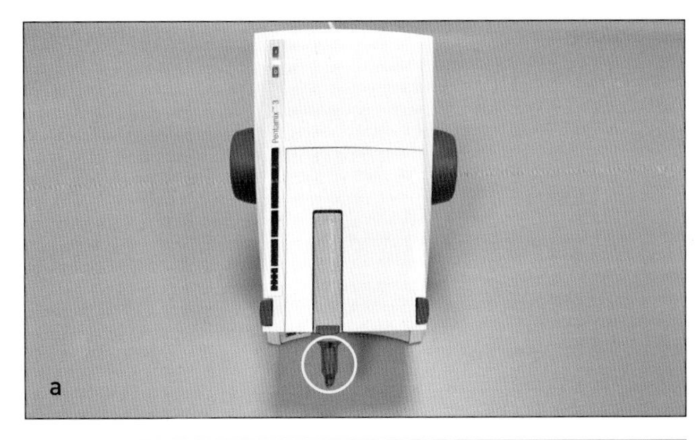

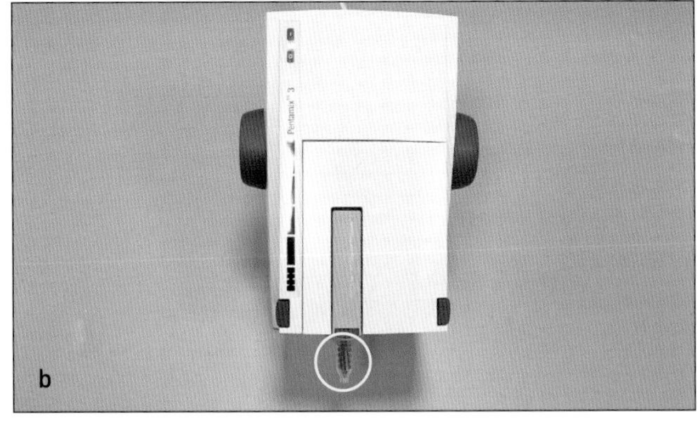

图2-6-21　操作后，无需更换机混头

a. 使用后的机混头要保持一直与混合机相连（圆圈示），避免材料污染，以达到封闭保存套筒内材料的作用

b. 操作时，更换新的机混头（圆圈示）

5. 操作后，无需更换机混头（图2-6-21），而应一直与聚醚印模材料专用印模混合机相连，避免材料污染，以达到封闭保存套筒内材料的作用。

6. 聚醚印模材料制取完成后，因其弹性形变建议等待30分钟后再进行模型的灌注。此外，因聚醚印模材料有亲水性的特点，所以在保存聚醚印模时，应在干燥环境下保存，这样2周后仍可进行模型的灌注。若将印模放置于潮湿的环境保存，聚醚印模材料吸水后则会导致体积过度膨胀，进而影响模型的精确度。

综上所述，在种植印模制取过程中，聚醚印模材料的调拌是重要的一个步骤，微小的误差对于印模制取和术后修复都有明显的影响。本节详细介绍了聚醚印模材料调拌的标准流程，以图片展示具体细节，有利于医护人员更直观地提高临床操作技能，进而有利于提高医疗质量、缩短治疗时间、提升患者满意度。

推荐阅读

[1] 林野. 口腔种植学[M]. 北京: 北京大学医学出版社, 2014.

[2] 满毅. 口腔种植的精准二期手术和取模技巧——如何避免模型的毫米级误差[M]. 北京: 人民卫生出版社, 2020.

第7节 牙龈替代材料制备操作技术

牙龈替代材料，又称为人工牙龈，具有与牙龈相似的色泽。此类材料质软、具有一定的弹性，其制备技术是指将牙龈替代材料调和后，注射在印模上术区所在位置，进而在灌模后用以模拟牙龈轮廓的过程。制备完成的牙龈替代材料可以反复取戴，从而有助于检查上部结构与种植体替代体是否紧密贴合，以保证修复体边缘位置的准确性、提高修复体的加工精度，使其既美观又易于清洁。

牙龈替代材料制备可分为两种，包括：枪混型牙龈替代材料制备和手调型牙龈替代材料制备，本节以枪混型为例进行介绍。

一、目的

制订牙龈替代材料制备的标准操作流程，规范医护人员的操作。

二、适用范围

本流程适用于口腔种植治疗室的医护人员。

三、操作流程

（一）评估

环境是否宽敞、明亮、舒适、安全和温湿度适宜。

（二）准备

1. 环境准备

环境干净整洁，做好空气和物体表面消毒准备工作，室内台面及地面用500mg/L含氯消毒液擦拭，采用空气消毒机进行空气消毒。

2. 用物准备

牙龈替代材料注射枪、牙龈替代材料、混合头、分离剂、清水、一次性手术刀、棉签、印模、螺丝刀和种植体替代体（图2-7-1）。

3. 护士准备

护士着装整齐，穿工作服、戴一次性口罩和帽子以及行七步洗手法洗手。

（三）医护配合

在临床工作中，精准的牙龈替代材料制备技术，能精确复制患者的牙龈形态，使医生获得所需的软组

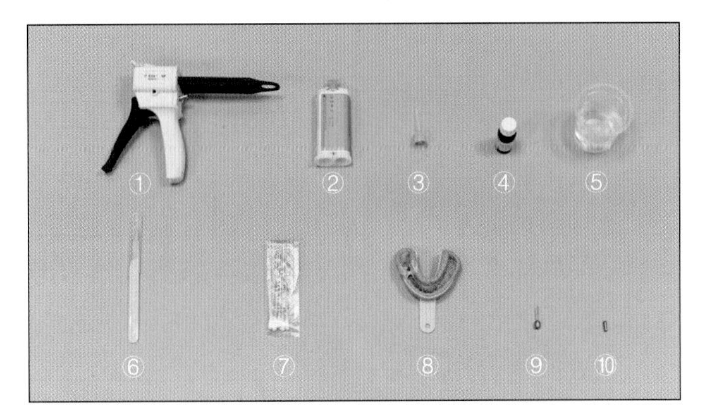

图2-7-1　枪混型牙龈替代材料制备技术用物准备

①牙龈替代材料注射枪；②牙龈替代材料；③混合头；④分离剂；⑤清水；⑥一次性手术刀；⑦棉签；⑧印模；⑨螺丝刀；⑩种植体替代体

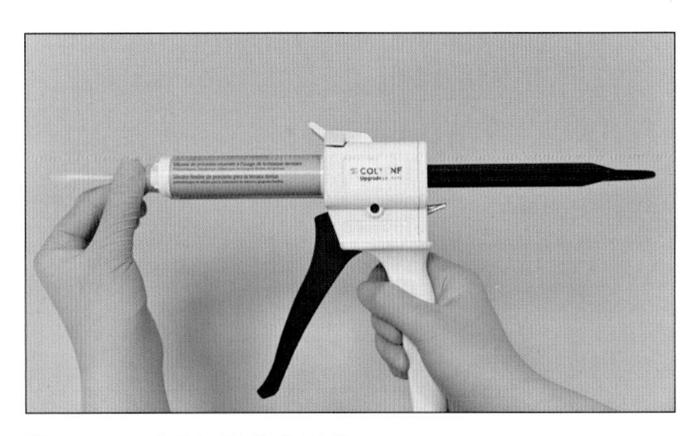

图2-7-2　安装牙龈替代材料

织信息，从而制作出具有良好美学效果和咀嚼功能的精密修复体，进而促进种植修复的成功。以下将针对枪混型牙龈替代材料制备技术，以及正确安装牙龈替代材料注射枪两项操作，分别进行介绍。

1. 枪混型牙龈替代材料制备技术

（1）检查枪混型牙龈替代材料制备技术所需材料是否准备齐全。

（2）安装牙龈替代材料（图2-7-2）。

（3）使用螺丝刀连接种植体替代体与转移体（图2-7-3）。

（4）将连接好的种植体替代体与转移体插入种植印模内（图2-7-4）。

（5）将分离剂均匀涂布在工作区，待干（图2-7-5）。

（6）充填牙龈替代材料时，需先从印模的一侧充填至另一侧（颊侧至舌侧或舌侧至颊侧均可），直至材料从对侧溢出（图2-7-6）。

（7）再从对侧注入牙龈替代材料，注意应保持注射起始点与之前注入的牙龈替代材料终点连续，牙龈替代材料充填高度需包围种植体替代体至少2mm（图2-7-7）。

（8）修整牙龈初始形态，使用清水浸湿的棉签，

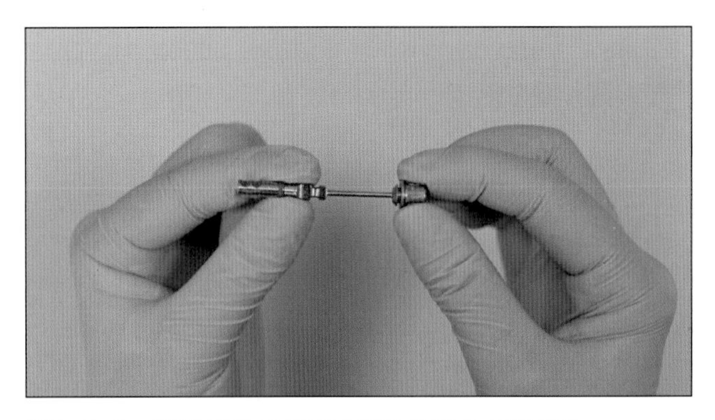

图2-7-3　使用螺丝刀连接种植体替代体与转移体

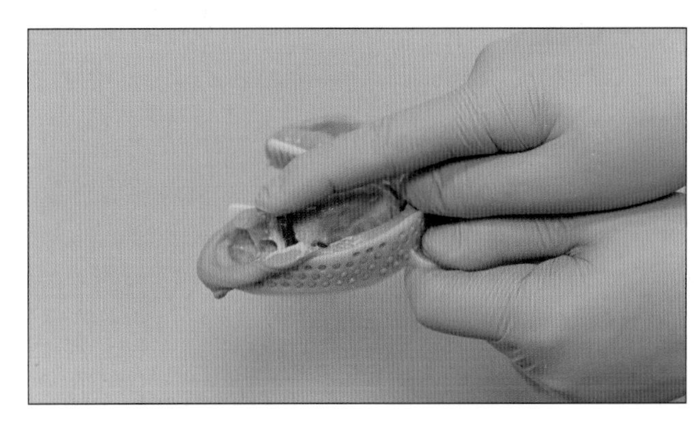

图2-7-4　将连接好的种植体替代体与转移体插入种植印模内

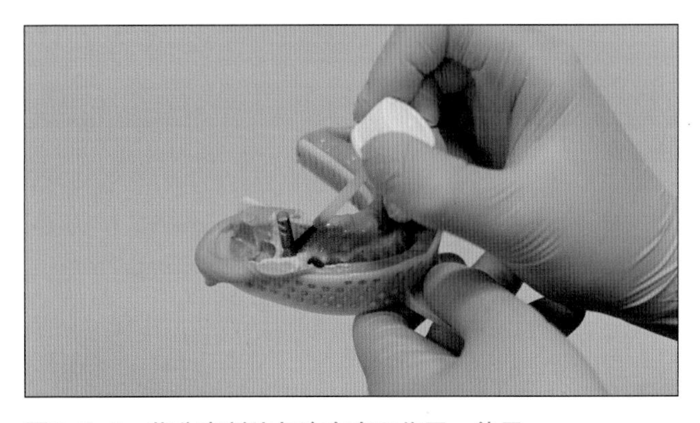

图2-7-5　将分离剂均匀涂布在工作区，待干

图2-7-6　注入一侧牙龈替代材料（颊侧）

a. 先从印模的一侧充填至另一侧（颊侧至舌侧或舌侧至颊侧均可，黄色箭头示颊侧）

b. 牙龈替代材料从对侧溢出（红色箭头示）

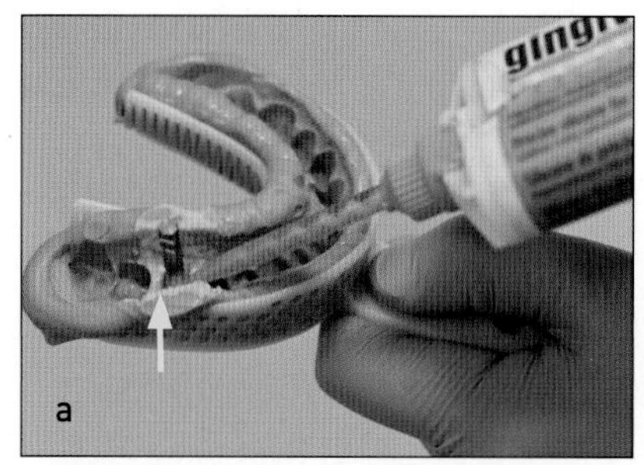

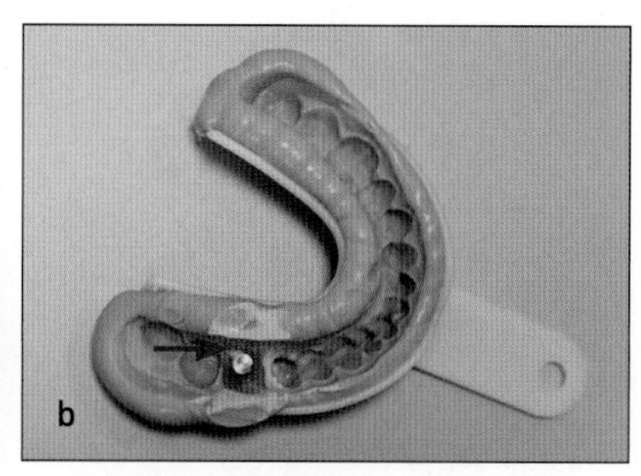

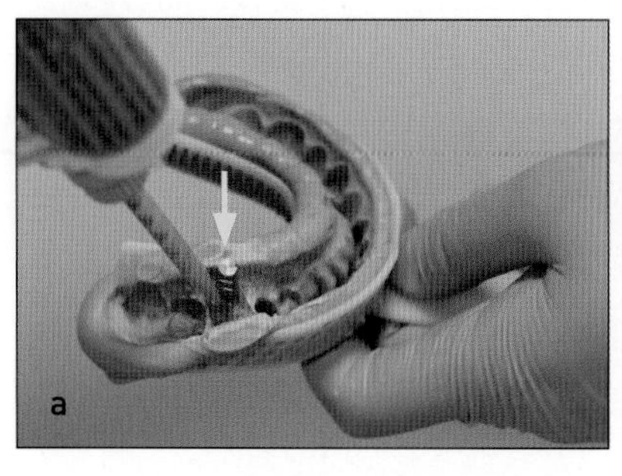

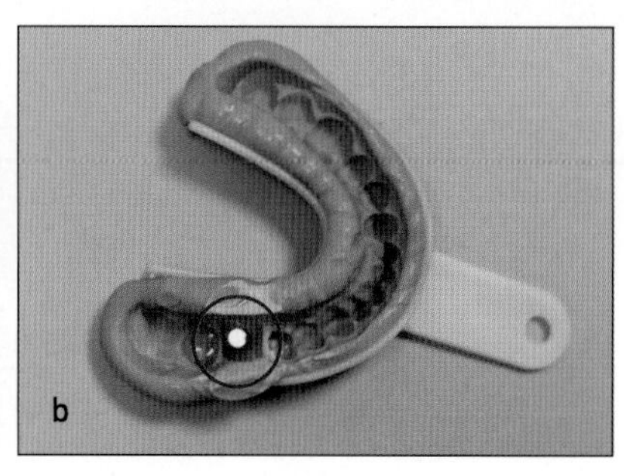

图2-7-7　注入对侧牙龈替代材料（舌侧）

a. 从对侧注入牙龈替代材料（箭头示对侧，即舌侧）

b. 充填完成的牙龈替代材料需连续、无中断（圆圈示），充填高度需包围种植体替代体至少2mm

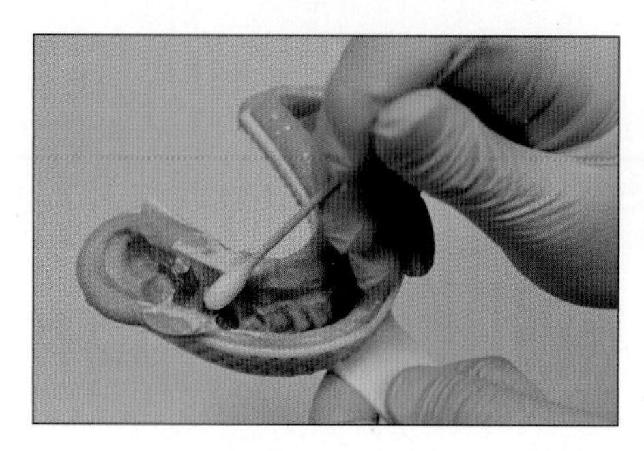

图2-7-8　使用清水浸湿的棉签，轻轻按压牙龈替代材料排气，并塑造人工牙龈初始形态

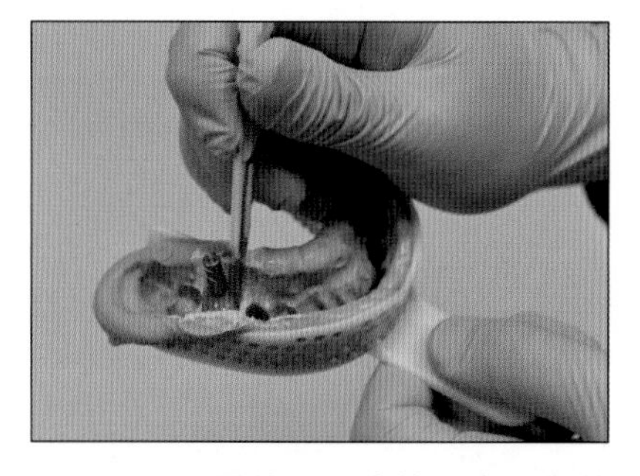

图2-7-9　需使用一次性手术刀修整牙龈替代材料边缘，让其在颊舌向边缘形成45°斜面

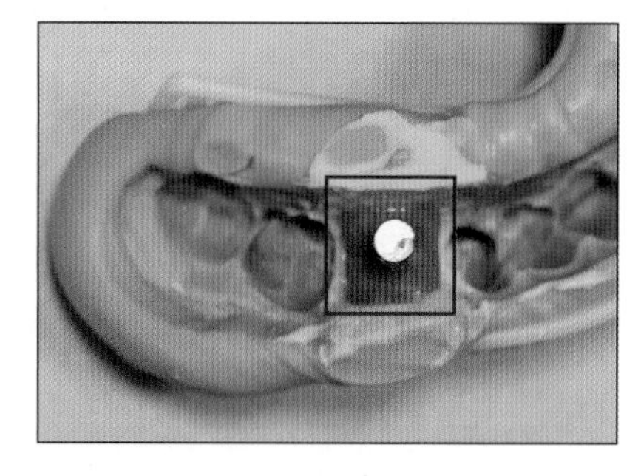

图2-7-10　制作完成的人工牙龈边缘应光滑、平整，不可覆盖邻牙软组织（方框示）

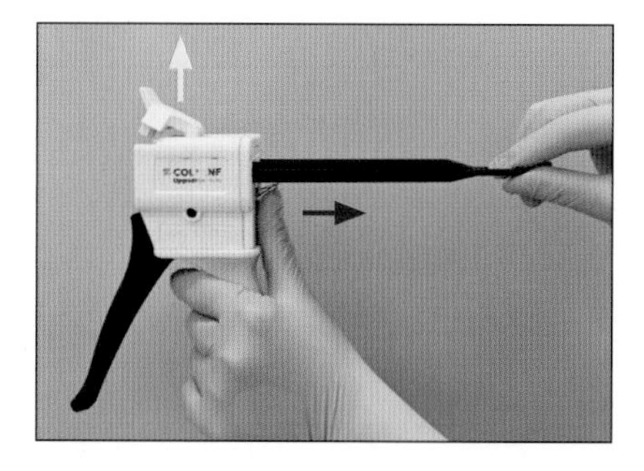

图2-7-11　打开牙龈替代材料注射枪锁定开关（黄色箭头示打开方向）和推注开关（红色箭头示打开方向）

轻轻按压牙龈替代材料排气，并塑造人工牙龈初始形态（图2-7-8）。

（9）修整牙龈最终形态，为增加牙龈替代材料的稳定性，需使用一次性手术刀修整人工牙龈边缘，让其在颊舌向边缘形成45°斜面，并塑形近远中面形成上窄下宽的外形，以上处理的目的是使制作完成后的人工牙龈更容易取戴（图2-7-9）。

（10）制作完成的人工牙龈边缘应光滑、平整，不可覆盖邻牙软组织（图2-7-10）。

2. 正确安装牙龈替代材料注射枪

（1）打开牙龈替代材料注射枪锁定开关和推注开关（图2-7-11）。

（2）将牙龈替代材料尾端与卡槽对齐，放入卡槽内（图2-7-12）。

（3）关闭牙龈替代材料注射枪锁定开关和推注开关（图2-7-13）。

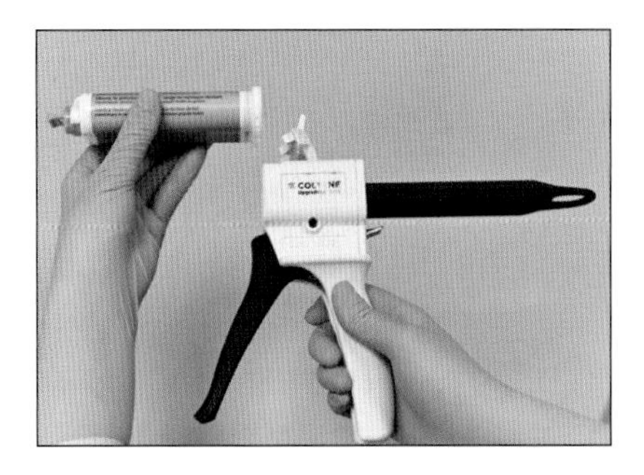

图2-7-12 将牙龈替代材料尾端与卡槽对齐，放入卡槽内

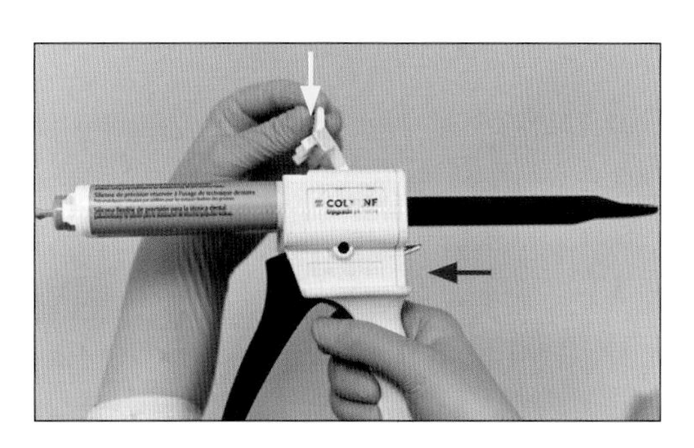

图2-7-13 关闭牙龈替代材料注射枪锁定开关（黄色箭头示关闭方向）和推注开关（红色箭头示关闭方向）

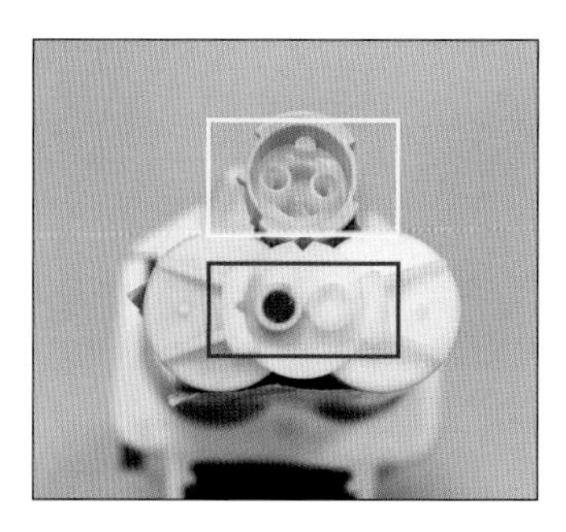

图2-7-14 混合头卡孔（黄框示）与牙龈替代材料卡孔（红框示）对应连接

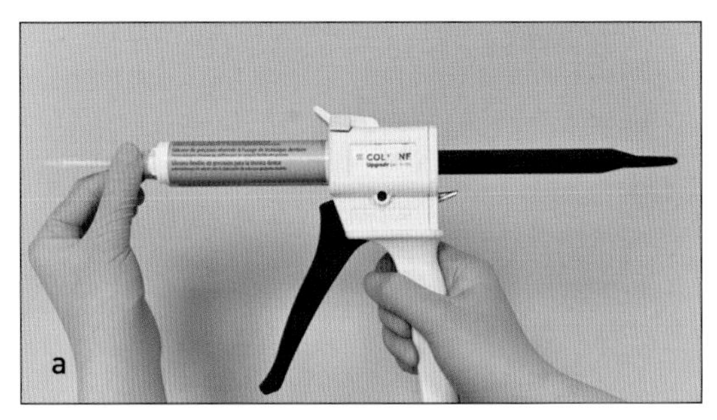

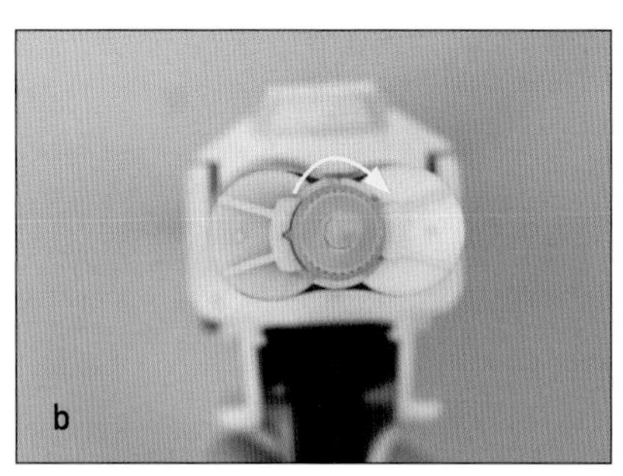

图2-7-15 连接混合头后，顺时针旋紧混合头

a. 连接混合头

b. 顺时针旋紧混合头（箭头示）

（4）将混合头卡孔与牙龈替代材料卡孔对应连接（图2-7-14）。

（5）连接混合头后，顺时针旋紧混合头（图2-7-15）。

（四）操作后处置

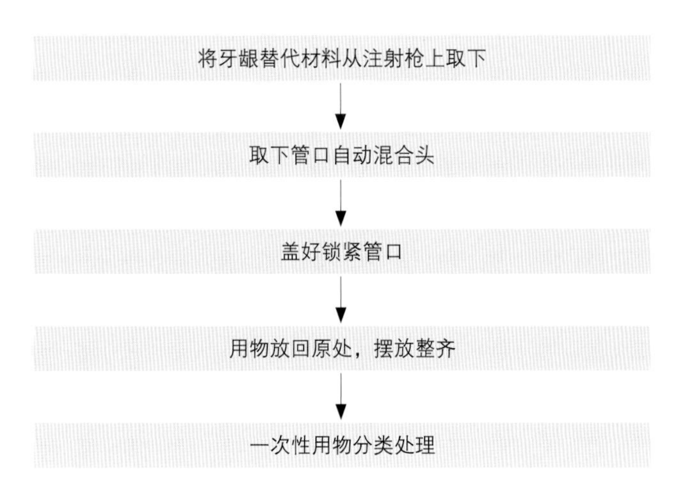

四、风险控制

1. 连接种植体替代体与转移体后，需用手轻摇种植体替代体，以确认其连接紧密。

2. 建议牙龈替代材料制备充填高度不超过转移体与替代体内连接上2mm，可根据不同种植系统替代体上的刻度标志来进行充填。牙龈替代材料充填过高，可能会导致替代体周围石膏过少，影响种植体替代体在石膏模型中的固位；过低，则无龈缘参考意义（图2-7-16）。

3. 充填范围不可覆盖邻牙软组织或充填至邻牙区，以免影响对种植体周软组织轮廓的精准复制（图2-7-17）。

4. 充填牙龈材料厚度需要适宜，如果人工牙龈太薄，在反复取戴过程中容易断裂。

5. 牙龈替代材料修整完成后，其边缘需与颊舌向边缘形成45° 的斜面，从而增加人工牙龈的稳定性（图2-7-18）。

综上所述，精准娴熟的牙龈替代材料制备操作技能在种植修复工作中起着至关重要的作用，不仅能够提高医疗质量，还能缩短人工牙龈制取时间、提高工作效率，从而提升患者满意度。

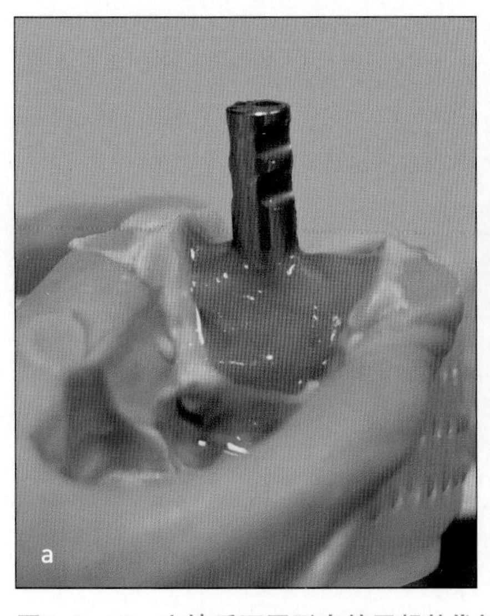
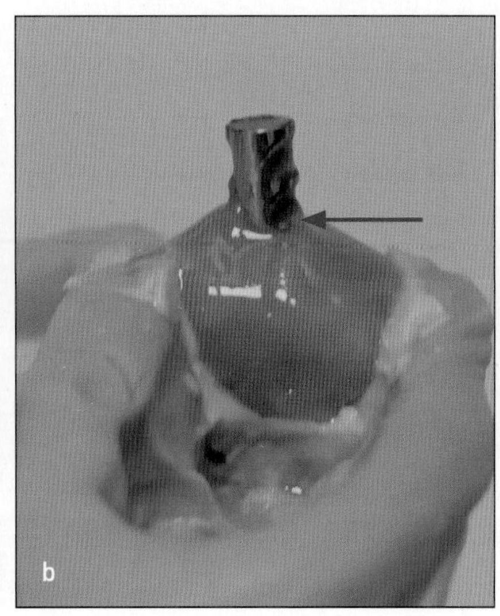
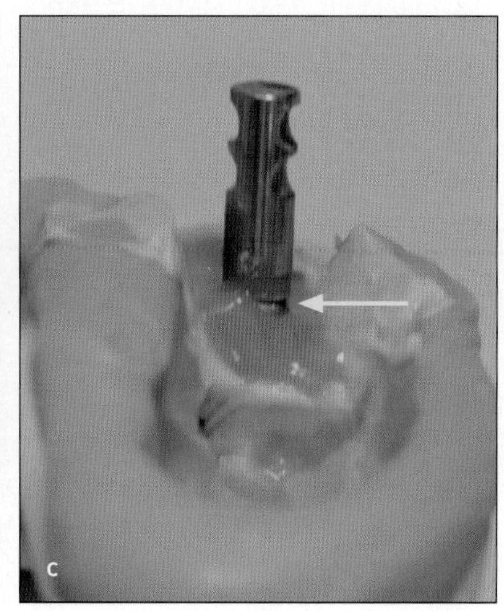

图2-7-16　充填后不同形态的牙龈替代材料

a. 牙龈替代材料制备充填高度适宜（2mm左右）

b. 牙龈替代材料充填过高，超过转移体与替代体内连接上2mm（红色箭头示），可能会导致替代体周围石膏过少

c. 牙龈替代材料充填过低，未将种植体替代体刻度标志包绕住，对龈缘无参考意义（黄色箭头示）

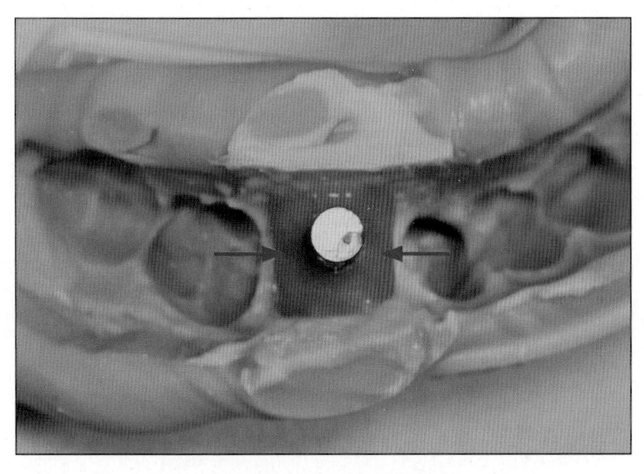

图2-7-17　牙龈替代材料不可覆盖邻牙区（箭头示），否则可能影响对种植体周软组织轮廓的精准复制

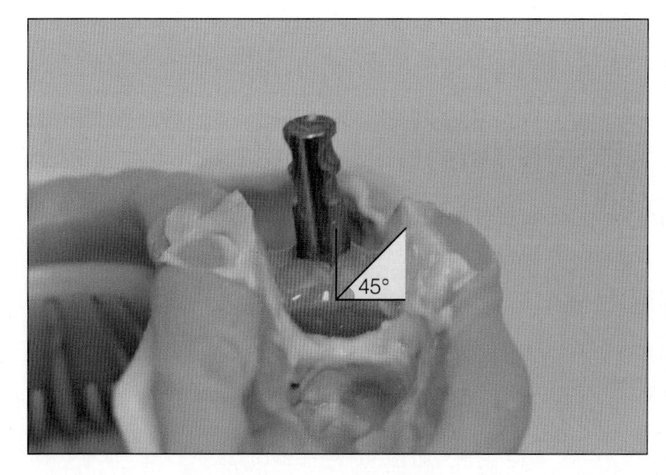

图2-7-18　修整后的人工牙龈边缘需与颊舌向边缘形成45° 的斜面，从而增加人工牙龈的稳定性

第8节 模型灌注操作技术

一般临床上常用的印模灌注材料，以普通石膏和人造石为主，它们都属于石膏材料。其中，人造石又可细分为普通人造石和超硬人造石。石膏材料，主要用于上部修复结构的模型灌注和诊断模型的灌注。

模型灌注是指将印模灌注材料灌注在印模中，待印模灌注材料完全凝固后，将其脱出；此时被脱出的模型即可复制出被取部位情况。

一、目的

制订牙种植修复模型灌注的标准操作流程，规范医护人员的操作。

二、适用范围

本流程适用于口腔种植模型室的医护人员。

三、操作流程

（一）评估

环境是否宽敞、明亮、舒适、安全和温湿度适宜。

（二）准备

1. 环境准备

环境干净整洁，做好空气和物体表面消毒准备工作，室内台面及地面用500mg/L含氯消毒液擦拭，采用空气消毒机进行空气消毒。

2. 用物准备

某品牌石膏材料、石膏取粉勺、清水、清水取水勺、小牙签、调拌碗和调拌刀（图2-8-1）。

3. 护士准备

护士着装整齐，穿工作服、戴一次性口罩和帽子以及行七步洗手法洗手。

（三）操作技术

以下将以诊断模型的灌注、种植模型的灌注、特殊情况（如邻牙和孤立牙）的灌注、模型底座的灌注和模型修整5项操作技术来分别进行介绍。

1. 诊断模型的灌注

诊断模型常用于初诊患者制订手术方案时，医生据此评估种植位点的修复间隙、有无明显骨凹陷、对颌牙有无伸长、邻牙有无倾斜等患者口内实际情况，以便更好地制订手术方案。临床中，诊断模型一般采

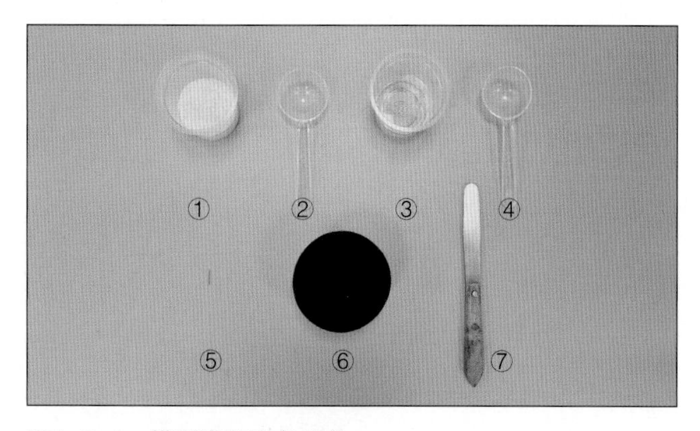

图2-8-1　模型灌注准备用物

①某品牌石膏材料；②石膏取粉勺；③清水；④清水取水勺；⑤小牙签；⑥调拌碗；⑦调拌刀

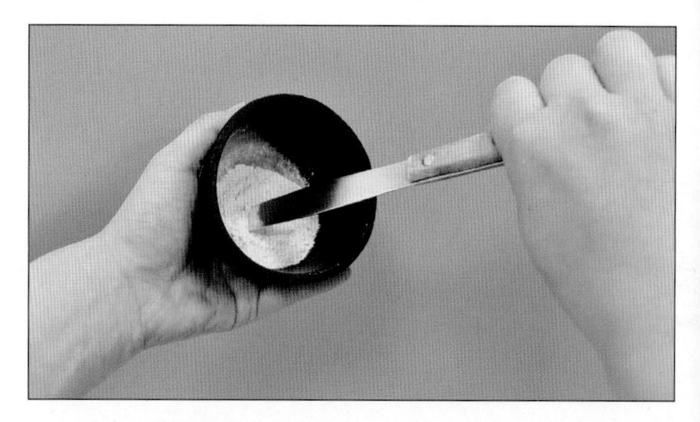

图2-8-2　将石膏粉液混匀调和，调拌时间在1分钟左右

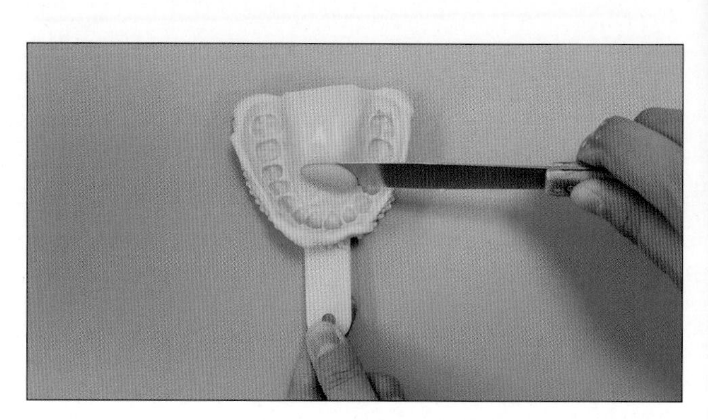

图2-8-3　将少量石膏材料放置于上颌模型腭侧，反复轻轻振荡，并少量多次加入石膏材料，直至充满整个牙列

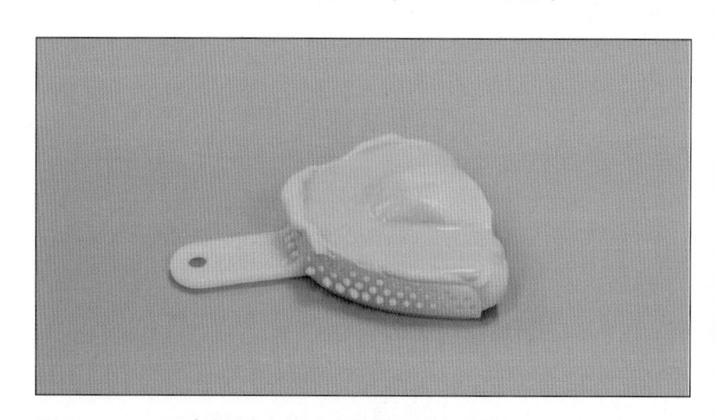

图2-8-4　石膏材料充满上颌模型整个牙列

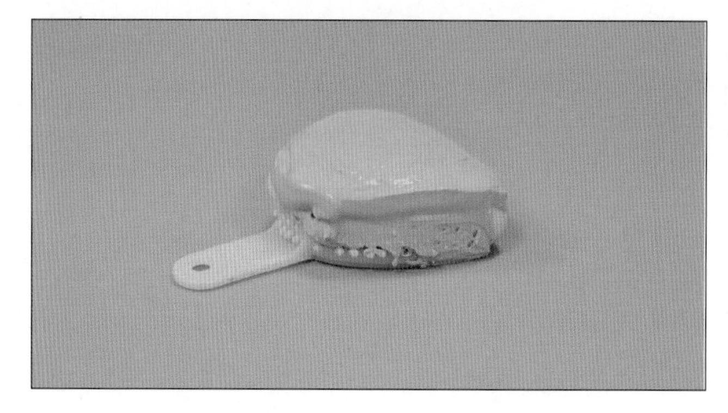

图2-8-5　石膏材料宜覆盖至高出上颌模型腭顶1.5cm

用藻酸盐印模材料制取。

（1）印模表面消毒。

（2）根据厂家提供的石膏材料粉液比例，将粉液混匀调和，调拌时间1分钟左右（图2-8-2）。

（3）灌注上颌模型时，将少量石膏材料放置于腭侧，反复轻轻振荡，并少量多次加入石膏材料，直至充满整个牙列（图2-8-3和图2-8-4）。

（4）石膏材料覆盖范围须高出上颌模型腭顶1.5cm（图2-8-5）。

（5）灌注下颌模型时，将少量石膏材料放置于舌侧，反复轻轻振荡，并少量多次加入石膏材料直至充满整个牙列（图2-8-6和图2-8-7）。

（6）石膏材料覆盖范围须高出下颌模型牙列1.5cm（图2-8-8）。

（7）石膏模型完全凝固后，去除印模周围多余石膏材料，顺着牙长轴方向，将石膏模型垂直从印模中脱离出来（图2-8-9）。

（8）修整模型，模型光滑平整，底座与殆面平行。

2. 种植模型的灌注

有别于研究模型，种植模型常用于种植修复阶段为患者制作上部修复体时。此类模型的灌注需尤其关注种植位点。临床中，种植模型一般采用聚醚或硅橡

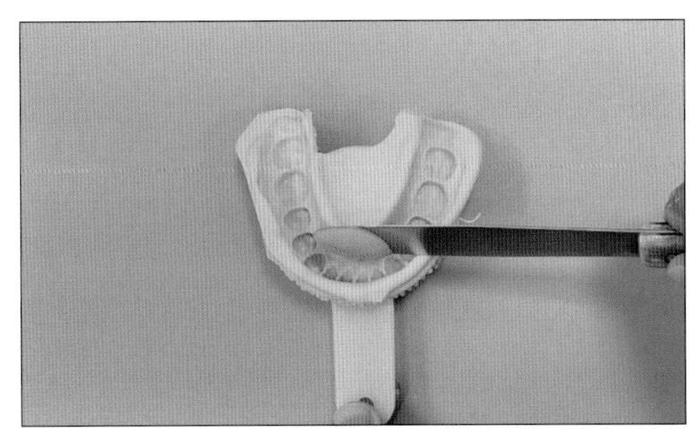

图2-8-6　灌注下颌模型时，将少量石膏材料放置于舌侧，反复轻轻振荡，并少量多次加入石膏材料直至充满整个牙列

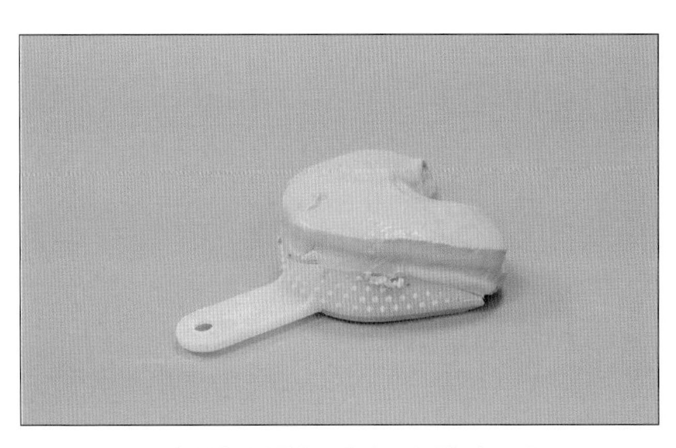

图2-8-8　石膏材料宜覆盖至高出下颌模型牙列1.5cm

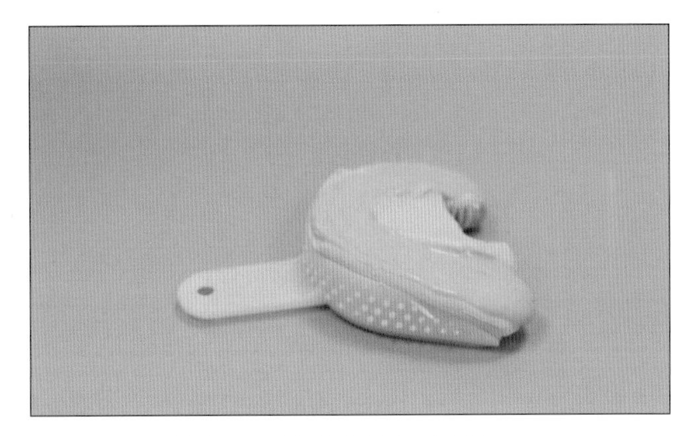

图2-8-7　石膏材料充满下颌模型整个牙列

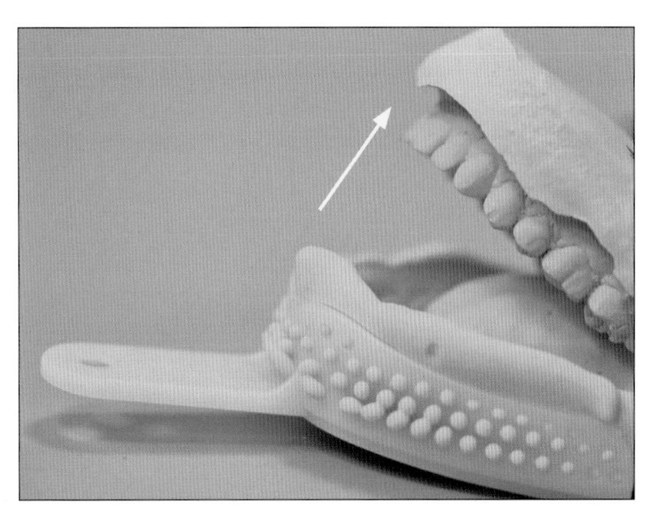

图2-8-9　石膏模型完全凝固后，去除印模周围多余石膏材料，顺着牙长轴方向，将石膏模型垂直从印模中脱离出来（箭头示）

胶印模材料制取。

（1）印模表面消毒。

（2）根据厂家提供的石膏材料粉液比例，将粉液混匀调和，调拌时间1分钟左右。

（3）灌注上颌模型时，将少量石膏材料放置于腭侧，反复轻轻振荡，并少量多次加入石膏材料直至充满整个牙列（图2-8-10和图2-8-11）。

（4）石膏材料覆盖范围须高出上颌模型腭顶1.5cm，同时确保完整覆盖种植位点的替代体（图2-8-12）。

（5）灌注下颌模型时，将少量石膏材料放置于舌侧，反复轻轻振荡，并少量多次加入石膏材料直至充满整个牙列（图2-8-13和图2-8-14）。

（6）石膏材料覆盖范围须高出下颌模型牙列1.5cm，同时确保完整覆盖种植位点的替代体（图2-8-15）。

（7）石膏模型完全凝固后，去除印模周围多余石膏材料，顺着牙长轴方向，将石膏模型垂直从印模中

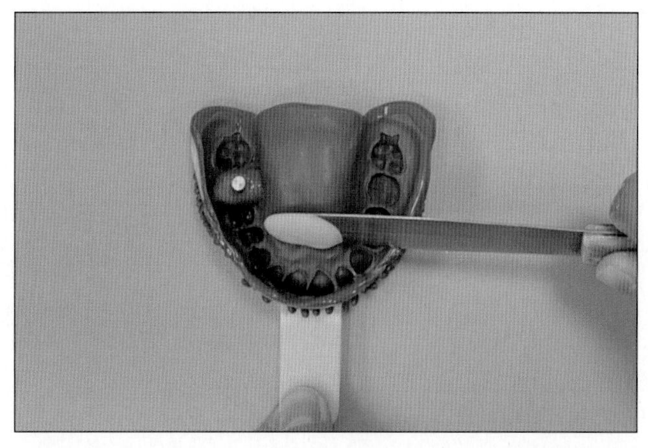

图2-8-10　灌注上颌模型时，将少量石膏材料放置于上颌模型腭侧，反复轻轻振荡，并少量多次加入石膏材料直至充满整个牙列

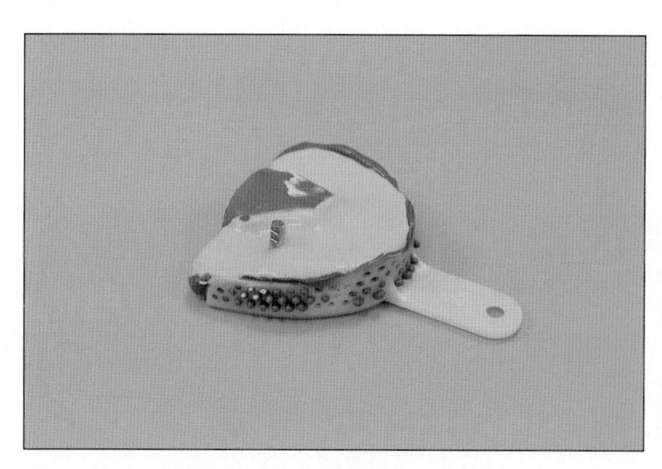

图2-8-11　石膏材料充满上颌模型整个牙列

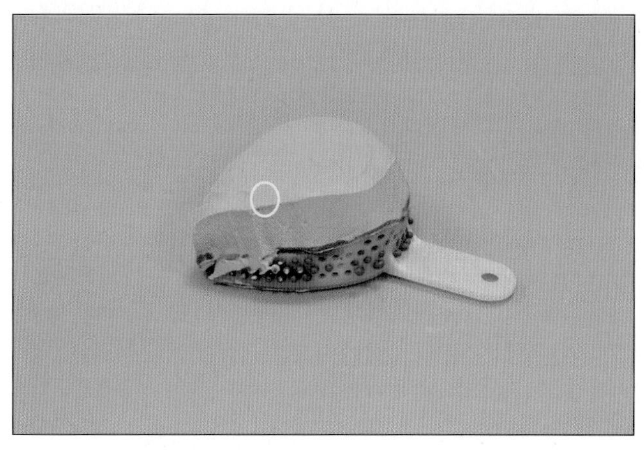

图2-8-12　石膏材料宜覆盖至高出上颌模型腭顶1.5cm，同时确保完整覆盖种植位点的替代体（圆圈示）

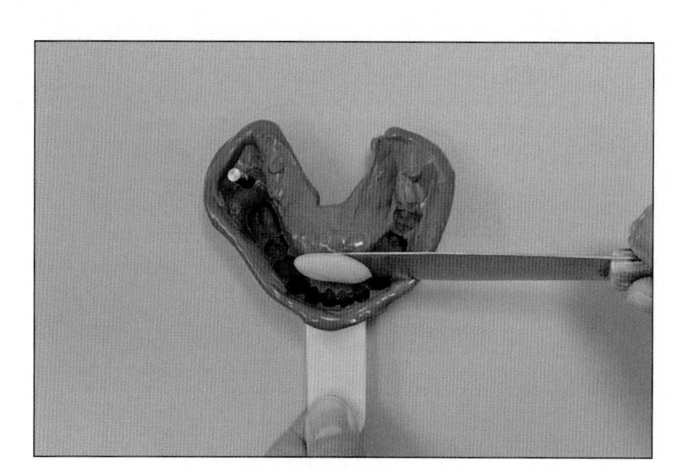

图2-8-13　将少量石膏材料放置于下颌模型舌侧，反复轻轻振荡，并少量多次加入石膏材料直至充满整个牙列

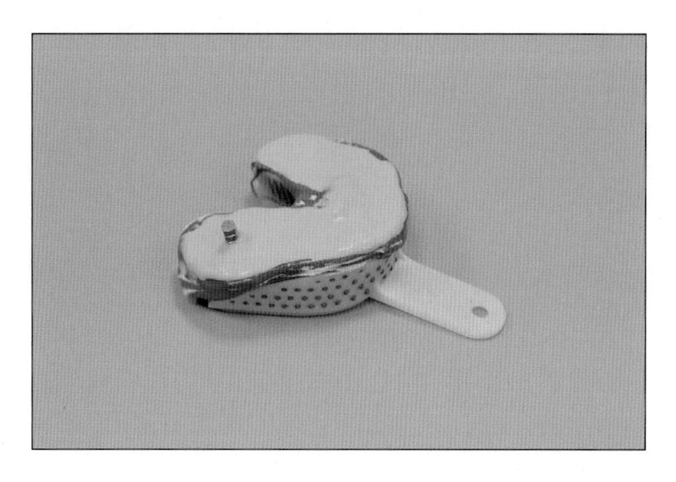

图2-8-14　石膏材料充满下颌模型整个牙列

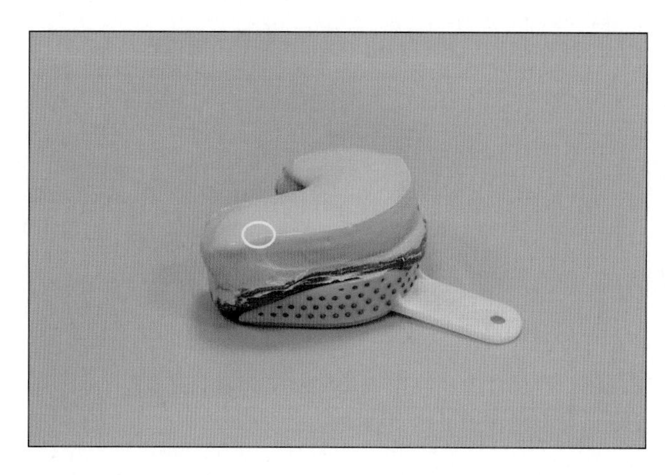

图2-8-15　石膏材料宜覆盖至高出下颌模型牙列1.5cm，同时确保完整覆盖种植位点的替代体（圆圈示）

脱离出来。

（8）修整模型，模型光滑平整，底座与䫔面平行。

3. 特殊情况（如邻牙和孤立牙）的灌注

（1）印模表面消毒。

（2）根据厂家提供的石膏材料粉液比例，将粉液混匀调和，调拌时间1分钟左右。

（3）将牙签放入孤立牙或指定位置（图2-8-16）。

（4）牙签起加固孤立牙的作用，以不接触阴模为宜，将石膏材料少量多次加入并充满整个牙列。

（5）石膏材料覆盖范围须高出下颌模型牙列1.5cm。

（6）石膏模型完全凝固后，去除印模周围多余石膏材料，顺着牙长轴方向，将石膏模型垂直从印模中脱离出来。

（7）修整模型，模型光滑平整，底座与䫔面平行。

4. 模型底座的灌注

（1）印模表面消毒。

（2）根据厂家提供的石膏材料粉液比例，将粉液混匀调和，调拌时间1分钟左右。

（3）灌注上颌模型时，将少量石膏材料放置于腭侧，反复轻轻振荡，并少量多次加入石膏材料直至充满整个牙列。

（4）上颌印模倒置于玻璃板，确保托盘底部的平面和玻璃板的平面相平行（图2-8-17）。

（5）灌注下颌模型时，将少量石膏材料放置于舌侧，反复轻轻振荡，并少量多次加入石膏材料直至充满整个牙列。

（6）下颌印模倒置于玻璃板，确保托盘底部的平面和玻璃板的平面相平行（图2-8-18）。

（7）石膏模型完全凝固后，去除印模周围多余石膏材料，顺着牙长轴方向，将石膏模型垂直从印模中脱离出来。

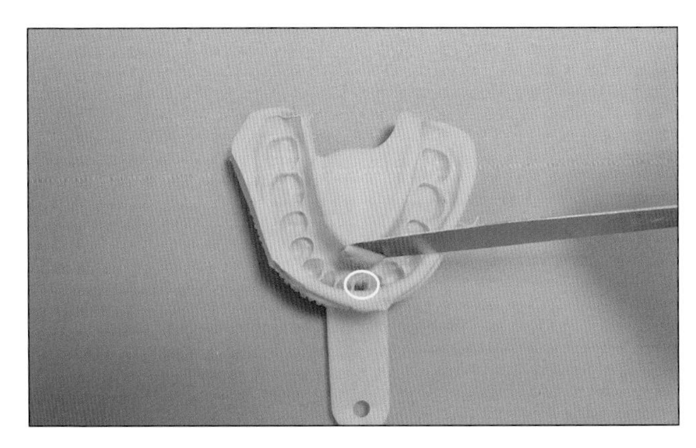

图2-8-16 将牙签放入孤立牙或指定位置（圆圈示）

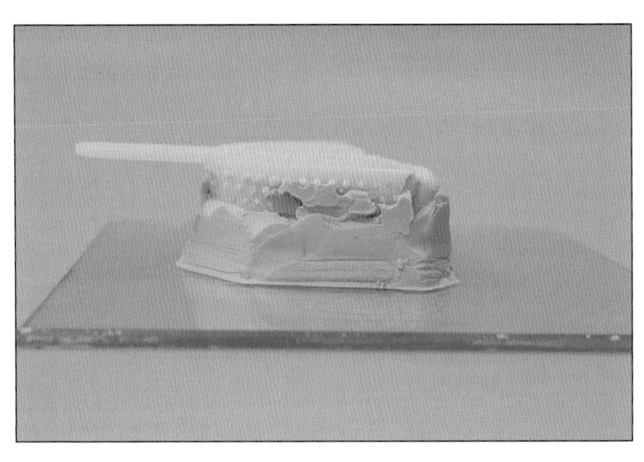

图2-8-17 上颌印模倒置于玻璃板，确保托盘底部的平面和玻璃板的平面相平行

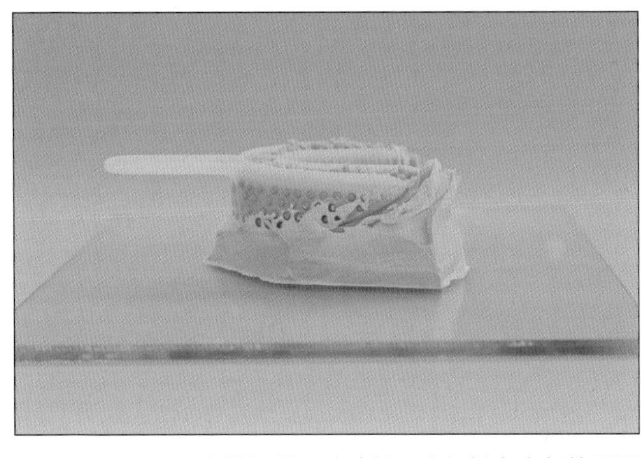

图2-8-18 下颌印模倒置于玻璃板，确保托盘底部的平面和玻璃板的平面相平行

（8）修整模型，模型光滑平整，底座与殆面平行。

5. 模型修整

（1）石膏模型完全凝固后，去除印模周围多余石膏材料，顺着牙长轴方向，将石膏模型垂直从印模中脱离出来。

（2）观察石膏模型表面，尤其是牙面上、殆面上和黏膜转折处等位置，是否有石膏小瘤。如若有石膏小瘤，用雕刻刀小心去除（图2-8-19）。

（3）修整上颌模型时，确保模型后缘距离腭小凹后不少于2mm（图2-8-20）。

（4）修整下颌模型时，确保磨牙后垫覆盖范围超出磨牙后垫前缘不少于10mm（图2-8-21）。

（5）保证模型厚度最薄弱处不低于10mm（图2-8-22）。

（四）操作后处置

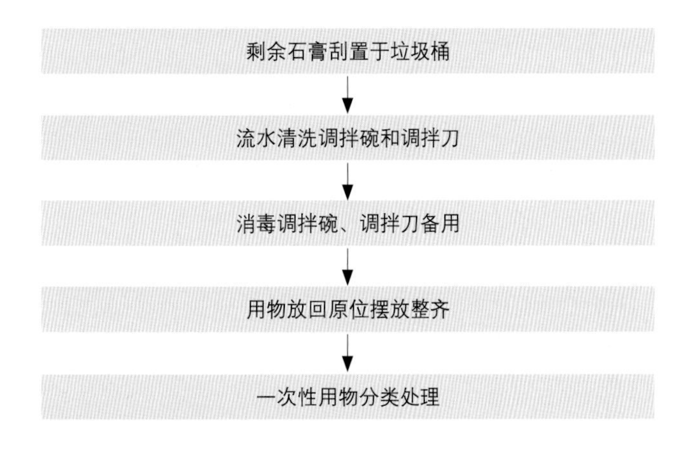

四、风险控制

1. 操作前，仔细检查印模。确保印模和托盘的所有接触区域，都没有出现脱模现象，且保证印模材料的光滑性、清晰度和完整性（图2-8-23）。

2. 操作时，应该严格按照厂家建议进行调拌。调拌时，须快速调拌以将调拌时间控制在1分钟左右。值得注意的是，调拌时间过长，会对材料的固化时间和材料的强度造成影响。

3. 操作完成后剩余的石膏材料，应及时刮取放置

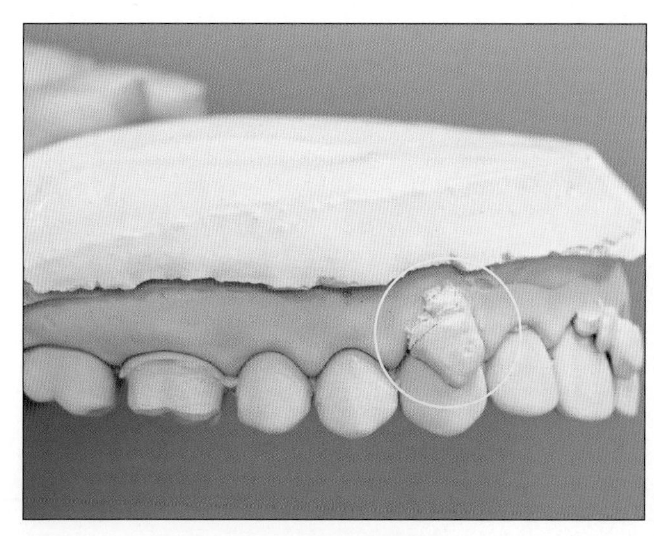

图2-8-19　牙面上的石膏小瘤（圆圈示）

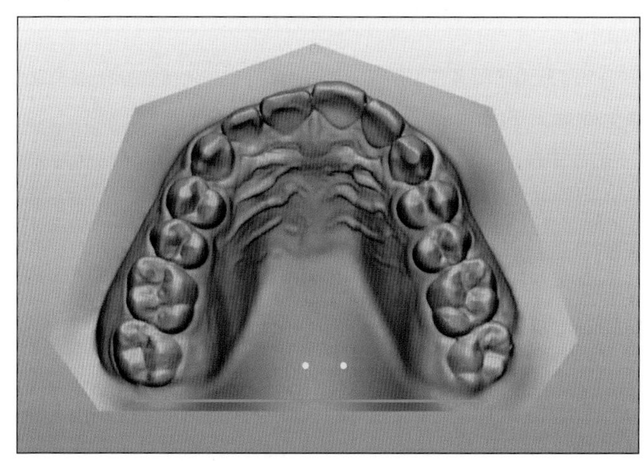

图2-8-20　修整上颌模型时，确保模型后缘距离腭小凹后不少于2mm（黄点示腭小凹，蓝线示上颌模型后缘）

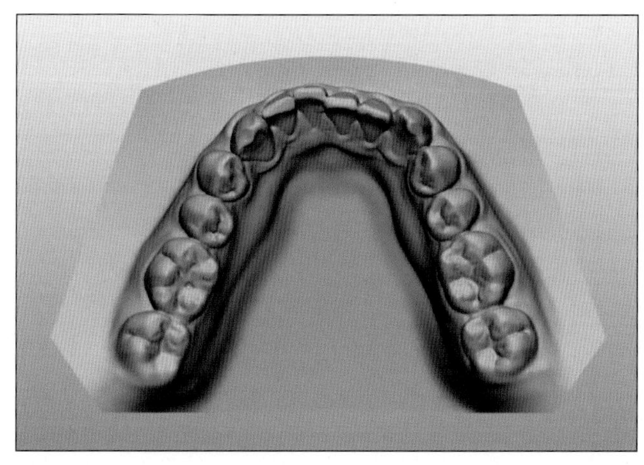

图2-8-21　修整下颌模型时，确保磨牙后垫覆盖范围超出磨牙后垫前缘不少于10mm

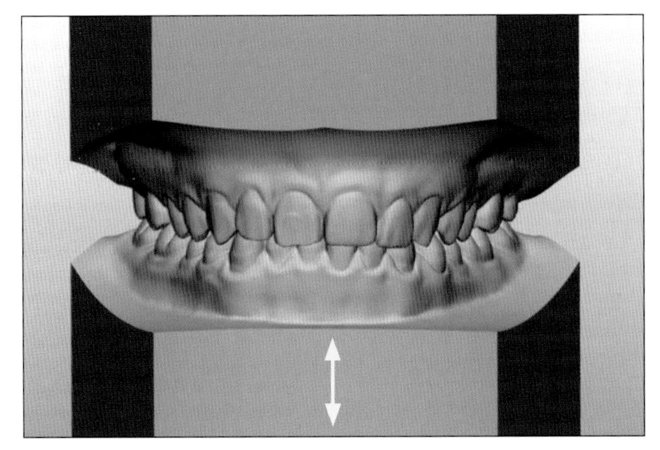

图2-8-22 保证模型厚度最薄弱处不低于10mm（箭头示）

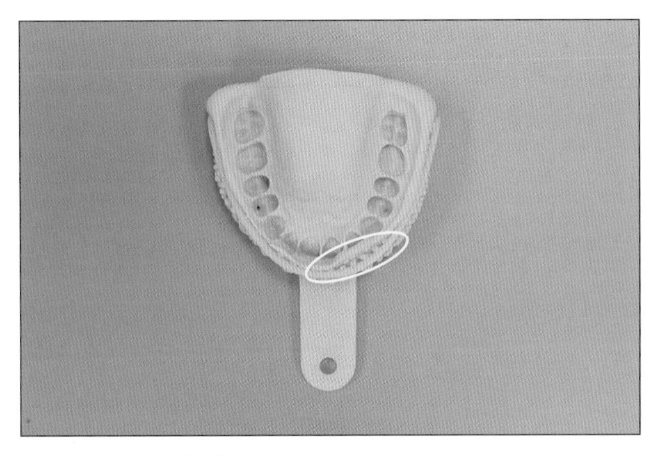

图2-8-23 印模脱模（圆圈示）

于垃圾桶，不能随流水流入下水道，否则会造成下水道的堵塞。

4. 操作后，石膏一般会在15分钟之内发生初凝，并发生发热反应，此时不建议脱模。一般石膏模型完全冷却，直至发热反应完全结束后，脱模比较适宜，否则容易导致石膏模型的折断。

5. 调拌完成后的石膏材料，应达到最终材料质量要求：材料应当有良好的流动性、无明显气泡、均质、细腻和光滑（图2-8-24）。

6. 修整模型时，观察石膏模型表面，尤其是牙面上、殆面上和黏膜转折处等位置，是否有石膏小瘤（图2-8-25）。如若有石膏小瘤，用雕刻刀小心去除。

综上所述，在进行种植牙冠制作之前，种植印模的灌注也是重要的一个步骤，微小的误差对于印模的灌注和后期牙冠的制作，都有不可忽视的影响。灌注过程中精细、规范的操作，有利于提高灌注模型的成功率。本节详细介绍了诊断模型的灌注、种植模型的灌注、特殊情况（如邻牙和孤立牙）的灌注、模型底座的灌注和模型修整5项操作技术的标准流程，以图片

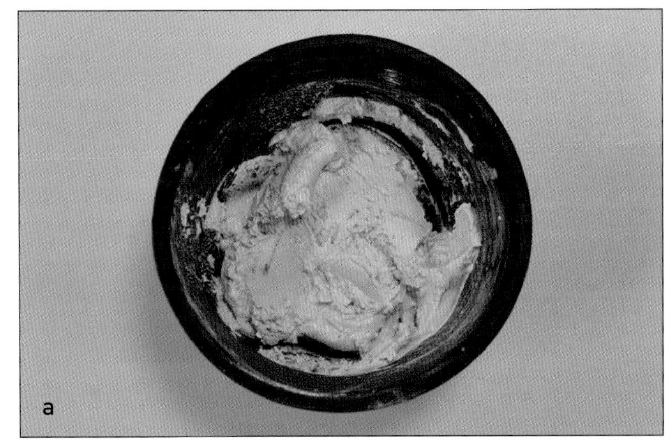

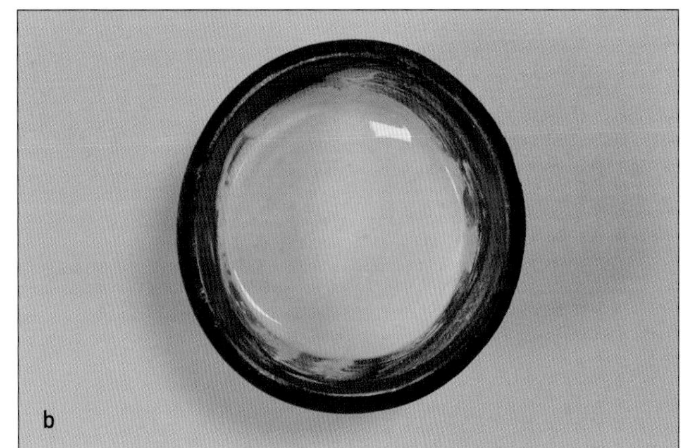

图2-8-24 调拌完成后的石膏材料对比

a. 石膏材料不均匀、粗糙且颗粒感明显，不符合材料质量要求

b. 石膏材料均匀、细腻且无明显气泡，符合材料质量要求

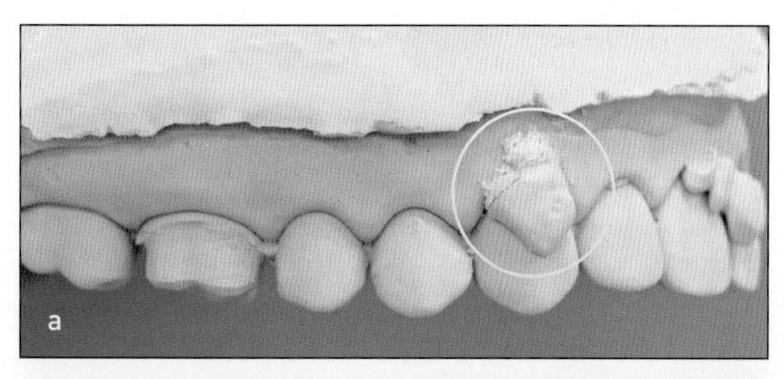

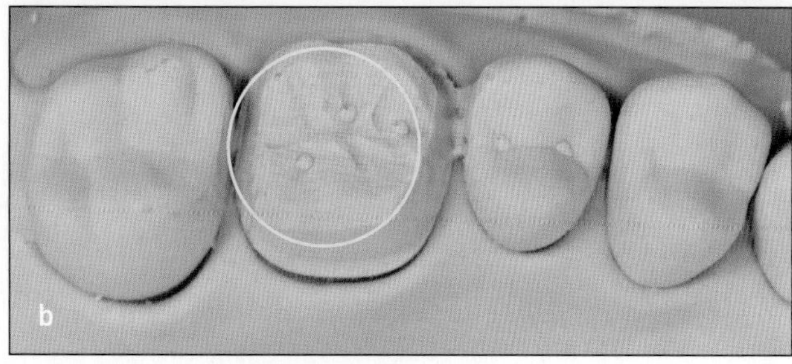

图2-8-25 石膏模型表面的石膏小瘤

a. 牙面上的石膏小瘤（圆圈示）

b. 𬌗面上的石膏小瘤（圆圈示）

展示具体细节，有利于医护人员更直观地提高临床操作技能，进而有利于提高医疗质量、缩短治疗时间、提升医护患满意度。

推荐阅读

[1] 满毅. 口腔种植的精准二期手术和取模技巧——如何避免模型的毫米级误差[M]. 北京: 人民卫生出版社, 2020.

第9节
种植临时冠制作操作技术

种植临时冠，又称为过渡义齿，能在一定程度上恢复患者的美观功能、咀嚼功能和帮助患者恢复发音，维持缺牙间隙和稳定咬合关系，并提高患者的生活质量；种植临时冠可以为最终修复体的美观性能、咬合关系以及清洁能力提供重要参考，以期达到理想的修复效果。

种植临时冠制作是在行最终修复之前，根据最终修复体所需的外观、功能而进行制作的个性化临时修复体，其制作过程中需要对解剖位置、美学需求和咬合关系等方面进行全面的设计。

一、目的

制订种植临时冠制作的标准操作流程，规范医护人员的操作。

二、适用范围

本流程适用于口腔种植治疗室的医护人员。

三、操作流程

（一）评估

环境是否宽敞、明亮、舒适、安全和温湿度适宜。

（二）准备

1. 环境准备

环境干净整洁，做好空气和物体表面消毒准备工作，室内台面及地面用500mg/L含氯消毒液擦拭，采用空气消毒机进行空气消毒。

2. 用物准备

（1）常规用物

各类车针、棉球、树脂材料、直机、镊子、蜡刀和光固化灯（图2-9-1）。

（2）特殊用物

合成树脂牙片、临时基台、模型和相应种植系统的螺丝刀（图2-9-2）。

3. 护士准备

护士着装整齐，穿工作服、戴一次性口罩和帽子、行七步洗手法洗手。

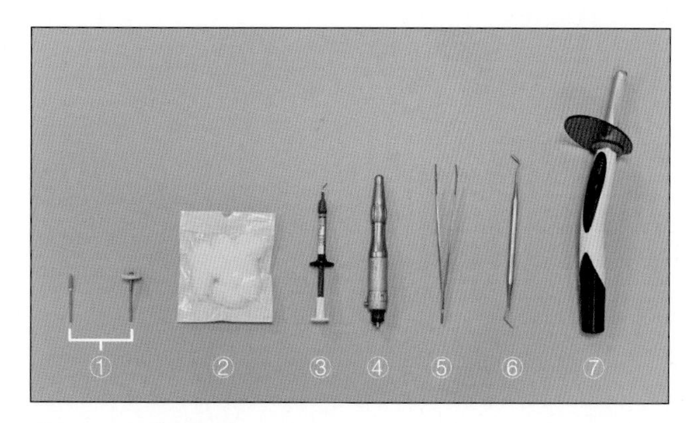

图2-9-1 常规用物

①各类车针（砂石针、抛光轮）；②棉球；③树脂材料；④直机；⑤镊子；⑥蜡刀；⑦光固化灯

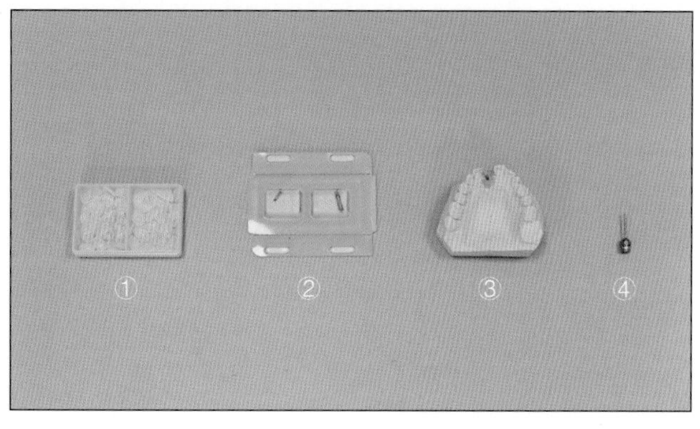

图2-9-2 特殊用物

①合成树脂牙片；②临时基台；③模型；④相应种植系统的螺丝刀

（三）操作技术

在临床工作中，护士熟练的种植临时冠制作十分重要，它可以缩短临床操作时间，提高医护协同性，同时提升患者的满意度。接下来为大家讲解护士制作种植临时冠的操作流程。

1. 修整工作模型

使用雕刻刀对工作模型进行修整，修整的内容主要包括模型上的石膏小瘤，在修整时注意勿伤及牙齿颈缘（图2-9-3）。

2. 安装临时基台

（1）安装临时基台

先选择合适的临时基台，安装在种植体替代体上，然后使用螺丝刀将中央螺丝拧紧（图2-9-4）。

（2）检查和调改临时基台

临时基台固位完成后，需要检查临时基台与种植体替代体连接是否紧密。医护人员可以通过用手或者镊子轻轻摇晃临时基台，检查是否出现晃动的情况（图2-9-5），如果出现晃动的情况，则说明临时基台与种植体替代体连接不紧密；反之，则说明固位良好；最后根据患者咬合情况调磨临时基台的形态。

（3）填充基台螺丝孔

操作中，使用树脂材料对临时基台进行堆砌前，

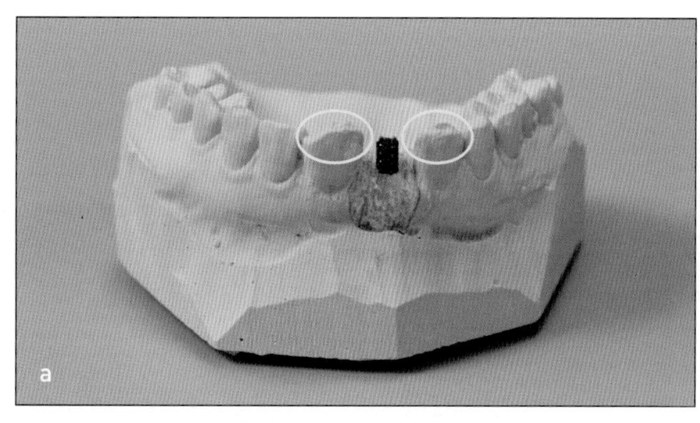

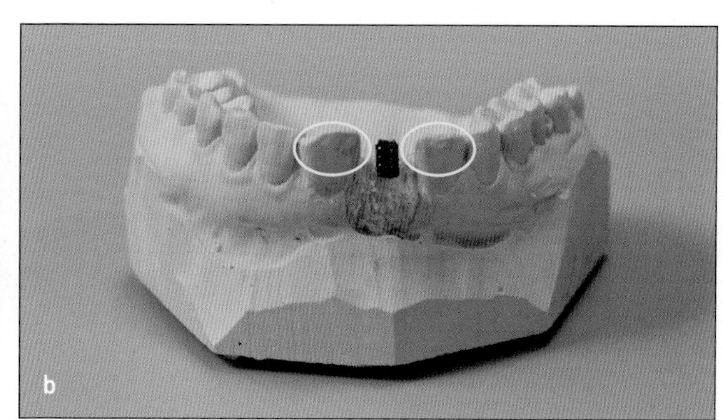

图2-9-3 修整工作模型

a. 使用雕刻刀修整模型前，模型上可见明显的石膏小瘤

b. 使用雕刻刀修整模型后，模型上无明显石膏小瘤

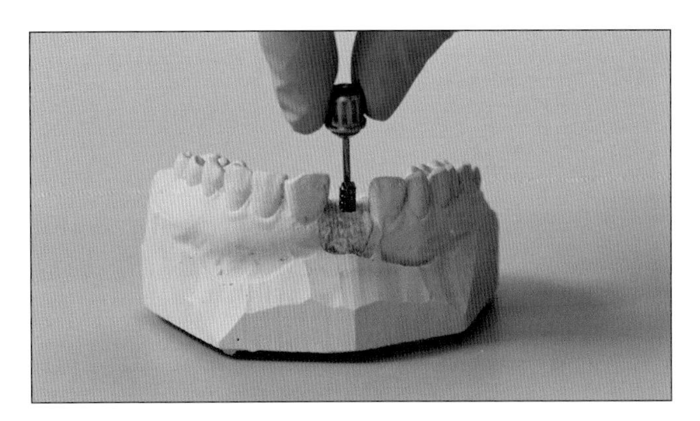

图2-9-4　安装临时基台

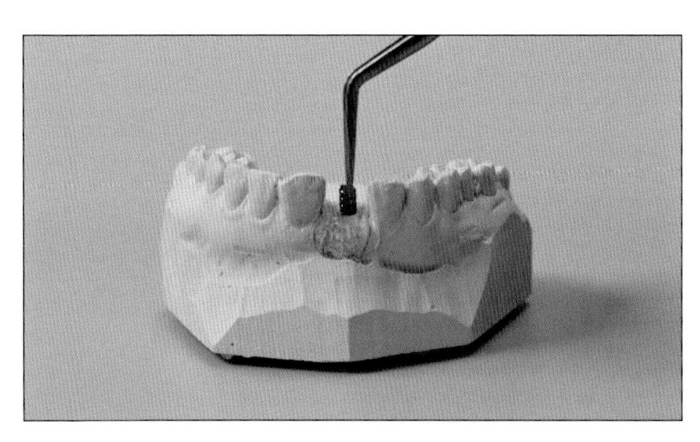

图2-9-5　检查临时基台

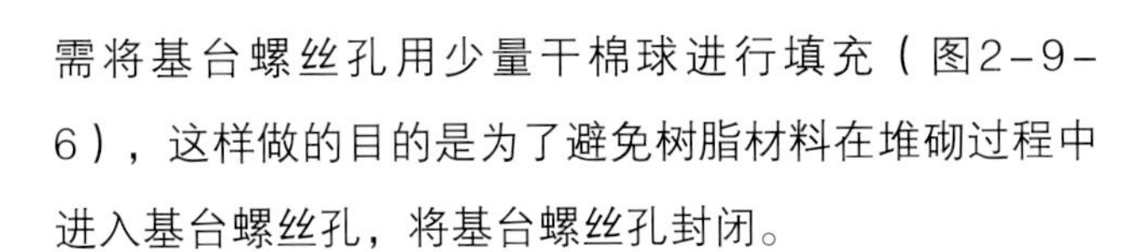

需将基台螺丝孔用少量干棉球进行填充（图2-9-6），这样做的目的是为了避免树脂材料在堆砌过程中进入基台螺丝孔，将基台螺丝孔封闭。

3. 选择对应牙位合适的牙片

在制作前牙临时冠时，首先需要挑选出对应牙位大小合适的牙片（图2-9-7），然后根据工作模型上患牙处的颈缘软组织形态、与邻牙之间的间隙和对侧同名牙的形态等综合因素，对牙片进行调改（图2-9-8）。

4. 种植临时冠的制作

（1）堆砌树脂

使用树脂堆砌在临时基台的唇侧、腭侧和邻面等位置，值得注意的是：在堆砌树脂时，需将基台部位预留出螺丝孔的位置（图2-9-9）。

（2）放置牙片

先将牙片轻轻摆放在临时基台的唇侧（图2-9-10），然后使用蜡刀对树脂材料进行初步塑形（图2-9-11）。

（3）光照固化

树脂材料需要使用光固化灯对其光照固化，光照时间为20秒，照射深度为1.5mm（图2-9-12）。

（4）调改种植临时冠

临时冠初步成型后，根据患牙处的颈缘软组织形态、牙冠大小和邻接关系等进行逐一调改与抛光（图2-9-13）。

（5）种植临时冠制作完成（图2-9-14）。

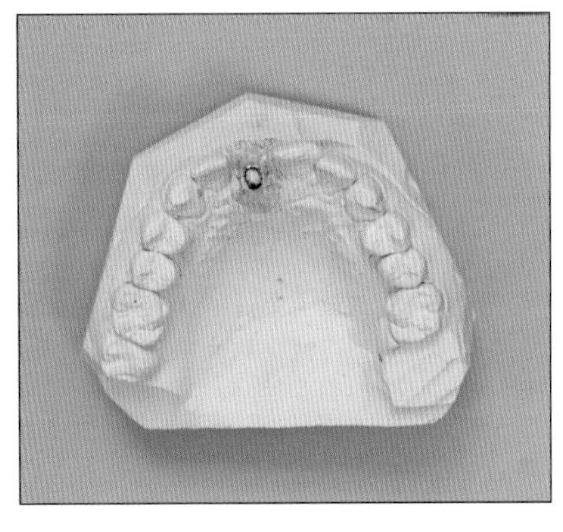

图2-9-6　避免树脂材料在堆砌过程中进入基台螺丝孔，使用干棉球对基台螺丝孔进行充填

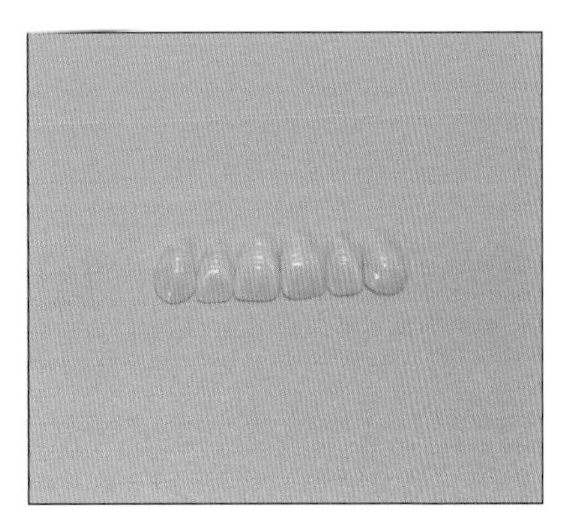

图2-9-7　选择对应牙位及大小合适的牙片

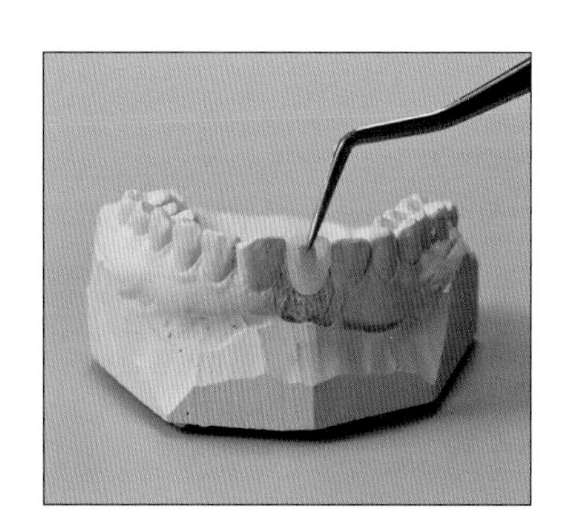

图2-9-8　初步调改后的牙片

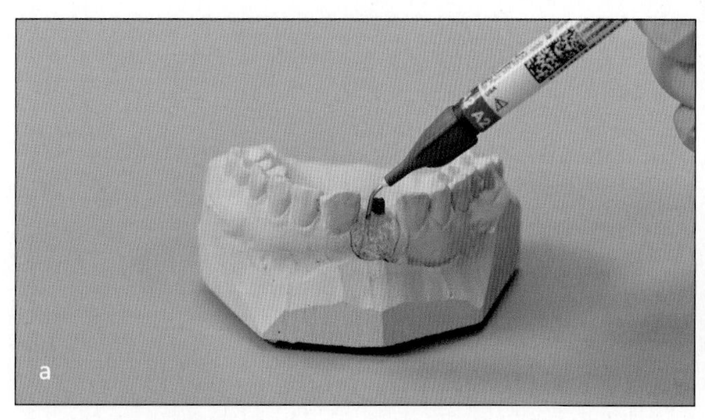

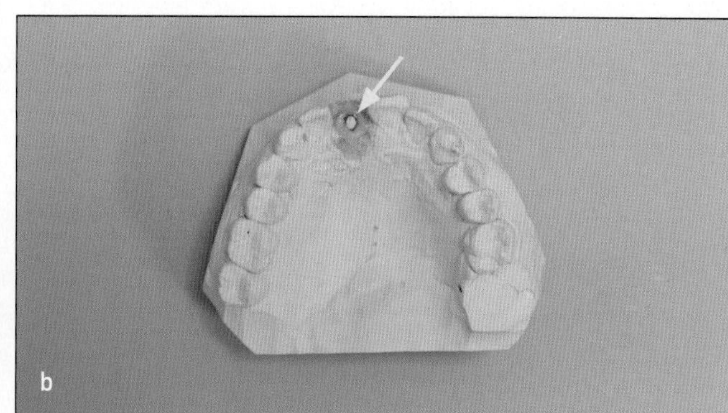

图2-9-9　堆砌树脂

a. 使用树脂堆砌在临时基台的唇侧、腭侧和邻面等位置

b. 箭头示堆砌树脂时，需将基台部位预留出螺丝孔的位置

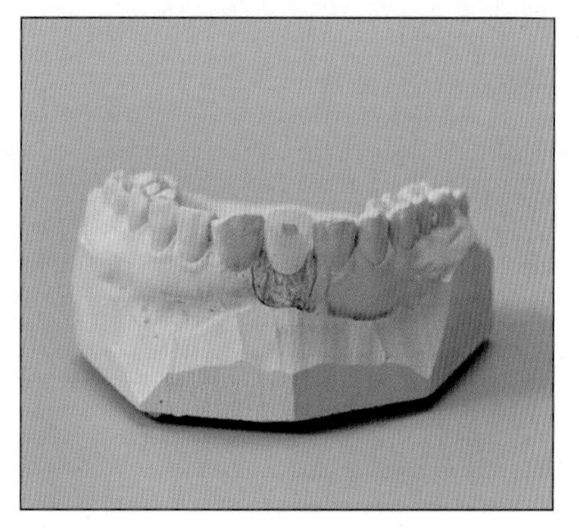

图2-9-10　牙片摆放在临时基台的唇侧

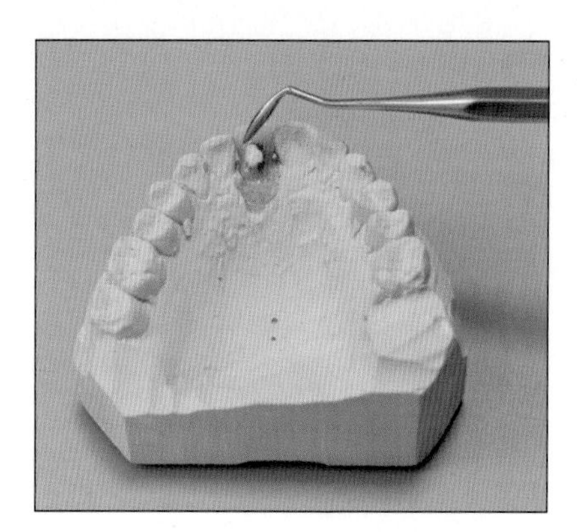

图2-9-11　蜡刀对树脂材料进行初步塑形

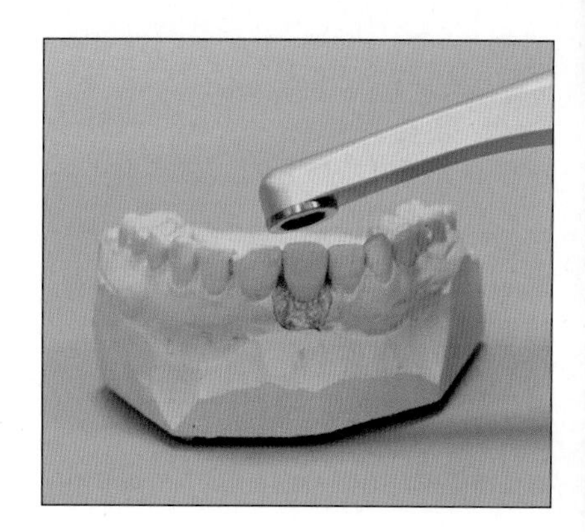

图2-9-12　光照固化树脂材料，光照时间为20秒，照射深度为1.5mm

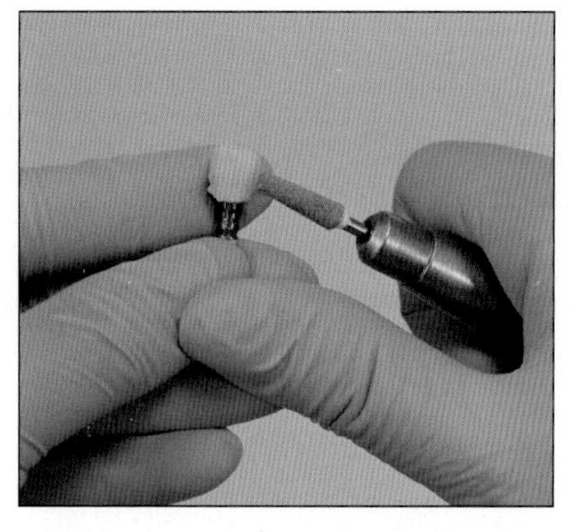

图2-9-13　根据患牙处的颈缘软组织形态、牙冠大小和邻接关系等方面调改种植临时冠

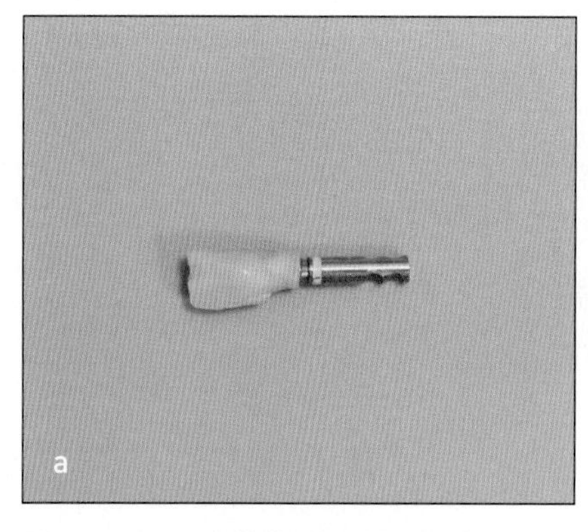

图2-9-14　种植临时冠制作完成

a. 种植临时冠不美观，边缘粗糙，不连续

b. 种植临时冠美观，边缘光滑连续

（四）操作后处置

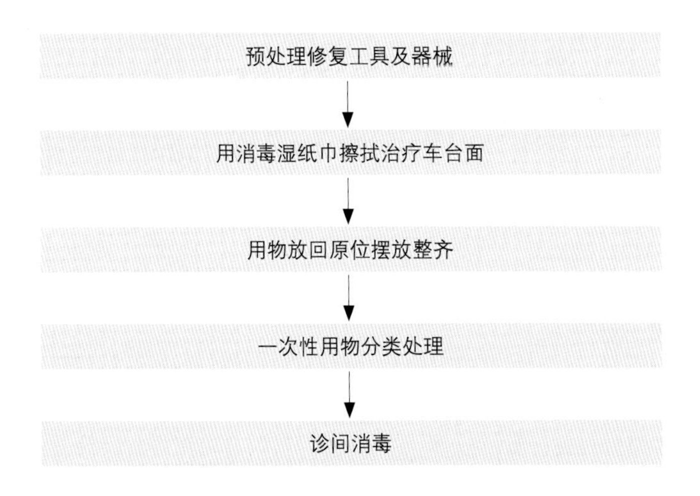

四、风险控制

1. 使用雕刻刀对工作模型进行修整，在修整时注意勿伤及牙齿颈缘。

2. 需要预处理修复工具及器械，将一次性用物分类处理，然后使用消毒湿纸巾擦拭治疗车台面。

综上所述，种植临时冠制作可以有效地恢复患者的美观、咀嚼等功能，帮助患者恢复发音，并且能够维持缺牙间隙和稳定咬合关系。熟练地掌握种植临时冠制作不仅可以提高患者的生活质量，还能提升患者对医护的满意度。

推荐阅读

[1] 宫苹. 口腔种植学[M]. 北京: 人民卫生出版社, 2020.
[2] González-Martín O, Lee E, Weisgold A, et al. Contour Management of Implant Restorations for Optimal Emergence Profiles: Guidelines for Immediate and Delayed Provisional Restorations[J]. Int J Periodontics Restorative Dent, 2020, 40(1):61-70.

10

第10节 聚羧酸锌水门汀调拌操作技术

聚羧酸锌水门汀作为一种粘接材料，其粘接力来源不仅有机械嵌合力，还有化学结合力，对牙釉质、牙本质及金属均有很强的粘接力，因此在临床中被广泛应用。

聚羧酸锌水门汀由粉剂和液剂两部分组成，粉剂含氧化锌，液剂含聚丙烯酸，二者反应后形成聚羧酸锌水门汀。聚羧酸锌水门汀调拌，是用厂家提供的专用量勺，按照厂家建议的比例，用旋转研磨法，将其调拌均匀，用于修复体永久粘接。临床中常用于冠、冠桥或桩核，尤其是基牙为活髓牙修复体时的永久粘接。

一、目的

制订聚羧酸锌水门汀调拌的标准操作流程，规范医护人员的操作。

二、适用范围

本流程适用于口腔种植治疗室的医护人员。

三、操作流程

（一）评估

1. 环境评估

环境是否宽敞、明亮、舒适、安全和温湿度适宜。

2. 患者评估

检查口内情况，确定修复体数量，以确定材料的用量（图2-10-1）。

（二）准备

1. 环境准备

环境干净整洁，做好空气和物体表面消毒准备工作，室内台面及地面用500mg/L含氯消毒液擦拭，采用空气消毒机进行空气消毒。

2. 用物准备

盛有无菌持物钳的无菌罐、消毒棉球罐、干纱球、聚羧酸锌水门汀粘接剂、取粉勺、金属调拌刀两把、玻璃板和镊子（图2-10-2）。

3. 患者准备

（1）向患者解释操作中的注意事项，切勿突然说话，如有不适，请举起左手向医生示意。

（2）做好患者心理护理，在患者唇部涂抹医用凡士林，保持患者口唇润滑，防止口角拉伤。

（3）护士传递镜子给患者，协助患者查看口内修复体的外形和颜色等情况（图2-10-3）。

（4）确认患者对修复体外形和颜色等情况满意后，协助医生开具影像学检查，确认修复体就位后，才可以进行永久粘接（图2-10-4）。

（5）消毒修复体，口内隔湿，充分暴露工作牙位的视野（图2-10-5）。

4. 护士准备

护士着装整齐，穿工作服、戴一次性口罩和帽子以及行七步洗手法洗手。

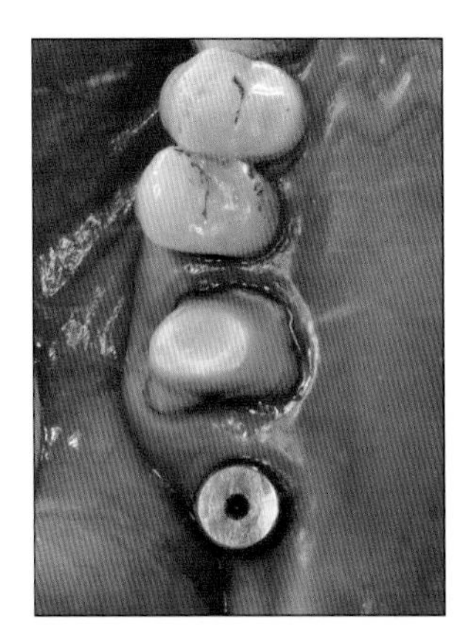

图2-10-1　检查口内情况，确定修复体数量，以确定材料的用量

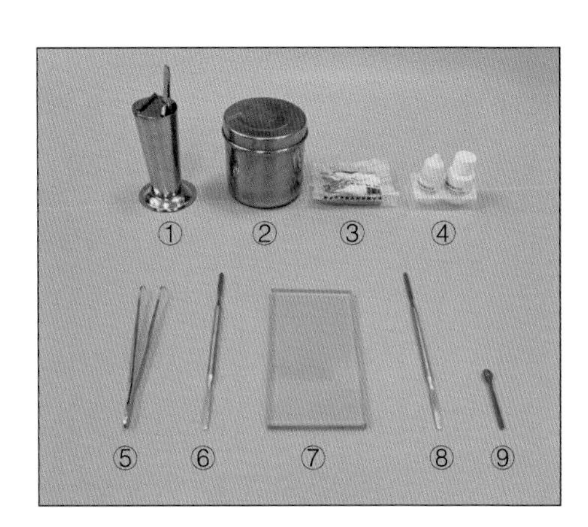

图2-10-2　聚羧酸锌水门汀调拌用物

①盛有无菌持物钳的无菌罐；②消毒棉球罐；③干纱球；④聚羧酸锌水门汀粘接剂；⑤镊子；⑥金属调拌刀；⑦玻璃板；⑧金属调拌刀；⑨取粉勺

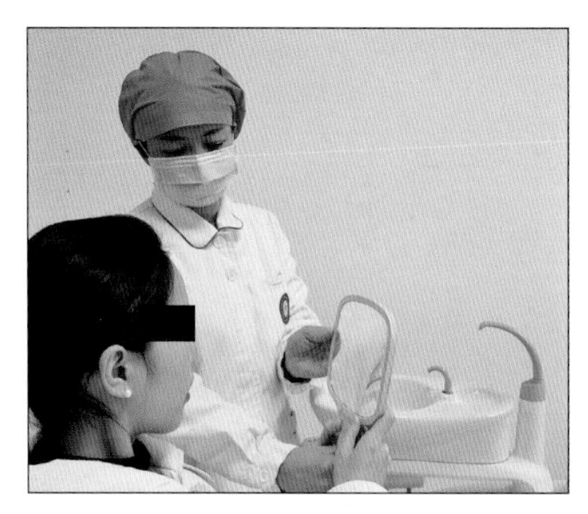

图2-10-3　护士传递镜子给患者，协助患者查看口内修复体的外形和颜色等情况

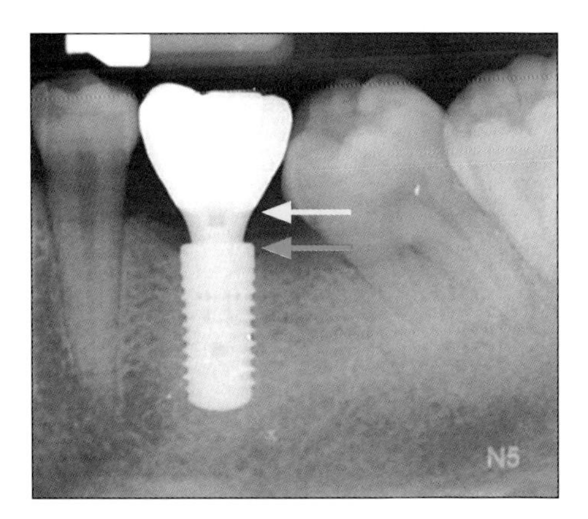

图2-10-4　根尖片检查示修复体与基台完全就位（黄色箭头示），基台与种植体完全就位（蓝色箭头示）

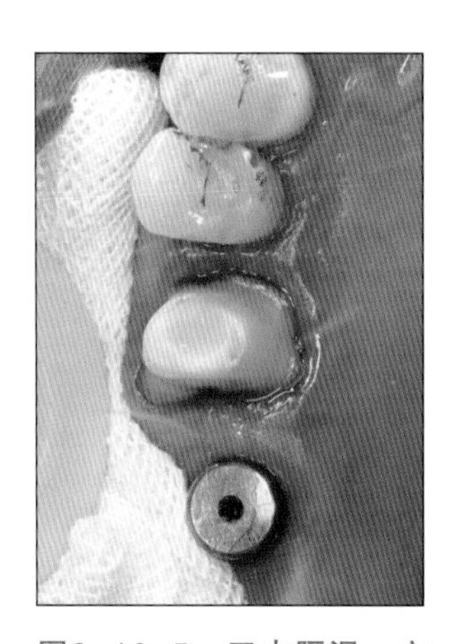

图2-10-5　口内隔湿，充分暴露工作牙位的视野

（三）操作技术

（1）核对调拌用物有效期，确认其在有效期内（图2-10-6）。

（2）调整调拌用物（镊子1把、金属调拌刀2把和玻璃板1个）与取粉勺的位置（图2-10-7），分别将镊子、金属调拌刀和玻璃板放置于治疗巾上备用。

（3）取粉时，确认材料在有效期后，用厂家提供的专用取粉勺取粉（图2-10-8）。

（4）取液时，确认材料在有效期内，排净空气后再滴取液剂（图2-10-9）。

（5）将取出的粉剂放于玻璃板的上1/2处，将取出的液剂放于玻璃板的下1/2处（图2-10-10）。

（6）粉液之间应当留有3～4cm的间隔（图2-10-11）。

（7）一手固定玻璃板，一手平握调拌刀（图2-10-12）。

（8）粉剂平均分成数份，依次将其加入液剂当中（图2-10-13）。

（9）用旋转折叠研磨法或八字调拌法调拌（图2-10-14）。

（10）检查调和物的质量：表面光滑无颗粒、性状均匀，达到粘接要求（图2-10-15和图2-10-16）。

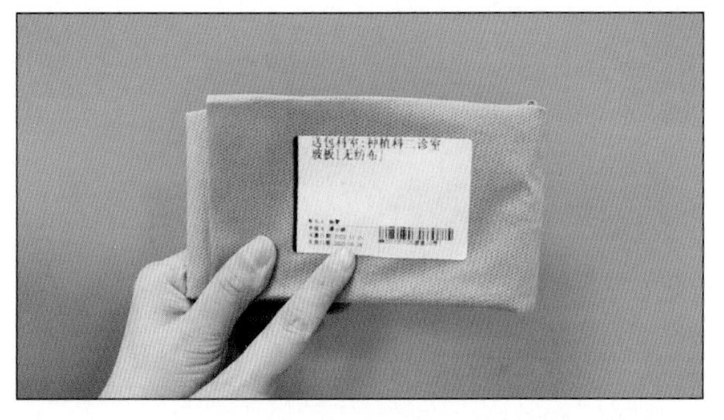

图2-10-6　核对调拌用物有效期，确认其在有效期内

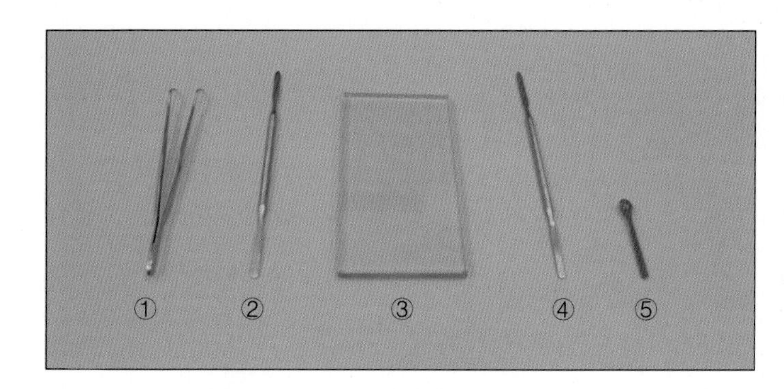

图2-10-7　调拌用物、取粉勺调整后的位置

①镊子；②金属调拌刀；③玻璃板；④金属调拌刀；⑤取粉勺

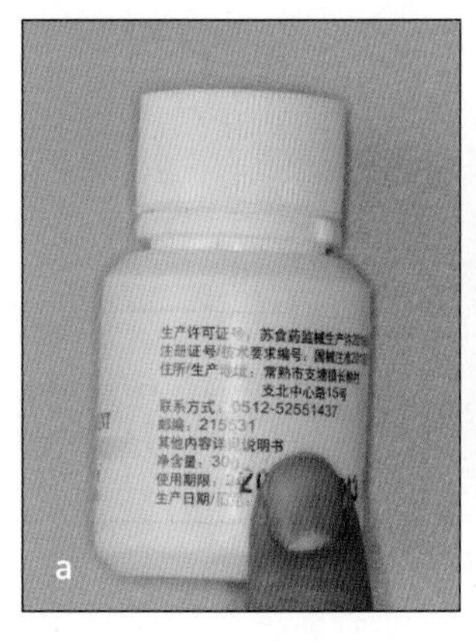

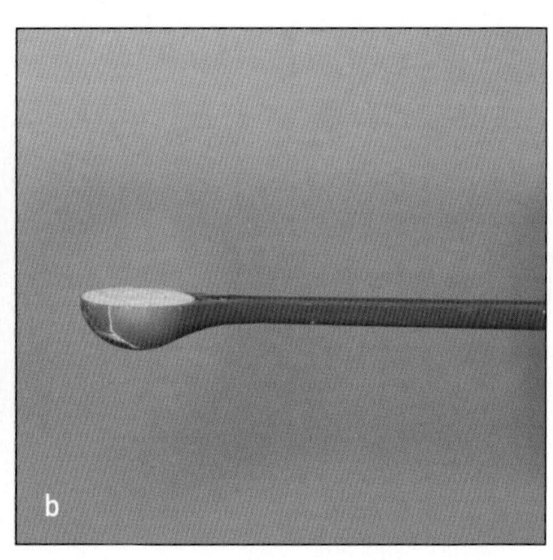

图2-10-8　检查材料是否在有效期内，用厂家提供的专用取粉勺取粉

a. 检查材料有效期，并确认其在有效期内

b. 用厂家提供的专用取粉勺取粉

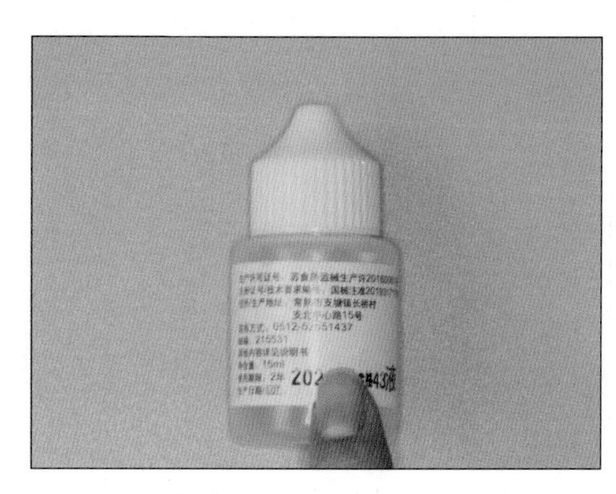

图2-10-9　取液时，确认材料在有效期内

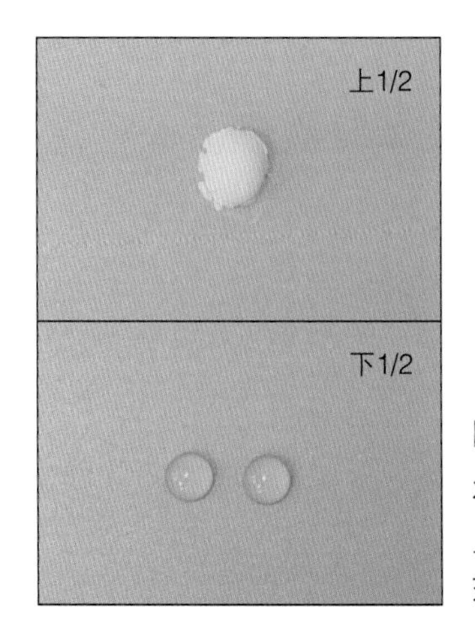

图2-10-10　粉液放置位置
将取出的粉剂放于玻璃板的上1/2处；将取出的液放于玻璃板的下1/2处

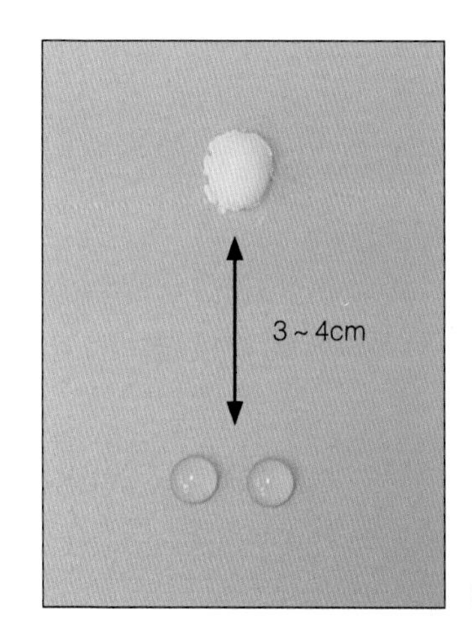

图2-10-11　粉液之间留有3～4cm的间隔

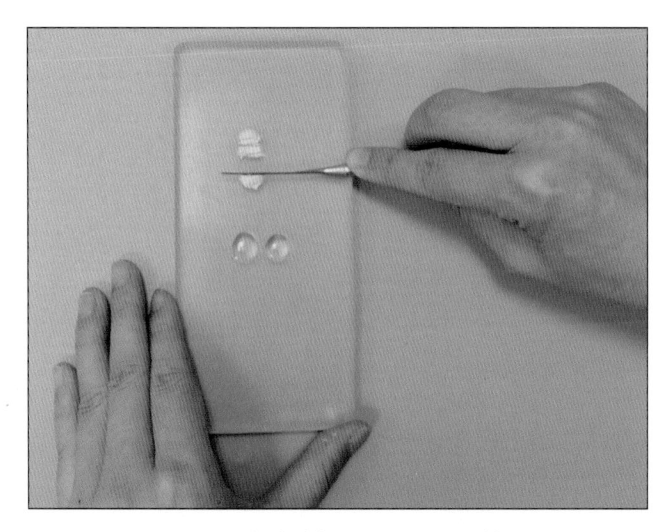

图2-10-12　一手固定玻璃板，一手平握调拌刀

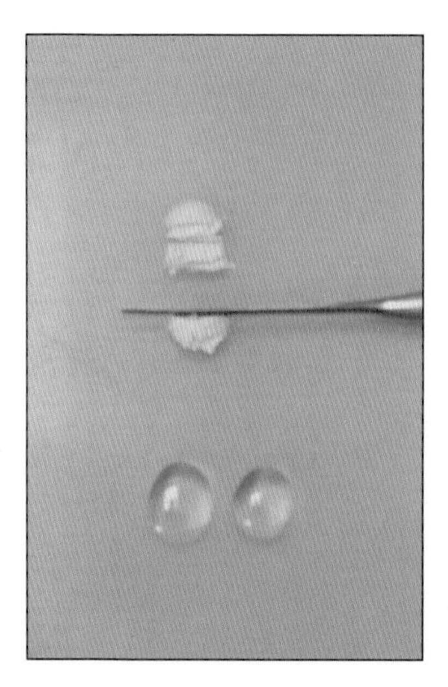

图2-10-13　粉剂平均分成数份，依次将其加入液剂当中

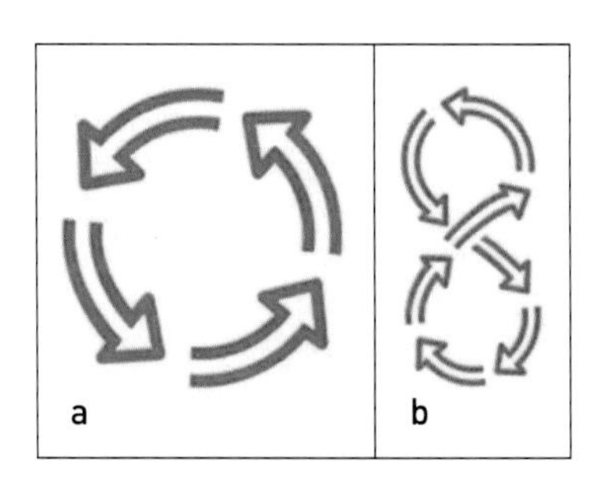

图2-10-14　调拌方法
a. 旋转折叠研磨法
b. 八字调拌法

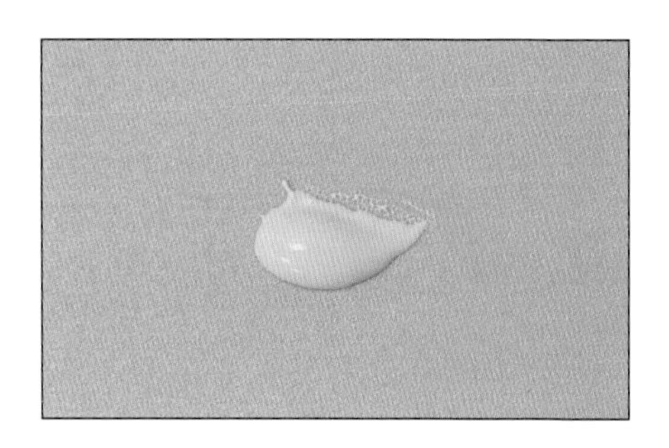

图2-10-15　检查调和物的质量，表面光滑无颗粒、性状均匀，达到粘接要求

图2-10-16　检查调和物的质量，表面颗粒感明显、性状不均匀，未达到粘接要求

（四）操作后处置

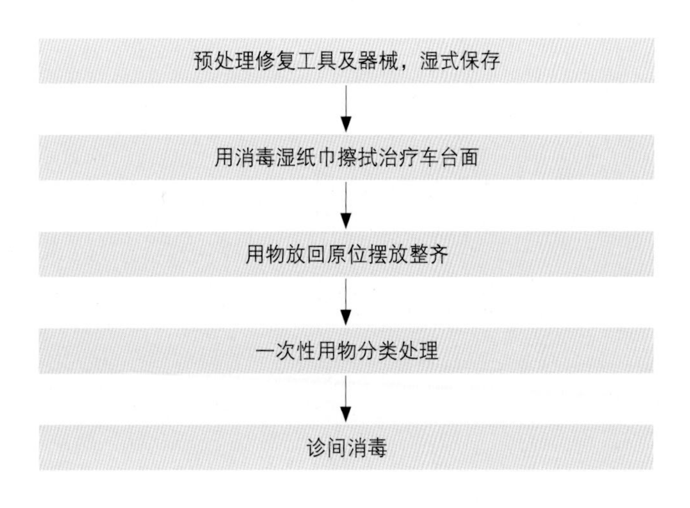

四、风险控制

1. 操作前，核对所需材料名称，确认与医嘱一致（图2–10–17）。

2. 操作中，材料应现取现用，减少与空气的接触时间，以免液剂中的水分挥发，从而导致液剂黏稠度增加。

3. 取粉时，检查材料效期，确认其在效期内，轻拍瓶身以松解粉剂。

4. 取液时，也需检查材料效期，确认其在效期内，排净空气后滴取液剂。

5. 调拌时，手指不能压在调拌纸上，避免污染材料（图2–10–18）。

综上所述，聚羧酸锌水门汀的调拌过程是否规范是其调拌成功很重要的一个步骤，微小的误差均有可能导致调和物的性状不能达到粘接要求。调拌过程中精细、规范的操作，有利于提高调拌的成功率。本节介绍了聚羧酸锌水门汀调拌的标准流程，以图片展示具体细节，从而有利于医护人员更直观地提高临床操作技能，同时有利于提高医疗质量、缩短治疗时间，进而提升患者满意度。此外，针对修复体最终粘接，还有其他材料及调拌方法，如玻璃离子水门汀，我们将在后续的章节中进行展示。

推荐阅读

[1] 赵信义，孙皎．口腔材料学[M]．5版．北京：人民卫生出版社，2012.

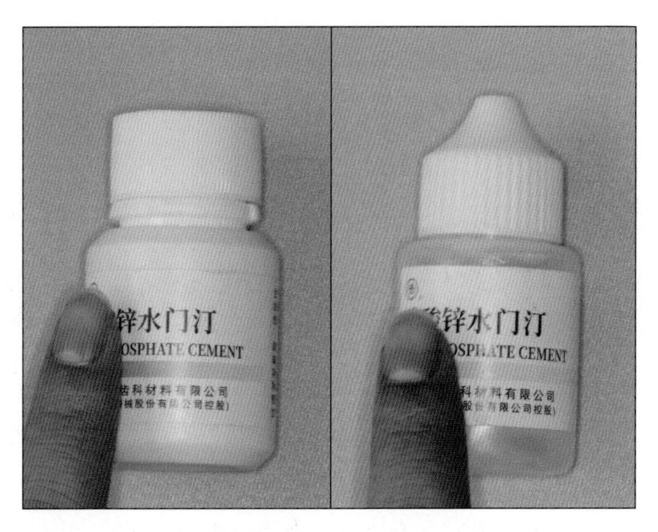

图2–10–17　核对所需材料名称，确认与医嘱一致

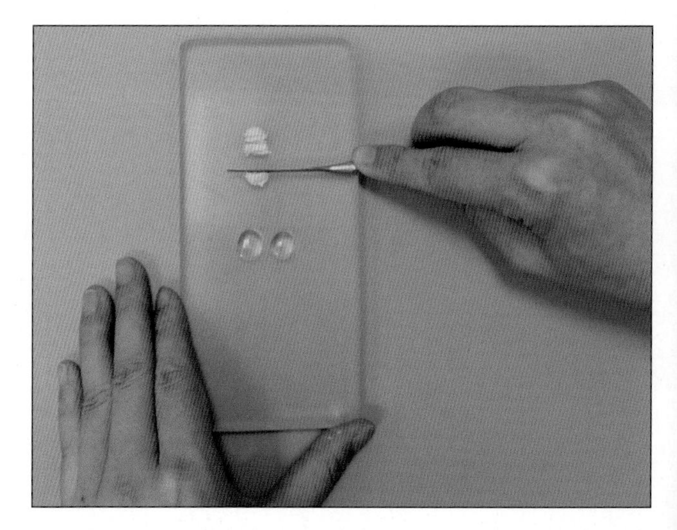

图2–10–18　手指未压在玻璃板上，未污染材料的正确示范

11

第11节 玻璃离子水门汀调拌操作技术

玻璃离子水门汀从聚羧酸锌水门汀和硅水门汀发展而来，它是聚羧酸盐粘接剂的衍生物。玻璃离子水门汀一方面延续了聚羧酸锌水门汀优异的粘接性能，另一方面也具备了聚丙烯酸液体的良好相容性，此外还具备了硅酸盐玻璃粉的刚性、强度与氟释放性能，在临床中被广泛应用。

玻璃离子水门汀由粉剂和液剂组成。粉剂包含：氧化铝、二氧化硅、氟化钙、氟化铝、氟化钠和磷酸铝等；液剂包含：聚丙烯酸水溶液，丙烯酸与衣康酸或马来酸的共聚物水溶液。而玻璃离子水门汀调拌，是用厂家提供的专用量勺，按照厂家建议的1勺粉剂∶2滴液剂的比例，用旋转折叠研磨法或八字调拌法，将其调拌均匀，进而用于修复体永久粘接。玻璃离子水门汀调拌常常用于修复体永久粘接、充填修复和衬层垫底，在种植义齿修复过程中，还可用于基台螺丝孔的充填。

一、目的

制订玻璃离子水门汀调拌的标准操作流程，规范医护人员的操作。

二、适用范围

本流程适用于口腔种植治疗室的医护人员。

三、操作流程

（一）评估

1. 环境评估

环境是否宽敞、明亮、舒适、安全和温湿度适宜。

2. 患者评估

检查口内情况，确定修复体数量，以确定材料的用量。

（二）准备

1. 环境准备

环境干净整洁，做好空气和物体表面消毒准备工作，室内台面及地面用500mg/L含氯消毒液擦拭，采用空气消毒机进行空气消毒。

2. 用物准备

盛有无菌持物钳的无菌罐、消毒棉球罐、玻璃离子水门汀粉剂、玻璃离子水门汀液剂、治疗巾、调拌纸、调拌刀和取粉勺（图2-11-1）。

3. 患者准备

（1）向患者解释操作中的注意事项：切勿突然说话，如有不适，请举起左手向医生示意。

（2）做好患者心理护理，在患者唇部涂抹医用凡士林，保持患者口唇润滑，防止口角拉伤。

（3）传递镜子给患者，协助患者查看口内修复体的外形、颜色等情况。

（4）确认患者对修复体外形、颜色等情况满意后，协助医生开具影像学检查，确认修复体就位后，才可以进行永久粘接。

（5）消毒修复体，口内隔湿，充分暴露工作牙位的视野。

4. 护士准备

护士着装整齐，穿工作服、戴一次性口罩和帽子以及行七步洗手法洗手。

（三）操作技术

（1）选择专用的调拌纸、调拌刀和取粉勺，分别将调拌纸、调拌刀和取粉勺放置于治疗巾上备用（图2-11-2）。

（2）取粉时，确认材料在有效期后，使用厂家提供的专用取粉勺刮取一平勺粉剂（图2-11-3和图2-11-4）。

（3）一手握笔式握住瓶身，将其垂直排气，拇指与食指挤压红色橡皮处，按1勺粉：2滴液的比例滴取液剂（图2-11-5）。

（4）将取出的玻璃离子水门汀粉剂放于调拌纸的上1/2处，滴取玻璃离子水门汀液剂放于调拌纸下1/2处（图2-11-6）。

（5）粉液之间留有1～2cm的间隔（图2-11-7）。

（6）调拌时，一手固定调拌纸，一手平握调拌刀（图2-11-8）。

（7）将粉剂平均分成两份，依次将其加入液剂当中（图2-11-9）。

（8）调拌时，将调拌刀的工作前端与调拌纸紧密接触，同时调拌刀非工作端与调拌纸的角度＜5°（图2-11-10和图2-11-11）。

（9）用旋转折叠研磨法或八字调拌法调拌。

（10）检查调和物质量，可拉丝，拉丝长度适宜，以确保调和物的粘接性能（图2-11-12）。

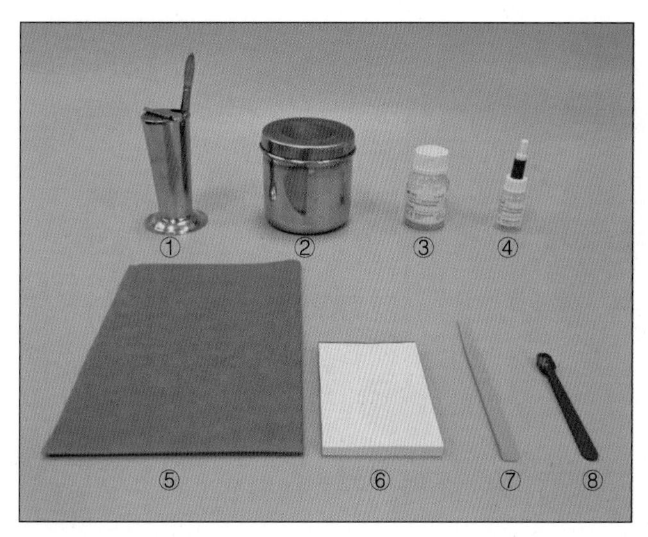

图2-11-1　玻璃离子水门汀调拌用物

①盛有无菌持物钳的无菌罐；②消毒棉球罐；③玻璃离子水门汀粉剂；④玻璃离子水门液剂；⑤治疗巾；⑥调拌纸；⑦调拌刀；⑧取粉勺

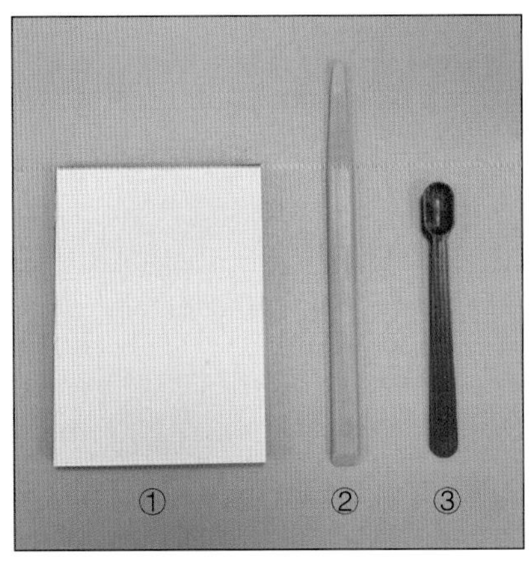

图2-11-2　调拌纸、调拌刀和取粉勺放置位置

①调拌纸；②调拌刀；③取粉勺

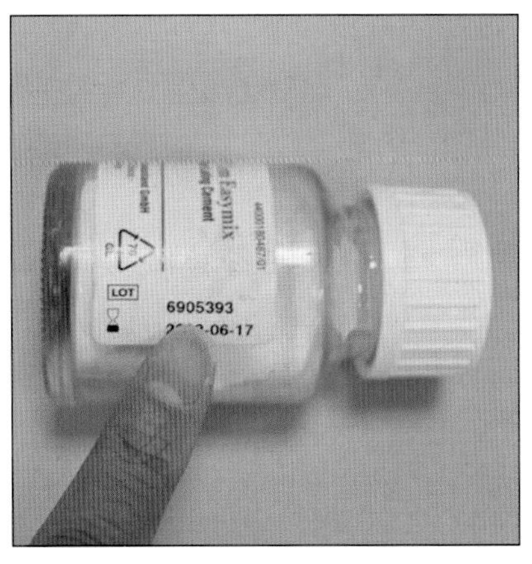

图2-11-3　取粉时检查材料有效期，并确认其在有效期内

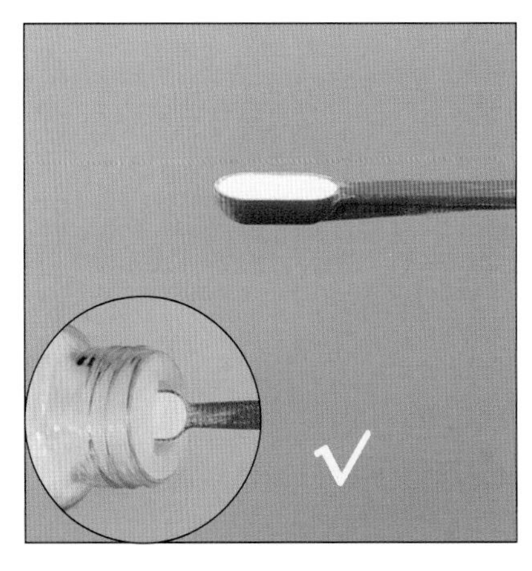

图2-11-4　用厂家提供的专用取粉勺在瓶口刮板处刮取一平勺粉剂

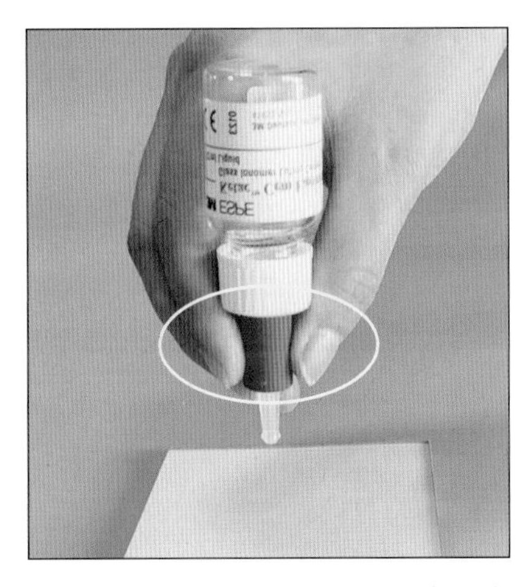

图2-11-5　一手握笔式握住瓶身，将其垂直排气，拇指与食指挤压红色橡皮处（圆圈示），滴取液剂

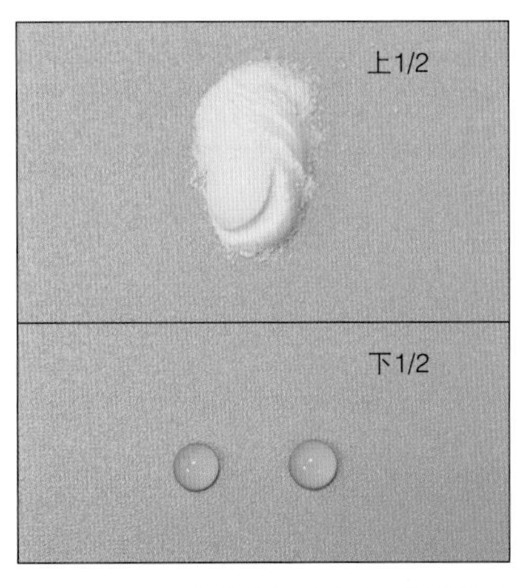

图2-11-6　玻璃离子水门汀粉剂放于调拌纸的上1/2处，玻璃离子水门汀液剂放于调拌纸的下1/2处

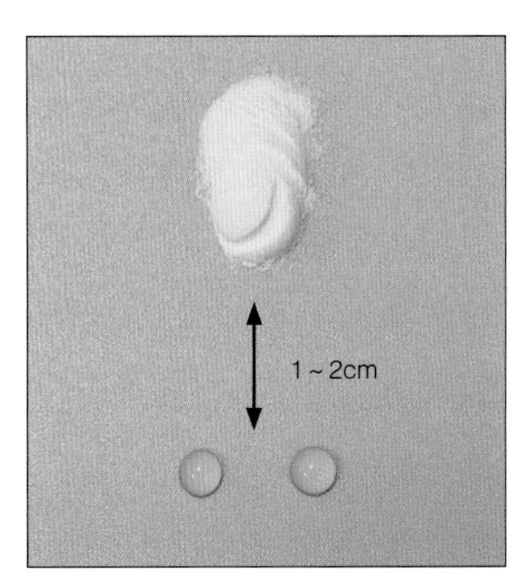

图2-11-7　粉液之间留有1～2cm的间隔

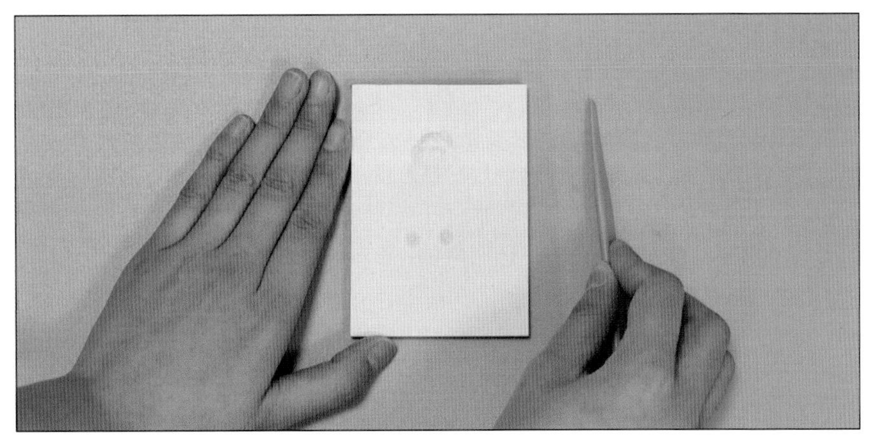

图2-11-8　一手固定调拌纸，一手平握调拌刀

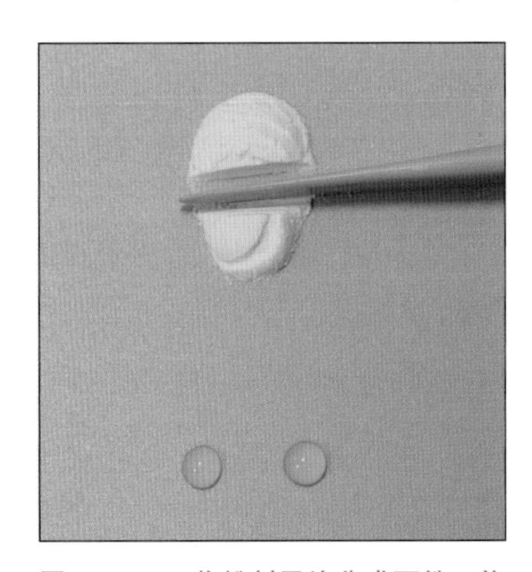

图2-11-9　将粉剂平均分成两份，依次将其加入液剂当中

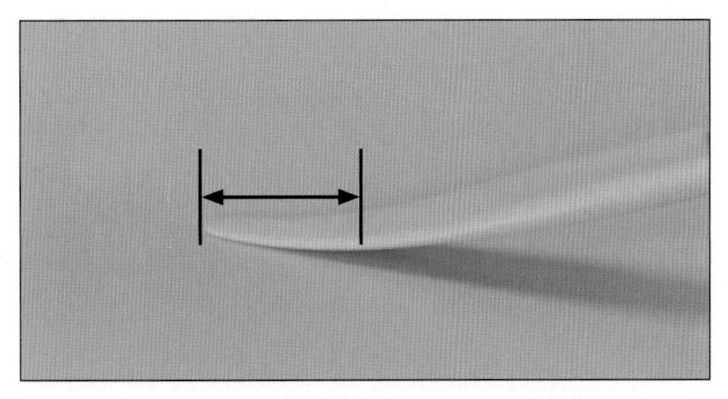

图2-11-10　调拌刀的工作前端与调拌纸紧密接触

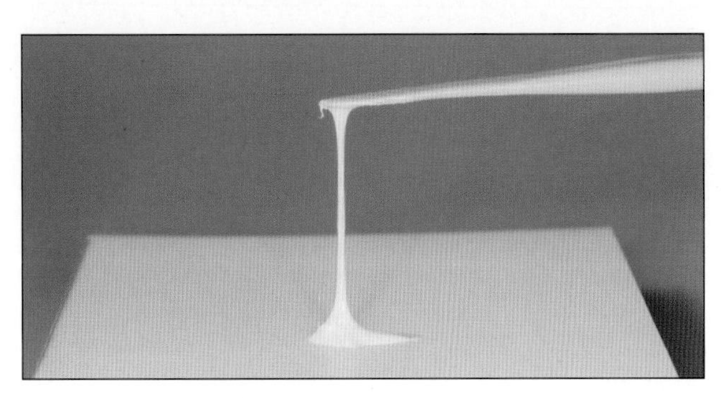

图2-11-12　检查调和物质量，可拉丝，拉丝长度适宜，以确保调和物的粘接性能

（四）操作后处置

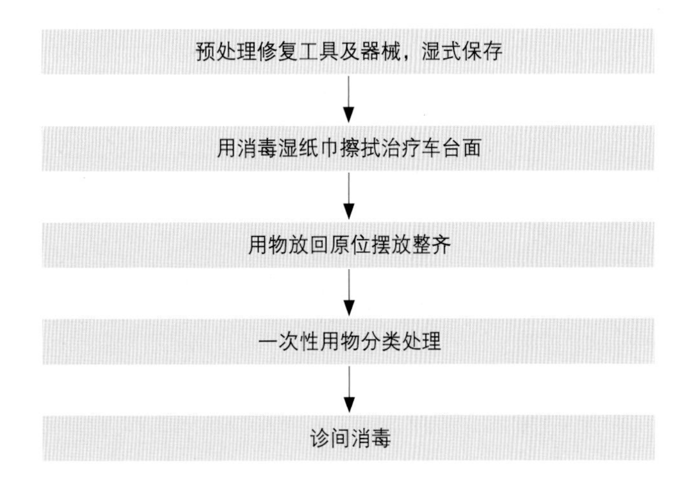

四、风险控制

1. 操作前，与医嘱核对所需材料名称，确认是否与医嘱一致。

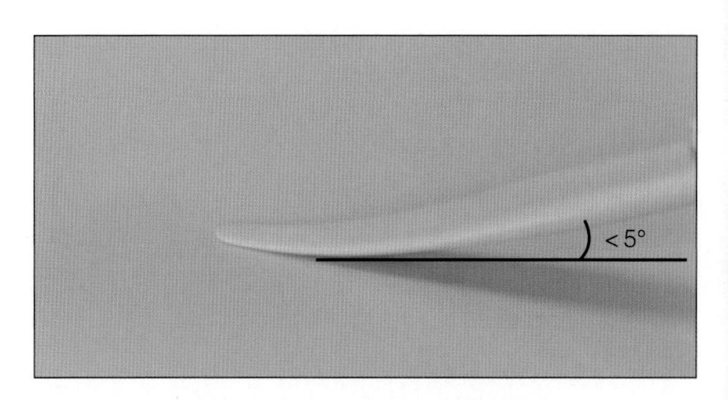

图2-11-11　调拌刀非工作端与调拌纸的角度< 5°

2. 操作中，材料应现取现用，减少材料与空气的接触时间，以免材料潮解（图2-11-13和图2-11-14）。

3. 取材料时，检查材料是否在有效期，并按照厂家建议的比例正确刮取粉剂（图2-11-15）。

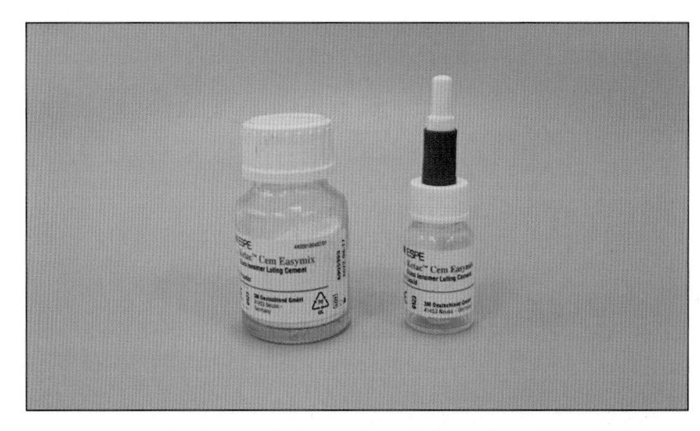

图2-11-13　加盖拧紧，可减少材料与空气的接触时间，以免材料潮解

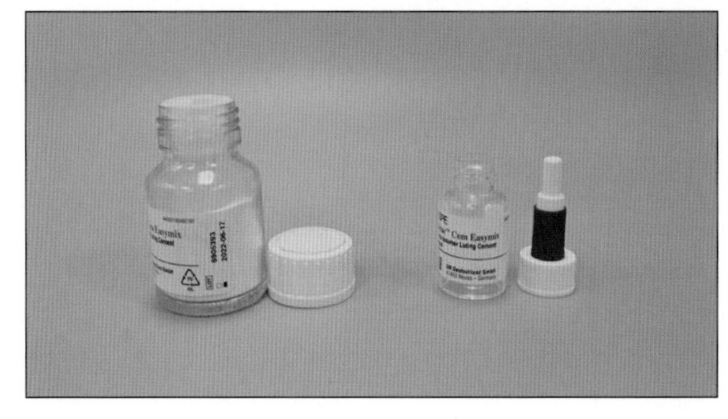

图2-11-14　未加盖拧紧，会增加材料与空气的接触时间，加速材料潮解

4. 调拌时，手指不能压在调拌纸上，避免污染材料（图2-11-8）。

5. 为便于聚拢材料，调拌范围不宜过大，调拌直径应控制在5cm左右为宜（图2-11-16）。

6. 调拌完成后，检查调和物性状是否达到可以粘接的性状要求，即调和物表面光滑、没有颗粒、有适当的流动性以及可拉丝，拉丝长度适宜，以确保调和物的粘接性能（图2-11-17～图2-11-19）。

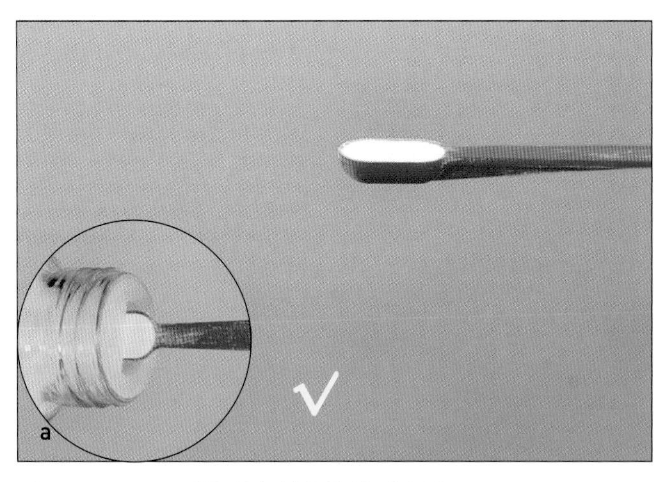

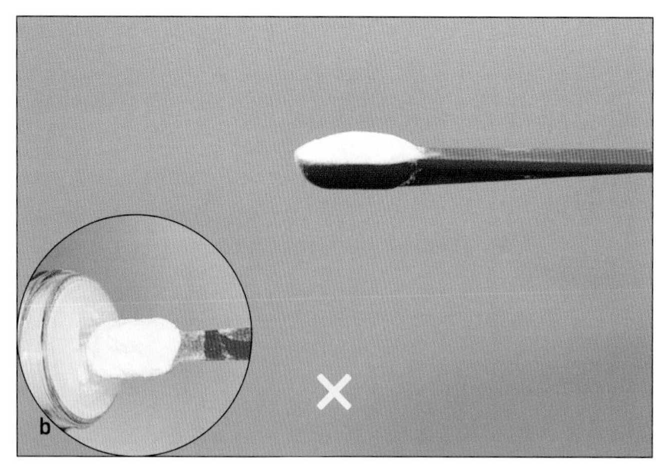

图2-11-15 正确取粉与错误取粉对比图

a. 正确方法：取粉时，在瓶口的刮板处刮取一平勺粉剂

b. 错误方法：取粉时，没有在瓶口的刮板处刮取，导致所取粉剂量不准确

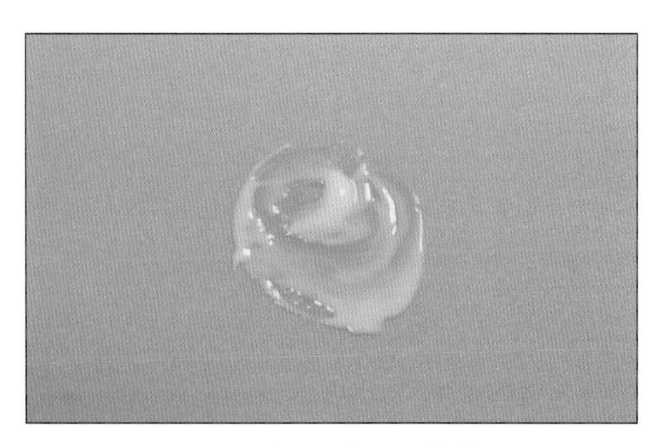

图2-11-16 为便于聚拢材料，调拌范围不宜过大，调拌直径应控制在5cm左右为宜

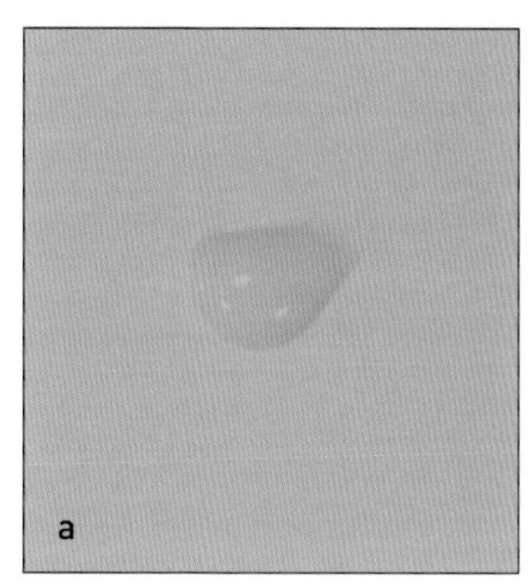

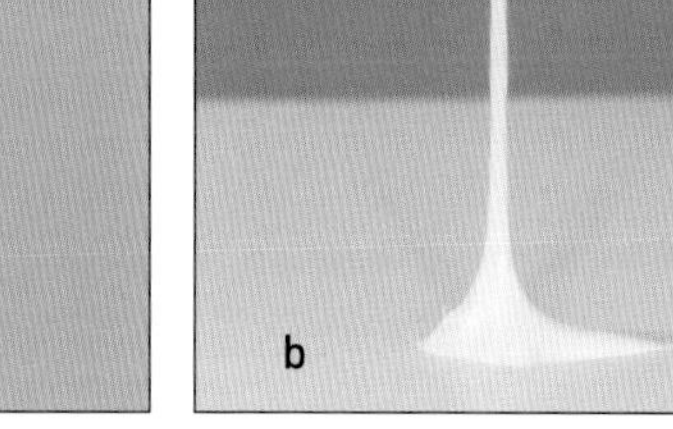

图2-11-17 调和物性状

a. 调和物表面光滑

b. 可拉丝，拉丝长度适宜，以确保调和物的粘接性能

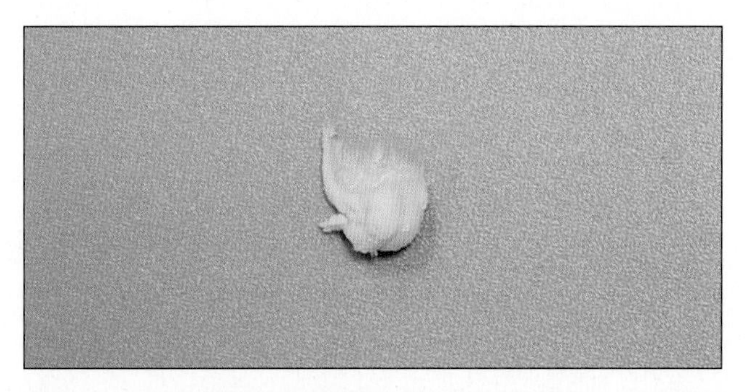

图2-11-18　调和物表面不光滑、颗粒感明显，未达到可粘接的性状要求

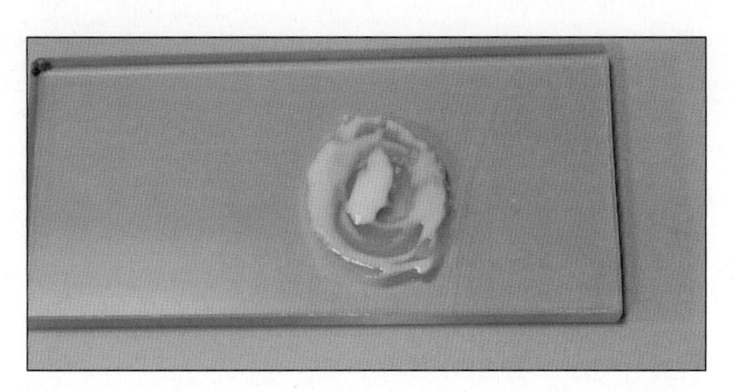

图2-11-19　调和物过稀，不可拉丝，未达到可粘接的性状要求

综上所述，玻璃离子水门汀的调拌过程是否规范是其调拌成功很重要的一个步骤，微小的误差均有可能导致调和物的性状不能达到粘接要求，调拌过程中精细、规范的操作，有利于提高调拌的成功率。本节介绍了玻璃离子水门汀调拌的标准流程，以图片展示具体细节，从而有利于医护人员更直观地提高临床操作技能，同时有利于提高医疗质量、缩短治疗时间，进而提升患者满意度。

推荐阅读

[1] 赵信义, 孙皎. 口腔材料学[M]. 5版. 北京: 人民卫生出版社, 2012.

第12节 种植戴牙操作技术

种植戴牙，是将制作完成的种植牙冠用于恢复缺失牙的形态和功能，并根据患者口内情况进行调𬌗，最终完成口内基台、牙冠的试戴与固位。

一、目的

制订种植戴牙的标准操作流程，规范医护人员的操作。

二、适用范围

本流程适用于口腔种植治疗室的医护人员。

三、操作流程

（一）评估

1. 环境评估

环境是否宽敞、明亮、舒适、安全和温湿度适宜。

2. 患者评估

（1）评估患者全身和口腔局部情况。

（2）评估天然牙及全口牙周状况、咬合状态、开口度等。

（3）了解患者的心理预期，为患者答疑解惑，获得患者的信任与配合，以舒缓患者的紧张、担忧等情绪。

（二）准备

1. 环境准备

环境干净整洁，做好空气和物体表面消毒准备工作，室内台面及地面用500mg/L含氯消毒液擦拭，采用空气消毒机进行空气消毒。

2. 用物准备

一次性治疗盘、吸唾管、车针、涡轮机、直机、瓷粉充填器、修复工具、封孔材料、树脂、光固化灯、咬合纸、咬合纸夹、纱球、牙线、冲洗空针、冲洗用0.9%氯化钠注射液和弯盘等（图2-12-1）。

3. 患者准备

（1）询问患者对材料有无过敏史，评估患者全身和口腔局部情况。

（2）切勿突然说话，如有不适，请举起左手向医生示意；如有小器械掉入嘴里，勿做吞咽动作，以避免小器械误吞。

（3）询问患者是否有咽炎并对患者进行咽反射测

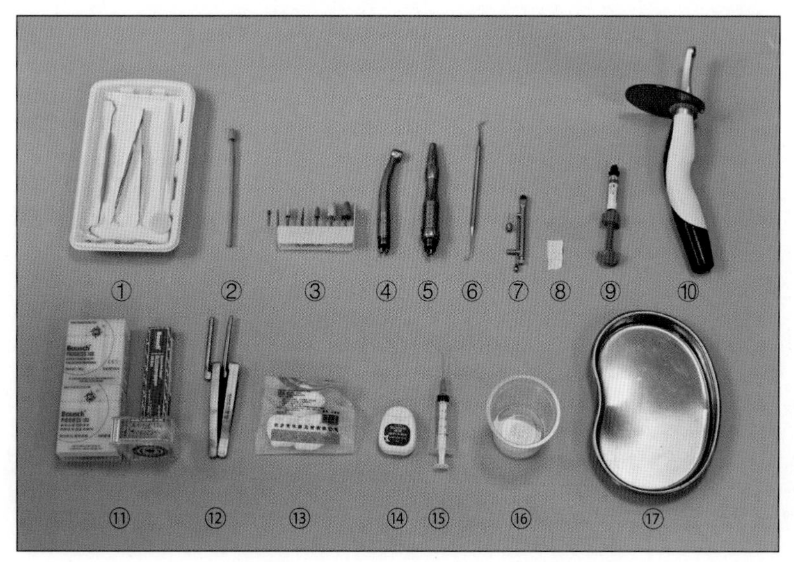

图2-12-1　常规用物准备

①一次性治疗盘；②吸唾管；③车针；④涡轮机；⑤直机；⑥瓷粉充填器；⑦修复工具；⑧封孔材料；⑨树脂；⑩光固化灯；⑪咬合纸（可根据需求准备100μm蓝色、100μm红色、40μm和12μm等）；⑫咬合纸夹；⑬纱球；⑭牙线；⑮冲洗空针；⑯冲洗用0.9%氯化钠注射液；⑰弯盘

试，采用鼻吸口呼的方法。

（4）操作前，做好患者心理护理，在患者口唇涂医用凡士林，保持患者口唇润滑，防止口角拉伤。

4. 护士准备

护士着装整齐，穿工作服、戴一次性口罩和帽子以及行七步洗手法洗手。

（三）医护配合

在临床工作中，娴熟的操作技能不仅能提高医疗质量，还能缩短治疗时间，为患者提供优质的服务，从而提升患者的满意度。在种植修复中，种植固定义齿可分单冠、联冠和固定桥。固位方式可分为粘接固位和螺丝固位。接下来我们以单颗种植戴牙流程为例，进行讲解。

1. 戴牙前检查

戴牙前检查修复体的完整性、外形及边缘密合性，修复体外形需由冠方向根方平滑过渡，修复体与基台连接处以及基台与替代体连接处需密合，同时检查是否与患者口内的缺牙区域位置一致（图2-12-2）。

2. 取下愈合基台

护士传递螺丝刀，为了防止小器械误吞，可在螺丝刀上拴牙线以辅助其使用（图2-12-3）。此外护士需牵拉口角，协助医生使用螺丝刀取下愈合基台（图2-12-4）。

3. 冲洗牙龈袖口

取下愈合基台后，护士将0.9%氯化钠注射液传递给医生冲洗牙龈袖口（图2-12-5），然后护士牵拉口角并及时吸唾（图2-12-6）。

4. 基台口内就位

传递螺丝刀与基台，医生使用螺丝刀将基台在口内就位，由于此时基台与种植体连接处存在抗旋转结构，所以轻轻旋转基台，便能就位（图2-12-7）。

5. 试戴牙冠

试戴牙冠，检查修复体外部形态、对颌牙之间咬合是否紧密及邻接是否良好，并满足患者的审美要求（图2-12-8）。

6. 检查邻接

传递牙线，医生使用牙线检查邻接时，护士协助医生按住牙冠，牙线可有阻力地通过近远中而不拉丝，说明与邻牙接触良好；若邻接较紧，则需要使用40μm咬合纸调磨邻接高点（图2-12-9）。

7. 临时粘接

护士调拌临时粘接材料对牙冠进行临时粘接，通

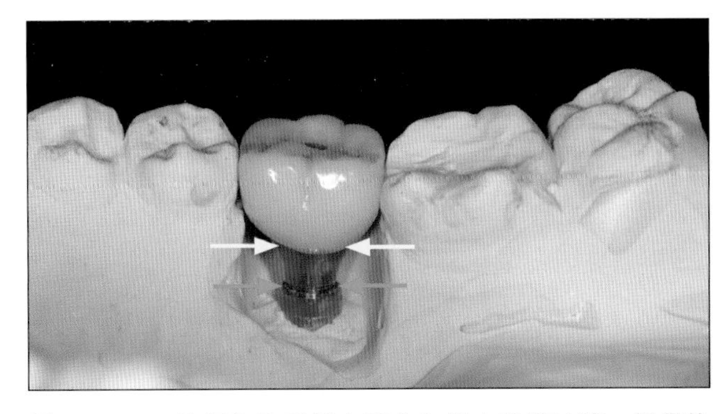

图2-12-2　修复体外形需由冠方向根方平滑过渡，修复体与基台连接处需密合（黄色箭头示），基台与替代体连接处需密合（蓝色箭头示）

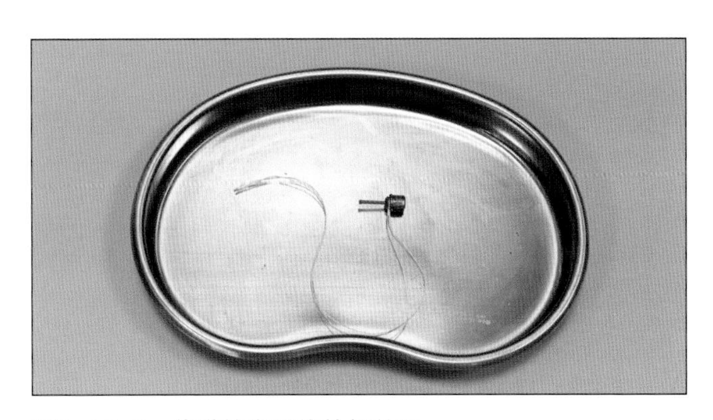

图2-12-3　传递拴有牙线的螺丝刀

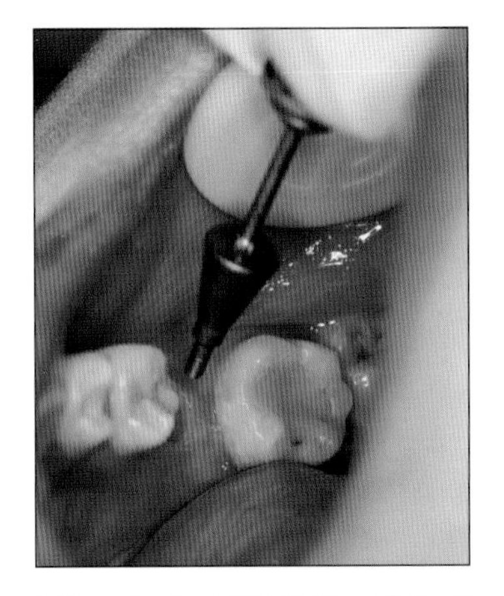

图2-12-4　牵拉口角，协助医生使用螺丝刀取下愈合基台

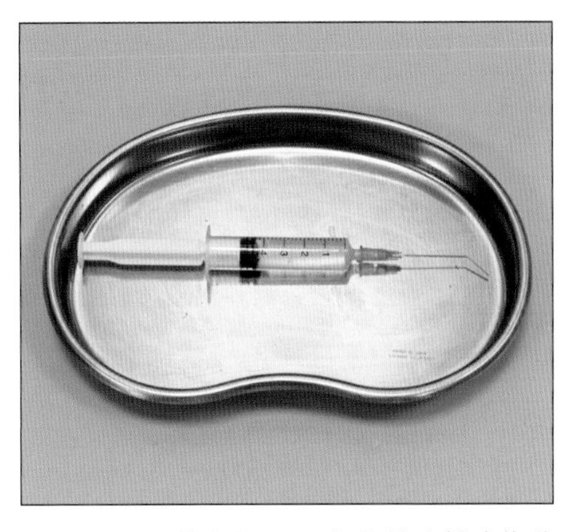

图2-12-5　护士将0.9%氯化钠注射液传递给医生

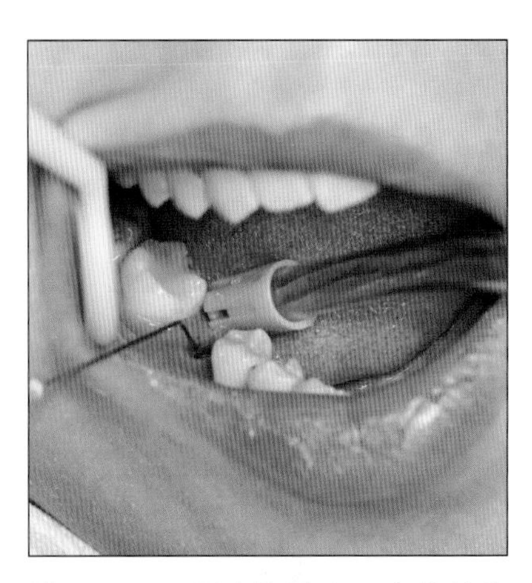

图2-12-6　医生使用0.9%氯化钠注射液冲洗牙龈袖口，护士牵拉口角并及时吸唾

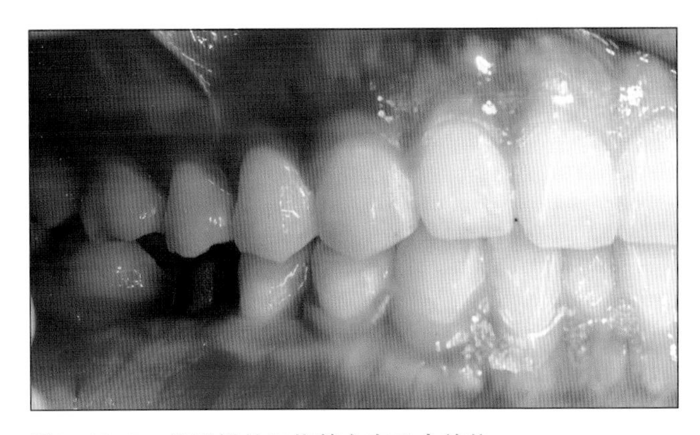

图2-12-7　使用螺丝刀将基台在口内就位

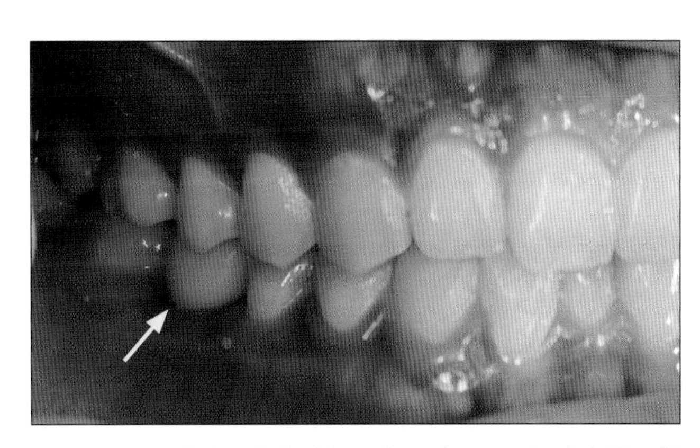

图2-12-8　检查修复体外部形态、对颌牙之间咬合是否紧密及邻接是否良好，并满足患者的审美要求（箭头示修复体）

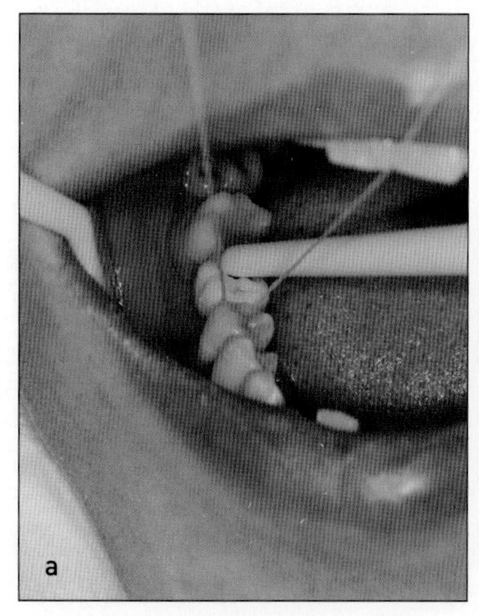
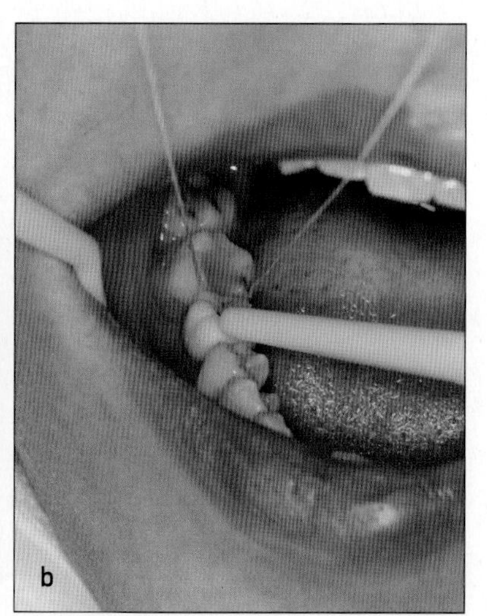

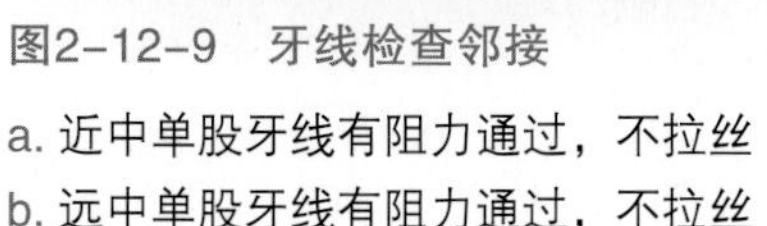
图2-12-9　牙线检查邻接

a. 近中单股牙线有阻力通过，不拉丝

b. 远中单股牙线有阻力通过，不拉丝

图2-12-10　通过根尖片确认牙冠与基台（黄色箭头示）、基台与种植体（蓝色箭头示）已准确就位

过根尖片确认牙冠与基台、基台与种植体连接紧密，无缝隙表示已就位（图2-12-10）。

8. 调殆

确认基台与牙冠就位后，护士使用咬合纸夹传递咬合纸给医生（图2-12-11）：

（1）牙尖交错殆

双侧同时使用100μm蓝色咬合纸做牙尖交错位咬合（图2-12-12），再使用12μm红色咬合纸做牙尖交错位咬合。

（2）前伸殆

100μm蓝色咬合纸做前伸咬合（图2-12-12），再用100μm红色咬合纸做牙尖交错位咬合。

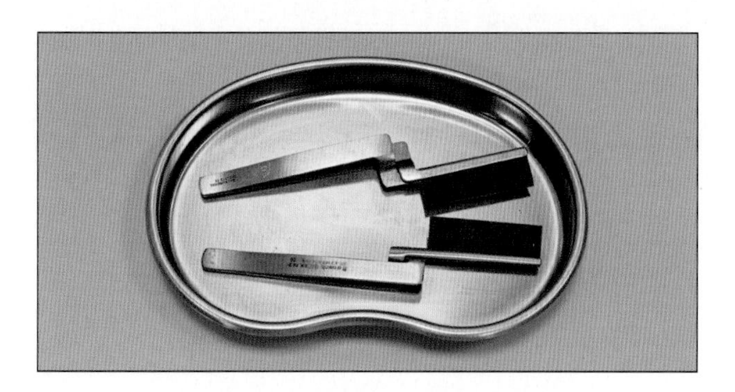
图2-12-11　使用咬合纸夹将咬合纸传递给医生

（3）侧方殆

先用100μm蓝色咬合纸做侧方咬合（图2-12-12），再用100μm红色咬合纸做牙尖交错位咬合。

9. 永久粘接

咬合调整完成后，医生取下牙冠进行抛光，护士及时清洁消毒牙冠（图2-12-13），并对牙冠与基台表面进行干燥处理，随后调拌玻璃离子粘接剂（图2-12-14），医生在隔湿后将牙冠与基台进行永久粘接（图2-12-15）。

10. 戴牙

待粘接剂初步凝固后，护士传递螺丝刀给医生松解中央螺丝，并牵拉口角取下牙冠与基台的一体化冠（图2-12-16），在口外协助医生去除粘接剂，然后将一体化冠重新安装回口内，确认无误后传递扭矩扳手给医生，按相应种植系统说明进行加力（图2-12-17）。加力后使用封孔材料覆盖基台中央螺丝孔，再通过树脂充填封闭牙冠开孔（图2-12-18）。

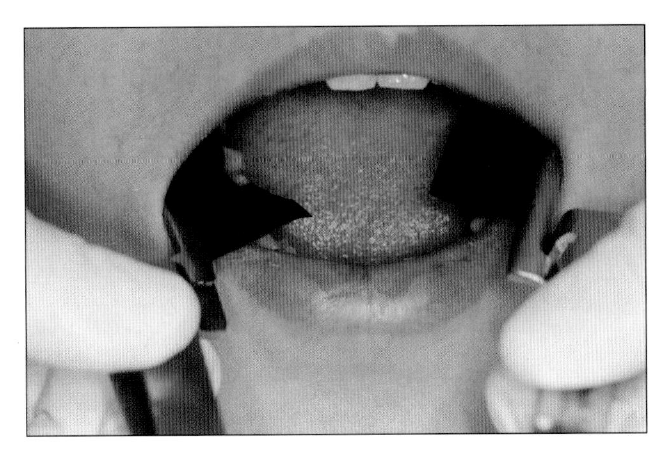

图2-12-12　两侧同时使用咬合纸，辅助医生分别进行牙尖交错殆、前伸殆以及侧方殆的调整

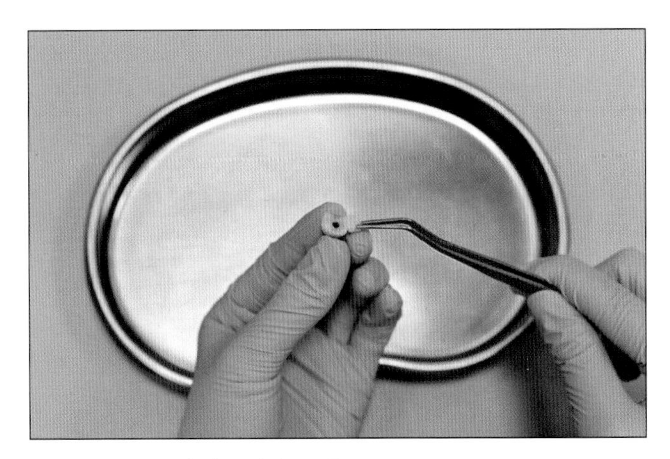

图2-12-13　清洁及消毒牙冠

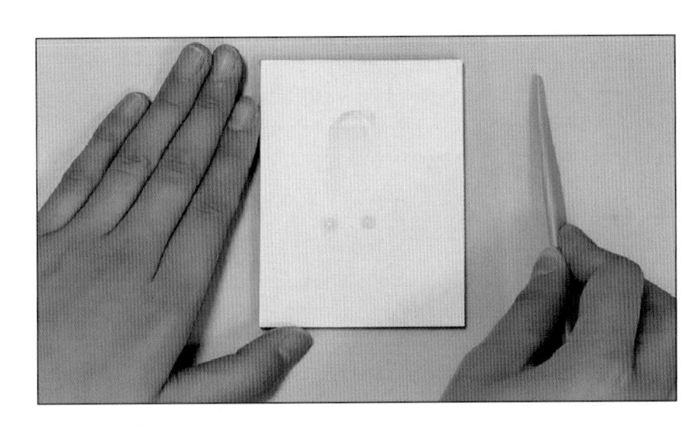

图2-12-14　调拌玻璃离子粘接剂

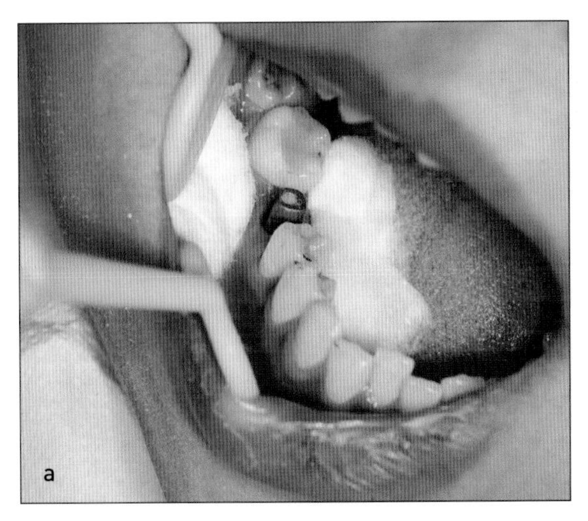

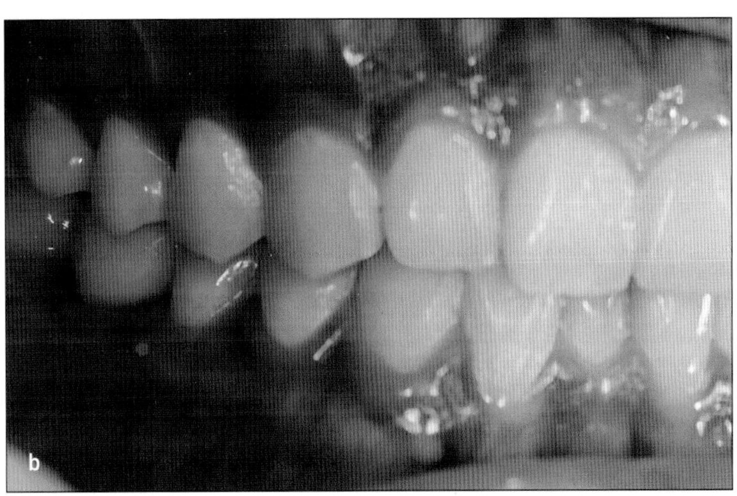

图2-12-15　隔湿后将牙冠与基台进行永久粘接

a. 口内隔湿

b. 牙冠与基台进行永久粘接

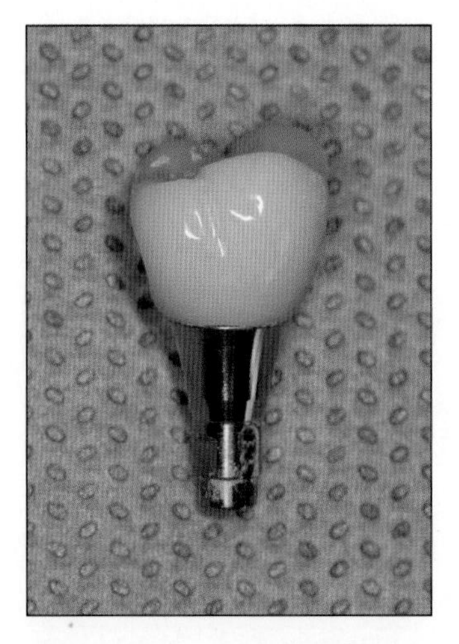

图2-12-16 医生使用螺丝刀松解中央螺丝，取下牙冠与基台的一体化冠

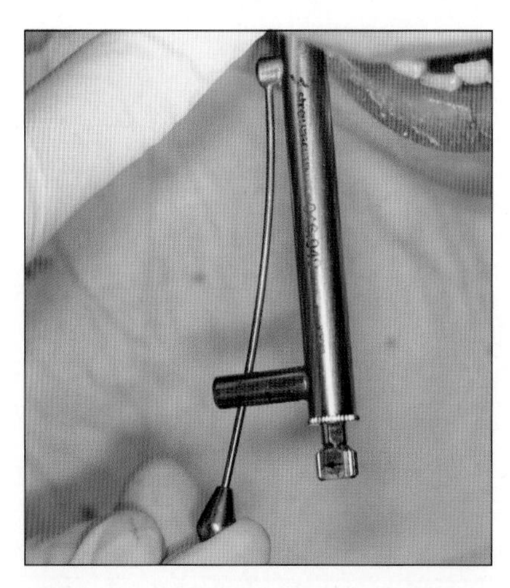

图2-12-17 医生将一体化冠重新安装回口内，确认无误后传递扭矩扳手给医生，按相应种植系统说明进行加力

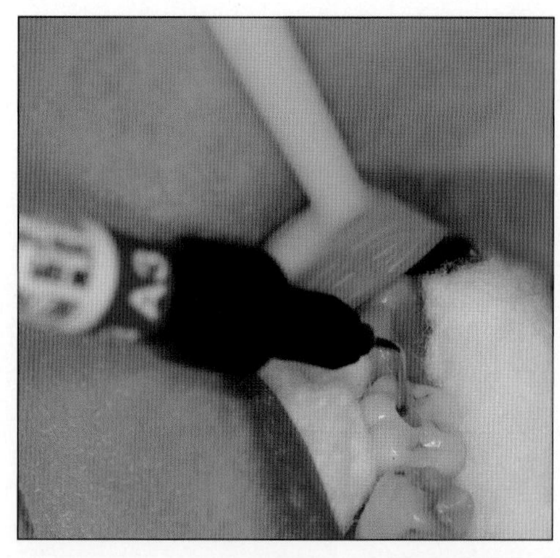

图2-12-18 加力后使用封孔材料覆盖基台中央螺丝孔，再通过树脂充填封闭牙冠开孔

（四）操作后处置

1. 患者处置

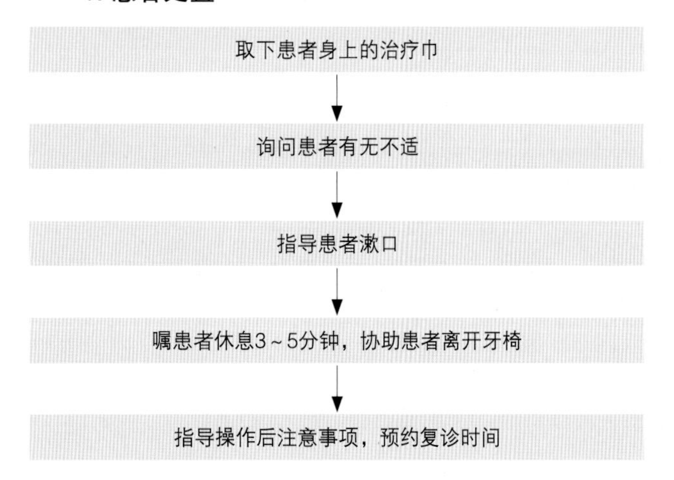

2. 用物处置

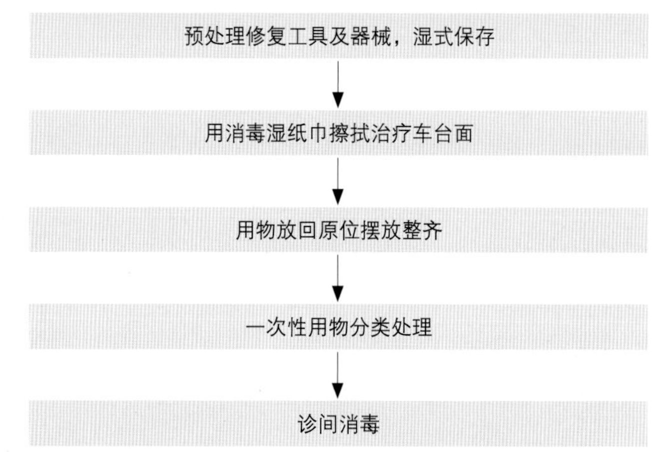

四、风险控制

1. 做好器械管理，防止小器械误吞。可协助医生预先在螺丝刀上拴牙线，以避免操作过程中其滑落口内，导致患者误吞（如螺丝刀上拴牙线）（图2-12-19）。如果发生小器械不慎掉落口中，指导患者头偏向一侧保持不动，同时告知患者不要惊慌、不要说话或做任何吞咽动作，避免误吞、误吸。

2. 由于种植器械相对细小，所以传递细小器械时，可放置弯盘内进行传递，并规范传递器械，避免小器械脱落或针刺伤的发生（图2-12-20）。

综上所述，熟练且专业的医护配合不仅能提高医护协同质量，还能缩短治疗时间、提升患者满意度。

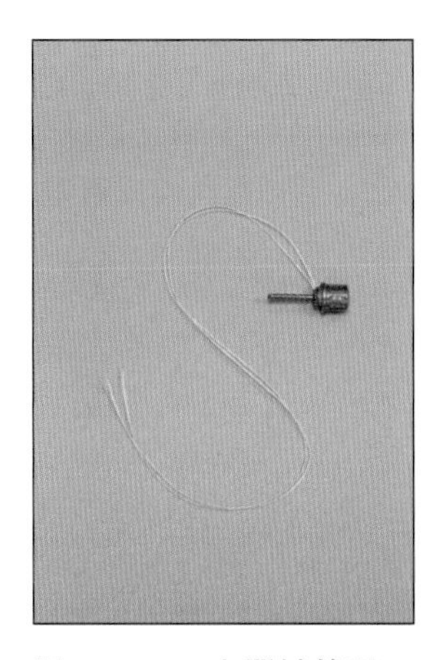

图2-12-19小器械管理，防止误吞

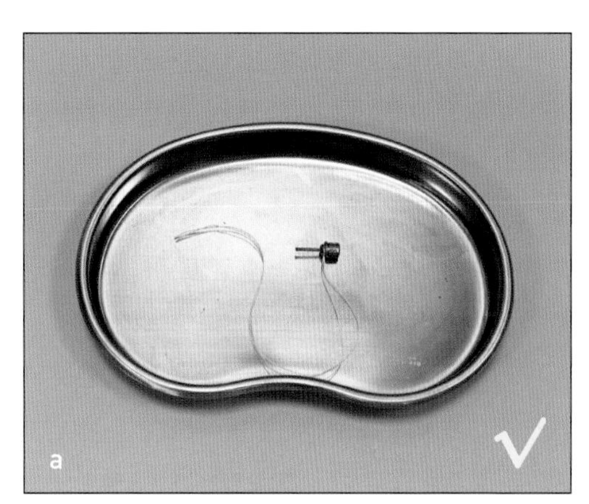

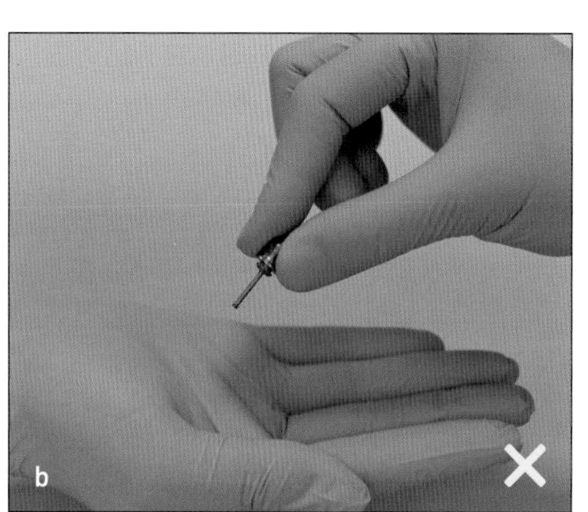

图2-12-20 器械传递

a. 传递小器械时，可放置弯盘内进行传递

b. 不规范传递器械

推荐阅读

[1] Sailer I, Karasan D, Todorovic A, et al. Prosthetic failures in dental implant therapy[J]. Periodontol 2000, 2022, 88(1):130-144.

13 第13节 无牙颌种植覆盖义齿戴牙操作技术

种植覆盖义齿是在种植体形成骨结合之后，于种植体上端连接附着体，通过附着体提供固位和支持，从而恢复牙列缺失患者的咀嚼功能及美观效果。行种植覆盖义齿的患者可以自行摘戴此类修复体。

一、目的

制订无牙颌种植覆盖义齿戴牙的标准操作流程，规范医护人员的操作。

二、适用范围

本流程适用于口腔种植治疗室的医护人员。

三、操作流程

（一）评估

1. 环境评估

环境是否宽敞、明亮、舒适、安全和温湿度适宜。

2. 患者评估

（1）评估患者全身和口腔局部情况。

（2）评估天然牙及全口牙周状况、咬合状态、开口度等。

（3）了解患者的心理预期，为患者答疑解惑，获得患者的信任与配合，以舒缓患者的紧张、担忧等情绪。

（二）准备

1. 环境准备

环境干净整洁，做好空气和物体表面消毒准备工作，室内台面及地面用500mg/L含氯消毒液擦拭，采用空气消毒机进行空气消毒。

2. 用物准备

一次性治疗盘、吸唾管、车针、直机、落扣工具、修复工具、树脂、光固化灯、根据需求准备不同厚度及颜色的咬合纸、咬合纸夹、纱球、冲洗空针、冲洗用0.9%氯化钠注射液和弯盘等（图2-13-1）。

3. 患者准备

（1）询问患者对材料有无过敏史，评估患者全身和口腔局部情况。

（2）切勿突然说话，如有不适，请举起左手向医生示意；如有小器械掉入嘴里，误做吞咽动作，以避免小器械误吞。

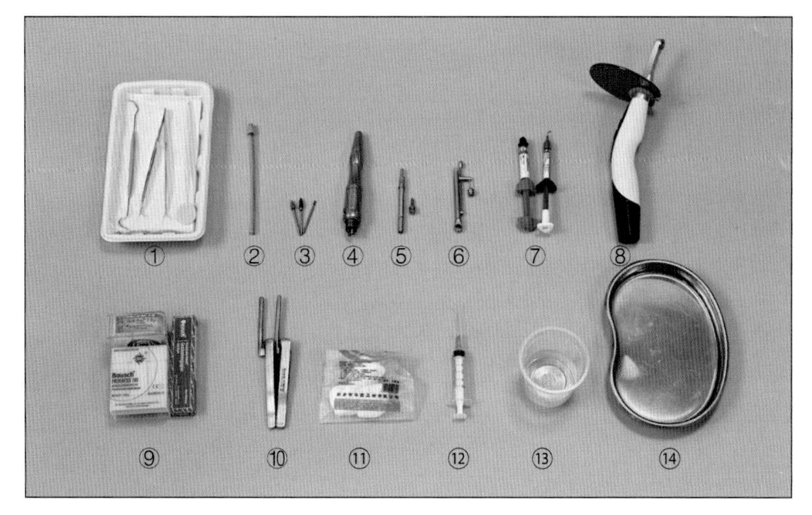

图2-13-1　种植覆盖义齿戴牙前用物

①一次性治疗盘；②吸唾管；③车针；④直机；⑤落扣工具；⑥修复工具；⑦树脂；⑧光固化灯；⑨咬合纸；⑩咬合纸夹；⑪纱球；⑫冲洗空针；⑬冲洗用0.9%氯化钠注射液；⑭弯盘

（3）询问患者是否有咽炎并对患者进行咽反射测试，可采用鼻吸口呼的方法。

（4）操作前，做好患者心理护理，在患者唇部涂医用凡士林，保持患者口唇润滑，防止口角拉伤。

4. 护士准备

护士着装整齐，穿工作服、戴一次性口罩和帽子以及行七步洗手法洗手。

（三）医护配合

在临床工作中，娴熟的操作技能不仅能提高医疗质量，还能缩短治疗时间，为患者提供优质的服务，提升患者的满意度。接下来，我们以常见的落扣式种植覆盖义齿戴牙的流程来进行讲解。

1. 取下愈合基台

护士传递种植修复工具，医生使用螺丝刀取下愈合基台（图2-13-2）。

2. 冲洗牙龈袖口

取下愈合基台后传递0.9%氯化钠注射液，协助医生冲洗牙龈袖口，并及时有效吸唾。

3. 放置基台

传递基台与落扣改刀，协助医生将基台用手拧入种植体（图2-13-3），然后使用落扣改刀配合扭矩扳手以最大扭力拧紧基台（图2-13-4）。

4. 封闭基台

将白色封闭环帽套入基台，使封闭环帽封闭基台的周围区域（图2-13-5）。

5. 安装基底帽与阳性黑色垫片

将基底帽与阳性黑色垫片一并安装到落扣基台上（图2-13-6）。

6. 打孔

医生在落扣基底帽处的义齿基托部位进行打孔（图2-13-7）。

7. 充填基托连接凹陷

充填基托连接凹陷，使用复合树脂从舌侧对基托连接凹洞进行充填，并将基底帽铆合在义齿当中（图2-13-8）。

8. 传递阳性垫片

传递阳性垫片，医生根据患者基台固位力，选择不同颜色基台阳性垫片（图2-13-9）

9. 阳性垫片植入基底帽

护士传递落扣改刀给医生，医生将阳性垫片植入基底帽内，然后从基底帽上取下黑色衬垫（图2-13-10）。

10. 阳性垫片带入

传递取芯工具给医生，医生使用取芯工具将阳性垫片带入（图2-13-11）。

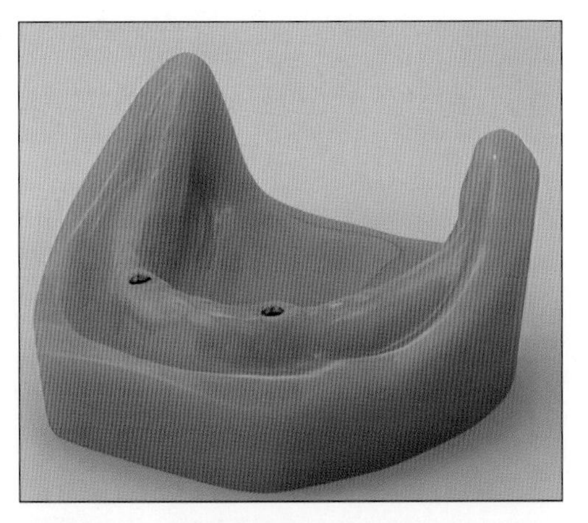

图2-13-2　使用种植修复工具取下愈合基台

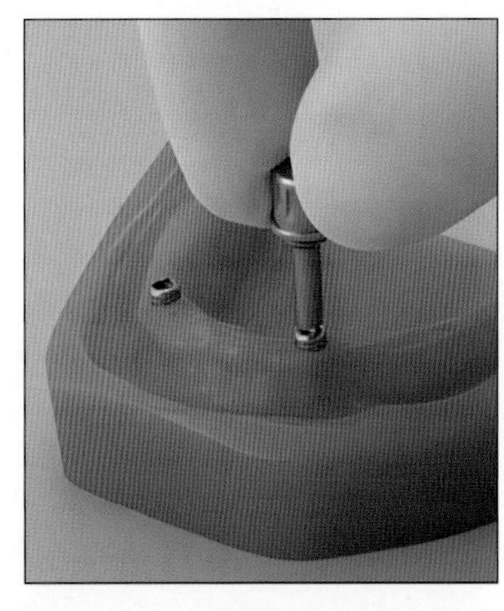

图2-13-3　使用落扣改刀将基台用手拧入种植体

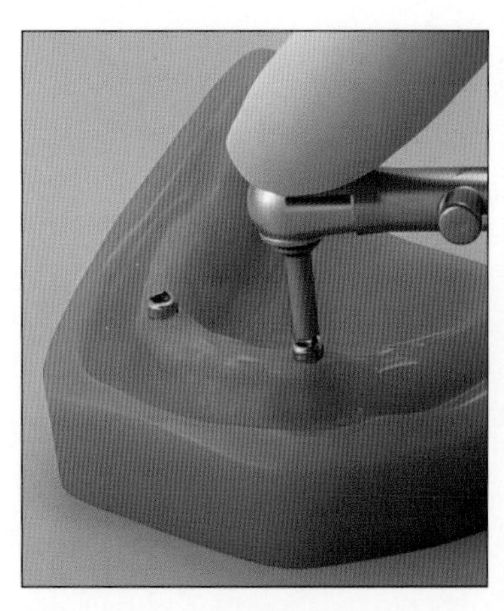

图2-13-4　落扣改刀配合扭矩扳手以最大扭力拧紧基台

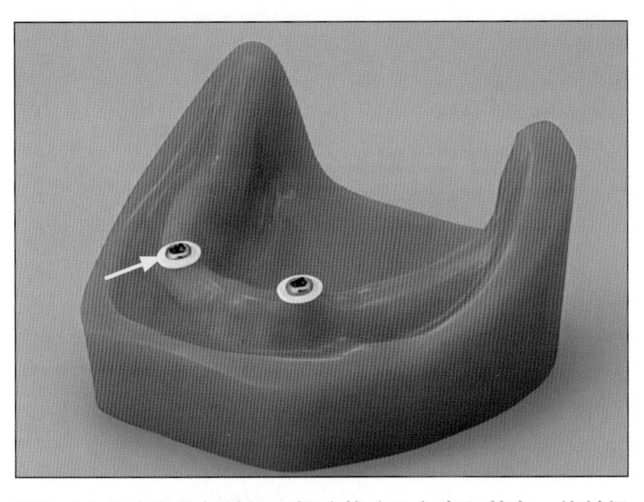

图2-13-5　将白色封闭环帽（箭头示）套入基台，使封闭环帽封闭基台的周围区域

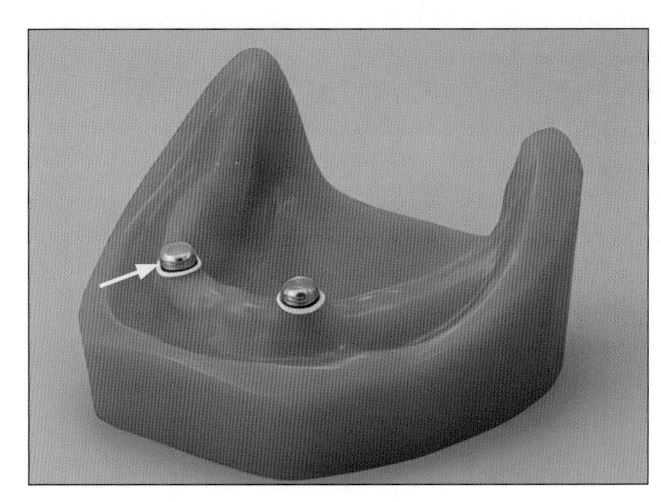

图2-13-6　将基底帽与阳性黑色垫片（箭头示）一并安装到落扣基台上

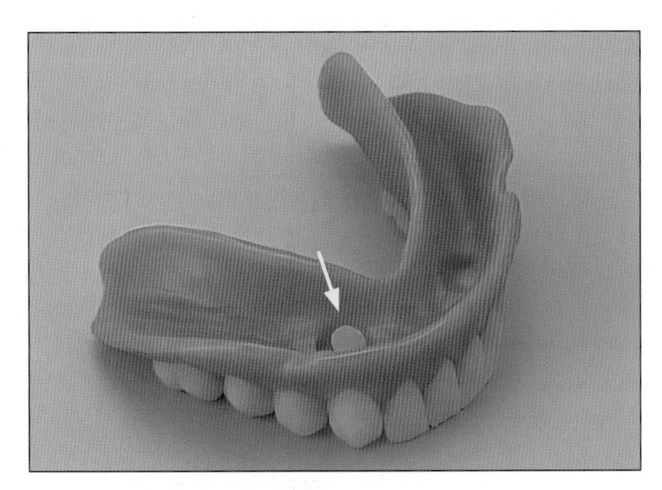

图2-13-7　在落扣基底帽处的义齿基托部位进行打孔（箭头示）

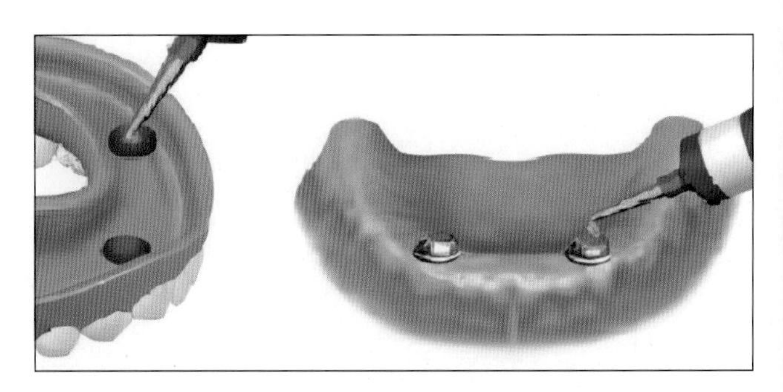

图2-13-8　充填基托连接凹陷

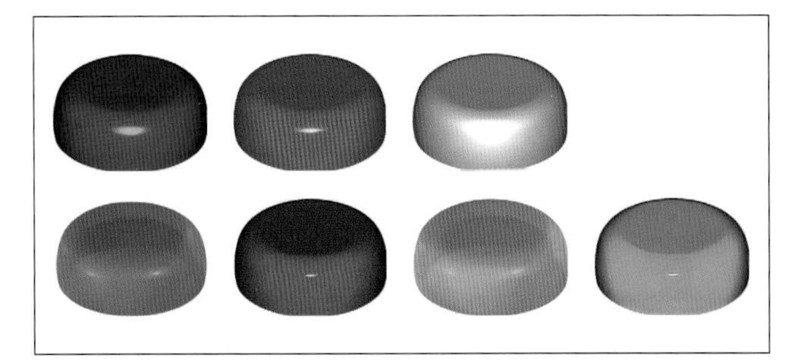

图2-13-9　医生根据患者基台固位力选择不同颜色基台阳性垫片

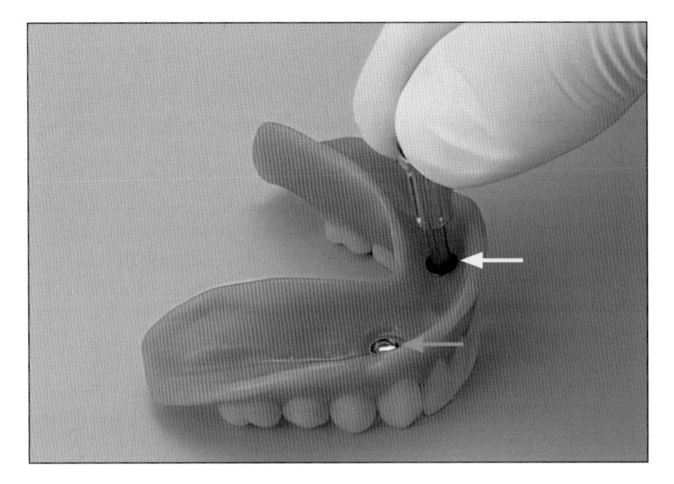

图2-13-10　将阳性垫片（蓝色箭头示）植入基底帽内，然后从基底帽上取下黑色衬垫（黄色箭头示）

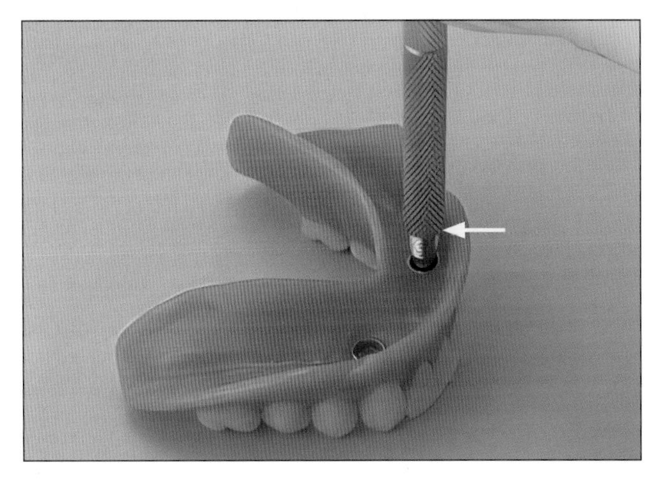

图2-13-11　使用取芯工具将阳性垫片带入（箭头示）

11. 调𬌗

根据医生需求准备不同厚度及颜色的咬合纸，并将打磨车针安装于直机备用，调改过程中为吸走打磨时产生的粉尘可开启强吸，以免造成患者不适，完成咬合调整后，协助医生传递抛光车针，抛光义齿（图2-13-12）。

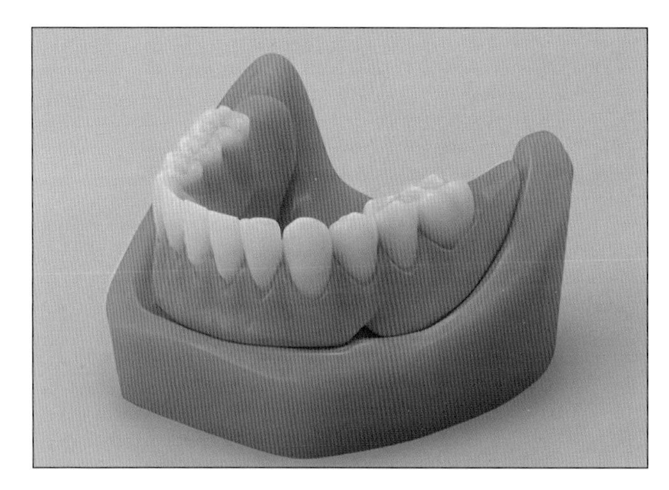

图2-13-12　佩戴义齿结束

（四）操作后处置

1. 患者处置

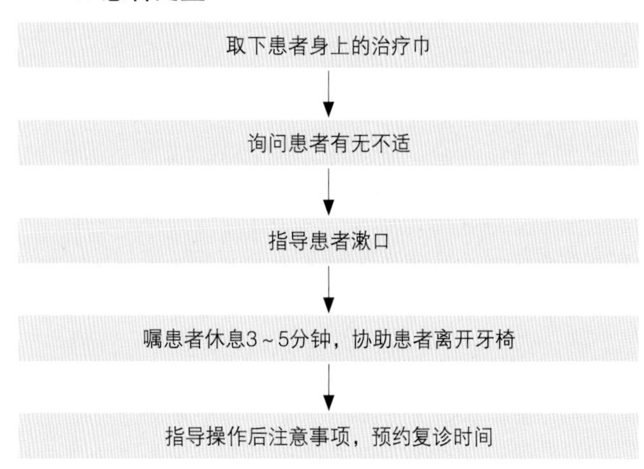

2. 用物处置

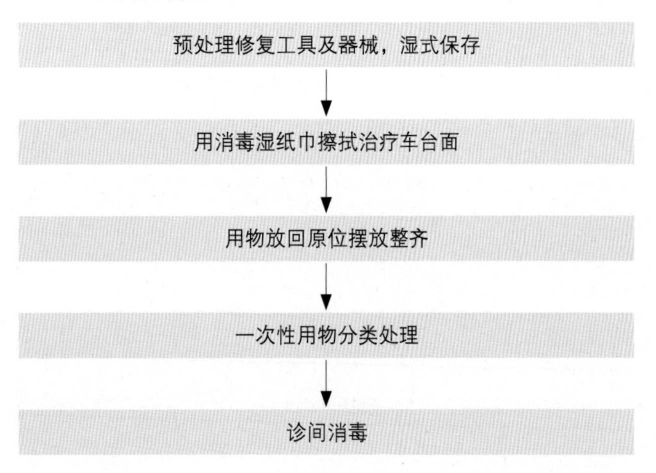

四、风险控制

1. 做好器械管理，防止小器械误吞。可协助医生预先在螺丝刀上拴牙线，以避免操作过程中其滑落口内，导致患者误吞。如果发生小器械不慎掉落口中，指导患者头偏向一侧保持不动，同时告知患者不要惊慌、不要说话或做任何吞咽动作，避免误吞、误吸。

2. 由于种植器械相对细小，所以传递细小器械时，可放置弯盘内进行传递，并规范传递器械，避免小器械脱落或针刺伤的发生。

综上所述，熟练且专业的医护配合不仅能提高医护协同质量，还能缩短治疗时间、提升患者满意度。

推荐阅读

[1] 宫苹. 口腔种植学[M]. 北京: 人民卫生出版社, 2020.

第14节
无牙颌种植固定义齿戴牙操作技术

无牙颌种植固定义齿修复与无牙颌种植覆盖义齿修复的治疗流程有较大差异。前一节中，我们已经为大家介绍过了无牙颌种植覆盖义齿的戴牙流程，而无牙颌种植固定修复是将上颌或下颌多颗种植体，通过整体或分段式支架来支持上部牙冠的固定修复，患者无需自行摘戴修复体。接下来，我们就以上颌无牙颌种植支持整体支架式固定义齿修复戴牙为例，为大家进行讲解。

一、目的

制订无牙颌种植支持整体支架式固定义齿修复戴牙的标准操作流程，规范医护人员的操作。

二、适用范围

本流程适用于口腔种植治疗室的医护人员。

三、操作流程

（一）评估

1. 环境评估

环境是否宽敞、明亮、舒适、安全和温湿度适宜。

2. 患者评估

（1）评估患者全身和口腔局部情况。

（2）评估天然牙及全口牙周状况、咬合状态、开口度等。

（3）了解患者的心理预期，为患者答疑解惑，获得患者的信任与配合，以舒缓患者的紧张、担忧等情绪。

（二）准备

1. 环境准备

环境干净整洁，做好空气和物体表面消毒准备工作，室内台面及地面用500mg/L含氯消毒液擦拭，采用空气消毒机进行空气消毒。

2. 用物准备

一次性治疗盘、吸唾管、抛光轮及金刚砂车针、涡轮机、直机、充填器、修复工具、封孔材料、树脂材料、光固化灯、咬合纸、咬合纸夹、纱球、冲洗针（含0.9%氯化钠注射液）、口杯和弯盘（图2-14-1）。

3. 患者准备

（1）询问患者对材料有无过敏史，评估患者全身和口腔局部情况。

（2）切勿突然说话，如有不适，请举起左手向医生示意；如有小器械掉入嘴里，误做吞咽动作，以避免小器械误吞。

（3）询问患者是否有咽炎并对患者进行咽反射测试，可采用鼻吸口呼的方法，以此减轻咽反射。

（4）操作前，做好患者心理护理。在患者唇部涂医用凡士林，保持患者口唇润滑，防止口角拉伤。

4. 护士准备

护士着装整齐，穿工作服、戴一次性口罩和帽子以及行七步洗手法洗手。

（三）医护配合

在临床工作中，娴熟的操作技能不仅能提高医疗质量，还能缩短治疗时间，为患者提供优质的服务，提升患者的满意度。接下来，我们就以上颌无牙颌种植支持整体支架式固定义齿修复为例，为大家介绍无牙颌种植支持整体支架式固定义齿修复戴牙的医护配合。

1. 取下种植过渡义齿或愈合基台

传递种植修复工具（以某系统为例）给医生，协助医生取下种植过渡义齿或愈合基台（图2-14-2）。

2. 冲洗复合基台周围牙龈组织

将0.9%氯化钠注射液（常温）冲洗针放入弯盘内，传递给医生，适当牵拉口角，协助医生冲洗牙龈袖口，并及时吸唾（图2-14-3）。

3. 中央螺丝旋入固定义齿

传递螺丝刀，协助医生将中央螺丝旋入固定义齿中（图2-14-4）。

4. 确认就位

协助医生为患者开具影像学检查，确认固定桥和基台是否就位（图2-14-5）。

5. 调殆

确认基台与牙冠就位后，助手用咬合纸夹夹持咬合纸传递给医生，根据医生需求准备不同厚度及颜色的咬合纸，并将打磨车针安装于直机备用，调改过程中为吸走打磨时产生的粉尘可开启强吸，以免造成患者不适，完成咬合调整后，协助医生传递抛光车针，抛光义齿（图2-14-6）。

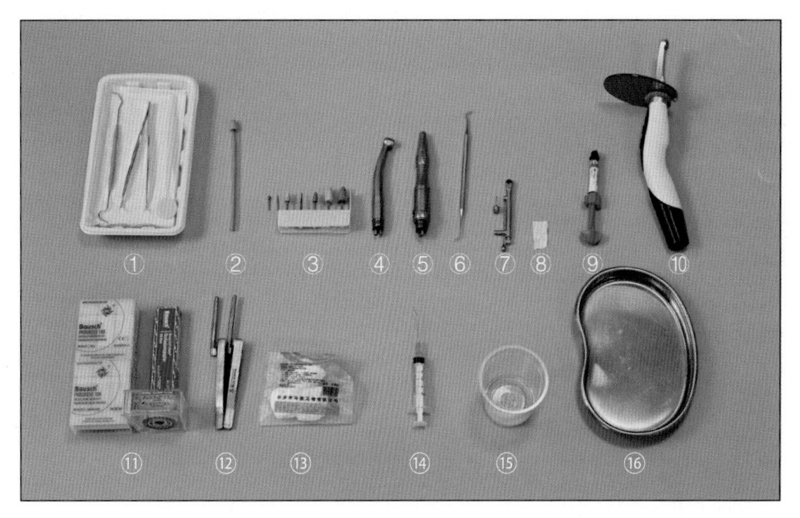

图2-14-1　无牙颌种植支持整体支架式固定义齿用物

①一次性治疗盘；②吸唾管；③抛光轮及金刚砂车针；④涡轮机；⑤直机；⑥充填器；⑦修复工具；⑧封孔材料；⑨树脂材料；⑩光固化灯；⑪咬合纸；⑫咬合纸夹；⑬纱球；⑭冲洗空针；⑮口杯；⑯弯盘

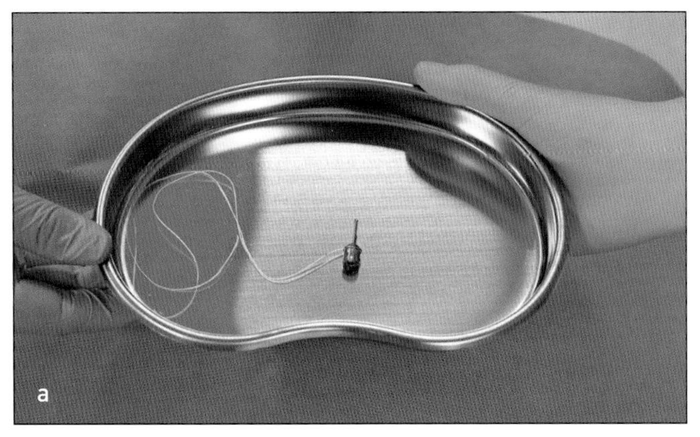
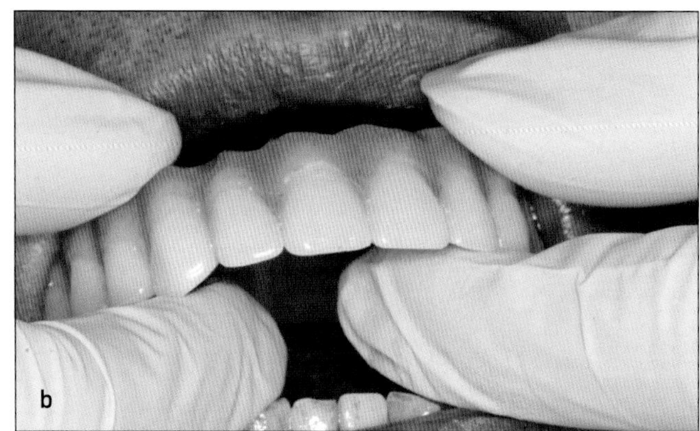

图2-14-2 取下种植过渡义齿或愈合基台

a. 传递种植修复工具给医生

b. 协助医生取下种植过渡义齿或愈合基台

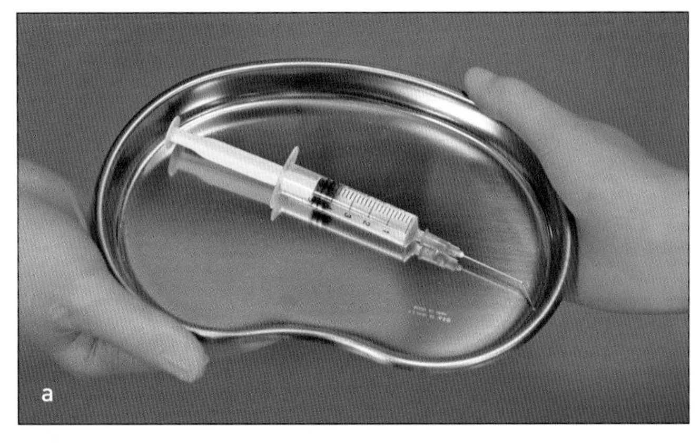
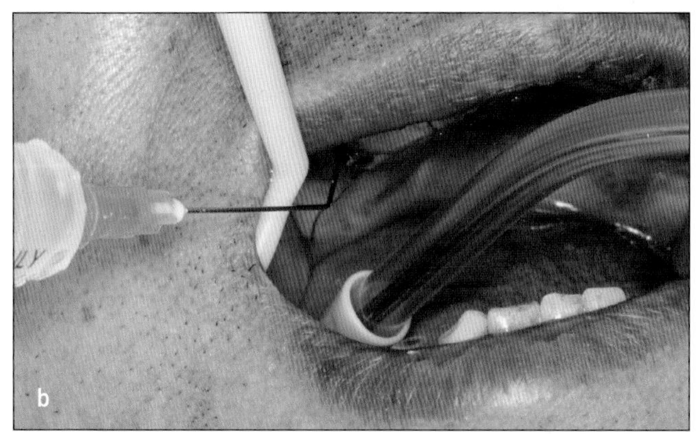

图2-14-3 冲洗复合基台周围牙龈组织

a. 将0.9%氯化钠注射液冲洗针放入弯盘内，传递给医生

b. 适当牵拉口角，协助医生冲洗牙龈袖口，并及时吸唾

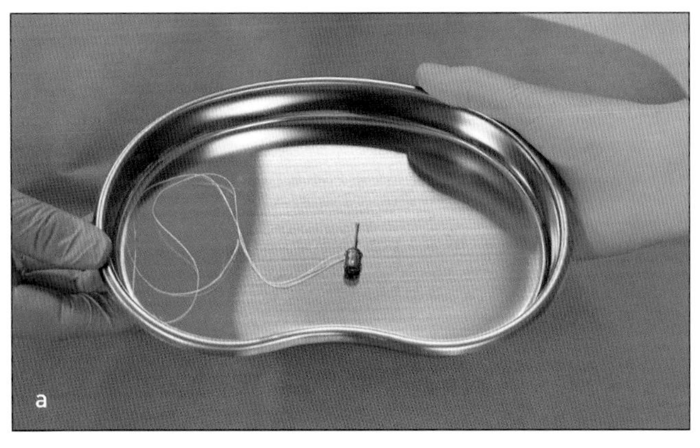
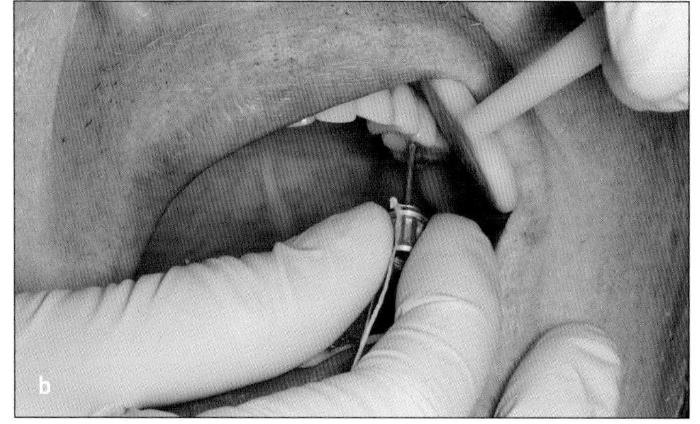

图2-14-4 传递螺丝刀，协助医生将中央螺丝旋入固定义齿

a. 传递螺丝刀给医生

b. 协助医生将中央螺丝旋入固定义齿

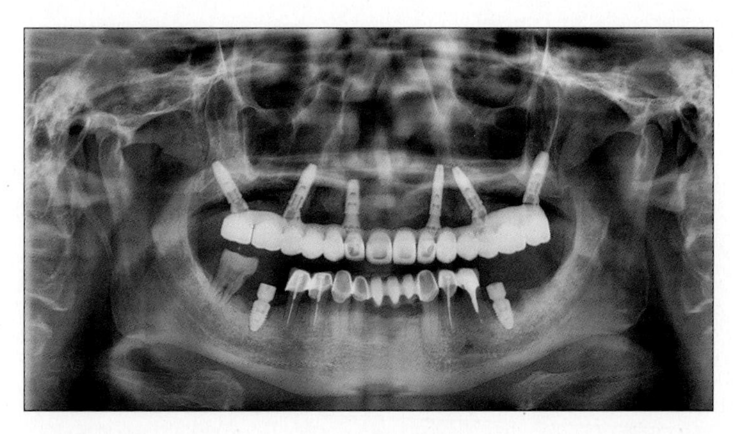

图2-14-5　影像学检查，确认固定桥和基台是否就位

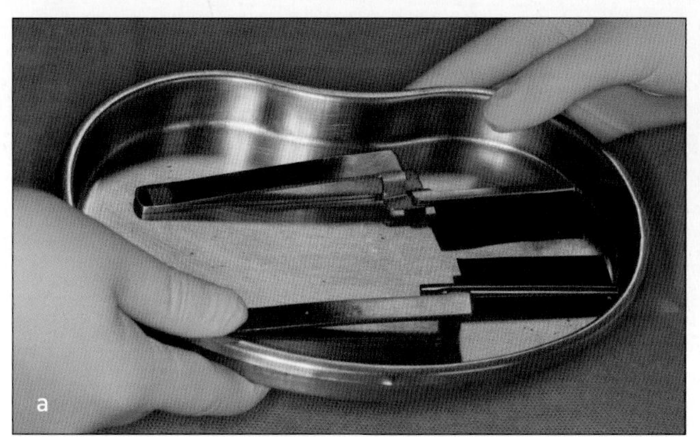

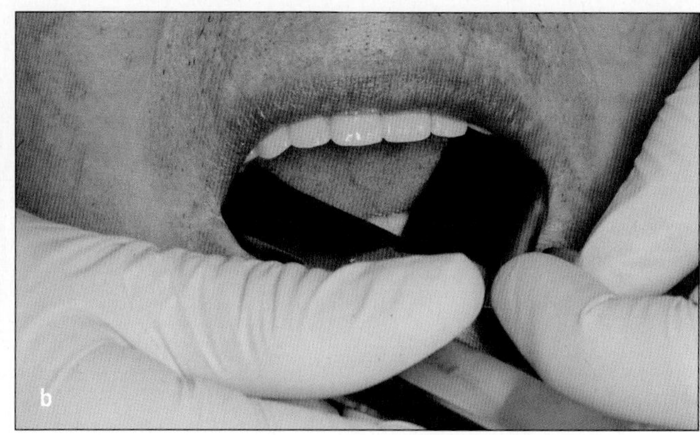

图2-14-6　确认基台与牙冠就位后，助手用咬合纸夹夹持咬合纸传递给医生，协助医生调整咬合

a. 用咬合纸夹夹持咬合纸，使用弯盘传递给医生

b. 协助医生调整咬合

6. 检查固定义齿的整体效果

牙冠形态、桥架龈端形态、美观效果、功能和发音效果。如有必要，还应控制和调整唇颊支撑、中线和笑线（图2-14-7）。

7. 固位固定义齿

传递种植修复工具，协助医生对基台施加扭矩负荷，固位固定义齿（图2-14-8）。

8. 封闭义齿中央螺丝孔

使用封孔材料填塞螺丝通道以尽可能减少细菌污染，之后，使用充填器紧密压实，以确保封孔材料填塞到位；随后，协助医生使用树脂封闭义齿中央螺丝孔，光固化灯固化（图2-14-9）。

9. 最后的咬合检查和义齿抛光

用咬合纸夹夹持咬合纸，使用弯盘传递给医生，医生进行最后的咬合检查和义齿抛光，过程中协助牵拉口角和吸唾（图2-14-10）。

10. 安放完成的固定修复体

安放完成的固定修复体（图2-14-11）。

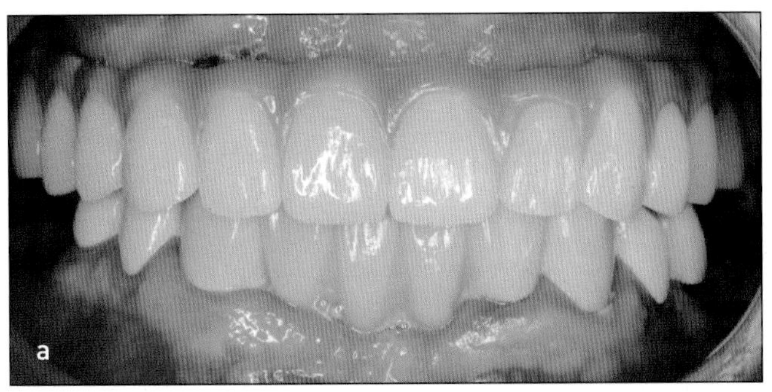

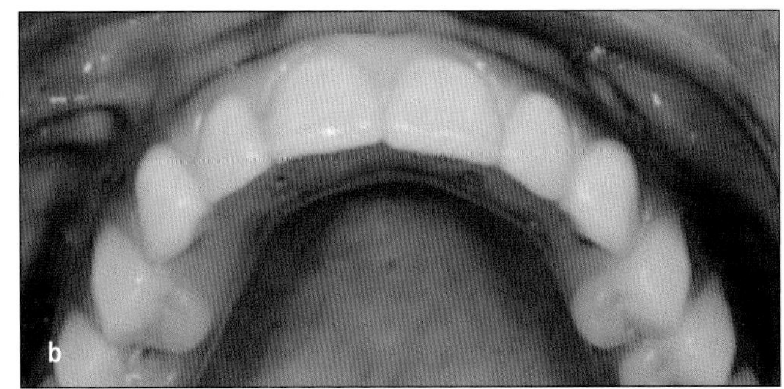

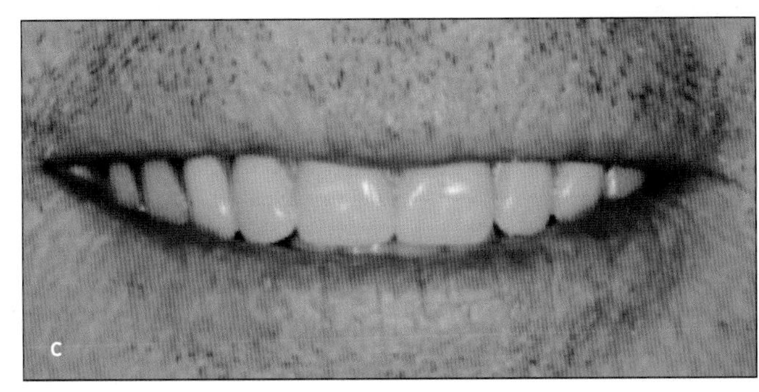

图2-14-7　检查固定义齿的整体效果

a. 协助医生检查固定义齿牙冠形态、桥架龈端形态和美观效果

b. 协助医生检查固定义齿的功能

c. 协助医生检查固定义齿的发音效果

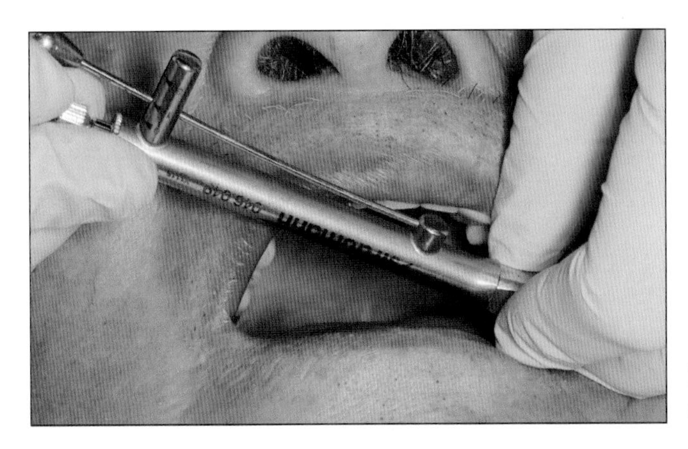

图2-14-8　传递种植修复工具，协助医生对基台施加扭矩负荷，固位固定义齿

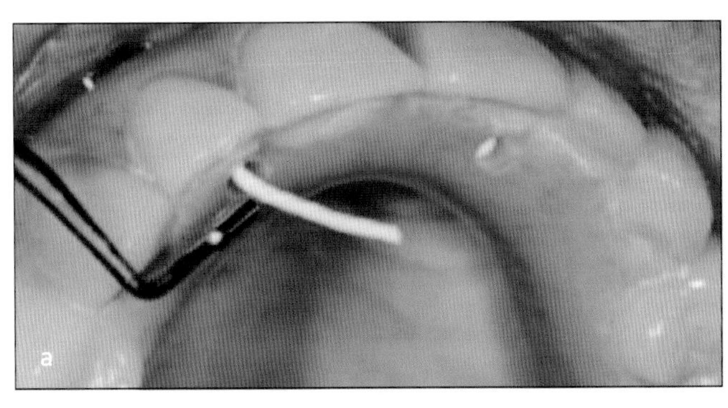

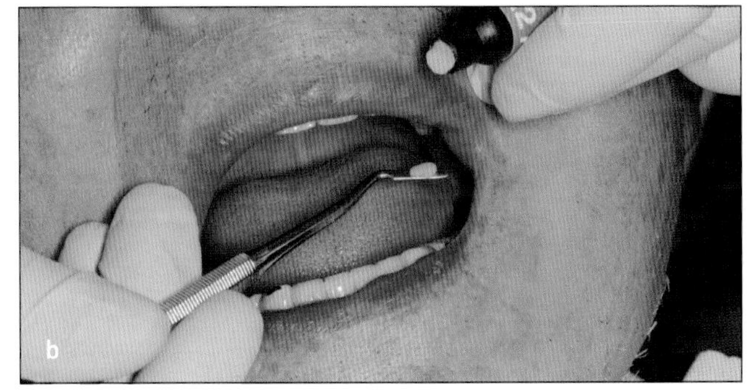

图2-14-9　使用封孔材料填塞螺丝通道以尽可能减少细菌污染

a. 使用封孔材料填塞螺丝通道以尽可能减少细菌污染，之后，使用充填器紧密压实，以确保封孔材料填塞到位

b. 协助医生使用树脂封闭义齿中央螺丝孔，光固化灯固化

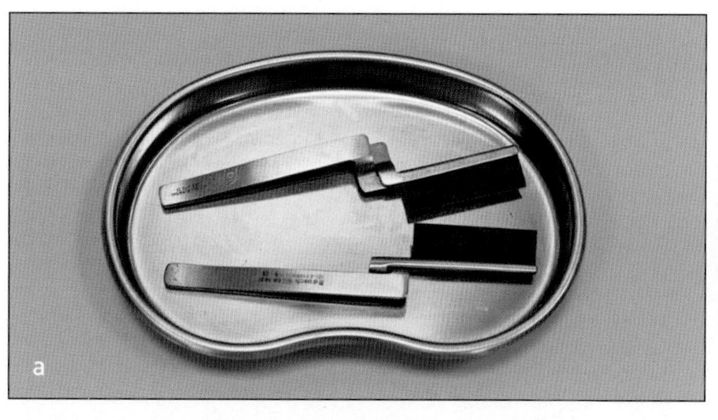
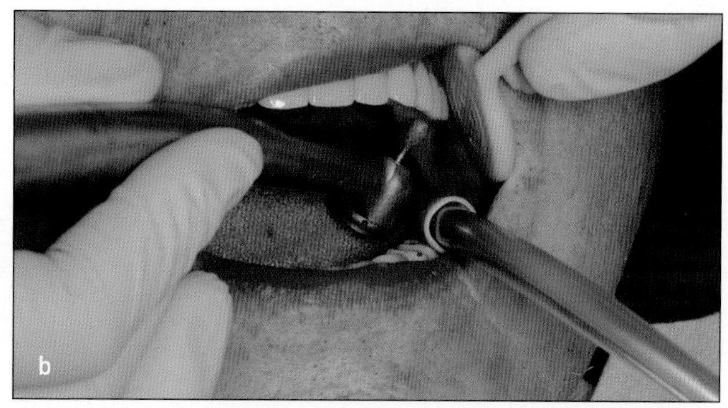

图2-14-10 用咬合纸夹持咬合纸，使用弯盘传递给医生，医生进行最后的咬合检查和义齿抛光，护士协助牵拉口角和吸唾

a. 用咬合纸夹持咬合纸，使用灭菌弯盘传递给医生

b. 医生进行最后的咬合检查和义齿抛光，过程中协助牵拉口角和吸唾

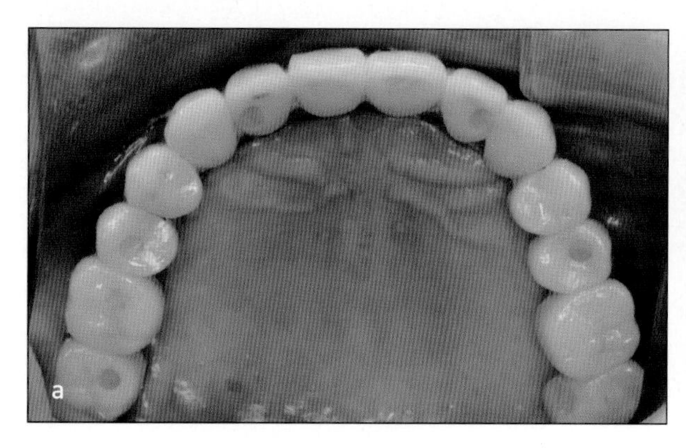
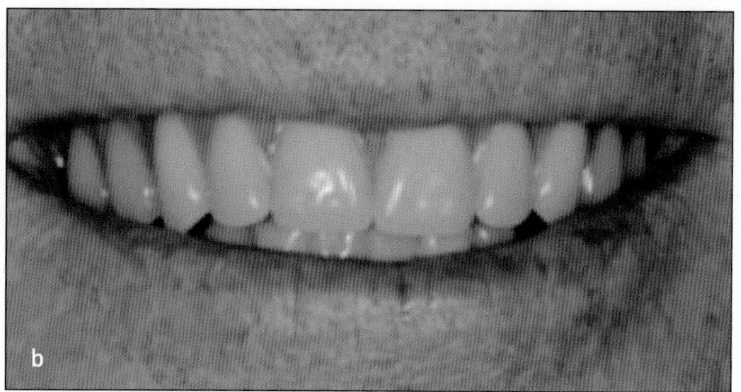

图2-14-11 安放完成的固定修复体

a. 安放完成的固定修复体（殆面观）

b. 安放完成的固定修复体（正面观）

（四）操作后处置

1. 患者处置

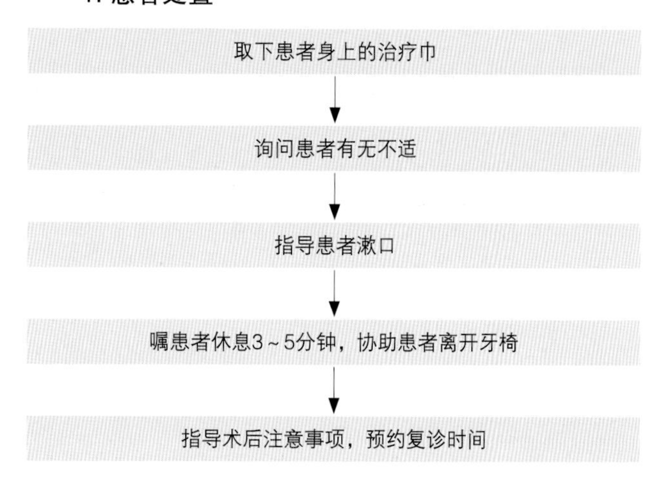

2. 用物处置

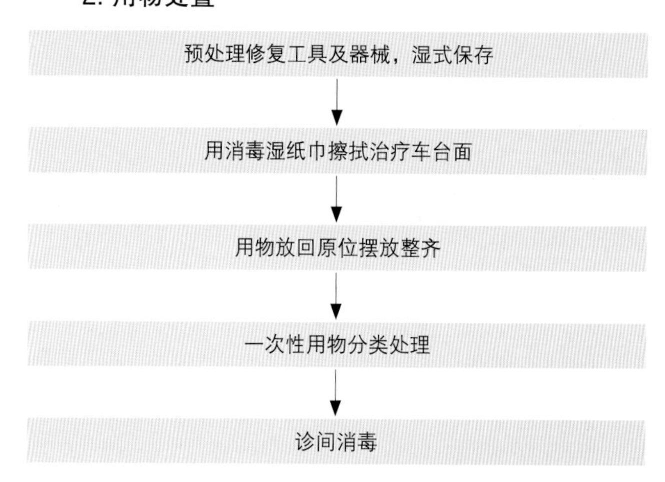

四、风险控制

1. 操作前，护士调节患者体位，使患者在种植戴牙时处于一种轻松和舒适的状态（图2-14-12）。

2. 做好器械管理，防止小器械误吞。可协助医生预先在螺丝刀上拴牙线，以避免操作过程中其滑落口内，导致患者误吞。如果发生小器械不慎掉落口中，指导患者头偏向掉落侧保持不动，同时告知患者不要惊慌、不要说话或做任何吞咽动作，避免误吞、误吸。

由于种植器械相对细小，所以传递细小器械时，可将小器械放置于灭菌弯盘内进行传递，避免小器械脱落或针刺伤的发生。

五、健康指导

1. 指导患者餐后有效地清洁种植义齿，防止积存食物残渣，从而有效清除菌斑。

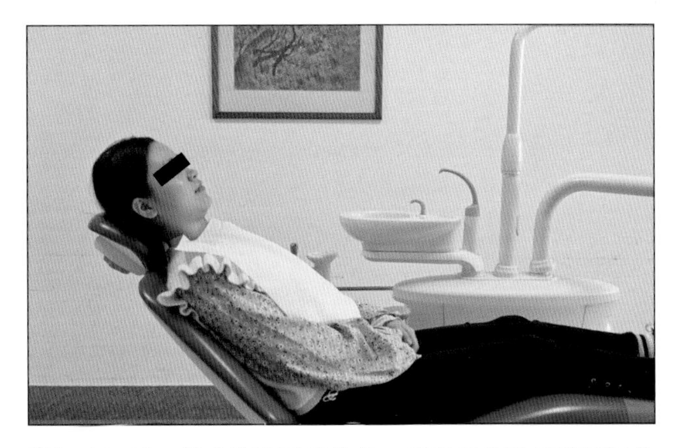

图2-14-12　护士调节患者体位，使患者在种植戴牙时处于一种轻松和舒适的状态

2. 指导患者刚戴牙的最初几天，进食顺序由小块柔软食物到常规食物逐渐过渡，切忌咀嚼动作过快。

3. 指导患者不能使用种植牙咬过于坚硬的物体，以免种植体受到不必要的外力。

4. 对于有夜磨牙症的患者，建议患者使用夜磨牙垫，防止种植牙冠崩瓷、修复体松动等并发症发生。

5. 指导患者每天至少刷牙两次，早晚各1次，每次3分钟，除此之外，建议患者使用牙间隙刷、冲牙器和间断使用漱口水等。每餐后都需要对桥体与黏膜接触面进行清洁。

6. 嘱患者遵医嘱定期复查，分别于修复后1个月、3个月、6个月和1年，以及此后每年复查1～2次，特殊情况及时就诊，从而降低无牙颌种植固定义齿修复后并发症的发生率。

综上所述，医护人员需具备熟练且专业的操作技能，才能进行娴熟的医护四手配合，从而做到医护无缝衔接、保障诊疗安全、提高医疗质量并且提升患者满意度。

推荐阅读

[1] 宫苹. 口腔种植学[M]. 北京: 人民卫生出版社, 2020.

[2] Delucchi F, De Giovanni E, Pesce P, et al. Framework Materials for Full-Arch Implant-Supported Rehabilitations: A Systematic Review of Clinical Studies[J]. Materials (Basel), 2021, 14(12):3251.

第3章

PRACTICAL COLLABORATIVE MEDICAL CARE TECHNIQUES FOR ADVANCED TECHNOLOGIES IN ORAL IMPLANTOLOGY

口腔种植高新技术医护协同操作技术

1 第1节 数字化口内扫描操作技术

数字化口内扫描是利用光学扫描探头，在患者口腔内，通过扫描获取牙齿、牙龈和黏膜等软硬组织的三维形貌和彩色纹理信息。扫描完成后，所获取的数据就相当于传统修复时要取的“模型”，模型数字化后，可以直接上传到云端，储存方便，可追溯。

传统取模具有一定的局限性，对于咽反射严重的患者，容易出现恶心呕吐的情况；对于开口度不足的患者，容易导致取模不够精准，甚至开口度如果过小，可能会导致无法进行取模；对于口腔内有全瓷或者烤瓷修复体的患者，在取出模型时容易使口内原有修复体脱落。而数字化口内扫描省却了大量烦琐的传统步骤，同时降低了材料和人工的消耗，简化了临床操作流程，并且提高了患者的舒适度。

一、目的

制订使用数字化口内扫描仪的标准操作流程，规范医护人员的操作。

二、适用范围

本流程适用于口腔种植治疗室的医护人员。

三、操作流程

目前常用数字化口内扫描仪多种多样，可根据不同的需求及使用习惯进行选择，本节将以某数字化口内扫描仪的操作流程进行介绍。

（一）评估

1. 环境评估

环境是否宽敞、明亮、舒适、安全和温湿度适宜。

2. 患者评估

（1）全身情况

了解患者全身健康情况，评估患者有无癫痫等精神病史；此外，因扫描过程中常常伴随电磁波的产生，对于存在心脏疾病，尤其是安装心脏起搏器的患者一般不建议进行口内扫描，以免诱发心律失常。

（2）口内情况

评估患者张口度等情况，患者需具备一定的张口度，以方便扫描头的放置及扫描过程的顺利进行。

（3）心理–社会状况

了解患者的心理预期，为患者答疑解惑，获得患者的信任与配合，以舒缓患者的紧张、担忧等情绪。

（二）准备

1. 环境准备

（1）环境干净整洁，做好空气和物体表面消毒准备工作，室内台面及地面用500mg/L含氯消毒液擦拭，采用空气消毒机进行空气消毒。

（2）扫描过程中，避免将牙椅灯光直接照向患者口腔，以免影响扫描后的颜色质量。

（3）建议将数字化口内扫描仪放置于1点位置，同时医生在8点位置进行扫描，此时显示屏面对医生，这样可以方便医生在操作的同时也能清楚观察显示屏的情况，即摆放原则为屏幕、患者口腔和操作者三点一线（图3–1–1）。

2. 用物准备

电脑、扫描枪（配有扫描枪电源线）、扫描枪底座、J5数据转换器、数据传输网线、扫描枪底座电源线、电脑电源线、扫描头、保护头、彩色校准块适配器、校准块保护套、彩色校准块和三维校准头（图3–1–2）。

3. 患者准备

（1）操作前，向患者介绍口内扫描目的及操作配合，根据口内扫描部位调整张口度，告知患者操作时扫描头可能会触碰咽部或压迫舌根等，取得患者的配合，以免患者在操作中有惊慌或不适等情况，如有不适，请举起左手向医生示意。

（2）在患者唇部涂医用凡士林，保持患者口唇润滑，防止口角拉伤。

4. 护士准备

护士着装整齐，穿工作服、戴一次性口罩和帽子以及行七步洗手法洗手。

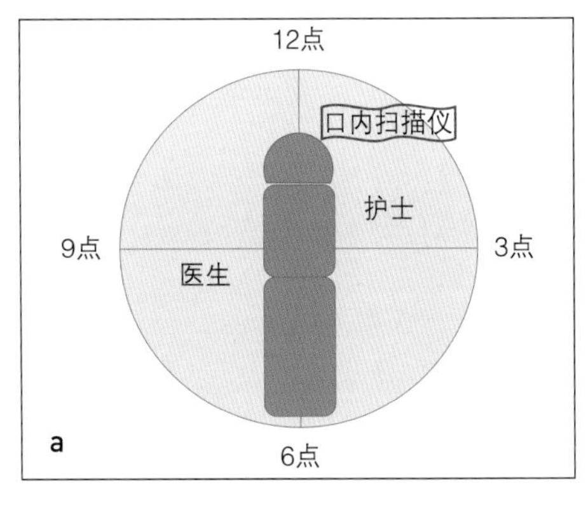

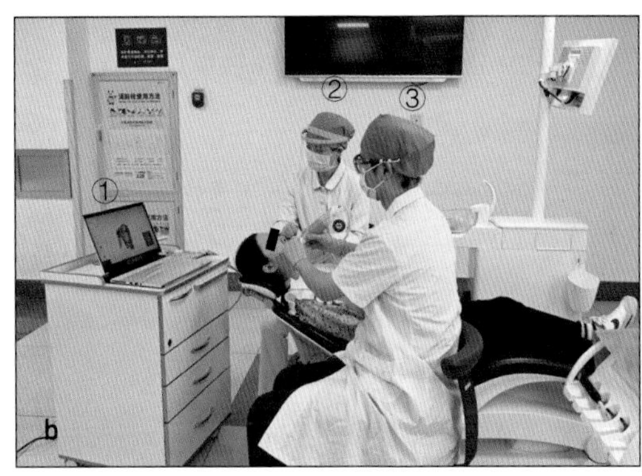

图3–1–1　数字化口内扫描仪摆放位置

a. 示意图：屏幕、患者口腔和操作者三点一线

b. 实景图：①口内扫描仪；②护士；③医生

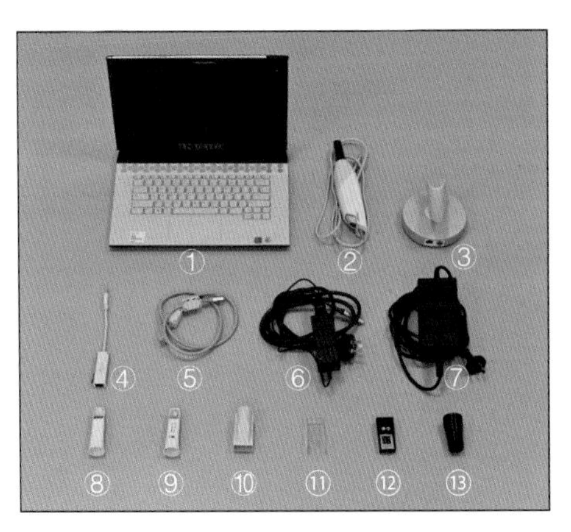

图3–1–2　数字化口内扫描仪及其配件

①电脑；②扫描枪（配有扫描枪电源线）；③扫描枪底座；④J5数据转换器；⑤数据传输网线；⑥扫描枪底座电源线；⑦电脑电源线；⑧扫描头；⑨保护头（不使用扫描仪时安装在扫描枪上，起保护作用）；⑩彩色校准块适配器；⑪校准块保护套；⑫彩色校准块；⑬三维校准头

（三）医护配合

在临床工作中，娴熟的操作技能不仅能提高医疗质量，还能提高操作效率、缩短治疗时间、提升患者满意度。接下来将讲解某数字化口内扫描的操作流程。

1. 连接J5数据转换器

一端与电脑相连（图3-1-3），一端与数据传输网线相连（图3-1-4）。

2. 扫描枪底座的连接

扫描枪底座一侧连接扫描枪电源线，另外一侧连接数据传输网线和扫描枪底座电源线，使扫描枪底座、电脑和扫描枪连为一体（图3-1-5）。

3. 连接电脑电源线

连接电脑电源线，确保所有线路连接完整之后，接通电源（图3-1-6）。

4. 启动加热程序

插入计算机加密锁（图3-1-7），程序启动之后，加热程序自动开启（图3-1-8），当屏幕显示加热进度为100%的时候，则表示加热完成。加热环节是为了保障扫描过程中光学元件表面清晰、不起雾，所以需提前将扫描头加热，以统一口内外温差。

5. 三维校准

我们为了在扫描过程中能够收集更加准确的口内数据，将扫描仪进行三维校准，使它恢复到出厂设置。

6. 安装扫描头

接下来的操作需要安装扫描头后才能进行，我们在完成三维校准后，就需要取下三维校准头，随后将扫描头插入扫描枪上（图3-1-9）。

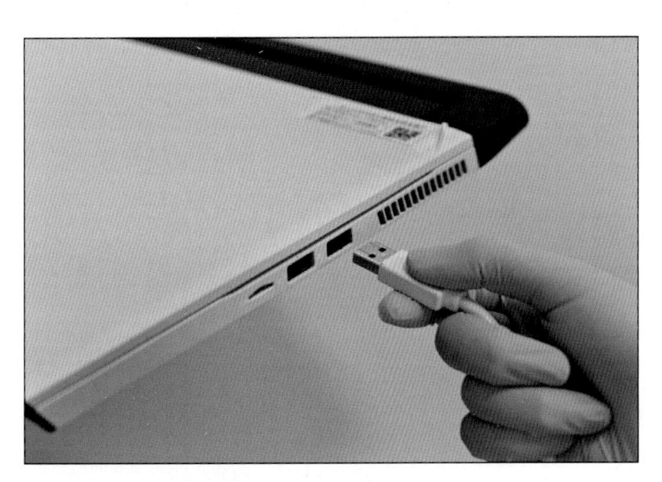

图3-1-3　J5数据转换器与电脑相连

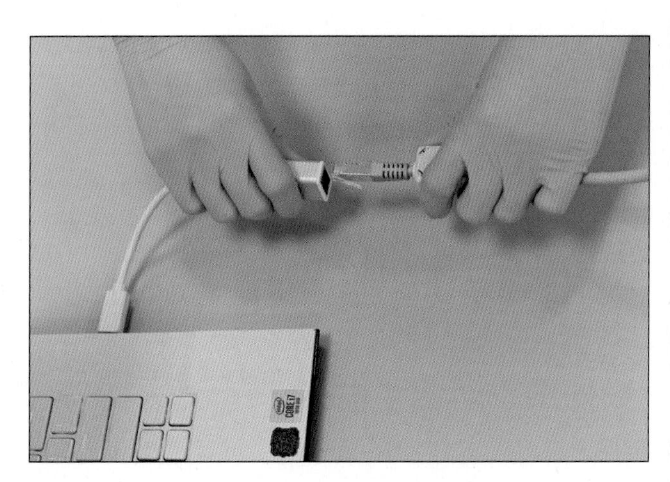

图3-1-4　J5数据转换器与数据传输网线相连

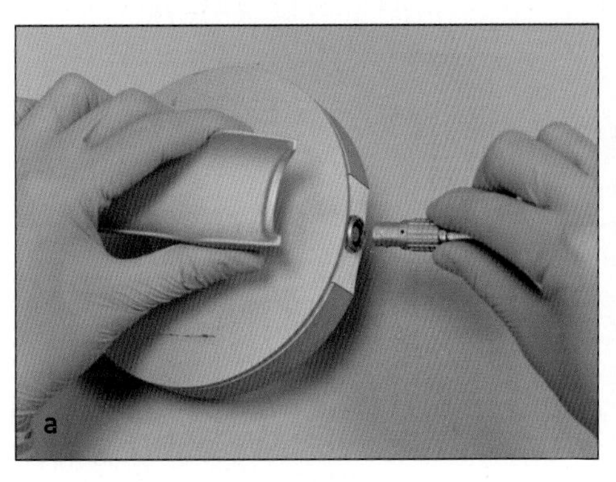

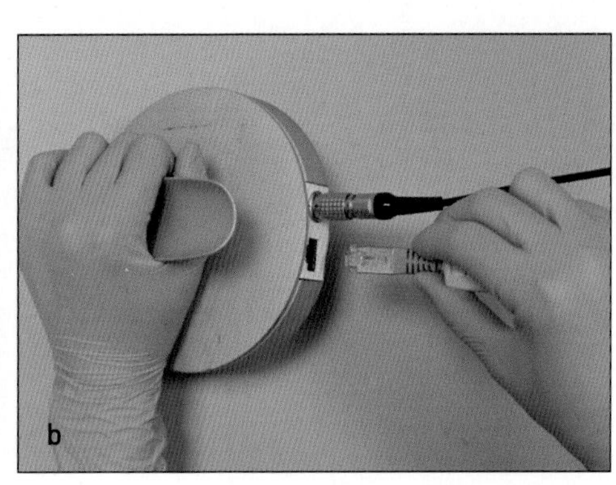

图3-1-5　扫描枪底座的连接

a. 扫描枪电源线采用“点对点”的方式连接

b. 分别连接扫描枪底座电源线和数据传输网线，连接扫描枪底座电源线的时候采用“点对点”的方式连接

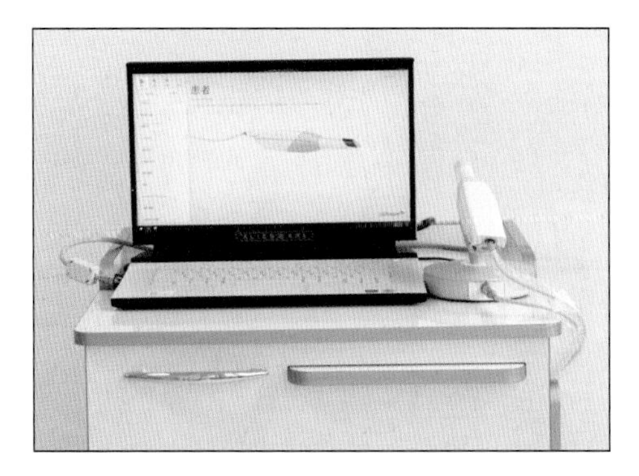

图3-1-6　完整无误连接好的数字化口内扫描仪

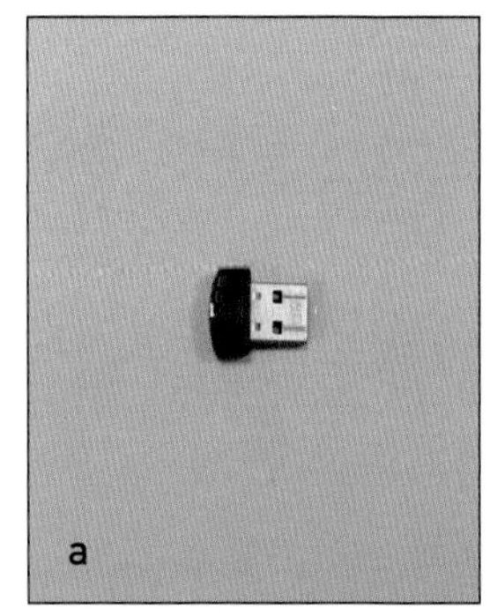

图3-1-7　插入计算机加密锁

a. 计算机加密锁
b. 电脑侧端插入计算机加密锁

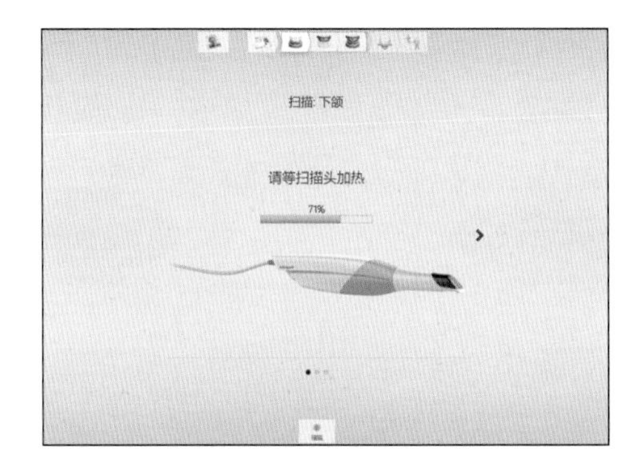

图3-1-8　程序启动之后，加热程序自动开启，图中显示扫描头加热进度为71%

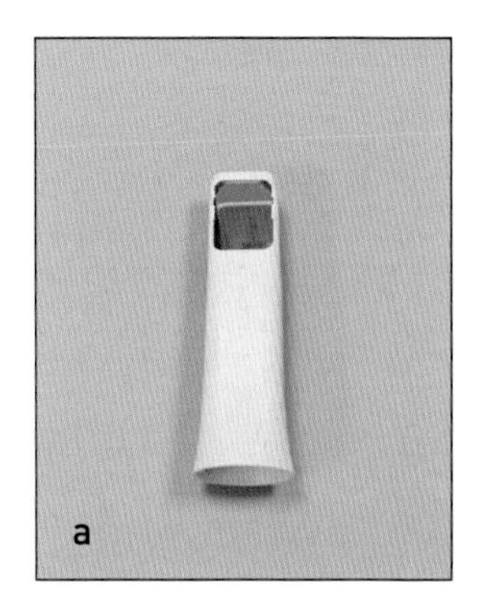

图3-1-9　安装扫描头

a. 扫描头
b. 扫描头安装在扫描枪上

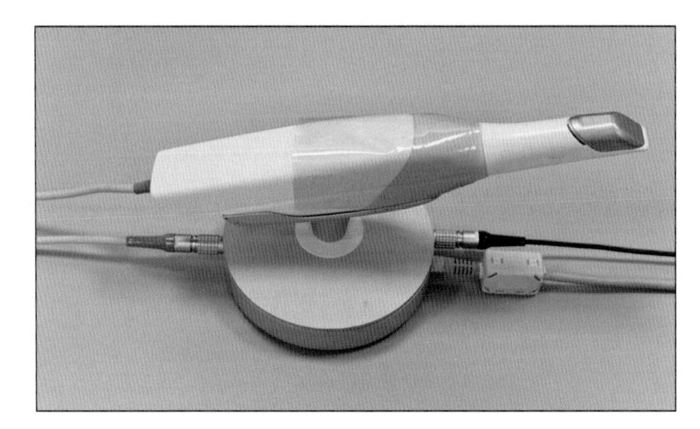

图3-1-10　扫描枪把手位置贴避污膜

7. 彩色校准

为了能够还原牙齿的真实色彩，需要进行彩色校准，才能实现。

8. 贴避污膜

取下彩色校准装置之后，我们在医生常握持的位置上贴上避污膜，以免污染扫描枪（图3-1-10）。

9. 新建订单

在电脑相应软件上填写交付日期、患者信息、数据储存方式和订单内容，订单建立完成之后，才能开始扫描。

10. 上下颌牙列扫描

在选择扫描顺序的时候，我们一般建议先从工作侧缺牙位点天然牙𬌗面开始扫描，在扫描过程中，需要扫描到𬌗面、舌侧、颊侧和腭侧的信息。为了能够获取更加优质的扫描件，护士可在一旁协助医生牵拉口角，以免嘴唇、脸颊和舌头进入扫描区域，同时及时吸净患者口内的唾液和血液（图3-1-11）。

11. 标记缺牙位点

单击缺牙位点𬌗面，标记种植牙位，以便自动识别扫描杆（图3-1-12）。

12. 对种植位点袖口的扫描

取下种植位点处的愈合基台（图3-1-13），并迅速扫描穿龈区，以免因袖口软组织回弹而影响扫描准确性（图3-1-14）。

13. 锁定表面

临床上如果医生操作时间过长，在取下愈合基台后，患者口内牙龈袖口形态容易发生变化，扫描仪系统中的锁定功能，可以稳定牙龈袖口的形态。

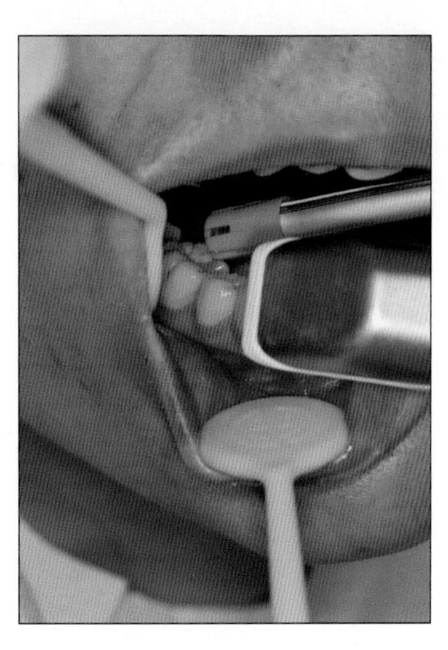

图3-1-11　护士可在一旁协助医生牵拉口角，以免嘴唇、脸颊和舌头进入扫描区域，同时及时吸净患者口内的唾液和血液

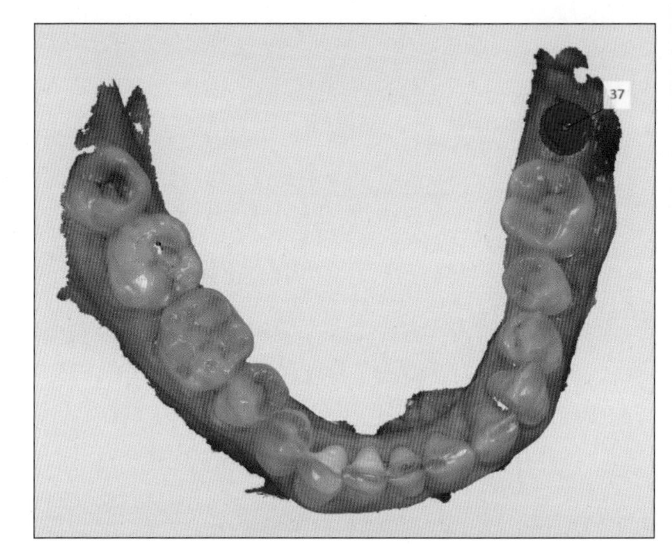

图3-1-12　标记种植牙位，以便自动识别扫描杆

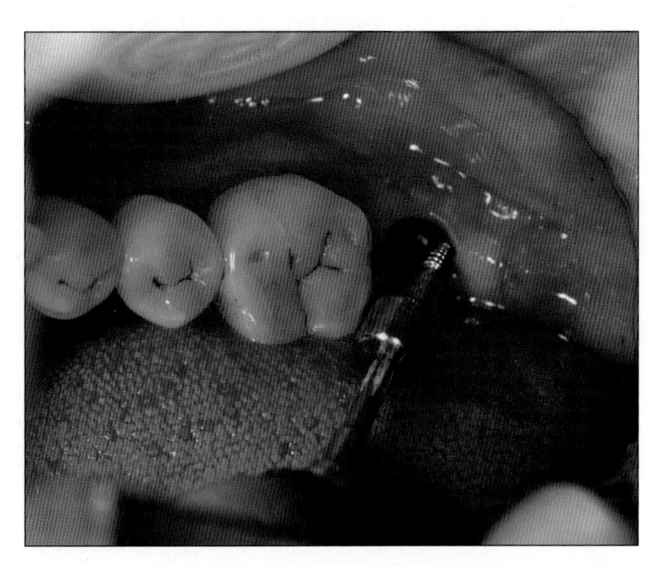

图3-1-13　牵拉口角，协助医生使用螺丝刀取下愈合基台

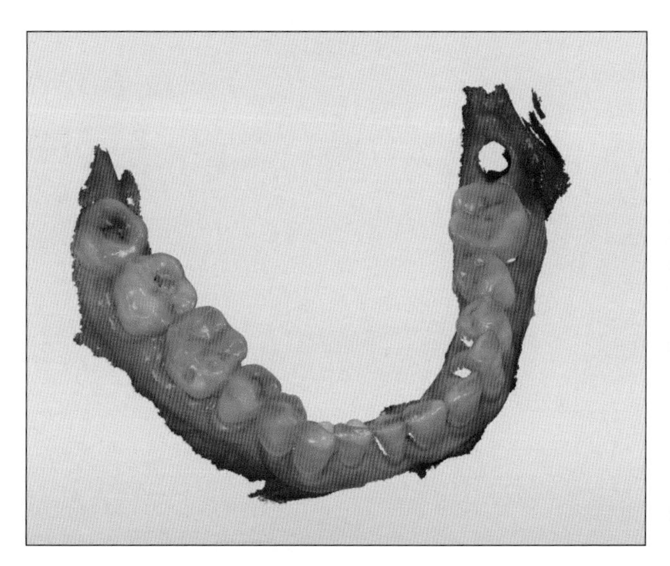

图3-1-14　种植位点袖口软组织的扫描

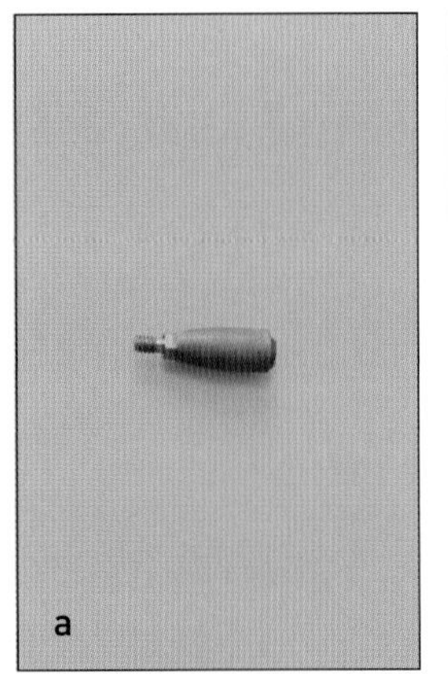

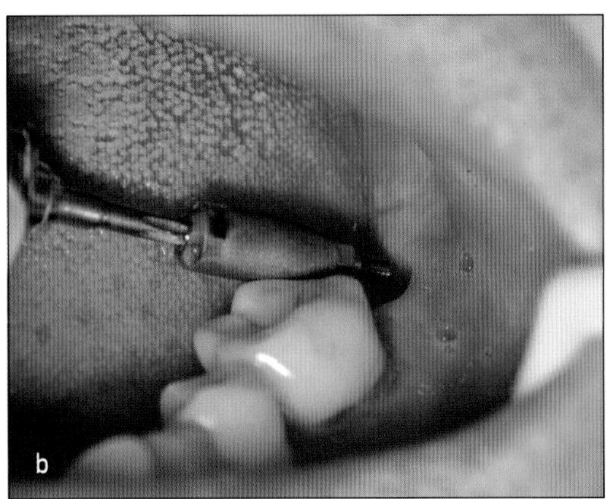

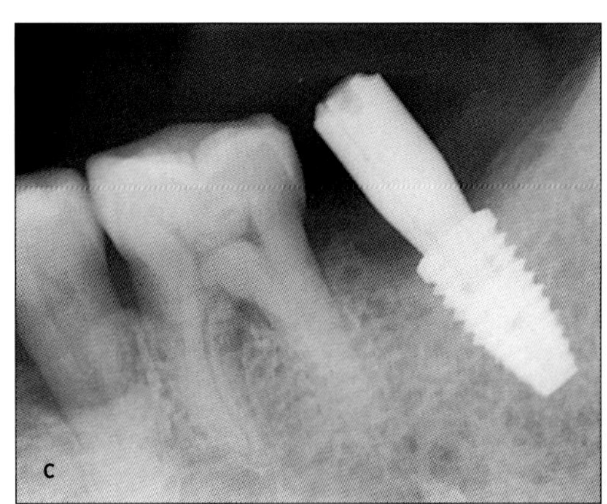

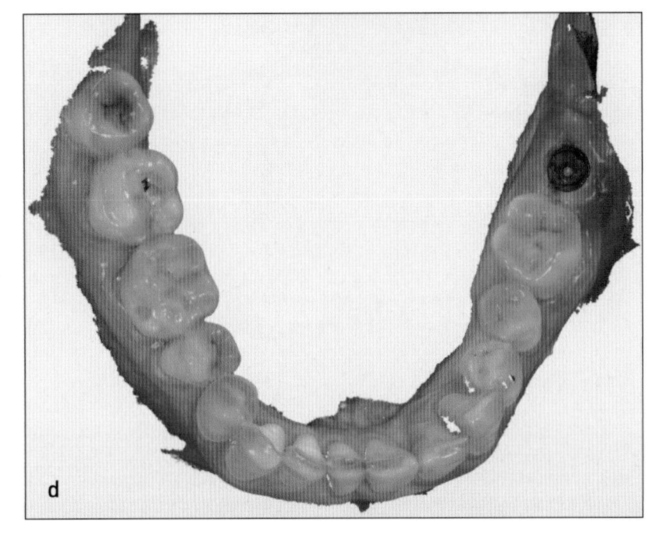

图3-1-15　扫描杆情况

a. 使用种植系统配套的扫描杆

b. 协助医生放入扫描杆，并确认是否就位

c. 根尖片检查扫描杆就位情况

d. 扫描杆就位后影像

14. 扫描杆情况

应使用种植系统配套的扫描杆，为辅助判断扫描杆是否就位，可拍摄根尖片进行评估；此外在扫描过程中，需确保扫描杆的感光元件被识别并扫描（图3-1-15）。

15. 扫描上下颌咬合情况

协助医生取下扫描杆，随后调整患者椅位，使其下颌平面与地平面平行，并确认患者的咬合处于牙尖交错殆状态，随后开始扫描上下颌咬合情况（图3-1-16）。

16. 发送订单并登记使用信息

发送订单并登记使用信息（图3-1-17）。

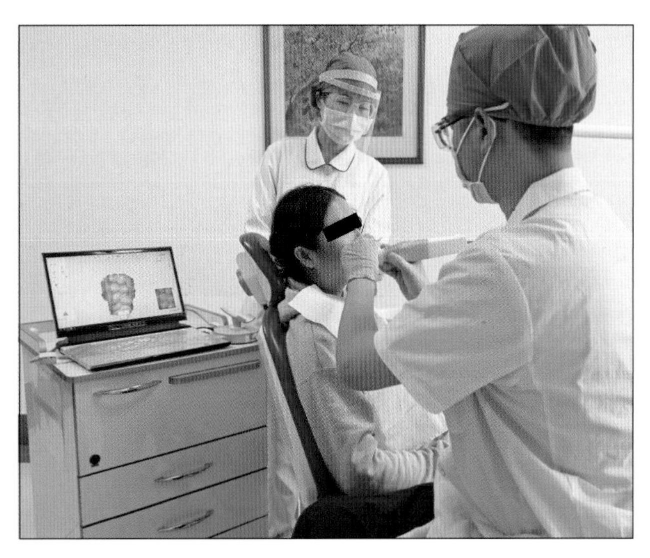

图3-1-16　协助医生取下扫描杆，随后调整患者椅位，使其下颌平面与地平面平行，并确认患者的咬合处于牙尖交错殆状态，随后开始扫描上下颌咬合情况

（四）操作后处置

1. 患者处置

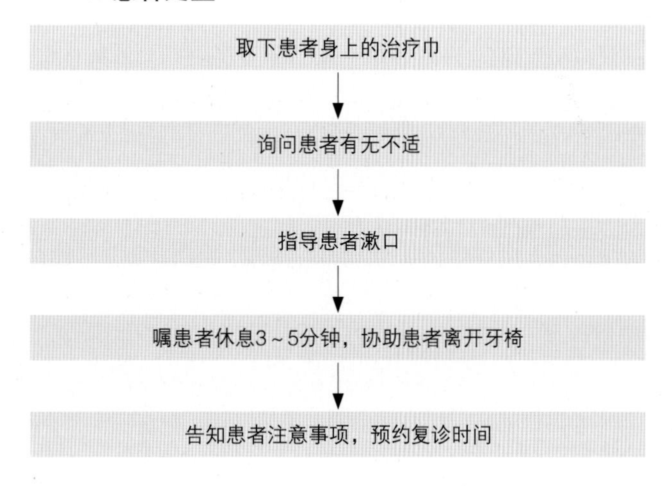

2. 用物处置

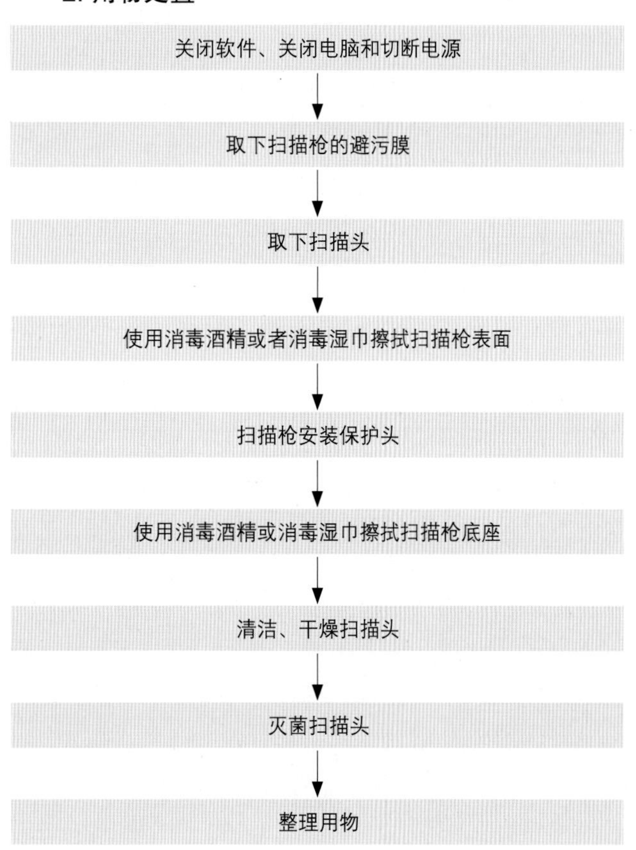

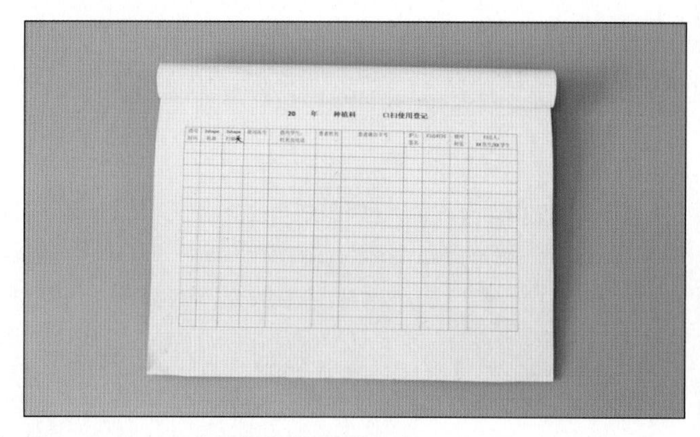

图3-1-17　口内扫描仪使用登记本

四、风险控制

1. 防止小器械误吞、误吸，操作前指导患者如何配合操作，若有小器械掉落口中，不要惊慌、不要说话，等待医生进一步操作取出；操作中小器械可拴线使用，入发生小器械掉落时可以及时将其拉出口中。

2. 操作过程中须做到有效配合，协助医生牵拉口角，及时使用吸唾管清理口内唾液和血液等，充分暴露操作区，保证操作区视野清晰。

3. 对患者进行口内扫描时须戴上外科手套，保证工作环境清洁，以免交叉感染。

4. 针对紧张担忧的患者，可适当进行心理护理，用简单轻松的言语进行交流。

5. 数字化口内扫描仪需按照厂家说明，定期进行仪器保养，以延长使用时间。

综上所述，数字化口内扫描仪具有方便、快捷和精准的优势，在种植修复中，可广泛应用于口内数据采集。熟练且专业的操作技能不仅能提高操作效率以及患者满意度，还有助于提高医疗质量。

推荐阅读

[1] Monaco C, Scheda L, Baldissara P, et al. Implant Digital Impression in the Esthetic Area[J]. J Prosthodont, 2019, 28(5):536-540.

第2节
数字化导板操作技术

口腔种植数字化外科导板（以下简称数字化导板）是指通过CBCT获得软硬组织三维数据信息，利用交互式计算机软件于术前规划种植体植入方案，把种植手术设计计划精准转移到患者口内，实现以修复为导向的种植治疗的引导装置。

数字化导板作为数据信息的重要载体，通过精准定位和引导医生操作，来确保种植体植入过程按照术前计划顺利进行，从而实现精准种植。相较自由手种植，数字化导板种植能准确定位种植体植入位置、深度和角度，操作流程简便，执行更加便捷，让种植手术过程可预见、更安全，目前已广泛应用于临床中。

一、目的

制订数字化导板的标准操作流程，规范医护人员的操作。

二、适用范围

本流程适用于口腔种植治疗室的医护人员。

三、操作流程

（一）评估

1. 环境评估

环境是否宽敞、明亮、舒适、安全和温湿度适宜，仪器设备性能是否完好。

2. 患者评估

（1）全身情况

了解患者有无全身系统疾病，有无过敏史，有无种植体植入高风险因素（如糖尿病、骨代谢疾病和内分泌疾病等），以及女性患者是否在生理期。

（2）口内情况

①协助医生检查缺牙位点骨组织和软组织情况，包括缺牙的原因和时间、缺牙部位的修复间隙、天然牙及全口牙周状况、咬合状态、开口度等。

②根据需求协助医生开具影像学检查，评估缺牙区的骨质和骨量、相邻结构有无异常等。

③使用口内扫描仪扫描患者口腔，获取患者口腔内软硬组织的数据信息，结合CBCT数据，用于数字化导板的制作。

（3）评估数字化导板贴合度和稳定性

检查数字化导板在模型及患者口腔中的贴合度和

稳定性，确认数字化导板在手术区域预留有足够的冲洗冷却空间。

（4）实验室检查

包括血常规、血糖指标、凝血功能及感染标志物等项目，了解患者近期的身体状况。

（5）心理–社会状况

了解患者的心理预期，为患者答疑解惑，获得患者的信任与配合，以舒缓患者的紧张、担忧等情绪。

（二）准备

1. 环境准备

口腔种植治疗室应设计合理，环境宽敞、明亮，分区明确，配备专门的洗手池和手术准备室，设有患者通道、医护人员通道和污染器械通道，防止交叉感染。常规做好空气消毒和物体表面消毒，配备空气消毒机。基础设施齐全，包括手术无影灯、牙科综合治疗台、种植机、边柜和器械预处理池等；配备急救设备，包括心电监护仪和氧气装置等。

2. 用物准备

（1）无菌手术包

①手术布包1套：手术衣2件、治疗巾3张（包括头巾1张和胸前治疗巾2张）、孔巾1张、机臂套1根、弯盘1个（内含无菌杯2个）。

②外科手术器械盒1套：口镜、显微镊、刀柄、探针、骨膜分离器、刮匙、持针器、血管钳、显微持针器和线剪。

③种植导板工具盒1套（图3–2–1）。

（2）种植手术文书

①患者基本信息核实表、高值医用耗材知情同意书和口腔种植修复治疗知情同意书。

②种植手术登记单和高值耗材使用登记表。

（3）一次性用物

刀片、缝针缝线、棉签、纱球、口杯、麻醉针头、负压吸引管、牙龈冲洗器、尖头吸唾管和冲洗空针等。

（4）其他用物

盛有无菌持物钳的无菌罐、0.9%氯化钠注射液（常温）、0.9%氯化钠注射液（冷却）、5%聚维酮碘溶液、1%聚维酮碘消毒液和局部麻醉药物。

（5）急救物品

口腔种植治疗室应常规配置抢救车和相关仪器设备，例如心电监护仪和氧气装置等，保障医疗安全。

（6）数字化导板种植相关设备和耗材

①数字化导板（图3–2–2）。

②种植相关设备：种植机和种植弯机，其中种植机包括悬架、脚踏、电源线、主机和马达。

③种植相关耗材：种植体、愈合基台和覆盖螺

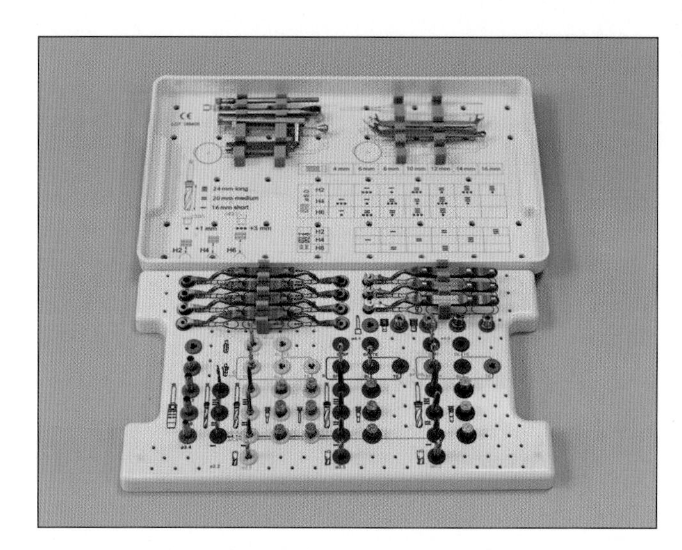

图3–2–1　种植导板工具盒（以某种植系统为例）

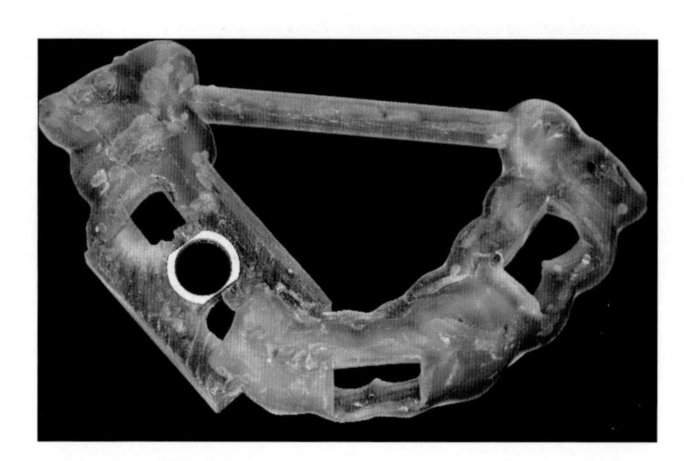

图3–2–2　数字化导板

丝等。

（7）特殊器械和耗材

根据手术情况准备特殊器械和耗材。

①特殊种植器械：骨锤、上颌窦底提升器械和骨挤压器械。

②特殊耗材：骨代用品和屏障膜。

3. 患者准备

（1）核对患者信息

协助医生核对患者姓名、年龄等基本信息，以及手术位点、种植系统、种植体型号和其他种植相关信息，协助患者放置随身物品，嘱患者将手机调为静音。

（2）测量生命体征

测量患者的基础生命体征并做好记录，针对患有全身系统疾病及其他特殊情况的患者，视情况在心电监护下开展数字化导板下种植一期手术，必要时监测血糖。

（3）询问进食情况

常规种植手术术前，询问患者进食情况，评估手术时长，避免空腹状态下行局部麻醉手术，以免发生低血糖等不适症状。

（4）面部要求

面部不化妆、头发较长者戴一次性帽子，建议男性患者术前剃胡须。

（5）术前指导

讲解手术过程及术中注意事项，术中若出现小器械掉落至口中的情况，应立即头偏向掉落侧，不要惊慌、不要说话或做吞咽动作，以免出现误吞、误吸的情况。

（6）患者口内及口外皮肤消毒

①口内消毒：合理选用消毒剂，口内消毒可选用1%聚维酮碘消毒液，漱口3次，每次含漱1分钟。

②口外消毒：面部及口外皮肤消毒可选用5%聚维酮碘溶液。消毒范围：上至眶下缘、下至颈上部、两侧至耳前。

4. 护士准备和助手准备

（1）护士准备

①护士着装整齐，穿工作服、戴一次性口罩和帽子。

②在进行无菌操作前，需进行七步洗手法洗手。

③依次打开无菌布包，传递种植外科工具盒、种植导板工具盒和一次性无菌物品，并与助手双人核对清点数量。

④与助手共同连接吸引装置；连接冲水管、种植弯机和马达。

⑤根据手术牙位调节灯光。

（2）助手准备

①助手规范着装，即穿手术衣、戴一次性口罩和帽子、戴防护面屏、外科洗手及外科手消毒、戴无菌手套。

②在进行无菌操作前，需进行外科洗手和外科手消毒、穿无菌手术衣、戴外科手套。

③协助医生依次铺头巾、胸前治疗巾和孔巾。

④助手与护士共同连接吸引装置，连接冲水管、种植弯机和马达；术中传递局部麻醉药物给医生。

⑤正确安装手术刀片，一手持刀柄，另一手用持针器夹取刀片的前端背侧，将刀片对准刀柄凹槽处，顺势向下使刀片插入刀柄凹槽内。

⑥整理手术台面，按照使用顺序分区摆放，便于术中的拿取和使用，刀柄和卡局式注射器等锐器端用纱布保护。

（三）医护配合

在临床工作中，不仅需要医生精湛的操作技术，还需要护士娴熟的医护配合，熟练的操作技能不仅能提高医疗质量，还能提高治疗效率、缩短治疗时间、减轻患者痛苦，从而提升患者满意度。数字化导板根据术中引导方式不同，可分为全程引导和半程引导，下面以全程引导的牙支持式数字化导板为例，为大家进行详细介绍。

1. 麻醉

助手传递口镜、探针给医生检查术区，根据治疗需求将卡局式注射器放置于弯盘内，传递给医生进行局部麻醉或使用计算机监控下的局部麻醉注射仪行局部麻醉。

2. 切开牙龈、翻瓣

待麻醉起效后，助手用弯盘传递手术刀给医生（图3-2-3），医生根据治疗计划做手术切口，再传递骨膜分离器给医生进行牙龈翻瓣（图3-2-4），剥离切口两侧黏骨膜瓣，充分暴露种植区骨面。助手协助牵拉，及时正确吸唾，规范传递器械。

3. 数字化导板口内就位

助手传递数字化导板给医生，医生将数字化导板放入患者口内，查看不同位置的观测窗，确保数字化导板口内就位（图3-2-5～图3-2-8）。数字化导板在患者口内应具有良好的适配性和稳定性，在植入种植体之前，必须确保数字化导板稳定固定在患者口内，无位置移动。

4. 逐级备孔

针对本种植系统的钻针引导器/压板内径按照大小分为4种，与不同直径的扩孔钻相匹配。数字化导板口内就位后，使用直径较小的扩孔钻和匹配的钻针引导器进行初步制备（图3-2-9），再放入同直径的平行杆观察位置和方向，测量深度（图3-2-10），如有误差可继续进行调整，改变轴向或调整深度，直至符合要求后，再按照由小到大的顺序，依次传递扩孔钻和钻针引导器逐级备孔（图3-2-11～图3-2-14）。

5. 种植窝洞颈部成型

助手传递颈部成型钻和C型钻针引导器给医生，用于种植窝洞颈部成型（图3-2-15和图3-2-16）。

6. 螺纹成型

助手根据使用需要，选择、传递C型钻针引导器及攻丝钻给医生，进行螺纹成型（图3-2-17），便于后续种植体顺利进入窝洞。

7. 种植体植入

护士检查种植体外包装完好无破损、在有效期内，与医生共同核对种植体系统和型号后，仅将种植体连同最内层无菌包装传递给医生。助手传递机用适配器，医生将机用适配器安装在种植弯机机头上，并将机用适配器与种植体连接，然后从安瓿中取出种植体（图3-2-18），将种植体穿过数字化导板，植入种植体（图3-2-19），种植体植入后取下携带体。

8. 取下口内数字化导板

助手牵拉口角，协助医生取下口内数字化导板（图3-2-20）。

9. 安装覆盖螺丝或愈合基台

埋入式愈合通常安装覆盖螺丝；非埋入式愈合根据软组织厚度和近远中修复间隙，选择适宜高度和宽

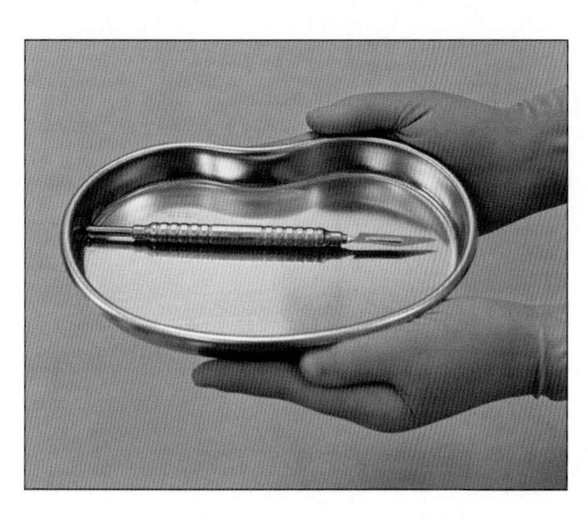

图3-2-3　传递手术刀用于切开牙龈

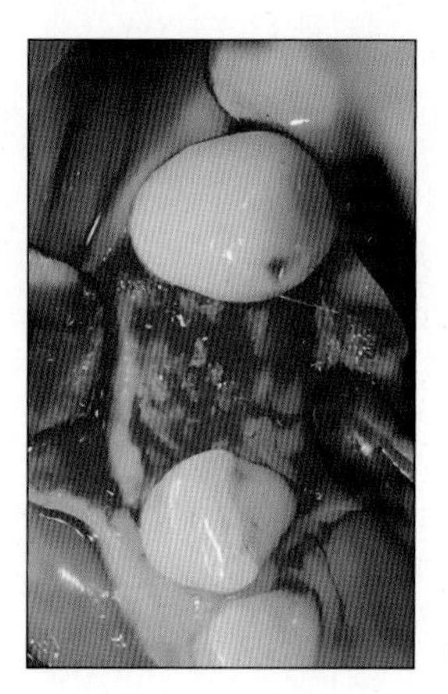

图3-2-4　使用骨膜分离器进行牙龈翻瓣

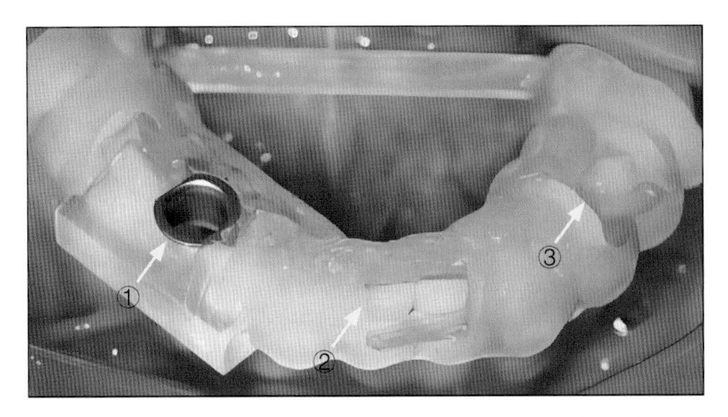

图3-2-5　查看不同位置的观测窗，确保数字化导板口内就位

箭头示数字化导板观测窗①、②、③分别代表不同位置的观测窗

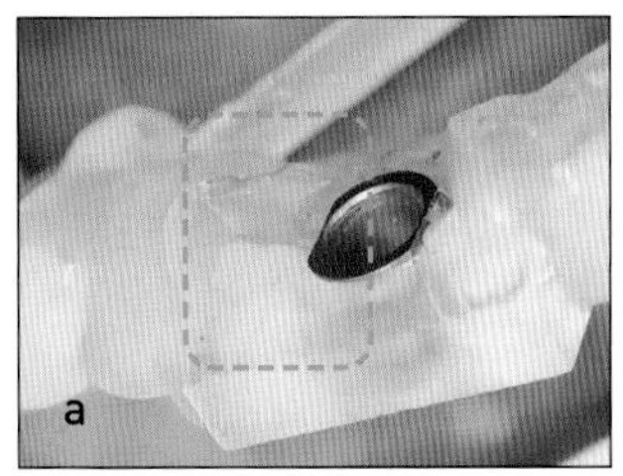

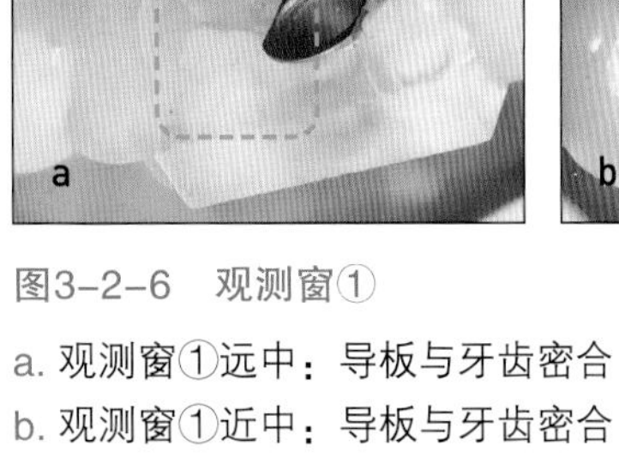

图3-2-6　观测窗①

a. 观测窗①远中：导板与牙齿密合

b. 观测窗①近中：导板与牙齿密合

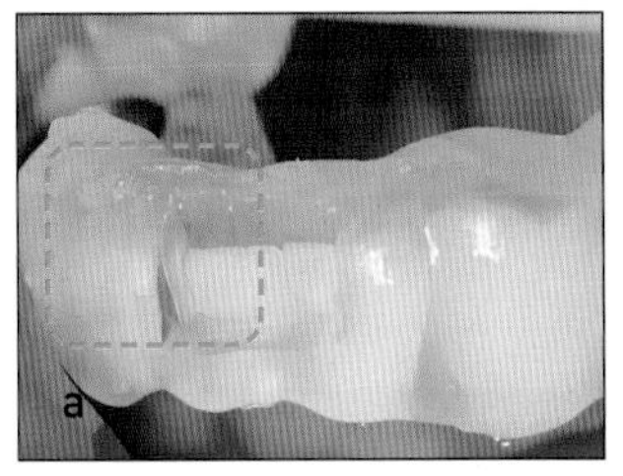

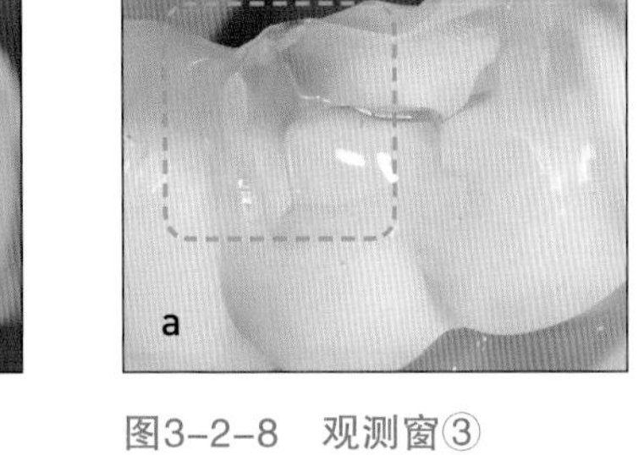

图3-2-7　观测窗②

a. 观测窗②远中：导板与牙齿密合

b. 观测窗②近中：导板与牙齿密合

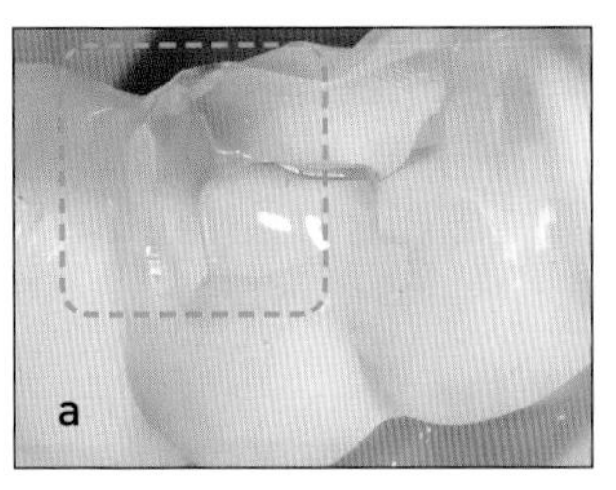

图3-2-8　观测窗③

a. 观测窗③近中：导板与牙齿密合

b. 观测窗③远中：导板与牙齿密合

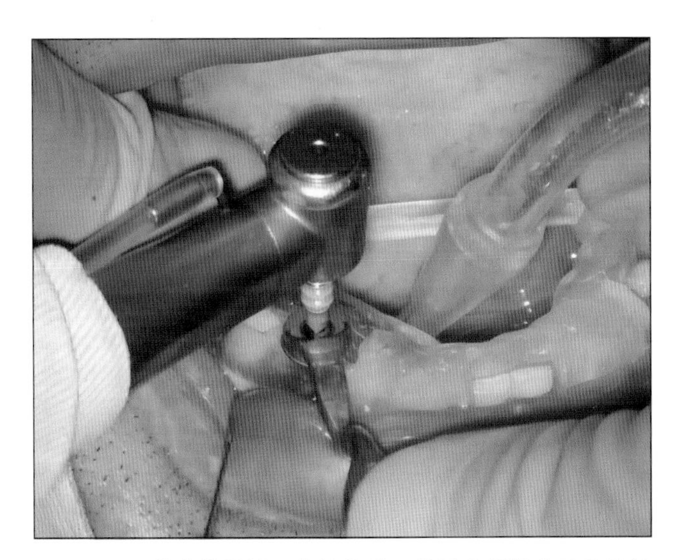

图3-2-9　数字化导板口内就位后，使用直径较小的扩孔钻和匹配的钻针引导器进行初步制备

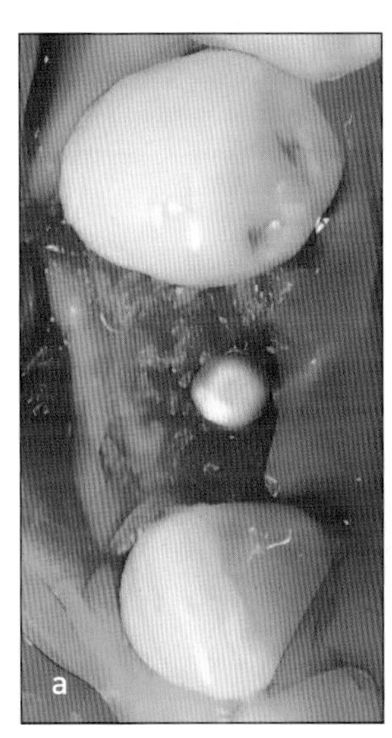

图3-2-10　同直径的平行杆观察位置和方向，测量深度

a. 殆面观：位置合适

b. 唇面观：深度合适，平行度合适

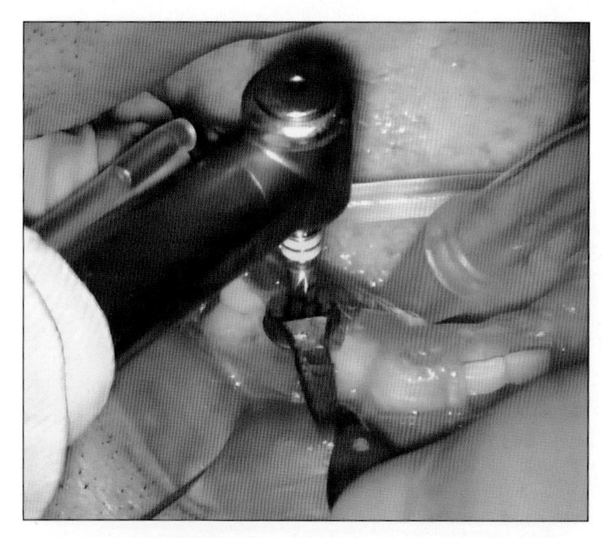

图3-2-11　逐级备孔

数字化导板引导下，使用直径较大的扩孔钻和匹配的钻针引导器制备种植窝洞

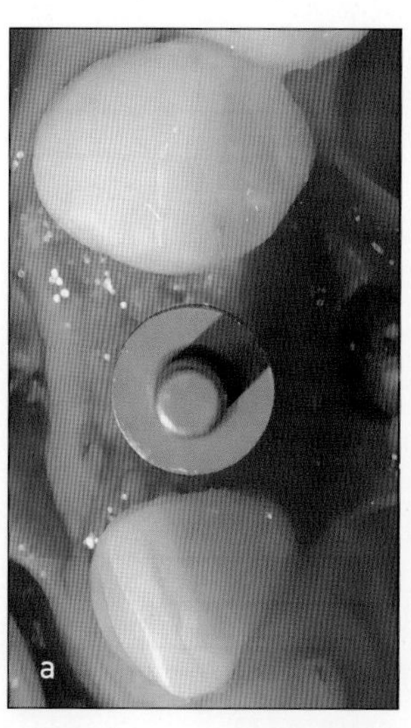

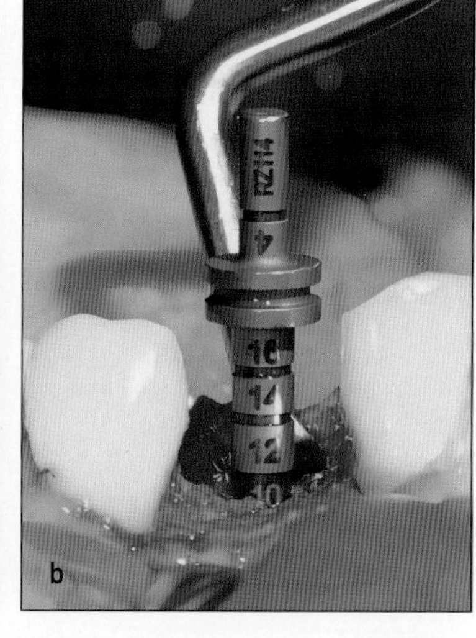

图3-2-12　与扩孔钻同直径的平行杆观察位置和方向，测量深度

a. 殆面观：位置合适

b. 唇面观：深度合适，平行度合适

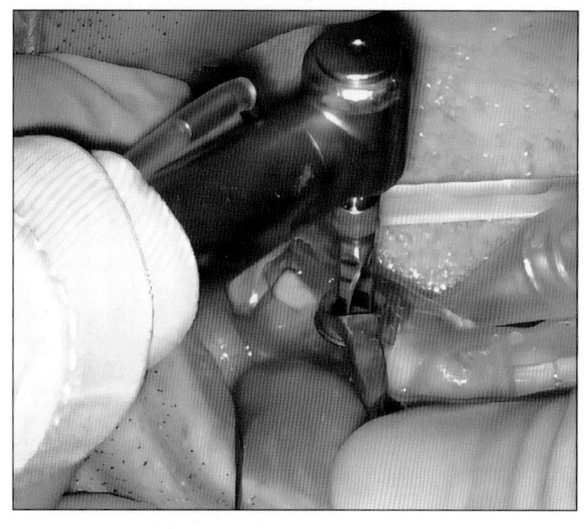

图3-2-13　逐级备孔

数字化导板引导下，使用直径相对更大的扩孔钻和匹配的钻针引导器制备种植窝洞

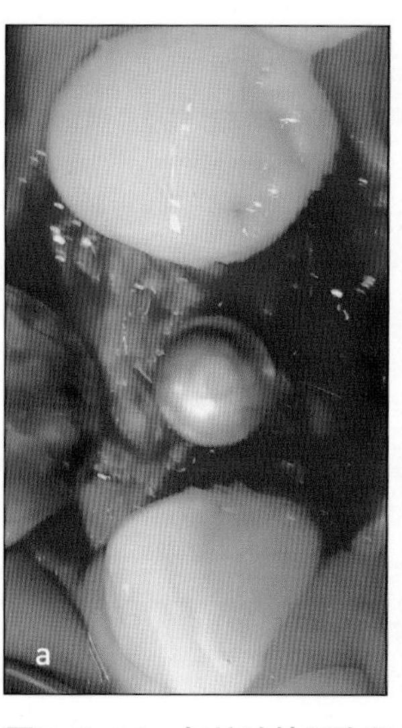

图3-2-14　与扩孔钻同直径的平行杆观察位置和方向，测量深度

a. 殆面观：位置合适

b. 唇面观：深度合适，平行度合适

度的愈合基台（图3-2-21）。

10. 缝合

护士与助手在缝合前双人清点核查，包括种植外科手术器械和种植导板工具盒，若无误，再协助医生进行创口缝合。缝合完成后，需检查伤口是否无张力关闭，并无活动性出血等情况（图3-2-22）。

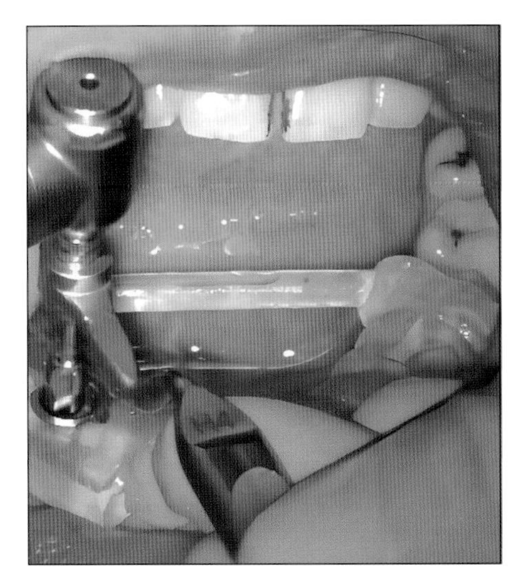

图3-2-15　使用颈部成型钻和C型钻针引导器，用于种植窝洞颈部成型

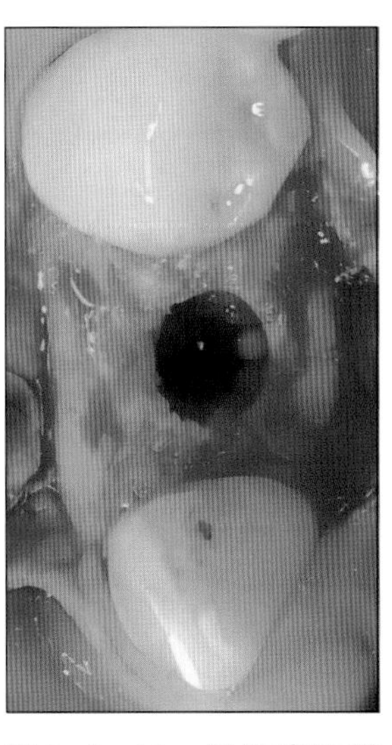

图3-2-16　种植窝洞颈部成型后

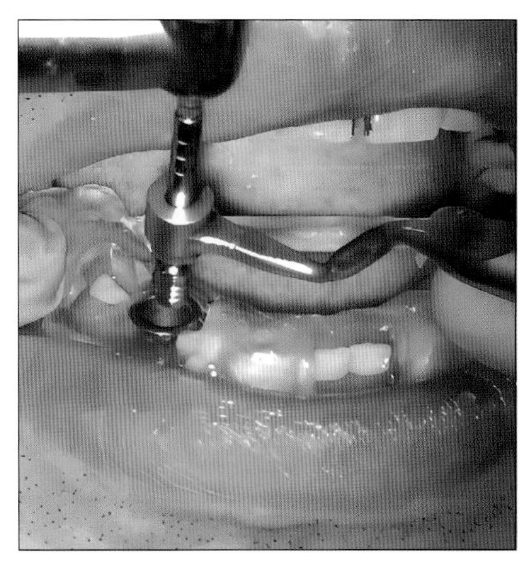

图3-2-17　采用C型钻针引导器和攻丝钻，进行螺纹成型

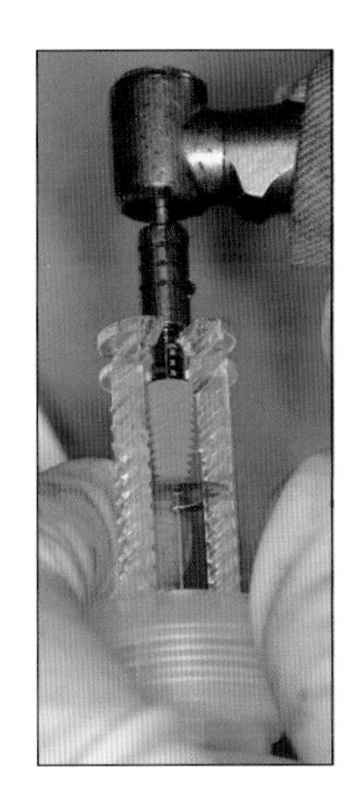

图3-2-18　机用适配器与种植体连接，然后从安瓿中取出种植体

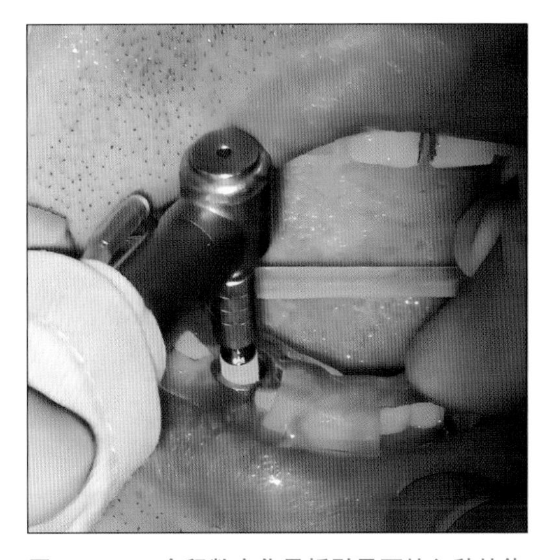

图3-2-19　全程数字化导板引导下植入种植体

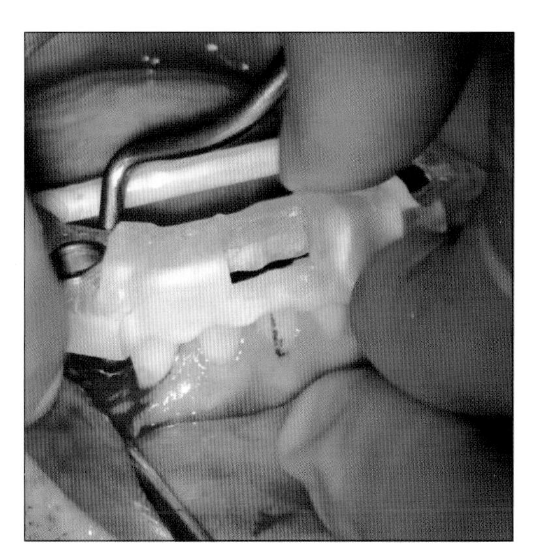

图3-2-20　取下口内数字化导板

（四）术后处置

1. 患者处置

擦拭患者口周血迹，依次取下一次性用物及铺巾
↓
调节椅位为半卧位，询问患者有无不适
↓
嘱患者休息3～5分钟，指导患者冷敷
↓
指导术后注意事项、拍片等
↓
指导患者完成缴费，预约复诊时间

2. 用物处置

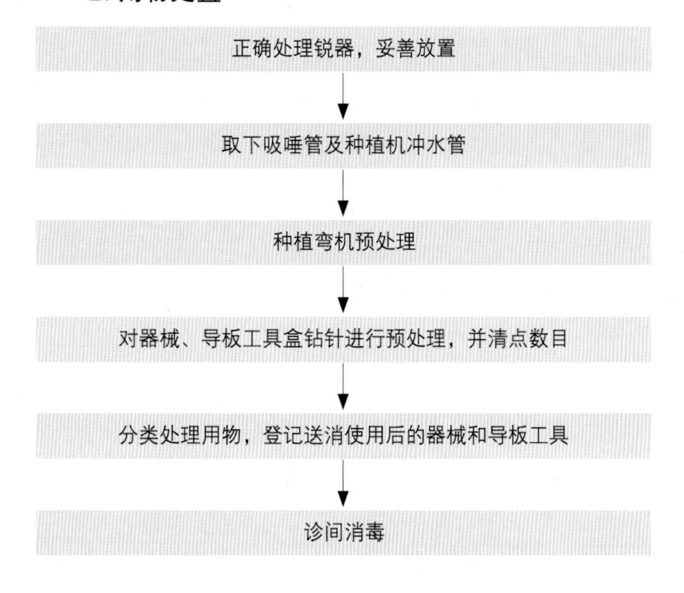

四、风险控制

1. 操作时严格执行查对制度，包括术前患者核查和高值耗材核查，拆种植体、骨代用品和屏障膜时，需与医生进行双人核对。

2. 严格无菌操作，做好标准防护，正确连接管道、器械和设备，规范传递器械，避免针刺伤的发生。

3. 密切观察患者生命体征，操作间隙可询问患者有无不适，必要时使用心电监护仪监测生命体征，或在镇静监护下进行数字化导板手术。

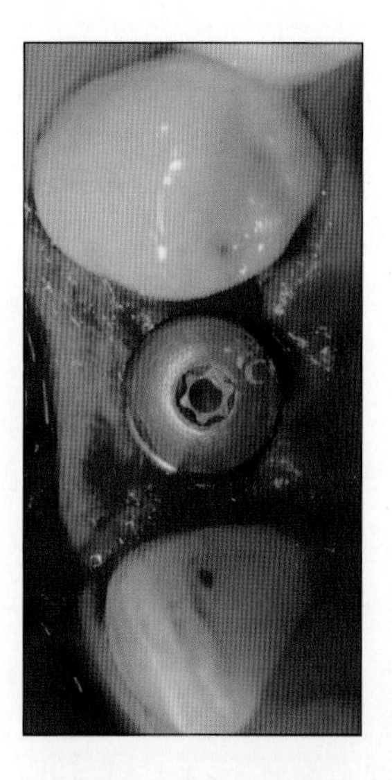

图3-2-21　非埋入式愈合根据软组织厚度和近远中修复间隙，选择适宜高度和宽度的愈合基台

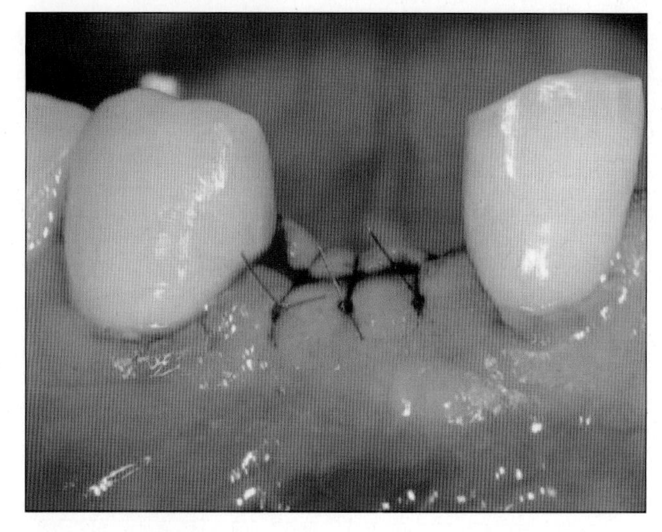

图3-2-22　缝合

4. 防止小器械误吞、误吸，术前指导患者如何配合操作，若有小器械掉落口中，不要惊慌、不要说话，等待医生进一步操作取出；术中小器械可拴线使用，若发生小器械掉落可以及时将其拉出口中。

5. 操作过程中有效配合，协助医生牵拉口角，及时吸唾，使用吸唾管清理口内唾液、血液和冲洗液等，充分暴露术区，保证术区视野清晰。

6. 数字化导板会阻挡种植弯机冷却水对钻针及手术窝洞的冷却，为保证术区可以得到充分的降温冲

洗，扩孔时可以使用冲洗空针抽吸0.9%氯化钠注射液，经数字化导板冷却水孔对钻针及术区进行冷却降温，以降低因局部产热过高而造成骨灼伤的风险。

7. 工具盒需按照厂家说明，定期进行维护保养，以延长使用时间。

五、健康指导

1. 根据手术范围及难易程度，指导患者服用消炎、止痛和/或消肿药物，用法用量遵医嘱。

2. 术后饮食方面以清淡流食为主，术后当天避免用手术侧进食，勿饮酒、吸烟，以免刺激伤口。

3. 术后当天可常规清洁非术区，但不宜用牙刷触碰术区，以免影响伤口愈合；此外，术区可配合漱口液漱口，尽量减少食物残渣对伤口的刺激。

4. 术后1～2天可对伤口局部间断冷敷。

5. 术后7～10天约患者复诊拆线，并检查种植一期术后的伤口愈合情况。

6. 嘱患者术后适当休息，避免剧烈运动。

7. 术后如需佩戴活动义齿等过渡性修复体，须在医生指导下使用。

8. 数字化导板手术后如为非埋入式愈合，应避免用舌头舔碰术区，勿用术区咬食硬物；如有不适或愈合基台松动等，须及时联系医护团队复诊，并进行相关处理。

综上所述，本节详细介绍了数字化导板的医护配合流程，数字化导板作为数据信息最终载体，通过精准定位和引导医生操作，来确保种植体植入过程按照术前计划顺利进行。相较于自由手种植，在数字化导板的辅助下，医生能准确控制种植的位置和深度。目前，数字化导板已用于即刻种植、全口无牙颌等复杂病例，未来有望为更多牙列缺失或牙列缺损的患者带来福音。

推荐阅读

[1] 宫苹. 口腔种植学[M]. 北京: 人民卫生出版社, 2020.

[2] 宿玉成. 口腔种植学[M]. 2版. 北京: 人民卫生出版社, 2014.

[3] An X, Chui Z, Yang HW, et al. Digital workflow for fabricating an overdenture by using an implant surgical template and intraoral scanner[J]. J Prosthet Dent, 2020, 123(5):675-679.

3 第3节 口腔种植导航系统操作技术

口腔种植导航是利用数字化导航系统在口腔种植外科手术时，动态显示种植扩孔过程及种植体植入过程中种植钻针和种植体在颌骨内的位点、轴向以及深度；实时、动态和精准微创引导完成种植体植入的一项新技术。

口腔种植导航系统适用于所有种植系统的口腔种植体植入全程引导，并可在术中实时调整手术方案，可以实现与自由手完全一致的手术视野、种植扩孔降温和种植手感，种植手术时，医生在直视导航系统显示器状态下，进行扩孔及种植体植入操作。

一、目的

制订口腔种植导航系统的标准操作流程，规范医护人员的操作。

二、适用范围

本流程适用于口腔种植治疗室的医护人员。

三、操作流程

（一）评估

1. 环境评估

环境是否宽敞、明亮、舒适、安全和温湿度适宜，仪器设备性能是否完好。

2. 患者评估

（1）全身情况

了解患者有无全身系统疾病，有无过敏史，有无种植体植入高风险因素（如糖尿病、骨代谢疾病和内分泌疾病等），以及女性患者是否在生理期。

（2）口内情况

①协助医生检查缺牙位点骨组织和软组织情况，包括缺牙的原因和时间、缺牙部位的修复间隙、天然牙松动状况、咬合状态、开口度等。

②根据需求协助医生开具影像学检查，评估缺牙区的骨质和骨量、相邻结构有无异常等。

（3）实验室检查

包括血常规、血糖指标、凝血功能及感染标志物等项目，了解患者近期的身体状况。

（4）心理–社会状况

了解患者的心理预期，为患者答疑解惑，获得患

者的信任与配合，以舒缓患者的紧张、担忧等情绪。

（二）准备

1. 环境准备

口腔种植治疗室应设计合理，环境宽敞、明亮，分区明确，配备专门的洗手池和手术准备室，设有患者通道、医护人员通道和污染器械通道，防止交叉感染。常规做好空气消毒和物体表面消毒，配备空气消毒机。基础设施齐全，包括手术无影灯、牙科综合治疗台、种植机、边柜和器械预处理池等；配备急救设备，包括心电监护仪和氧气装置等。口腔种植导航系统一般放置于手术间牙椅4点～5点位置（图3-3-1）。

2. 用物准备

（1）无菌手术包

①手术布包1套：手术衣2件、治疗巾3张（包括头巾1张和胸前治疗巾2张）、孔巾1张、机臂套1根、弯盘1个（内含无菌杯2个）。

②外科手术器械盒1套：口镜、显微镊、刀柄、探针、骨膜分离器、刮匙、持针器、血管钳、显微持针器和线剪。

③种植手术工具盒1套。

（2）种植手术文书

①患者基本信息核实表、高值医用耗材知情同意书和口腔种植修复治疗知情同意书。

②种植手术登记单和高值耗材使用登记表。

（3）一次性用物

刀片、缝针缝线、棉签、纱球、口杯、麻醉针头、负压吸引管、牙龈冲洗器、尖头吸唾管和冲洗空针等。

（4）其他用物

盛有无菌持物钳的无菌罐、0.9%氯化钠注射液（常温）、0.9%氯化钠注射液（冷却）、5%聚维酮碘溶液、1%聚维酮碘消毒液和局部麻醉药物。

（5）急救物品

口腔种植治疗室应常规配置抢救车和相关仪器设备，例如心电监护仪和氧气装置等，保障医疗安全。

（6）种植相关设备和耗材

①种植相关设备：种植机和种植弯机，其中种植机包括悬架、脚踏、电源线、主机和马达。

②种植相关耗材：种植体、愈合基台和覆盖螺丝等。

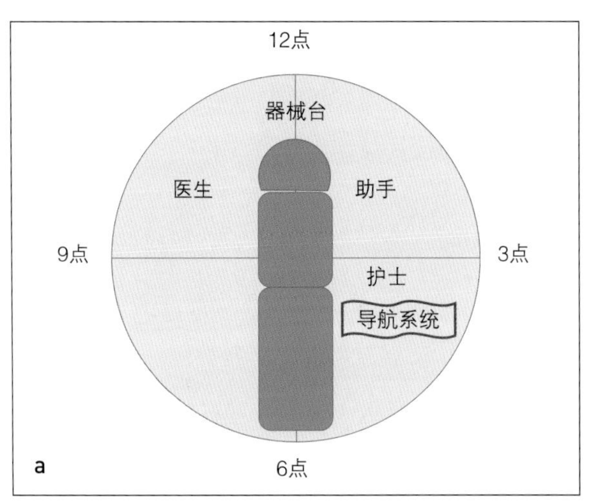

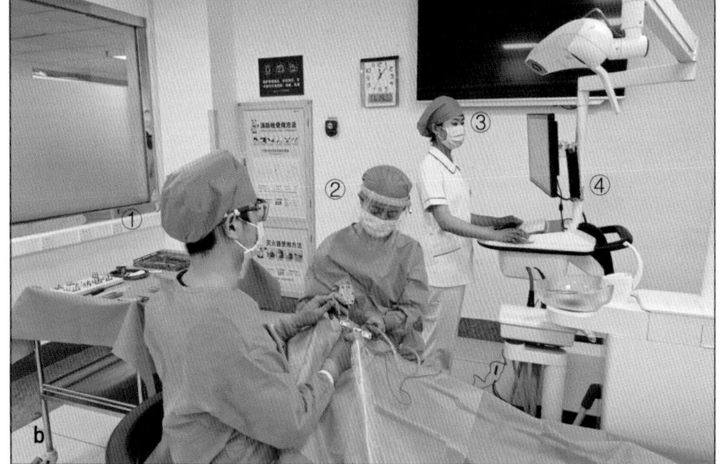

图3-3-1 口腔种植导航系统摆放位置

a. 示意图

b. 实景图：①医生；②助手；③护士；④口腔种植导航系统

（7）口腔种植导航系统

主要部件包括导航仪、显示器、触屏面板和控制器等组成（图3-3-2）；术前调节医护体位，便于医生术中直视显示器界面信息（图3-3-3）。

（8）口腔种植导航系统配件工具

主要有定位器、参考板、拆卸装置、定位器扳手、导航种植弯机、螺丝、短球钻和长球钻、连接杆和螺丝刀（图3-3-4）。

（9）口腔种植导航系统耗材

主要有速凝材料、速凝枪、速凝混合头、固定装置和注入硅橡胶拍摄CBCT灭菌后的配准装置（图3-3-5）。

3. 患者准备

（1）核对患者信息

协助医生核对患者姓名、年龄等基本信息，以及手术位点、种植系统、种植体型号和其他种植相关信息，协助患者放置随身物品，嘱患者将手机调为静音。

（2）测量生命体征

测量患者的基础生命体征并做好记录，针对患有全身系统疾病及其他特殊情况的患者，视情况在心电监护下开展种植一期手术，必要时监测血糖。

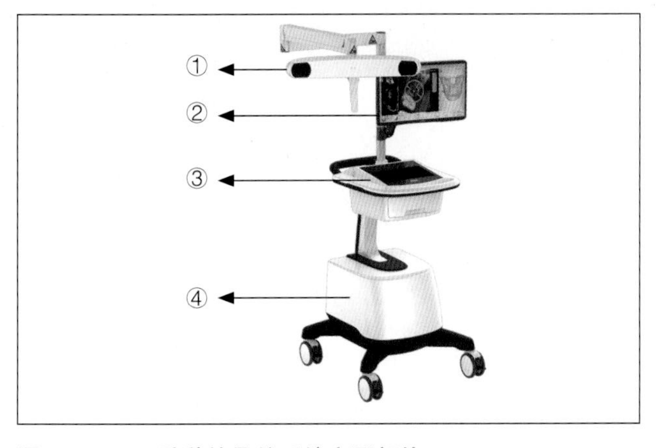

图3-3-2　口腔种植导航系统主要部件

①导航仪；②显示器；③触屏面板；④控制器

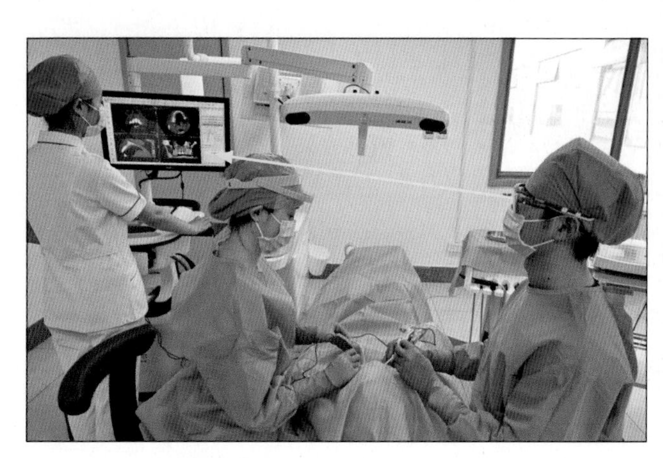

图3-3-3　术前调节医护体位，便于医生术中直视显示器界面信息（箭头示）

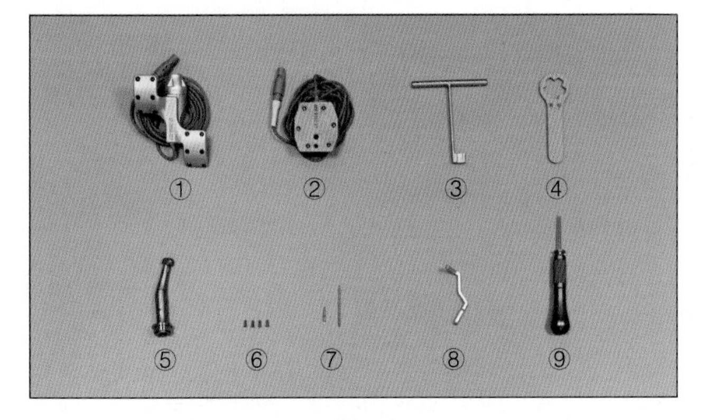

图3-3-4　口腔种植导航系统配件工具

①定位器；②参考板；③拆卸装置；④定位器扳手；⑤导航种植弯机；⑥ 螺丝；⑦短球钻和长球钻；⑧连接杆；⑨螺丝刀

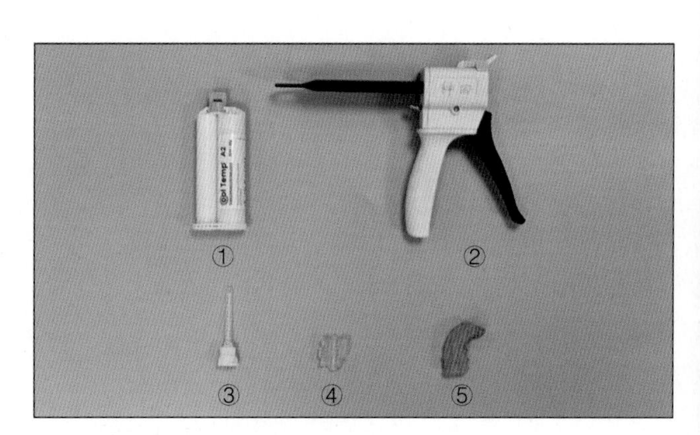

图3-3-5　口腔种植导航系统耗材

①速凝材料；②速凝枪；③速凝混合头；④固定装置；⑤注入硅橡胶拍摄CBCT灭菌后的配准装置

（3）询问进食情况

常规种植手术术前，询问患者进食情况，评估手术时长，避免空腹状态下行局部麻醉手术，以免发生低血糖等不适症状。

（4）面部要求

面部不化妆、头发较长者戴一次性帽子，建议男性患者术前剃胡须。

（5）术前指导

①讲解手术过程及术中注意事项，术中若出现小器械掉落至口中的情况，应立即头偏向掉落侧，不要惊慌、不要说话或做吞咽动作，以免出现误吞、误吸的情况。

②讲解口腔种植导航仪使用目的和口腔种植导航手术过程及术中注意事项，取得患者的同意与配合，缓解患者紧张、担忧情绪。

（6）患者口内及口外皮肤消毒

①口内消毒：合理选用消毒剂，口内消毒可选用1%聚维酮碘消毒液，漱口3次，每次含漱1分钟。

②口外消毒：面部及口外皮肤消毒可选用5%聚维酮碘溶液。消毒范围：上至眶下缘、下至颈上部、两侧至耳前。

（7）术前拍摄CBCT

一方面，针对口内有余留牙且数量可以支持配准装置固位时，患者佩戴后拍摄CBCT；另一方面，针对无牙颌或余留牙无法支持固位时，需要额外植入配准钛钉后拍摄CBCT。

4. 护士准备和助手准备

（1）护士准备

①护士着装整齐，穿工作服、戴一次性口罩和帽子。

②在进行无菌操作前，需进行七步洗手法洗手。

③依次打开无菌包，传递种植外科工具盒、种植系统工具盒和一次性无菌物品，并与助手双人核对清点数量。

④与助手共同连接吸引装置；连接冲水管、种植弯机和马达。

⑤根据术区位置，调节手术光源，使用导航仪时尽量不开暖光手术灯，因其可能会干扰导航仪接收红外光信号。

（2）助手准备

①助手规范着装，即穿手术衣、戴一次性口罩和帽子、戴防护面屏、外科洗手及外科手消毒、戴无菌手套。

②在进行无菌操作前，需进行外科洗手、外科手消毒、穿无菌手术衣、戴外科手套。

③协助医生依次铺头巾、胸前治疗巾和孔巾。

④助手与护士共同连接吸引装置。

⑤正确安装手术刀片，一手持刀柄，另一手用持针器夹取刀片的前端背侧，将刀片对准刀柄凹槽处，顺势向下使刀片插入刀柄凹槽内。

⑥整理手术台面，按照使用顺序分区摆放，便于术中的拿取和使用，刀柄和卡局式注射器等锐器端用纱布保护。

（三）医护配合

在口腔种植外科手术中使用导航系统时，患者需佩戴导航专用的配准装置拍摄CBCT，将佩戴配准装置拍摄的患者CBCT数据导入导航系统，用导航系统专用软件进行种植外科手术方案设计，术中利用配准装置以匹配术前设计方案与患者实际的颌骨情况。

参考板固定于患者术区同颌颌骨，定位器固定于种植弯机。使用导航有两个关键步骤：一是标定，用导航系统专用长球钻和短球钻分别放入参考板侧边小凹坑内，用参考板和种植弯机共同建立导航的空间坐标系；二是配准，配准是将患者的静态影像资料与患者术区所在的真实颌骨的三维空间相匹配。标定和配准时，口腔种植导航系统的核心部件是导航仪；参考板和定位器上安装有二极管，可以发射红外光；导航仪接收参考板和定位器的红外线信号，动态追踪定位患者的颌骨位置信息和种植钻针位置信息。

接下来讲解导航系统在口腔种植外科手术中的操作流程。

1. 导航仪开机

口腔种植导航仪开机时，需按先后顺序开电源、导航仪和控制器开关。

2. 调整导航仪位置

先将导航仪调整至患者头部左前上方45°～60°、距患者面部1～1.5m位置；再按住激光激活按钮，导航仪发出红光时，将导航仪发出的红光对准患者口唇部（图3-3-6）。

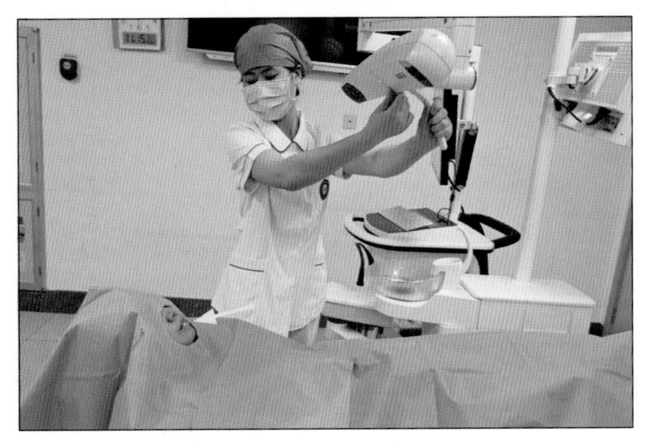

图3-3-6 调整导航仪位置

先将导航仪调整至患者头部左前上方45°～60°、距患者面部1～1.5m位置；再按住激光激活按钮，导航仪发出红光时，将导航仪发出的红光对准患者口唇部（箭头示）

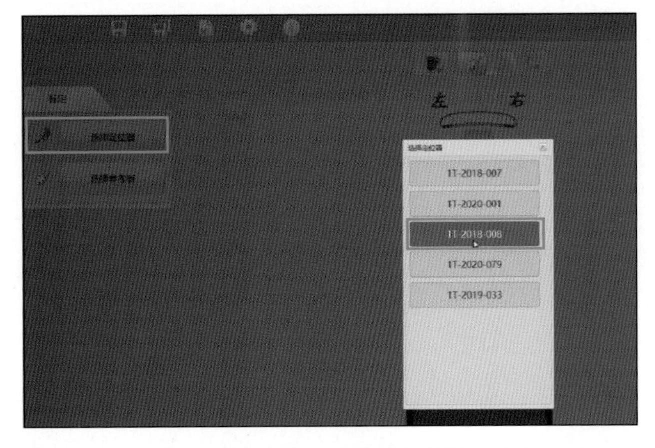

图3-3-8 在显示器选择实际使用定位器编号（方框示）

3. 连接定位器、参考板连接线

助手和护士配合完成定位器、参考板连接线插入导航系统主机。

4. 打开导航端软件

打开导航端软件，确认种植手术设计方案（图3-3-7）。

5. 点选实际使用定位器和参考板编号

在显示器选择实际使用定位器编号（图3-3-8）和实际使用参考板编号（图3-3-9）。

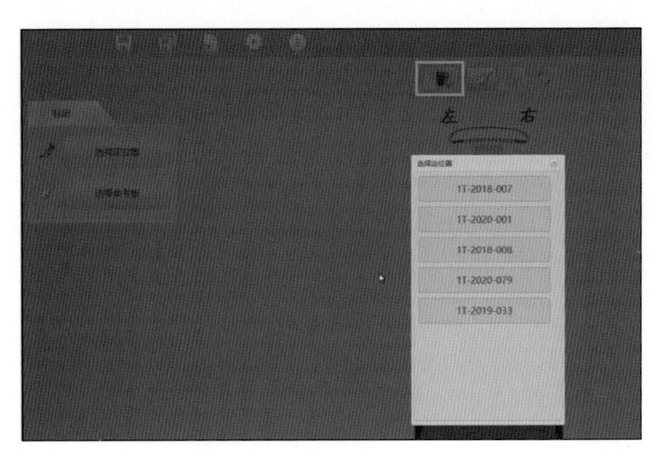

图3-3-7 打开导航端软件，确认种植手术设计方案（方框示）

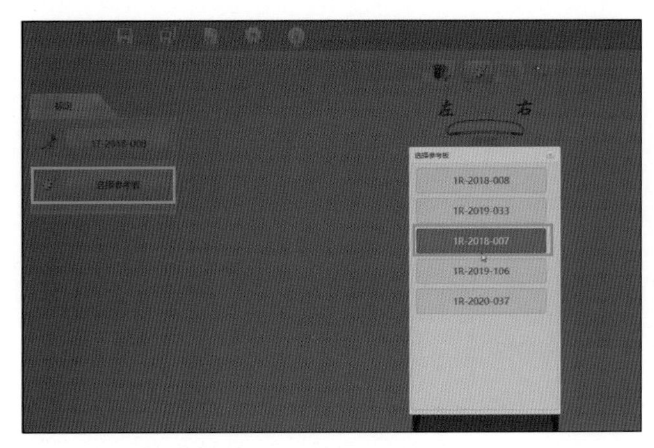

图3-3-9 在显示器选择实际使用参考板编号（方框示）

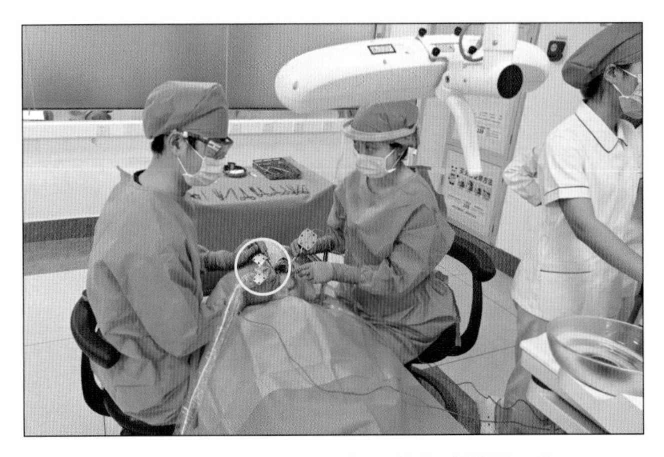

图3-3-10 定位器翼板正面面向导航仪（圆圈示）

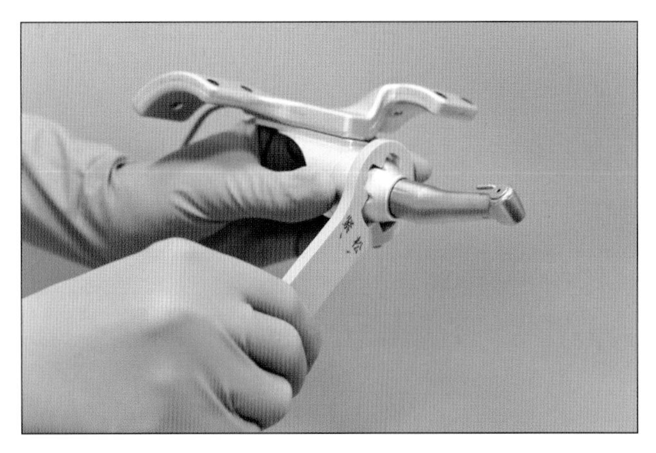

图3-3-11 用定位器扳手将定位器固定于导航种植弯机

6. 调整和固定定位器

先将导航种植弯机头端在术区牙位比拟扩孔姿势，保持此姿势将定位器翼板调整至正面面向导航仪（图3-3-10），保持定位器与导航种植弯机的位置关系，再用定位器扳手将定位器固定于导航种植弯机（图3-3-11）。

7. 标定

（1）标定长球钻

①标定准备：医生将标定长球钻（图3-3-12）置于参考板侧边的小凹坑内（图3-3-13），定位器翼板正面面向导航仪，导航仪精准接收定位器翼板上二极管发出的红外光信号（图3-3-14）。

②护士点选“长钻”和“开始标定”：标定医生完成标定准备后，护士在标定界面选择“长钻”（图3-3-15）；显示器会弹出“开始标定”和“1面、2面、3面”（图3-3-16），护士点选“开始标定”进行长球钻标定。

③标定方法：分别标定定位器翼板上的1面、2面和3面（图3-3-17），注意标定3个面时，需微动定位器翼板使正在标定面完全正对导航仪，便于导航仪精准接收定位器翼板上二极管发出的红外光信号。

④标定结果判断：当完成3个面的标定后，标定结果为“通过”时，方可进入“应用结果”步骤（图3-3-18）。若显示“未通过”，需重新进行标定流程，未通过原因可能是标定时未将球钻头完全放入参考板侧边凹坑内。

（2）标定短球钻

长球钻标定完成后，同法选择“短钻”进行短球钻标定参考板（图3-3-19）。

8. 连接导航种植弯机冲水管、机臂套、马达

因导航种植弯机上有定位器，其连接种植弯机和固定无菌机臂套与常规种植有异同，需要先将清洁马达套入无菌机臂套内，再对接种植弯机。种植弯机冲水管、机臂套、马达连接固定好后，机臂套、冲水管和橡皮筋均不能遮挡定位器翼板的3个标定面（1面、2面和3面）（图3-3-20）。

9. 复位配准装置

完成标定、连接好导航种植弯机后，将患者的配准装置经低温灭菌处理后复位在术区，并检查配准装置内硅橡胶与牙接触部位边缘密合性（图3-3-21）。

10. 连接固定装置与参考板

先将固定装置用螺丝固定于连接杆单螺丝孔端（图3-3-22），再将连接杆双螺丝孔端放入参考板凹槽，在参考板凹槽反面用螺丝固定连接杆双螺丝孔端与参考板（图3-3-23）。

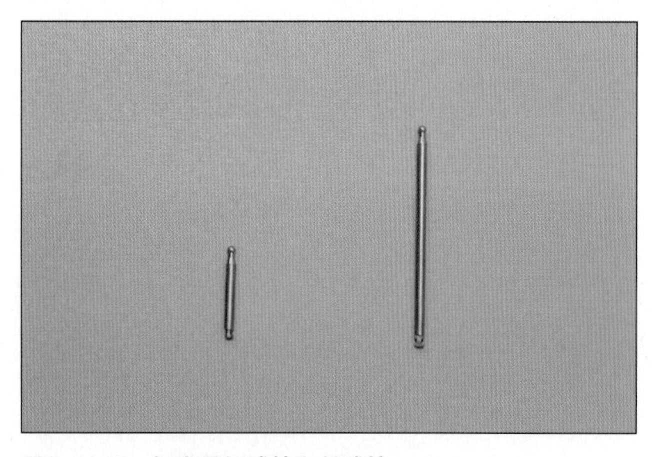

图3-3-12 标定用短球钻和长球钻

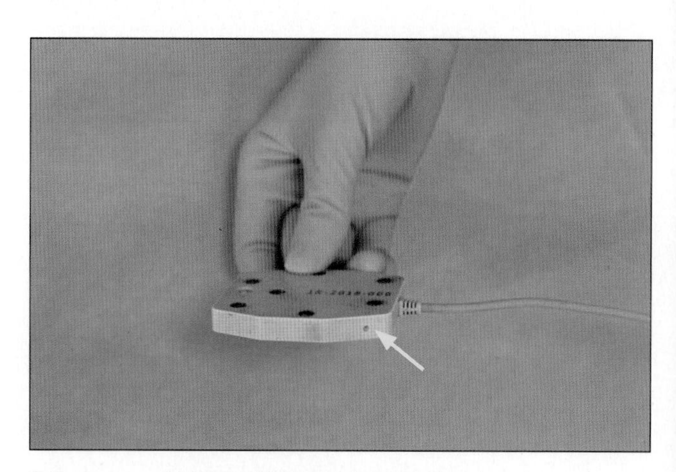

图3-3-13 参考板侧边的小凹坑（箭头示）

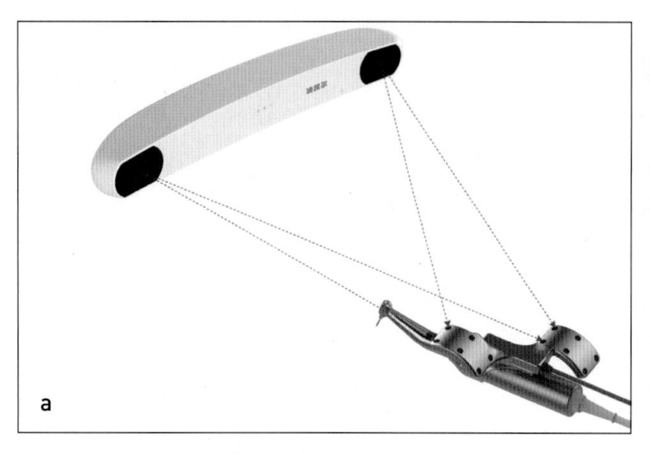

图3-3-14 导航仪精准接收定位器翼板上发出的红外光信号

a. 示意图

b. 实景图

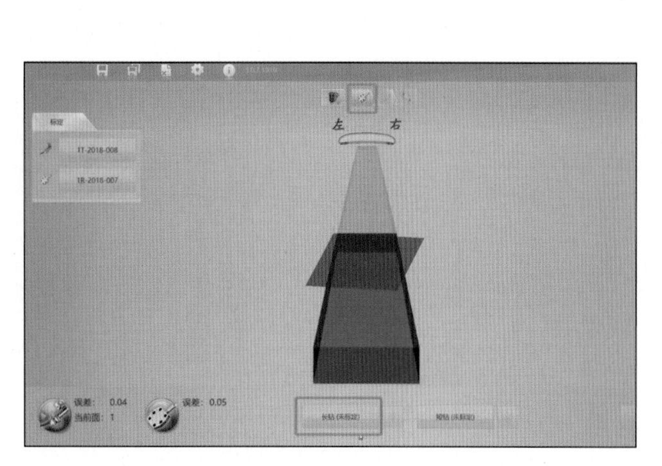

图3-3-15 护士在标定界面选择“长钻”（方框示）

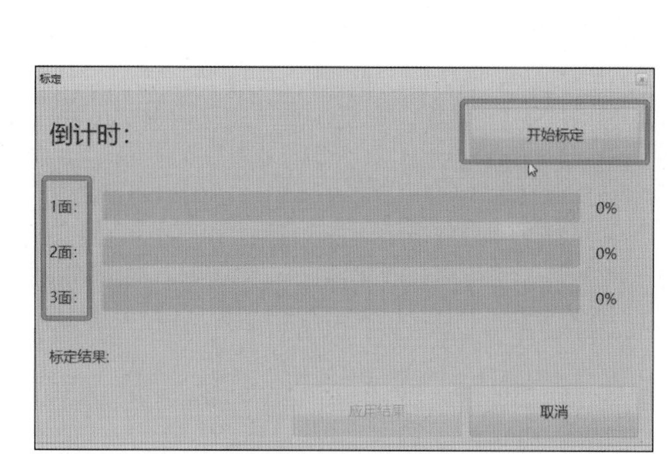

图3-3-16 显示器弹出“开始标定”和“1面、2面、3面”（方框示）

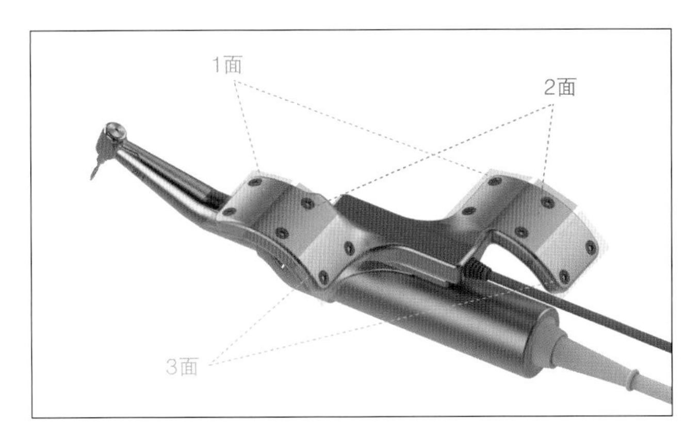

图3-3-17　定位器翼板上的1面、2面和3面

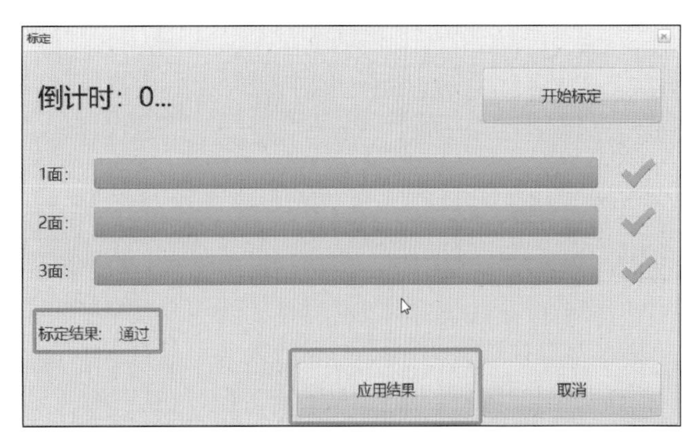

图3-3-18　当完成3个面的标定后，标定结果为“通过”时，护士点选“应用结果”（方框示）

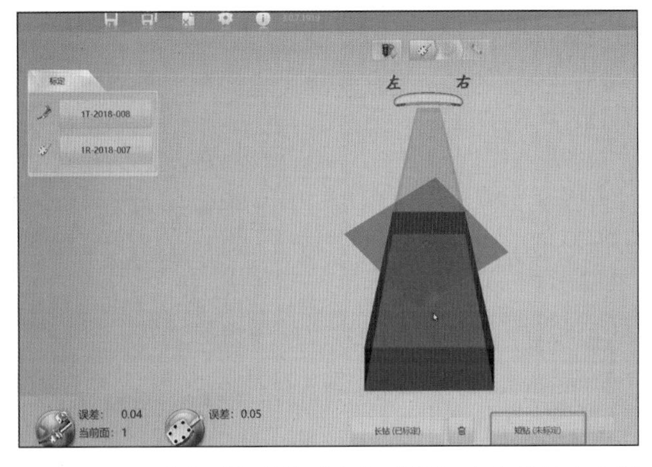

图3-3-19　选择“短钻”进行短球钻标定参考板（方框示）

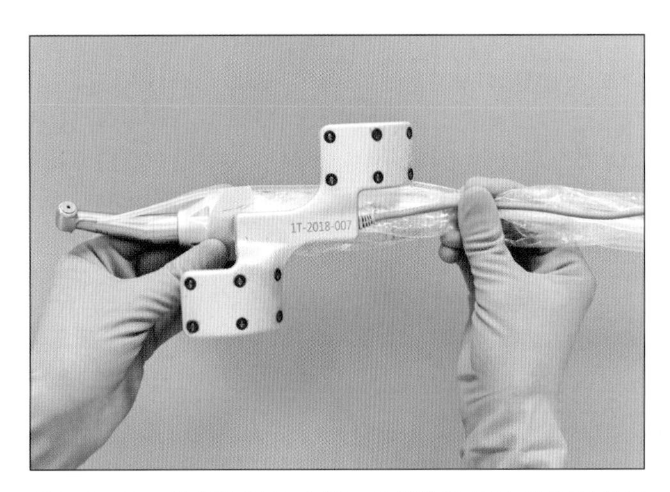

图3-3-20　种植弯机冲水管、机臂套和马达连接固定好后，机臂套、冲水管和橡皮筋均不能遮挡定位器翼板的3个标定面

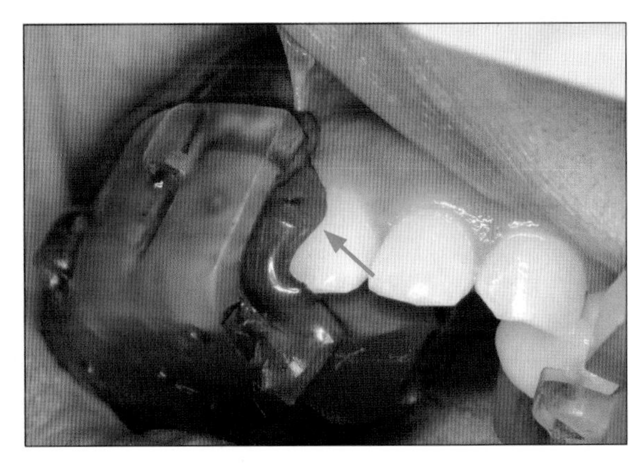

图3-3-21　检查配准装置内硅橡胶与牙接触部位边缘密合性（箭头示）

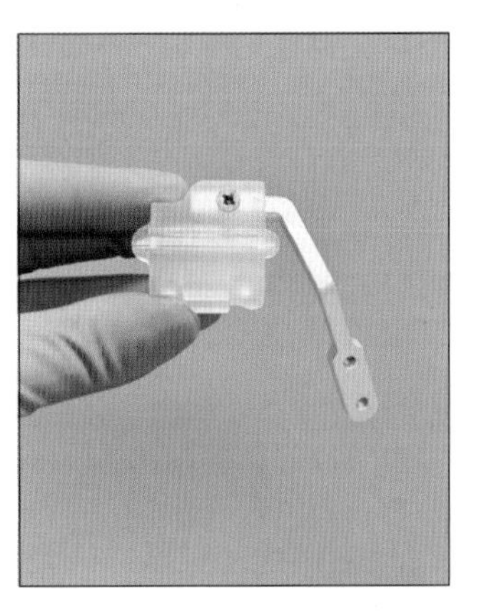

图3-3-22　固定装置用螺丝固定于连接杆单螺丝孔端

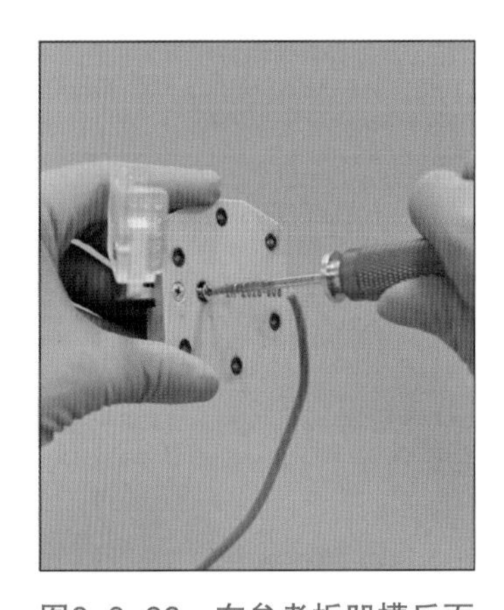

图3-3-23　在参考板凹槽反面用螺丝固定连接杆双螺丝孔端与参考板

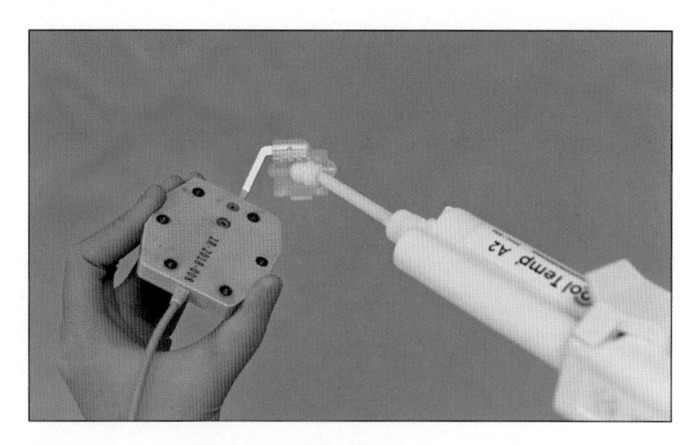

图3-3-24　速凝材料注入固定装置

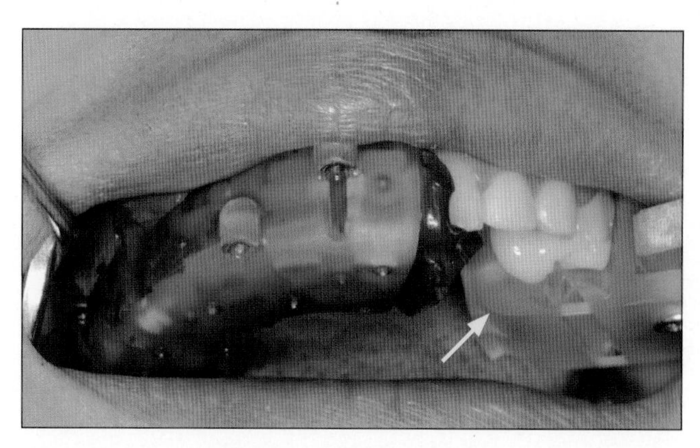

图3-3-25　注有速凝材料的固定装置就位到术区同颌位置（箭头示）

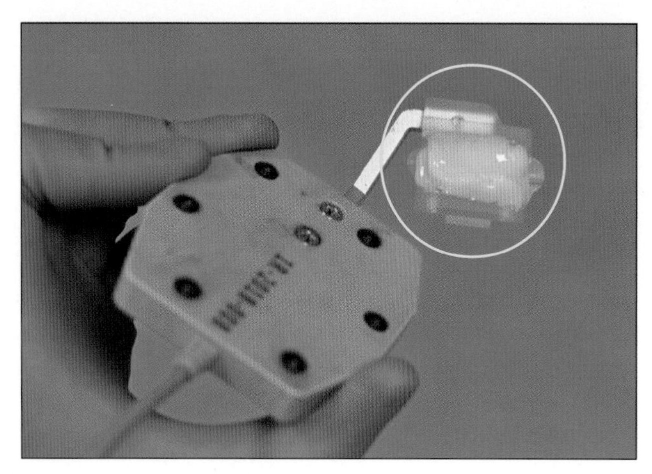

图3-3-26　速凝材料灌注量

约注满固定装置总体积的4/5，但建议不超过（圆圈示）

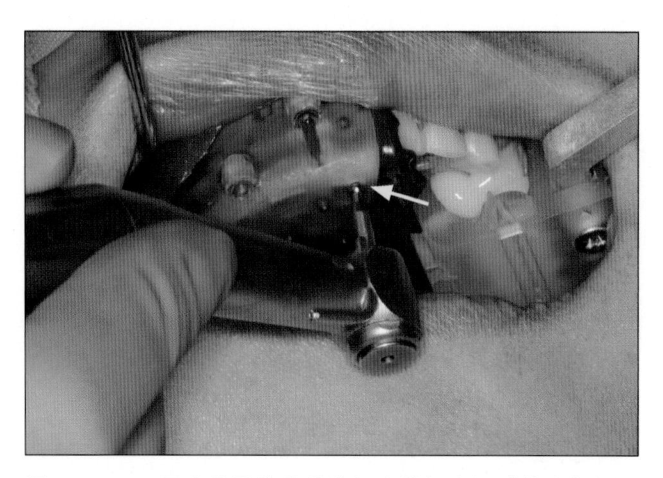

图3-3-27　医生将导航种植弯机上的标定短球钻头部插入配准装置的任一凹坑（箭头示）

11. 固定装置灌注速凝材料

（1）灌注速凝材料

由助手将速凝头安装于速凝枪，并将速凝材料注入固定装置（图3-3-24），再立刻将注有速凝材料的固定装置就位到术区同颌位置（图3-3-25），并用手压住固定装置直到速凝材料凝固。

（2）速凝材料推注速度

快速且不间断，避免分层固化影响固位。

（3）速凝材料灌注量

约注满固定装置总体积的4/5，但建议不超过（图3-3-26）。

（4）口内固位性检查

需提前检查固定装置在口内的固位效果，必要时可在牙面制作树脂突以增强固位效果。

（5）术中稳定性保持要求

术中勿触碰该区域，因固定装置连接的参考板反映的是颌骨的参考坐标，术中一旦晃动需重新固位后再次进行标定配准。

12. 配准

进入配准界面：在显示器上，点选“配准”进入配准界面。

（1）配准准备

利用复位于患者口内的配准装置进行配准，医生将导航种植弯机上的标定短球钻头部插入配准装置的

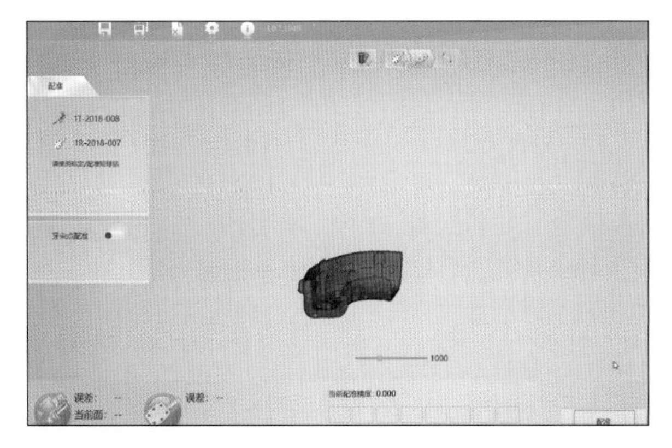

图3-3-28 在显示器配准界面点选“配准”

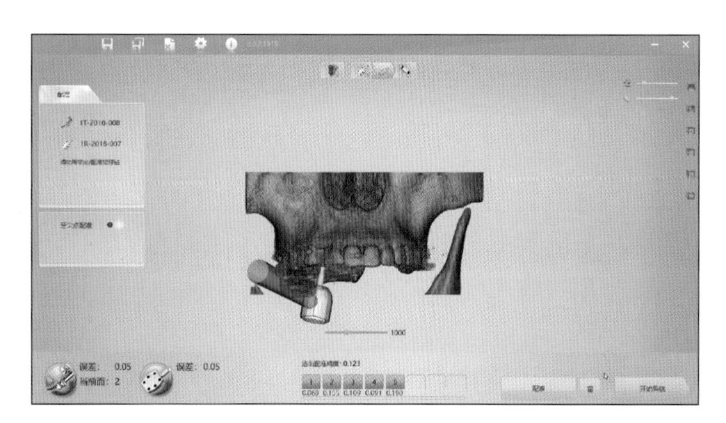

图3-3-29 当代表5个不同点位的小方格都变成绿色时，代表配准完成

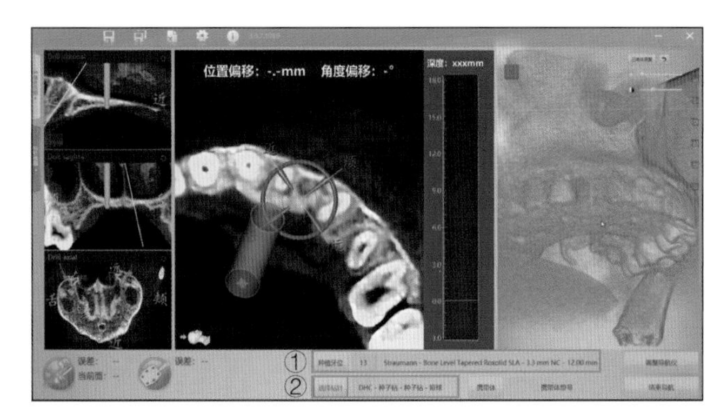

图3-3-30 医护共同确认显示器上信息

①“种植牙位”为13、当前13计划植入种植体系统及型号（方框示）；②“选择钻针”为短球钻等是否与实际选用钻针一致（方框示）

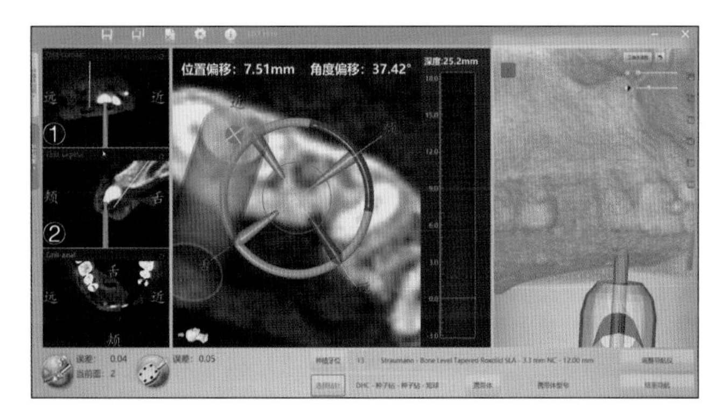

图3-3-31 在口内将钻针尖端接触种植术区邻牙的切端，医生从①和②观察到邻牙冠状面和矢状面钻针的位置与口内钻针实际放置于邻牙的位置是否一致

任一凹坑（图3-3-27）。

（2）点选“配准”

在确认稳固后，护士在显示器配准界面点选“配准”（图3-3-28）。

（3）采集配准点

医生需在配准装置上采集至少5个不同点位，观察到代表5个不同点位的小方格都变成绿色时，代表配准完成（图3-3-29），可以进入下一步操作“导航”模式。

13.“导航”模式

（1）牙位和钻针确认

配准完成后，点选“开始导航”进入实时导航界面。医护共同确认显示器上信息：“种植牙位”为13、当前13计划植入种植体系统及型号、“选择钻针”为短球钻（图3-3-30）等是否与患者实际牙位、种植系统及型号、实际选用钻针一致。

（2）验证配准结果

主要通过从邻牙冠状面和矢状面去验证位点和轴向精度。

①钻针尖端贴合邻牙牙尖或切端位置来判断位点精度。

②牙唇面放置钻针贴合并平行于邻牙来判断轴向精度。

如在口内将钻针尖端接触种植术区邻牙的切端，医生观察到邻牙冠状面和矢状面钻针的位置与口内钻针实际放置于邻牙的位置是否一致（图3-3-31）。

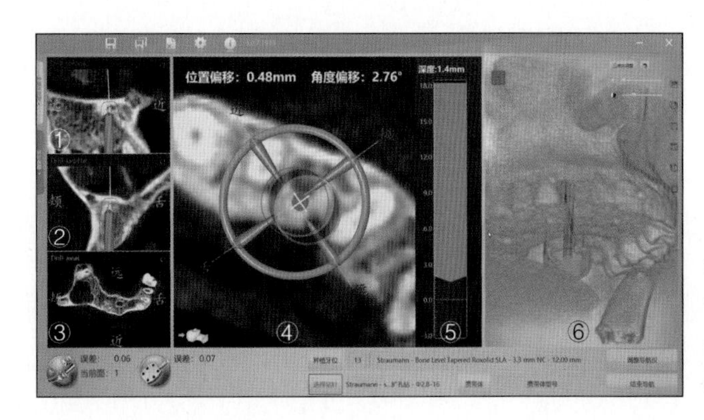

图3-3-32　扩孔时导航模式显示器信息

①冠状面显示钻针位置；②矢状面显示钻针位置；③水平面显示钻针尖端位置；④定点和轴向指引：蓝色内圈及白色十字显示钻针定点指引；外圈圆环显示钻针轴向指引；⑤钻针扩孔深度观察；⑥三维重建图显示术区钻针与颌骨之间的位置关系

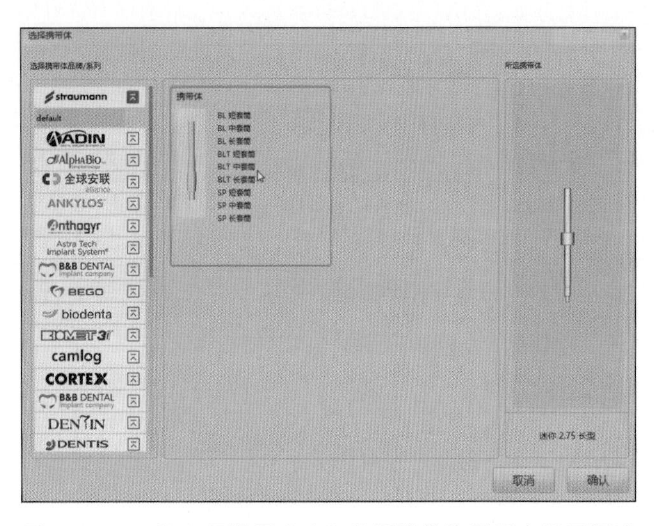

图3-3-33　护士根据医生实际使用携带体型号在显示器进行选择（方框示）

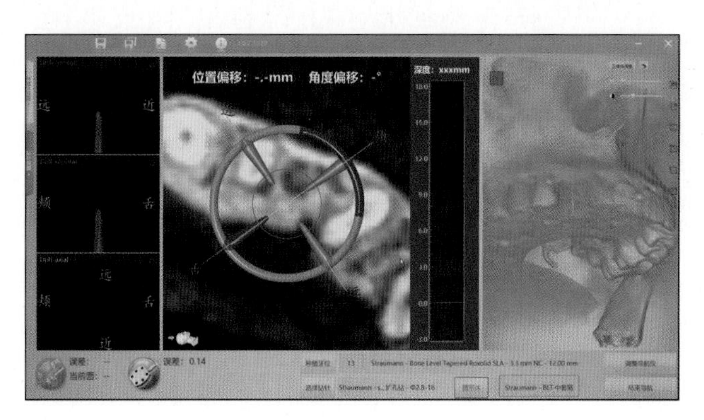

图3-3-34　选用了对应携带体型号（方框示）

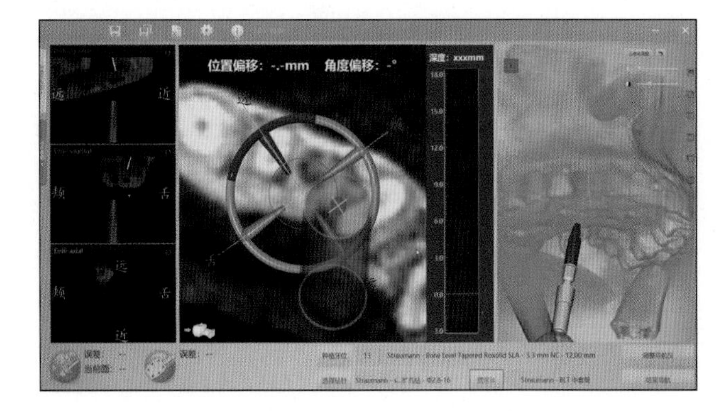

图3-3-35　医生在导航系统动态指引下植入种植体

14. 麻醉

配准完成后，助手传递局部麻醉药物给医生，在术区行局部麻醉。

15. 扩孔

医生在“导航”模式下观看显示器信息，根据导航系统动态指引进行钻针精准定点、窝洞制备；扩孔时主要通过观察和判断扩孔点位、钻针轴向和钻针深度的变化引导医生的操作（图3-3-32）。

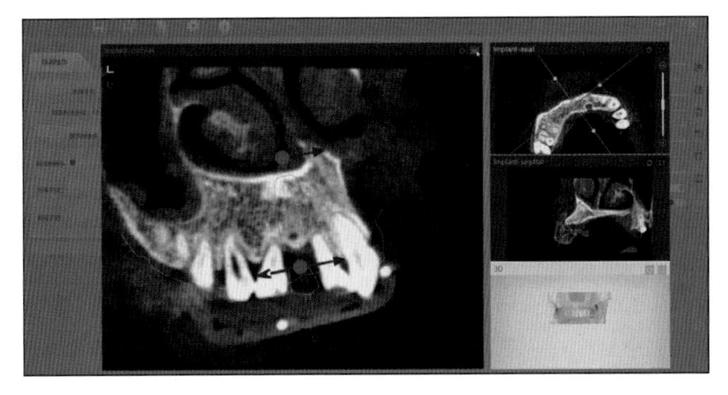

图3-3-36　种植体植入后，医生可通过显示器从冠状面、横断面、矢状面以及三维重建图比对植入位点、轴向和深度情况

16. 植入种植体

（1）选择携带体

扩孔完成后，护士根据医生实际使用携带体型号在显示器进行选择（图3-3-33和图3-3-34）。

（2）植入种植体

医生在导航系统动态指引下植入种植体（图3-3-35）。

（3）确认种植体植入情况

种植体植入后，医生可通过显示器从冠状面、矢状面、横断面以及三维重建图比对种植体植入位点、轴向和深度情况（图3-3-36）。

17. 其他流程

安装覆盖螺丝或愈合基台，创口缝合，完成导航系统使用记录和高值耗材使用登记。

在临床工作中，娴熟、专业地使用精密医疗仪器设备，不仅能提高医护配合默契度和患者满意度；还能减少精密医疗设备损坏及故障频率，降低医疗机构运营成本。

（四）术后处置

1. 患者处置

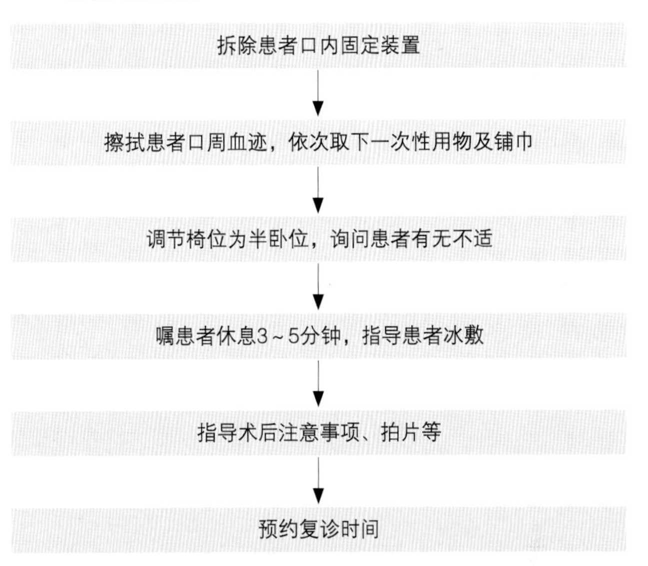

2. 用物处置

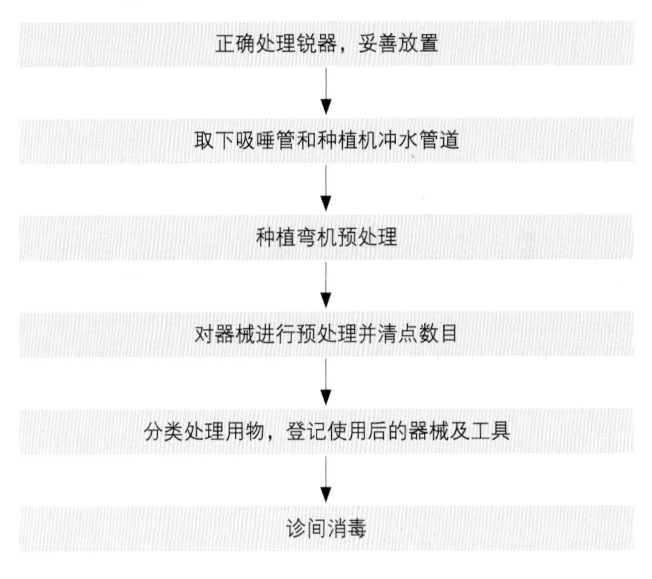

3. 导航用物处置

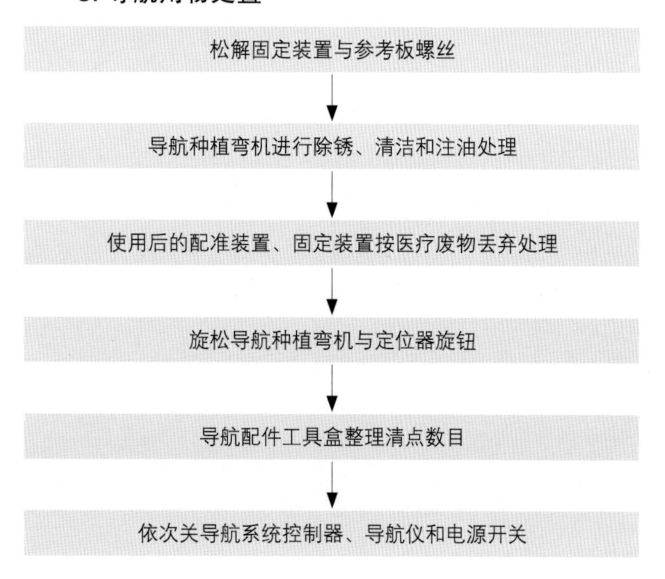

四、风险控制

1. 仔细连接设备

连接定位器、参考板连接线时，注意不要混淆连接。

2. 固定装置推注速凝材料

（1）量不超过固定装置总体积4/5。

（2）因速凝材料凝固时间很快，推注速度尽量快速且不间断，避免速凝材料分层固化影响固位。

（3）需提前检查固定装置在口内的固位效果，必要时在牙面制作树脂突。

3. 保持固定装置在术中的稳定性

手术时勿触碰该区域，因固定装置连接的参考板反映的是颌骨的坐标信息，若术中有移位需重新固位固定装置后再次标定配准。

4. 定期联系设备技术人员巡检

主要是导航仪的校准、定位器和参考板的精度测试以及整机的运行检测；在标定过程中如果反复标定不通过，需要及时联系技术人员进行精度校验。

综上所述，口腔种植导航目前在种植精度要求较高的美学区种植、无牙颌种植和穿颧种植等领域的应用较多；但现阶段导航种植手术的术前操作较为复杂，简化使用流程、缩短术前准备的时间将成为未来导航系统在种植手术中应用优化的方向之一，因此进一步提高导航的精度和准确性至关重要。

推荐阅读

[1] 满毅，周楠，杨醒眉. 动态实时导航在口腔种植领域中的临床应用及新进展[J]. 口腔疾病防治，2020, 28(06):341–348.

[2] Cecchetti F, Di Girolamo M, Ippolito DG, et al. Computer-guided implant surgery: analysis of dynamic navigation systems and digital accuracy[J]. J Biol Regul Homeost Agents, 2020, 34(3 Suppl. 1):9–17.

第4节 数字化面部扫描操作技术

随着数字化扫描技术的出现和发展，人们对口腔修复的印模方式有了更深入的探索。由于光学电子技术和计算机技术的飞速发展，三维数字化扫描技术也越来越成熟，并广泛应用于临床中。

三维数字化扫描技术包括光学非接触式扫描（如激光扫描、结构光扫描），接触式机械扫描和计算机体层扫描等，不同技术的作用原理、特性和运用场景各有差别。以本节内容涉及的结构光扫描技术为例，它的基本原理是应用白炽光投射正弦或矩形光栅到物体表面，再由电荷耦合元件（charge-coupled device，CCD）摄像机获取被凹凸表面调制而产生的变形光栅条纹，使用软件计算各空间点的高度信息，得到空间三维坐标后，再通过软件处理和分析，最后生成三维图像。它的特点是速度快，仅需几秒即可获取面部信息，但也存在一定的缺陷，比如，在扫描曲率变化大的表面，容易出现盲区，需要进行多视角和多次扫描，才能得到比较精确的数据。

面形信息采集仪（以下简称“面部扫描仪”）是基于三维数字化扫描技术而出现的一种光学扫描仪，相比口内扫描可以获取口内软硬组织形态、计算机断层扫描提供骨组织数据，面部扫描通常可以获取口外软组织数据，捕捉人脸三维信息，并拍摄二维图像，然后在此基础上对计划的修复进行对位和建模，为拟定清晰的治疗计划、有效的医患沟通和良好的治疗效果奠定基础，可广泛用于口腔种植、口腔修复、口腔正畸和颌面外科等领域。

一、目的

制订数字化面部扫描的标准操作流程，规范医护人员的操作。

二、适用范围

本流程适用于口腔种植治疗室的医护人员。

三、操作流程

（一）评估

1. 环境评估

环境是否宽敞、明亮、舒适、安全和温湿度适宜。

2. 患者评估

评估患者全身和口腔局部情况，询问患者对相关材料有无过敏史。

（二）准备

1. 环境准备

环境干净整洁，做好空气和物体表面消毒准备工作，室内台面及地面用500mg/L含氯消毒液擦拭，采用空气消毒机进行空气消毒。

2. 用物准备

（1）面部扫描仪和配件

①面部扫描仪、配套笔记本电脑和三脚架（图3-4-1）。

②双头闪光灯和电池（图3-4-2）。

③加密狗（图3-4-3）。

（2）其他用物

①转移颌叉（图3-4-4）。

②硅橡胶弹性印模材料：咬合记录（图3-4-5）。

③眉笔：标记参考线（图3-4-6）。

④一次性手术刀：修整印模上过大的倒凹，加强后期数据转化的精确度（图3-4-7）。

⑤USB设备：数据存储（图3-4-8）。

3. 患者准备

（1）告知患者在操作中的注意事项，以免患者在操作中有惊慌或不适等情况。

（2）由于印模材料具有流动性，会加重患者的咽反射，所以在取模时告知患者应目视前方，采用鼻吸口呼的方法。

（3）操作前，做好患者心理护理。在患者唇部涂医用凡士林，保持患者口唇润滑，防止口角拉伤。

4. 护士准备

护士着装整齐，穿工作服、戴一次性口罩和帽子

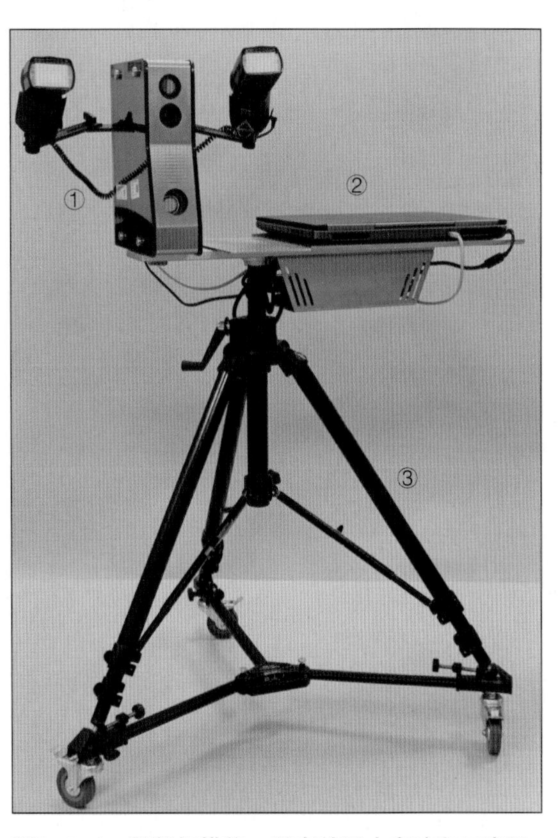

图3-4-1　面部扫描仪、配套笔记本电脑和三脚架

①面部扫描仪；②配套笔记本电脑；③三脚架

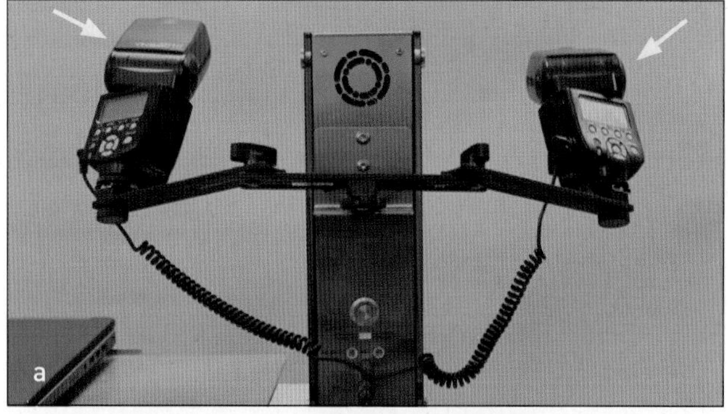

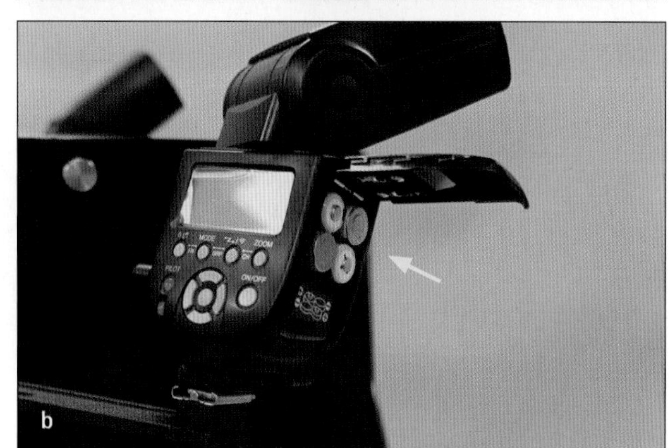

图3-4-2　双头闪光灯和电池

a. 双头闪光灯（箭头示）

b. 闪光灯电池（箭头示）

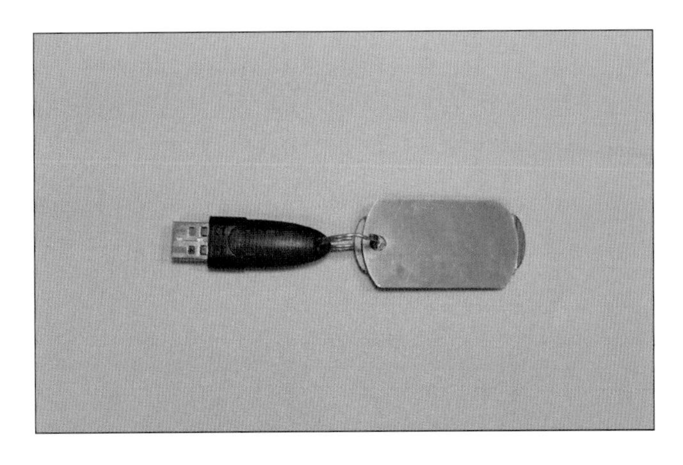

图3-4-3　加密狗

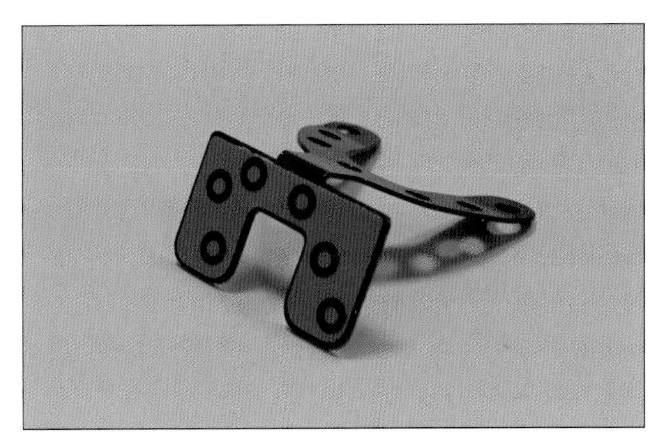

图3-4-4　转移颌叉

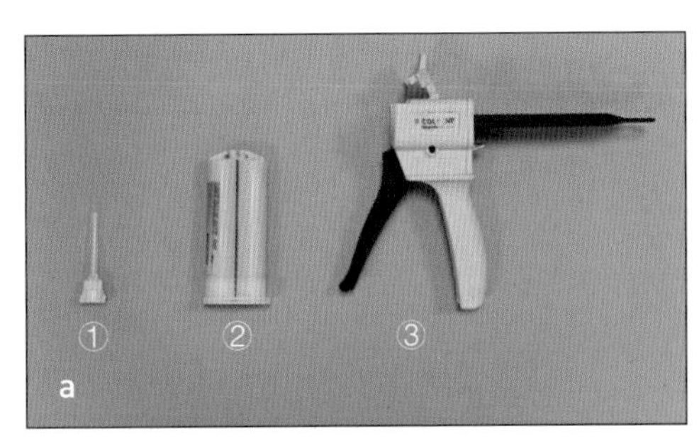

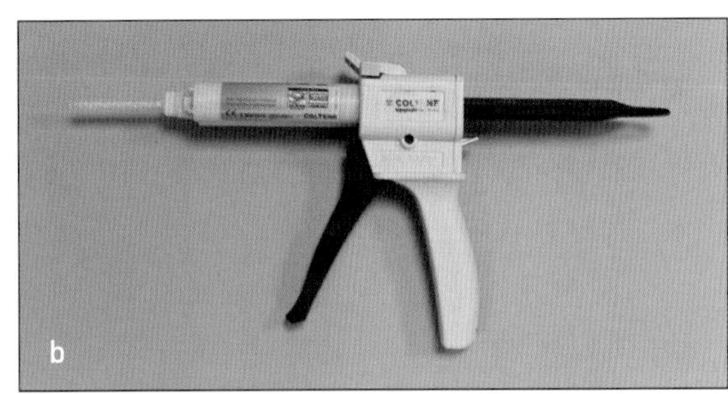

图3-4-5　硅橡胶弹性印模材料：咬合记录
a. 组装前用物：①注射头；②硅橡胶弹性印模材料；③注射枪
b. 组装完成后

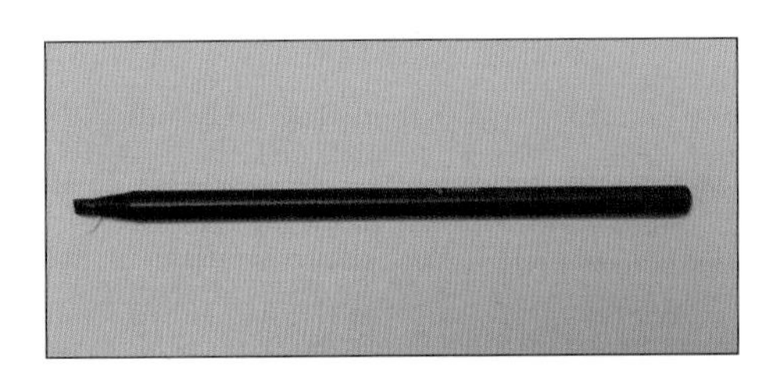

图3-4-6　眉笔

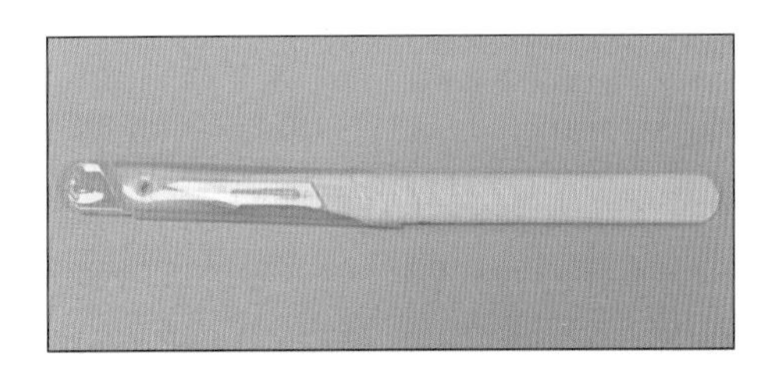

图3-4-7　一次性手术刀

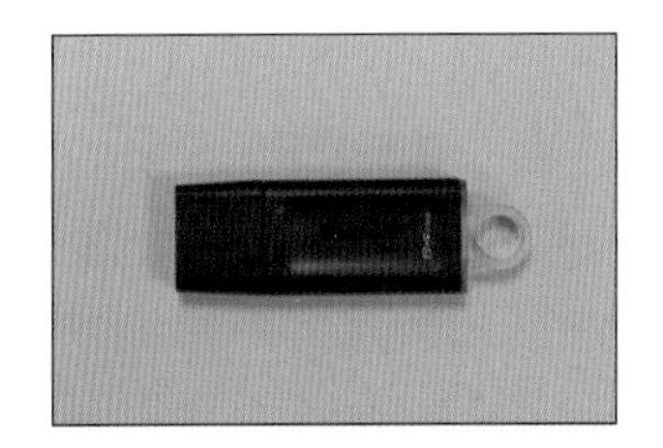

图3-4-8　USB设备

以及行七步洗手法洗手。

（三）医护配合

目前常用的面形信息采集仪种类较多，可根据不同的需求和使用习惯进行选择。本节将以某品牌的面部扫描仪的操作流程为例来进行介绍。

1. 打开三脚架脚轮锁扣

面部扫描仪配置的三脚架底部滚轮有制锁装置，移动之前需要先打开锁扣（图3-4-9）。

2. 调整水平

面部扫描仪的调整水平需要两个人同时操作。

（1）由第一人双手支撑住面部扫描仪和笔记本电脑的全部重量（图3-4-10），若上部重量太重，也可选择将笔记本电脑拿下来。

（2）第二人分别打开三脚架的3个开关（图3-4-11），此时三脚架将进入自由活动状态。

（3）第二人观察平衡珠，待其置于圆圈内时（图3-4-12），锁住三脚架上面的3个开关。

3. 打开面部扫描仪

连接电源，打开面部扫描仪的电源开关（图3-4-13）。

4. 打开闪光灯

长按按钮，打开双头闪光灯（图3-4-14）。

5. 插入加密狗

打开笔记本电脑，插入加密狗（图3-4-15）。

6. 新建文件夹

在笔记本电脑桌面新建文件夹，以“负责医生-患者姓名-XXXX.XX.XX（日期）”命名（图3-4-16）。

7. 进入面部扫描软件

双击桌面“S”图标，进入扫描软件（图3-4-17）。

8. 创建临时订单

选择软件中的“Scan”选项（图3-4-18），即可进入建单界面。

9. 录入患者信息

输入患者姓名（仅能输入英文和数字），选择文件保存路径为桌面对应文件夹（图3-4-19）。

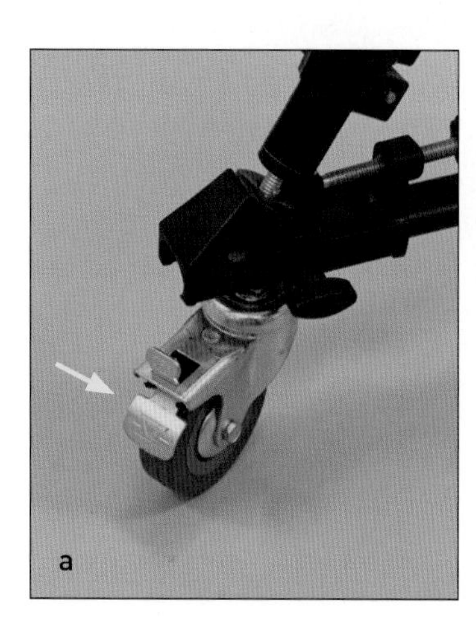

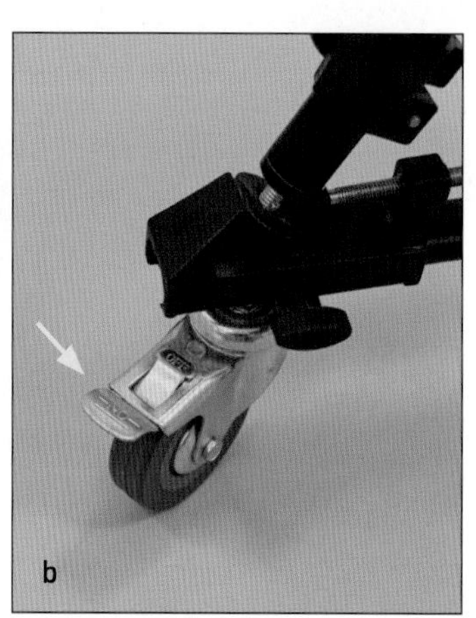

图3-4-9　打开三脚架脚轮锁扣
a. 锁扣关闭状态（箭头示）
b. 锁扣打开状态（箭头示）

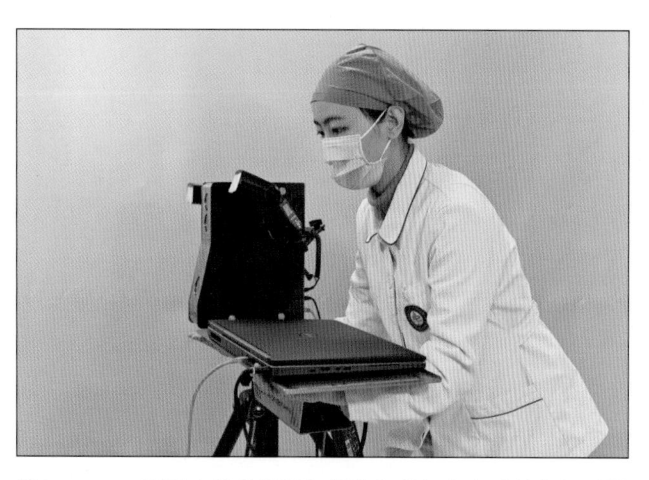

图3-4-10　双手支撑住面部扫描仪和笔记本电脑的全部重量

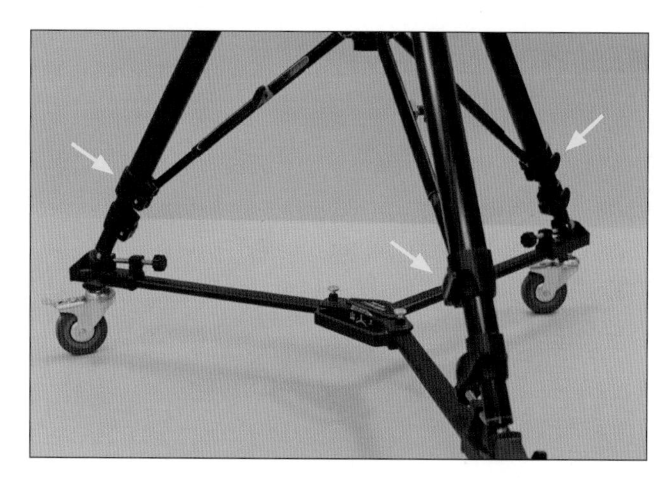

图3-4-11　分别打开三脚架的3个开关，此时三脚架将进入自由活动状态（箭头示）

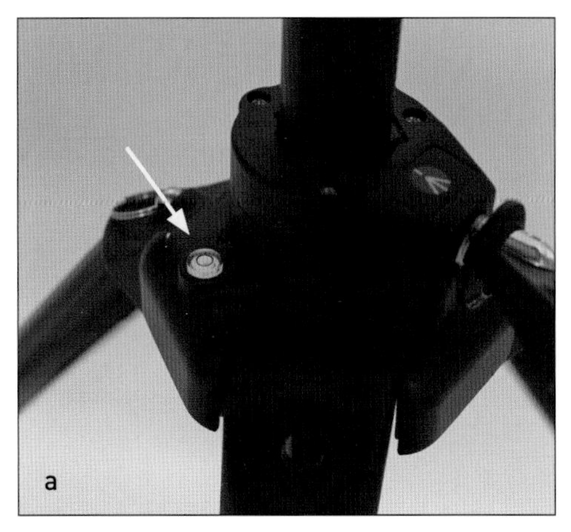

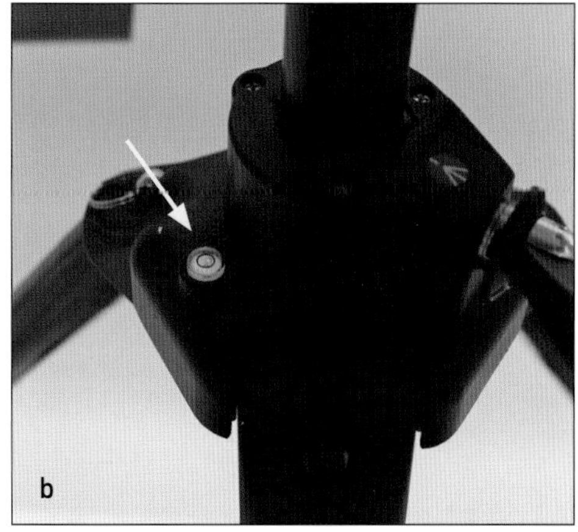

图3-4-12　观察平衡珠，待其置于圆圈内时，锁住三脚架的3个开关

a. 平衡珠未在圆圈内（箭头示）

b. 平衡珠在圆圈内（箭头示）

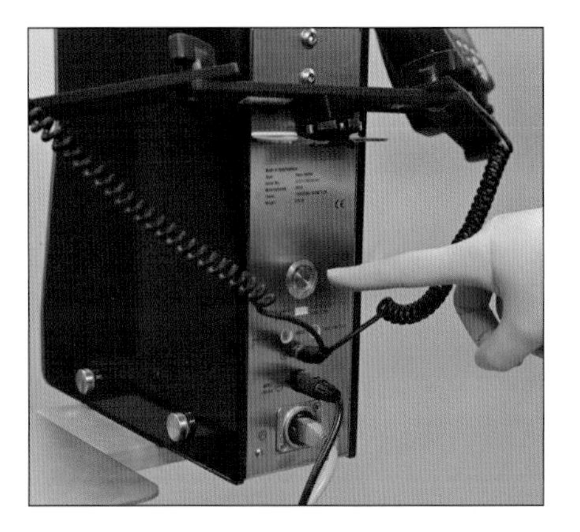

图3-4-13　打开面部扫描仪

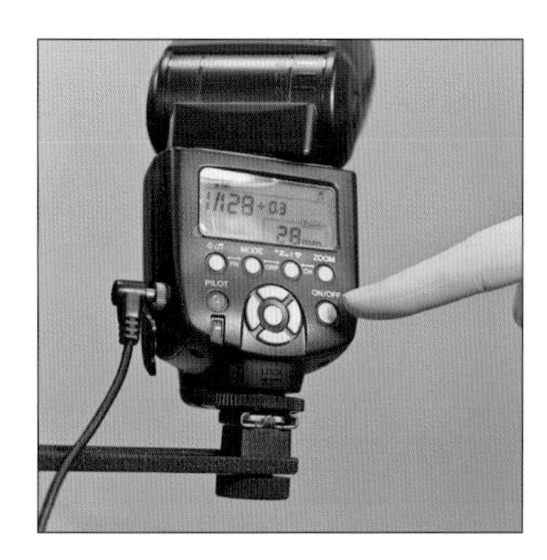

图3-4-14　打开双头闪光灯

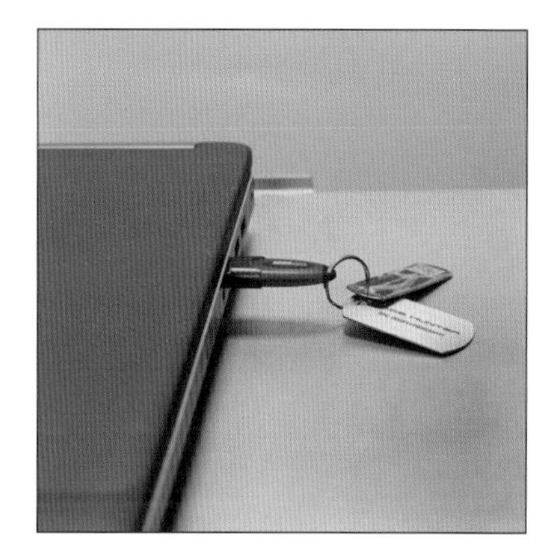

图3-4-15　插入加密狗

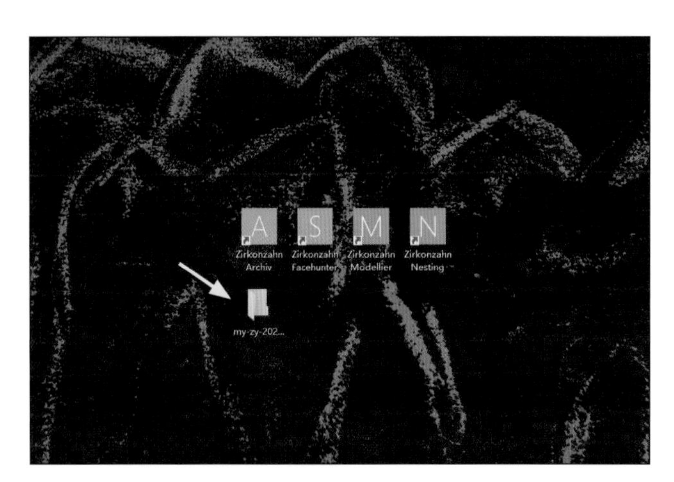

图3-4-16　新建文件夹（箭头示）

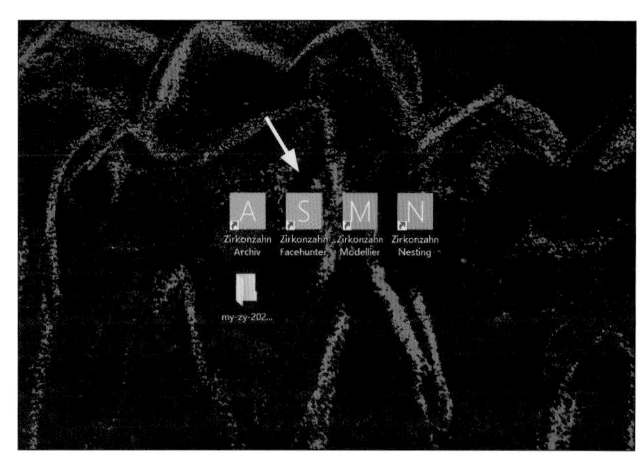

图3-4-17　进入面部扫描软件（箭头示）

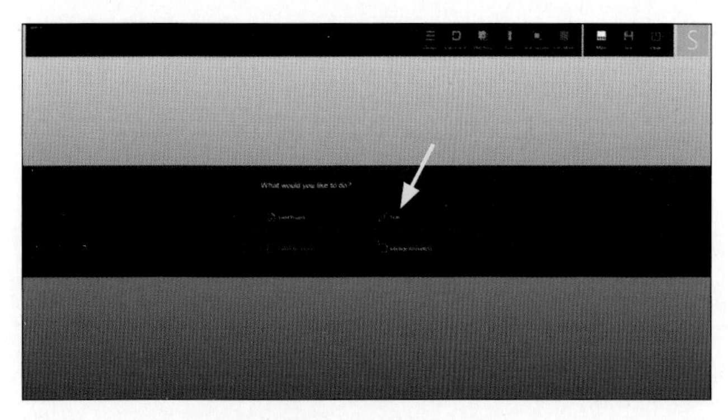

图3-4-18　进入建单界面（箭头示）

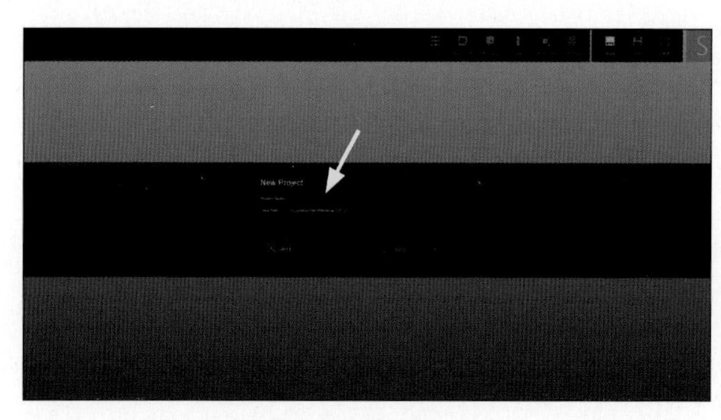

图3-4-19　录入患者信息（箭头示）

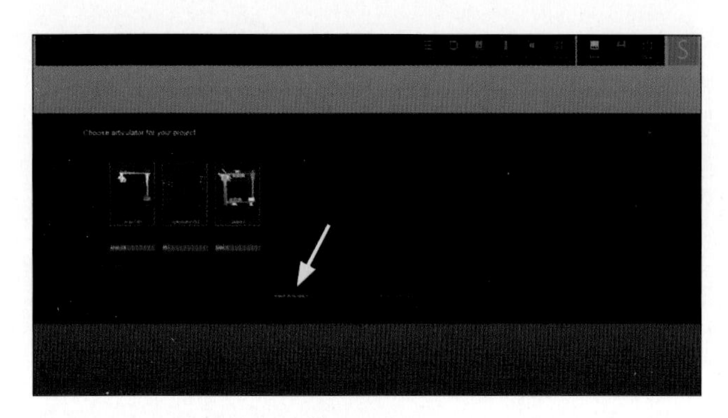

图3-4-20　选择𬌗架（箭头示）

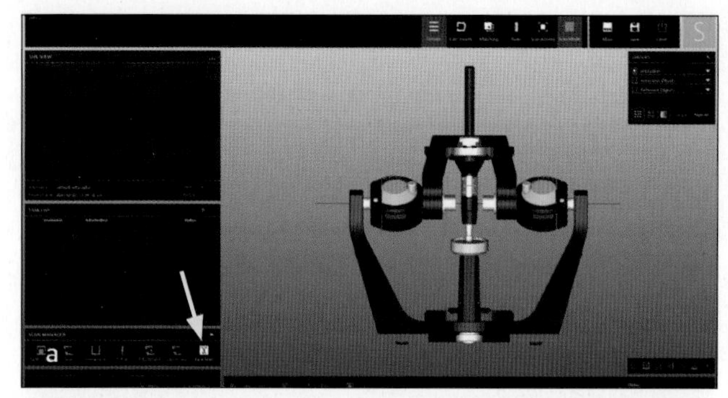

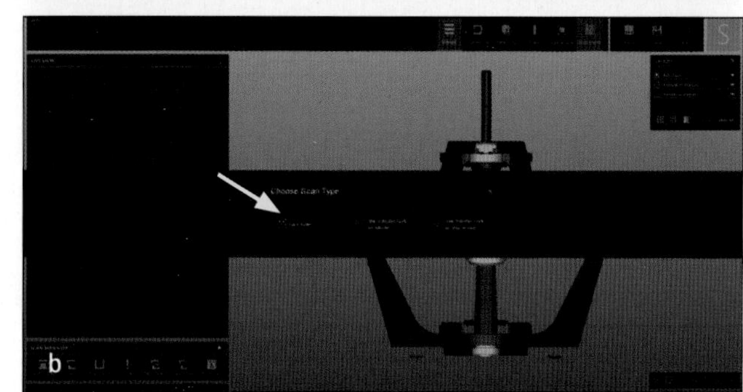

图3-4-21　进入面部扫描界面

a. 点击“Face Scan”选项，进入下一操作界面（箭头示）

b. 再次点击“Face Scan”选项，即可进入扫描界面（箭头示）

10. 选择𬌗架

创建临时订单后，系统进入选择𬌗架的界面，点击“Default Articulator”选项即可，这里默认选择的是某品牌𬌗架（图3-4-20）。

11. 进入面部扫描界面

点击左下角“Face Scan”选项后，进入下一操作界面，再次点击“Face Scan”选项，即可进入扫描界面（图3-4-21）。

12. 预扫描

点击界面中“3D Scan”或“2D Picture”进行预扫描，验证闪光灯是否唤醒，环境亮度参数是否正确（图3-4-22），如无误，即可开始面部扫描。

13. 调整患者体位

将坐凳置于面部扫描仪镜头前，请患者入座，并将其体位调整至可以双脚触地、挺胸抬头的高度（图3-4-23）。

14. 调整面部扫描仪三脚架的高度

在对三脚架高度进行微调时，可以将升降杆的开关拧松后，转动升降杆进行微调，微调完成后再拧紧开关（图3-4-24）。

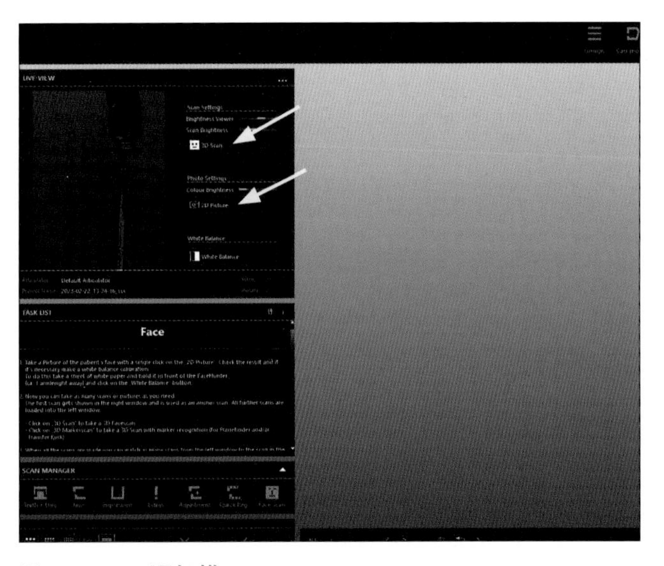

图3-4-22　预扫描

点击界面中“3D Scan”或“2D Picture”进行预扫描，验证闪光灯是否唤醒，光栅强度及环境亮度参数是否正确（箭头示）

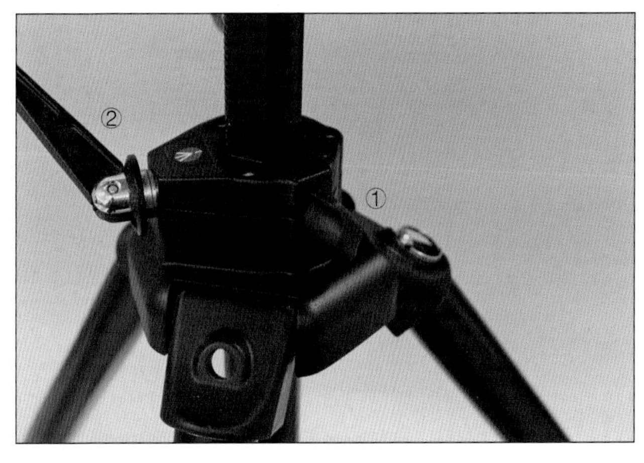

图3-4-24　在对三脚架高度进行微调时，可以将升降杆的开关拧松后，转动升降杆进行微调，微调完成后再拧紧开关

①升降杆开关；②升降杆

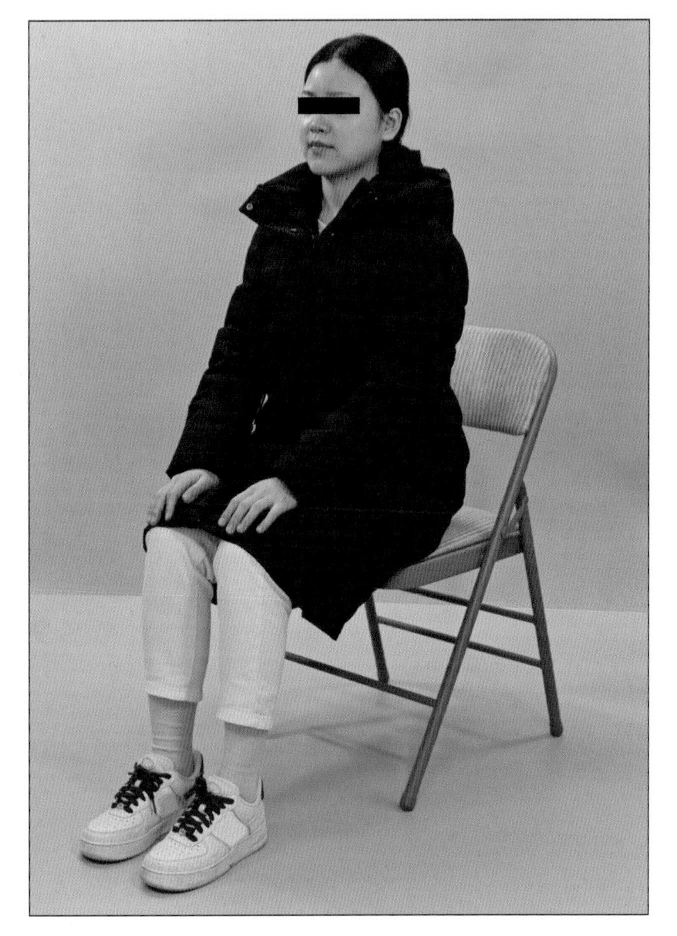

图3-4-23　调整患者体位

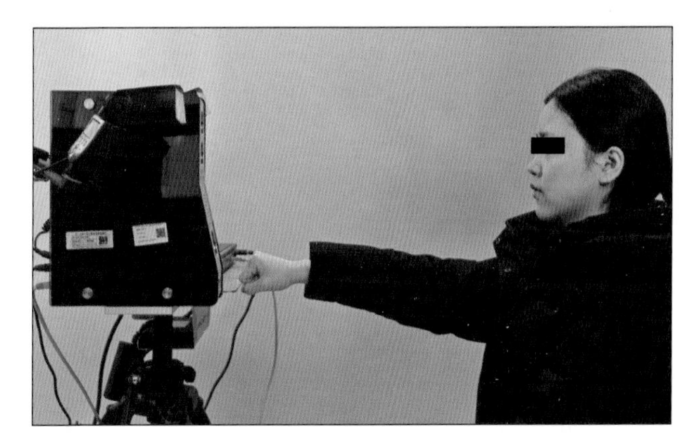

图3-4-25　调整面部扫描仪镜头与患者面部的距离

15. 调整面部扫描仪镜头与患者面部的距离

引导患者进入面部扫描仪可视范围，请患者坐直，镜头与患者面部的距离大约为手臂能向前平举的距离（一臂的距离大约为70cm）（图3-4-25）。某品牌面部扫描仪的成像范围为70～100cm，在操作时，一般建议镜头距离患者面部80cm左右为宜。

16. 调整患者面部成像范围

前后或者上下微调面部扫描仪，以确保患者面部（尤其是鼻梁与额头）在预览画面中（图3-4-26）。

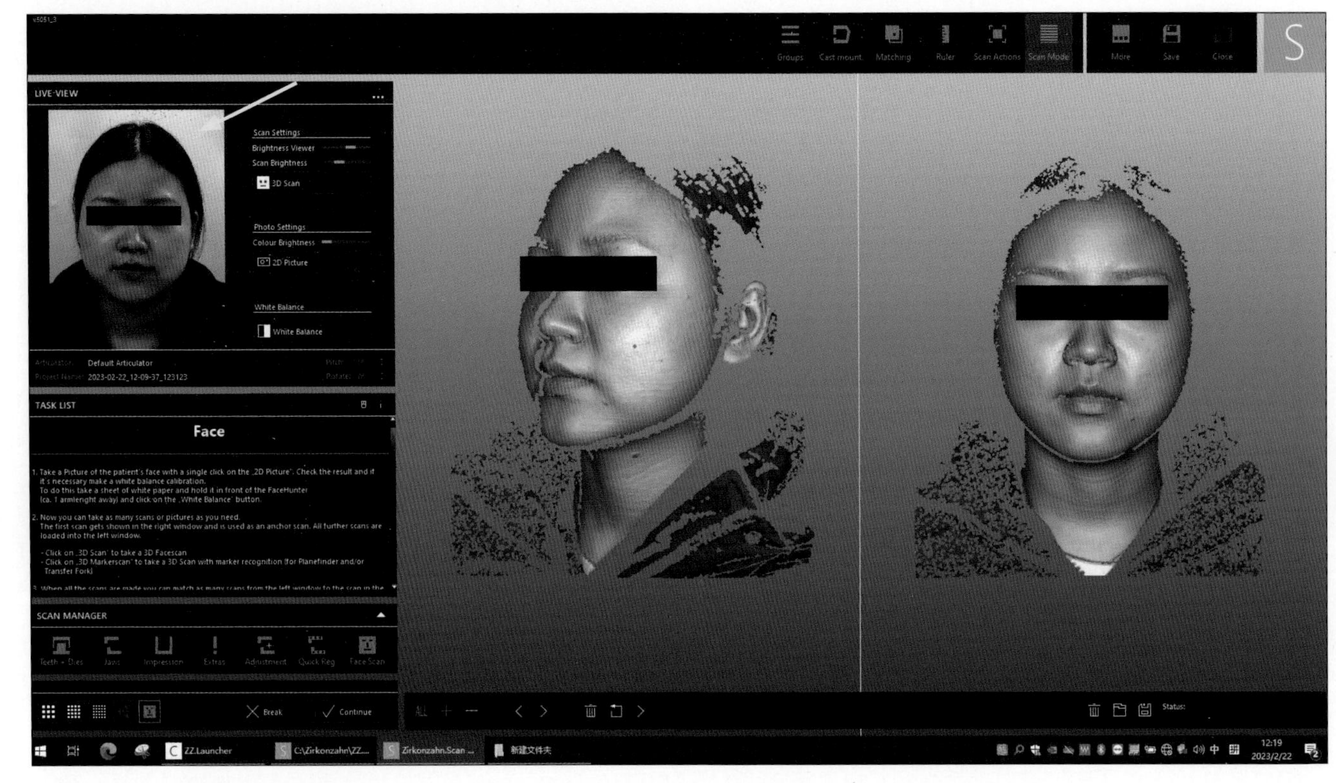

图3-4-26　调整患者面部成像范围

前后或者上下微调面部扫描仪，以确保患者面部（尤其是鼻梁与额头）在预览画面中（箭头示）

17. 拍摄闭口正面照

嘱咐患者向前平视，直视面部扫描仪，注视面部扫描仪中间的摄像头。点击“3D Scan”拍摄闭口正面照（图3-4-27）。

18. 拍摄双侧45° 闭口照

指导患者分别略转向左侧面45° 和右侧面45°，并坐直平视前方。点击“3D Scan”拍摄双侧45° 闭口照（图3-4-28）。

19. 拍摄呲牙正面照、微笑正面照和开口正面照

嘱咐患者向前平视，直视面部扫描仪中间的摄像头。分别拍摄呲牙正面照、微笑正面照和开口正面照（图3-4-29）。

20. 标记参考点

为了方便技师便捷准确地将患者颌位信息匹配到殆架上，需要协助医生在患者脸上用眉笔标记出三大参考线：面中线（用于将面部信息准确定位在殆架上）、左右两侧的鼻翼耳屏线（为了找到相应的功能平面）和垂直向的眼角连线（为了找到殆架中心上患者的咀嚼中心），具体点位分别为眉间点、鼻尖点、鼻下点、颏下点、双侧鼻翼点和双侧耳屏点（图3-4-30）。

21. 二次拍摄

再次重复拍摄流程，分别拍摄闭口正面照、双侧45° 闭口侧面照、呲牙正面照、微笑正面照和开口正面照（注意拍摄时应该将标记点拍摄清楚，拍摄侧面照时，耳屏点应该清晰可见）。

22. 注入硅橡胶弹性印模材料

取出灭菌后的转移颌叉，将硅橡胶弹性印模材料注入其上颌部分（图3-4-31）。

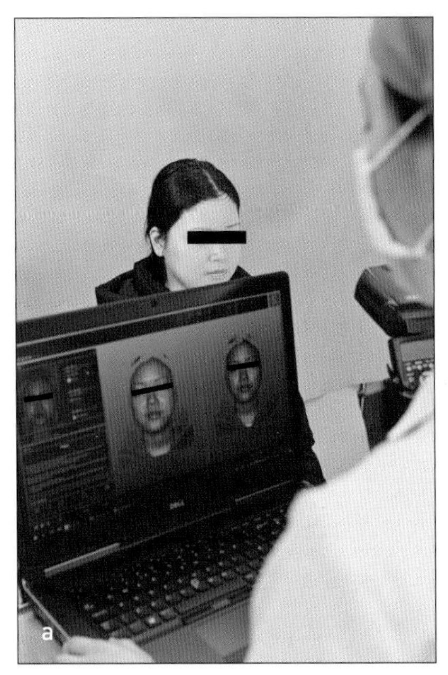

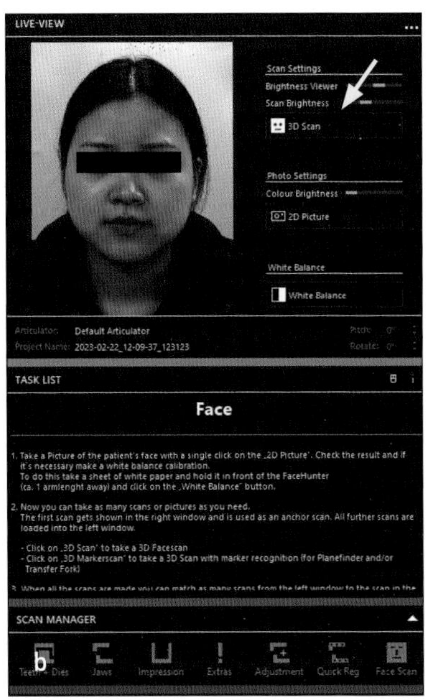

图3-4-27　拍摄闭口正面照

a. 嘱咐患者向前平视，直视面部扫描仪，注视面部扫描仪中间的摄像头

b. 点击“3D Scan”拍摄闭口正面照（箭头示）

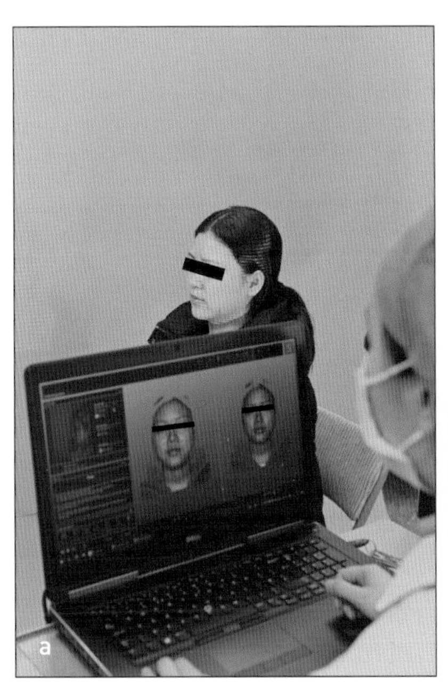

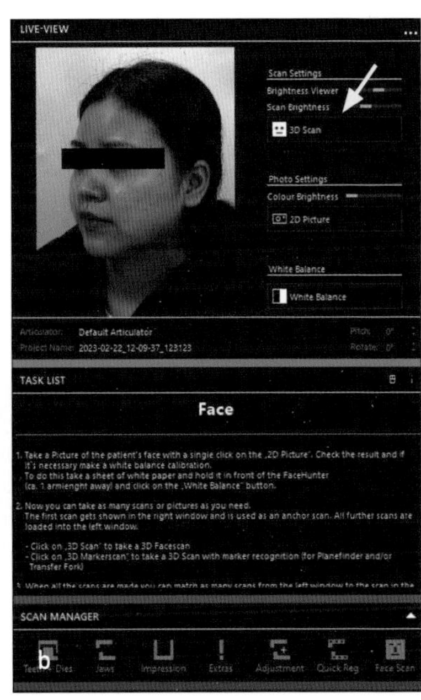

图3-4-28　拍摄双侧45°闭口照

a. 指导患者分别略转向左侧面45°和右侧面45°，并坐直平视前方

b. 点击“3D Scan”拍摄双侧45°闭口照（箭头示）

23. 佩戴转移颌叉

将转移颌叉放入患者口内，并指导患者咬紧（图3-4-32）。请注意颌叉是否能在患者口内固定良好，如果固定良好，硅橡胶弹性印模材料可以只注入转移颌叉的上颌位置；若固位不稳，硅橡胶弹性印模材料可以注入转移颌叉的上颌加下颌双侧第一磨牙的位置。

24. 检查转移颌叉咬合印迹是否完整

待硅橡胶弹性印模材料固化后，取出并检查殆面，可以使用刀片修去过大的倒凹（图3-4-33）。

需要确保所有后牙的𬌗面清晰可见，以方便后期数据转化。

25. 拍摄佩戴转移颌叉的闭口正面照

将带有咬合记录的转移颌叉重新戴回患者口内，参考上文的方法，拍摄佩戴颌叉的闭口正面照（图3-4-34）。拍摄转移颌叉闭口正面照时，面部扫描仪会自动识别患者面部的标记点，需要护士调整好角度，以确保面部扫描仪识别到的标记点数量在5个及以上，以及识别的位置正确。

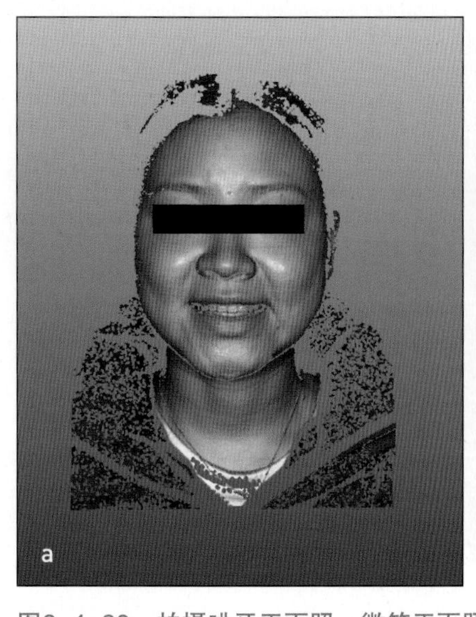

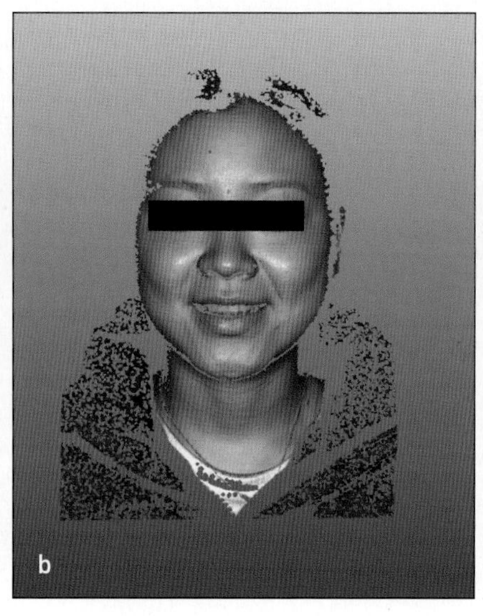

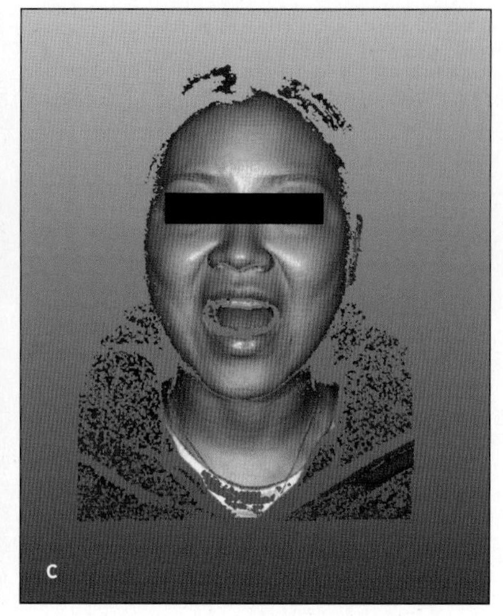

图3-4-29　拍摄呲牙正面照、微笑正面照和开口正面照

a. 呲牙正面照
b. 微笑正面照
c. 开口正面照

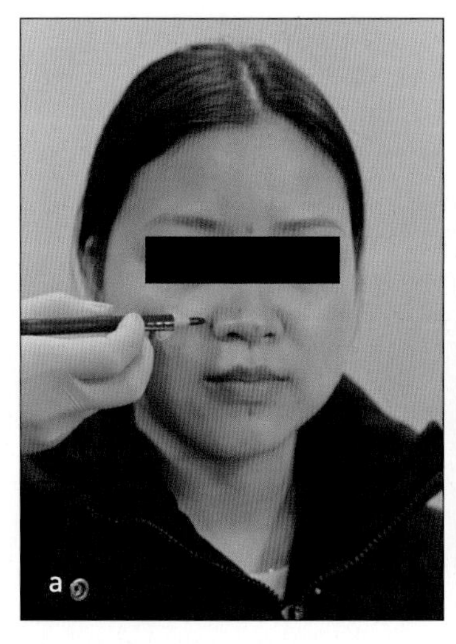

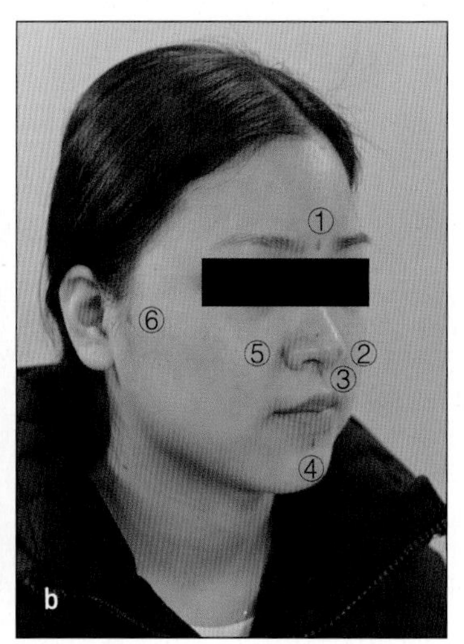

图3-4-30　标记参考点

a. 用眉笔在患者脸上标记出三大参考线
b. 具体点位示意图：①眉间点；②鼻尖点；③鼻下点；④颏下点；⑤鼻翼点；⑥耳屏点

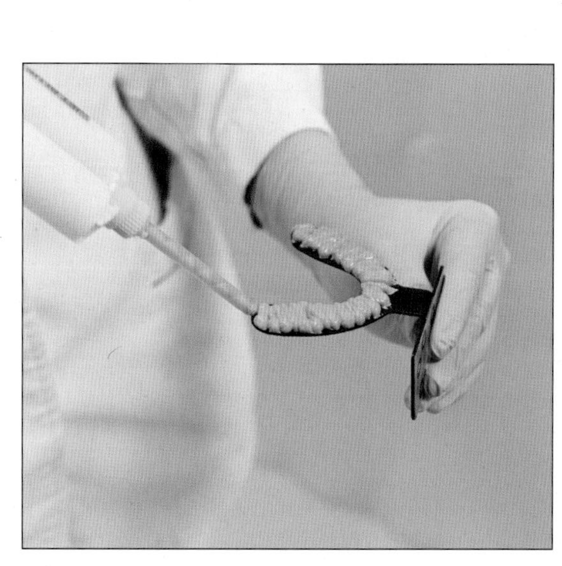

图3-4-31　注入硅橡胶弹性印模材料

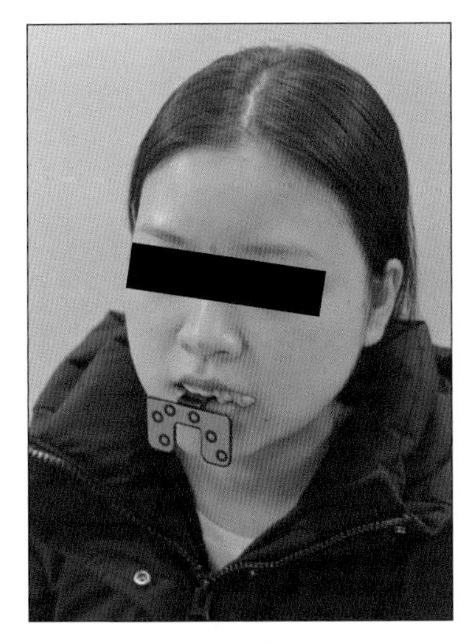

图3-4-32　佩戴转移颌叉

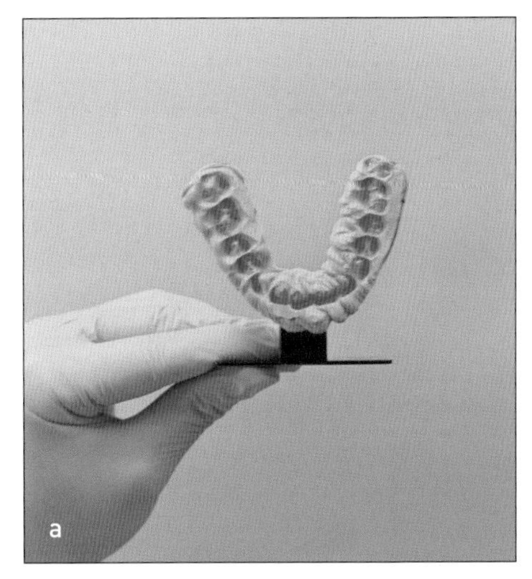

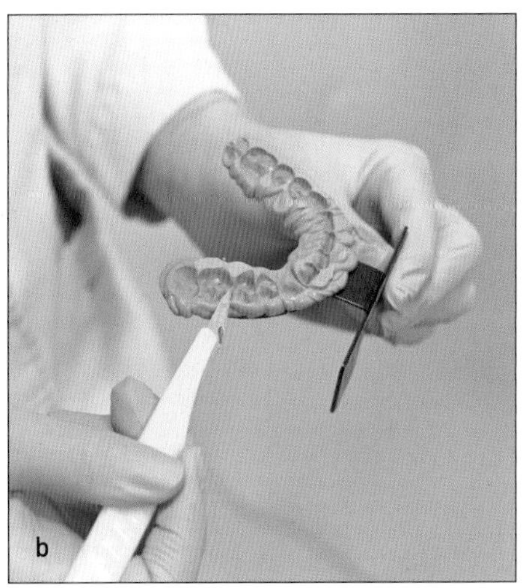

图3-4-33　检查转移颌叉咬合印迹是否完整

a. 检查殆面

b. 可以使用刀片修去过大的倒凹

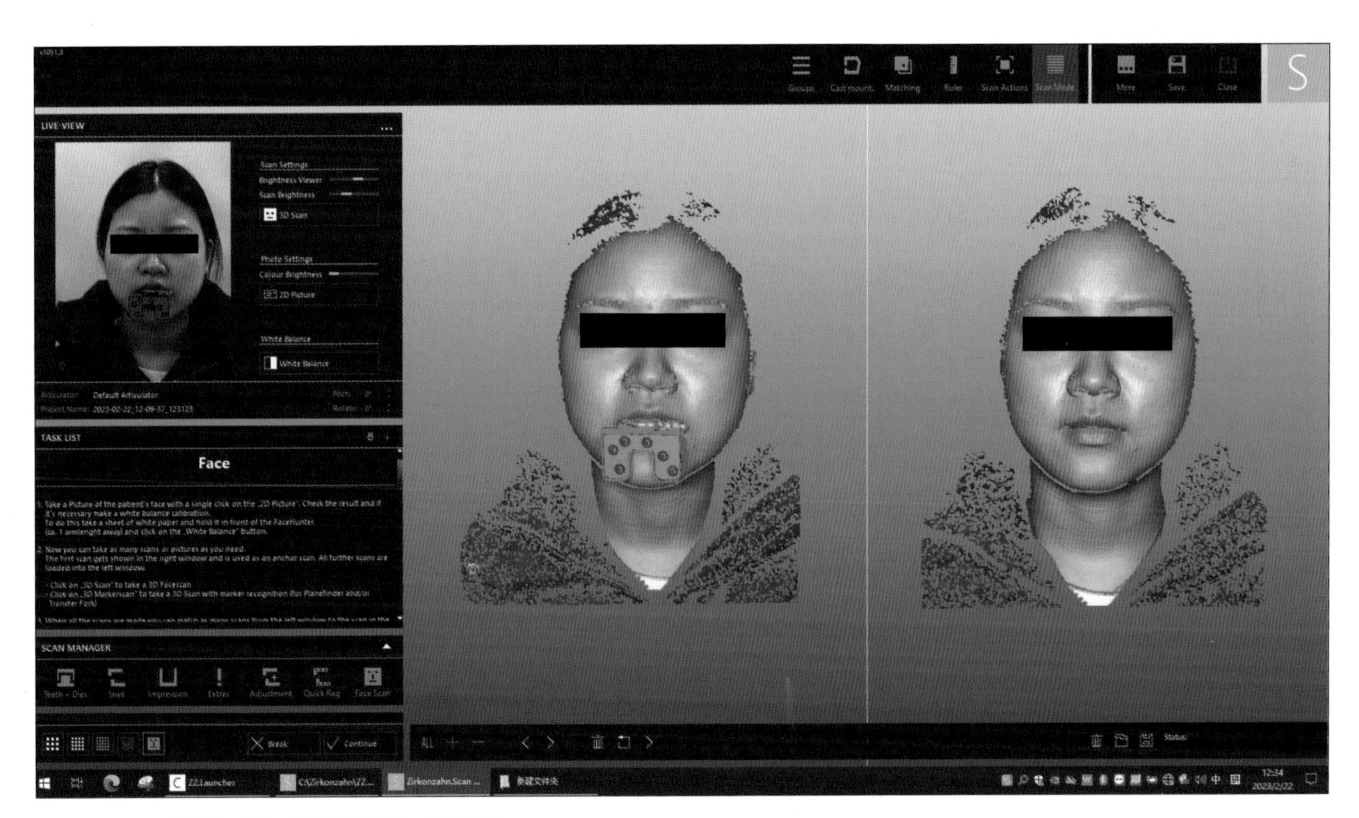

图3-4-34　拍摄佩戴转移颌叉的闭口正面照

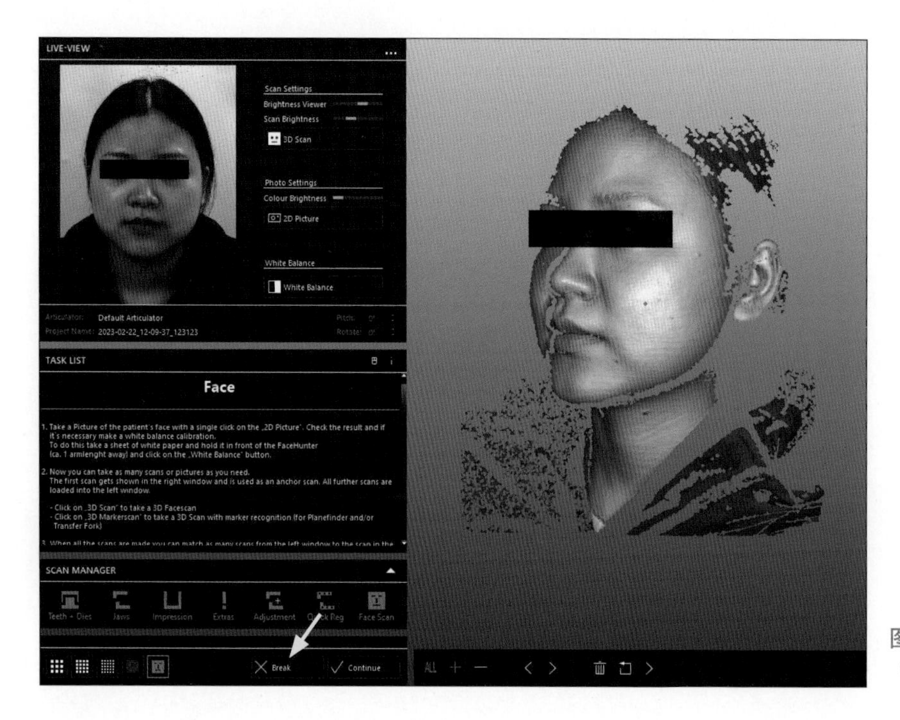

图3-4-35　面部扫描完成后，点击界面中“Break”选项，退出扫描界面（箭头示）

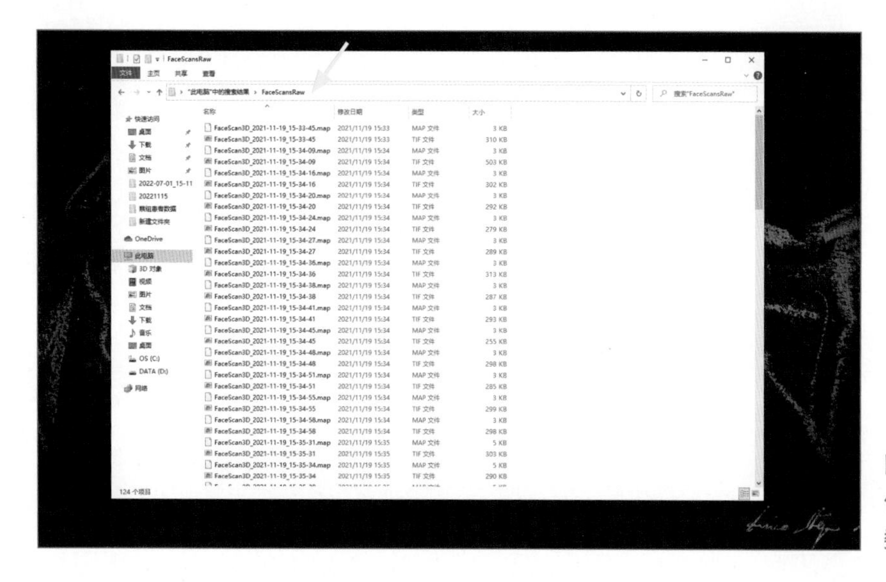

图3-4-36　打开桌面上对应保存文件的文件夹，检查“FaceScansRaw”文件夹中数据是否完整（箭头示）

26. 退出扫描界面

面部扫描完成后，点击界面中“Break”选项，退出扫描界面（图3-4-35）。

27. 储存并拷贝文件

打开桌面上对应保存文件的文件夹，检查“Face ScansRaw”文件夹中数据是否完整（图3-4-36）。确认数据完整后，将整个文件夹拷贝到USB存储设备中。

28. 关闭笔记本电脑

关闭笔记本电脑，拔出加密狗。

29. 关闭开关

依次关闭双头闪光灯开关、面部扫描仪的开关，断开电源。

30. 放置面部扫描仪

将面部扫描仪推回固定放置位置，并锁住三脚架底部锁扣，防止滑动。

（四）操作后处置

1. 患者处置

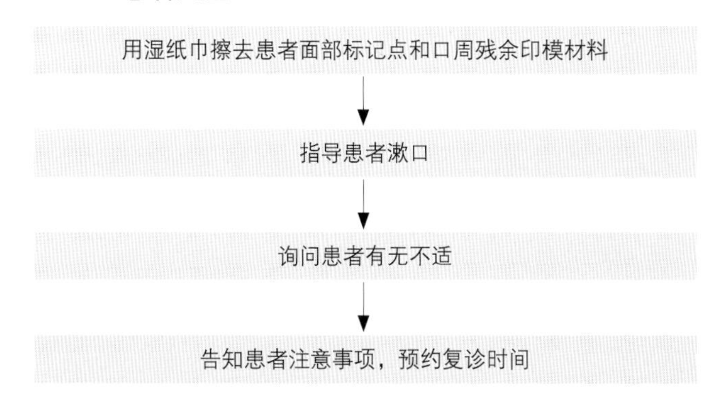

2. 用物处置

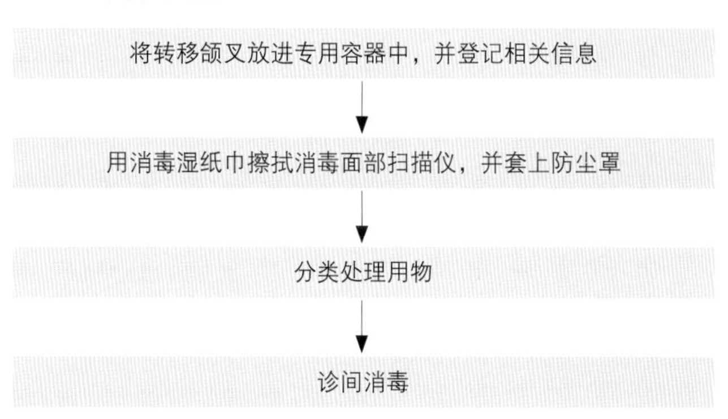

四、风险控制

1. 面部扫描仪因其配件较多、占用空间较大，且成本昂贵，若使用不当，容易造成仪器设备损坏，因此建议放置于专用的高新技术室内进行使用。

2. 面部扫描开始前，需要提醒佩戴眼镜及面部饰品的患者摘除眼镜及饰品。对于长发患者，可准备发箍和皮筋，充分暴露面部，以免影响数据的精确性。

3. 每次使用面部扫描仪之前，需要检查三脚架上的平衡珠，若有偏移，应先调整三脚架的3个升降杆并达到水平后，再进行后续操作，否则得到的数据可能会存在误差。

4. 为了防止交叉感染，在每次使用转移颌叉之前，需要对其进行灭菌。

5. 转移颌叉上的扫描识别点贴纸，长期使用后识别效果可能会下降，需要定期进行更换。

6. 指导患者佩戴转移颌叉时，需要保证上颌的硅橡胶弹性印模材料用量充足，尽可能覆盖住上颌的所有牙位，以便于后期的扫描匹配。

7. 面部扫描仪需按照厂家说明，定期进行维护保养，以延长使用时间。

综上所述，随着医疗技术的巨大飞跃，包括面部扫描技术在内的数字化技术渐渐地贯穿了整个口腔修复流程，有着广阔的应用前景。在“医患技”之间，数字化技术的运用既能提高医生的诊疗精确度，又能提高患者的舒适度，同时也可帮助技师明确设计方向，且数字模型便于存储、分析和交流，为“医护技”三方都带来了福音。

推荐阅读

[1] 肖静, 滕伟. 三维数字化扫描在口腔修复领域中的应用[J]. 国际口腔医学杂志, 2014, 41(01):63-67.

[2] Amin SA, Hann S, Elsheikh AK, et al. A complete digital approach for facially generated full arch diagnostic wax up, guided surgery, and implant-supported interim prosthesis by integrating 3D facial scanning, intraoral scan and CBCT[J]. J Prosthodont, 2023, 32(1):90-93.

5 第5节 STA系统操作技术

在口腔诊疗中，进行局部麻醉注射，可减轻操作中给患者带来的疼痛，缓解患者对口腔治疗的焦虑和恐惧。口腔局部麻醉在口腔治疗中应用广泛，但传统的局部麻醉注射技术在局部组织推药过程中，可能因注射速度不稳定引起局部组织疼痛。

随着口腔医疗器械的发展和改进，无痛麻醉仪已广泛应用于口腔科。计算机控制局部麻醉系统（single tooth anesthesia，STA）是新一代的口腔用无痛麻醉仪，它由主机控制，运用动态压力传感技术在口腔治疗中，进行局部麻醉注射。动态压力传感技术使医生在操作过程中，通过观察主机面板上反馈出的注射区域压力的变化，来控制麻药注射速度，避免因注射流速不稳定，造成局部注射部位的损伤，从而减轻患者注射过程中的不适感，带给患者更好的就医体验。

一、目的

制订STA系统的标准操作流程，规范医护人员的操作。

二、适用范围

本流程适用于口腔种植治疗室的医护人员。

三、操作流程

（一）评估

1. 环境评估

环境是否宽敞、明亮、舒适、安全和温湿度适宜，仪器设备性能是否完好。

2. 患者评估

（1）全身情况

了解患者有无全身系统疾病，有无过敏史，有无种植体植入高风险因素（如糖尿病、骨代谢疾病和内分泌疾病等），以及女性患者是否在生理期。

（2）口内情况

①协助医生检查缺牙位点骨组织和软组织情况，包括缺牙的原因和时间、缺牙部位的修复间隙、天然牙及全口牙周状况、咬合状态、开口度等。

②根据需求协助医生开具影像学检查，评估缺牙

区的骨质和骨量、相邻结构有无异常等。

（3）实验室检查

包括血常规、血糖指标、凝血功能及感染标志物等项目，了解患者近期的身体状况。

（4）心理-社会状况

了解患者的心理预期，为患者答疑解惑，获得患者的信任与配合，以舒缓患者的紧张、担忧等情绪。

（二）准备

1. 环境准备

（1）口腔种植治疗室应设计合理，环境宽敞、明亮，分区明确，配备专门的洗手池和手术准备室，设有患者通道、医护人员通道和污染器械通道，防止交叉感染。常规做好空气消毒和物体表面消毒，配备空气消毒机。基础设施齐全，包括手术无影灯、牙科综合治疗台、种植机、边柜和器械预处理池等；配备急救设备，包括心电监护仪和氧气装置等。

（2）将STA仪器放置在带刹车的治疗车上，通常情况下，治疗车常放置在医生右侧（图3-5-1），可根据手术需要调整STA仪器与医生之间的距离，以方便医生操作。

2. 用物准备

（1）无菌手术包

①手术布包1套：手术衣2件、治疗巾3张（包括头巾1张和胸前治疗巾2张）、孔巾1张、机臂套1根、弯盘1个（内含无菌杯2个）。

②外科手术器械盒1套：口镜、显微镊、刀柄、探针、骨膜分离器、刮匙、持针器、血管钳、显微持针器和线剪。

（2）其他用物

盛有无菌持物钳的无菌罐、0.9%氯化钠注射液（常温）、0.9%氯化钠注射液（冷却）、5%聚维酮碘溶液和1%聚维酮碘消毒液。

（3）急救物品

口腔种植治疗室应常规配置抢救车和相关仪器设备，例如心电监护仪和氧气装置等，保障医疗安全。

（4）STA相关设备和用物

①STA相关设备：脚踏、STA主机和电源线（图3-5-2）。

②STA相关用物：可视情况准备一次性带针手柄、棉签、复方甘菊利多卡因凝胶和阿替卡因肾上腺素注射液等（图3-5-3）。

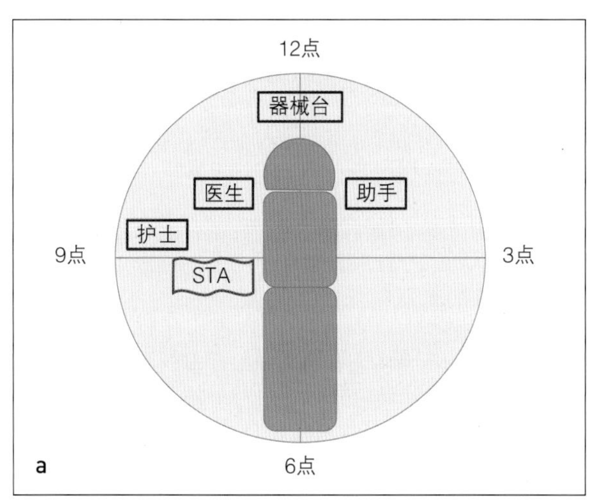

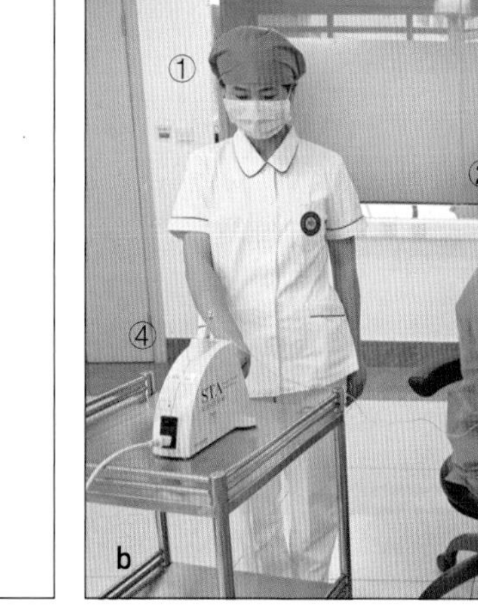

图3-5-1　STA摆放位置

a. 示意图

b. 实景图：①护士；②医生；③助手；④STA仪器

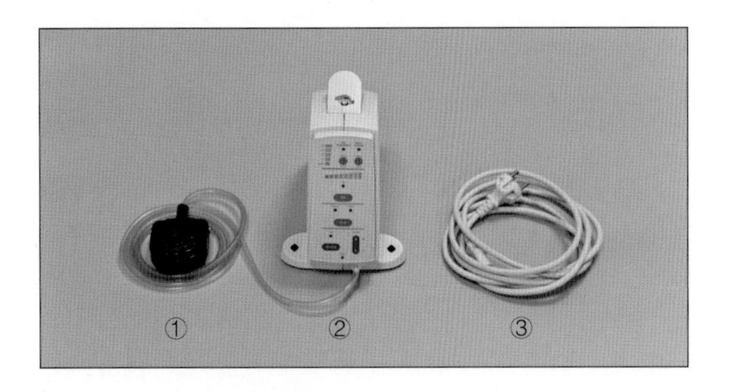

图3-5-2　STA相关设备

①脚踏；②STA主机；③电源线

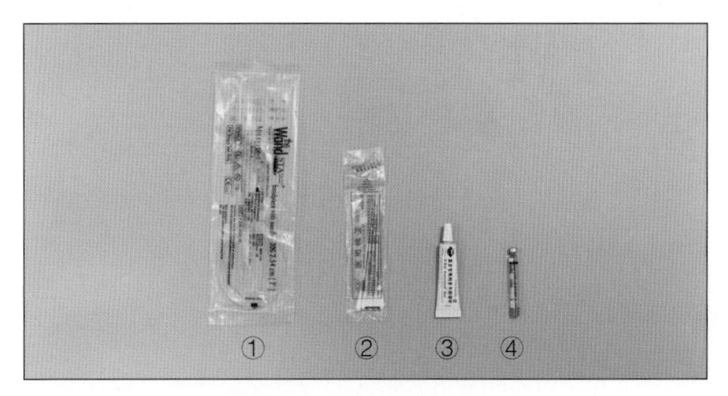

图3-5-3　STA相关用物，可视情况准备

①一次性带针手柄；②棉签；③复方甘菊利多卡因凝胶；④阿替卡因肾上腺素注射液

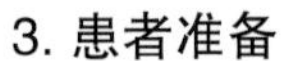

3. 患者准备

（1）核对患者信息

协助医生核对患者姓名、年龄等基本信息，以及手术位点、种植系统、种植体型号和其他种植相关信息，协助患者放置随身物品，嘱患者将手机调为静音。

（2）测量生命体征

测量患者的基础生命体征并做好记录，针对患有全身系统疾病及其他特殊情况的患者，视情况在心电监护下开展种植一期手术，必要时监测血糖。

（3）询问进食情况

常规种植手术术前，询问患者进食情况，评估手术时长，避免空腹状态下行局部麻醉手术，以免发生低血糖等不适症状。

（4）面部要求

面部不化妆、头发较长者戴一次性帽子，建议男性患者术前剃胡须。

（5）术前指导

讲解手术过程及术中注意事项，术中若出现小器械掉落至口中的情况，应立即头偏向掉落侧，不要惊慌、不要说话或做吞咽动作，以免出现误吞、误吸的情况。

（6）患者口内及口外皮肤消毒

①口内消毒：合理选用消毒剂，口内消毒可选用1%聚维酮碘消毒液，漱口3次，每次含漱1分钟。

②口外消毒：面部及口外皮肤消毒可选用5%聚维酮碘溶液。消毒范围：上至眶下缘、下至颈上部、两侧至耳前。

4. 护士准备和助手准备

（1）护士准备

①护士着装整齐，穿工作服、戴一次性口罩和帽子。

②在进行无菌操作前，需进行七步洗手法洗手。

③依次打开无菌包，传递种植外科工具盒、种植系统工具盒和一次性无菌物品，并与助手双人核对清点数量。

④根据手术牙位调节灯光。

（2）助手准备

①助手规范着装，即穿手术衣、戴一次性口罩和帽子、戴防护面屏、外科洗手及外科手消毒、戴无菌手套。

②在进行无菌操作前，需进行外科洗手和外科手消毒、穿无菌手术衣、戴外科手套。

③协助医生依次铺头巾、胸前治疗巾和孔巾。

（三）医护配合

在使用STA系统之前，医护人员须掌握STA系统的结构功能特点以及使用时的注意事项，护士在操作前正确连接STA各部件，将麻醉用药正确安装在STA仪器上，并且在操作中熟练配合医生调整主机面板的参数，以确保局部麻醉注射过程能顺利进行。接下来将介绍STA系统的操作流程。

1. 准备STA相关用物

操作前检查STA仪器功能完好，准备好STA相关用物，将STA仪器摆放于带有刹车装置的治疗车上，治疗车脚轮应处于刹车状态（图3-5-4）。

2. 连接脚踏

护士将STA脚踏连线接口端与主机正面的插槽对接后，顺时针旋紧（图3-5-5）。

3. 连接电源线

护士连接电源线，打开STA仪器背面的电源开关（图3-5-6），STA可开始自动校验，时间约5秒，随后可观察到STA面板上系统默认的指示灯亮，包括活塞自动回缩功能指示灯、模式指示灯组、回吸功能指示灯和电源指示灯（图3-5-7）。

4. 安装阿替卡因肾上腺素注射液

护士需先将阿替卡因肾上腺素注射液安瓿瓶消毒，再手持安瓿瓶尾端，将其安装到麻药盒中，以确保安瓿瓶完全插入麻药盒中，安装完成后，安瓿瓶未外露于麻药盒（图3-5-8）。

5. 将麻药盒就位

护士将麻药盒底部对准麻药盒插槽，向下插入麻药盒（图3-5-9），再将麻药盒逆时针旋入插槽内，约旋转1/4周可就位（图3-5-10）。麻药盒就位后，可听到提示音并且药筒容量显示窗全部变亮（图3-5-11）。

6. STA带针手柄排气

助手将棉签放置在针头下，使多余的麻药渗入棉签内（图3-5-12），以免麻药外漏至患者口内引起患者不适。

7. 选择注射模式

医生在操作前根据手术需要选择对应模式，包括STA模式（STA）、正常模式（Normal）和涡轮模式（Turbo），每种模式有不同的注射流速，医生可通过脚踏来控制注射流速（表3-5-1）。

①STA模式：常用于骨膜上浸润麻醉、经腭侧入路的阻滞麻醉和牙周膜麻醉等。在该模式下，可进行缓慢流速（0.3mL/min）注射，当开启巡航给药功能后，可由仪器自动匀速给药，避免损伤局部组织。

②正常模式：常用于骨膜上浸润麻醉和下颌阻

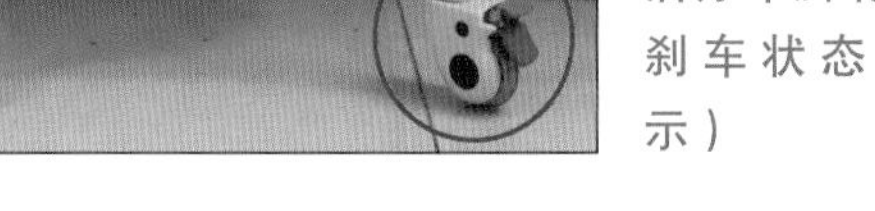

图3-5-4　STA仪器摆放于带有刹车装置的治疗车上，治疗车脚轮应处于刹车状态（圆圈示）

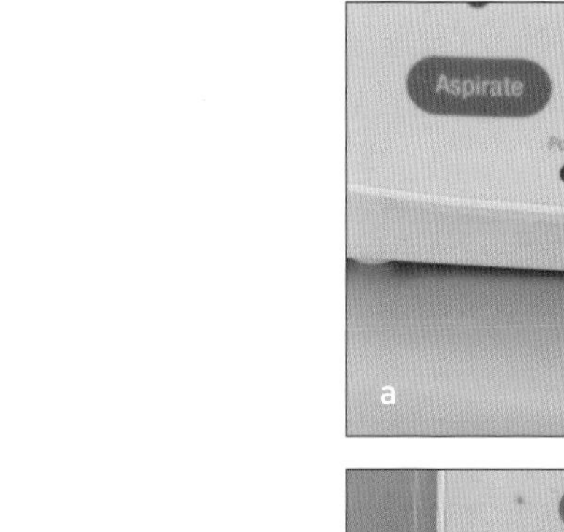

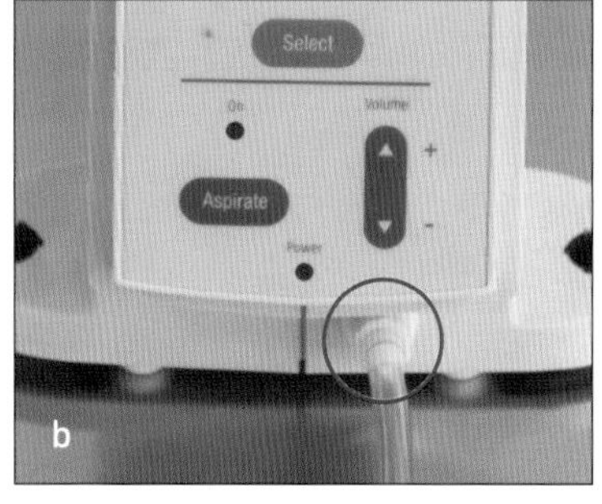

图3-5-5　将STA脚踏连线接口端与主机正面的插槽对接

a. 将STA脚踏连线接口端与主机正面的插槽对接后，顺时针旋紧（圆圈示）

b. 脚踏连接完成

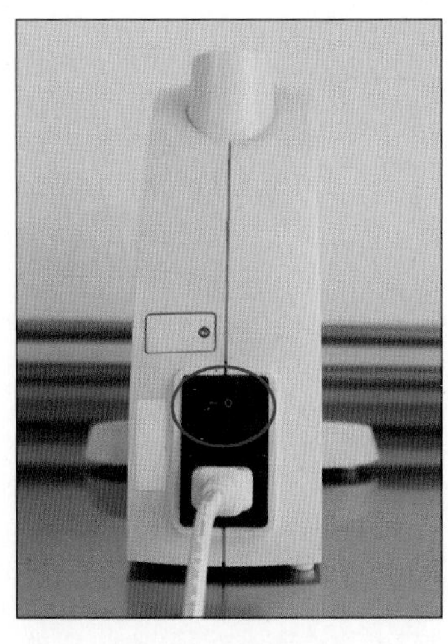

图3-5-6　连接电源线，打开STA仪器背面的电源开关（圆圈示）

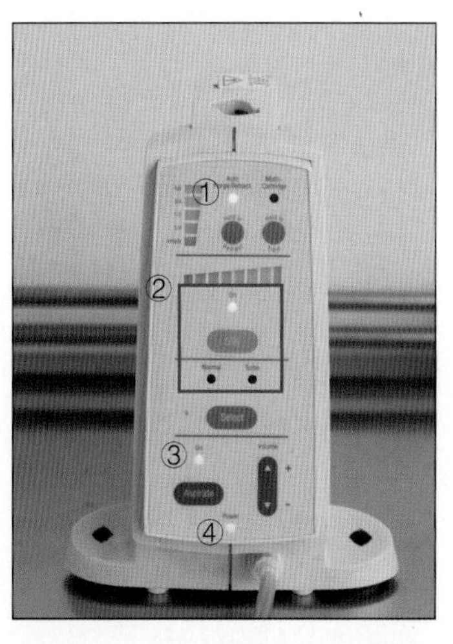

图3-5-7　STA面板上系统默认的指示灯亮

①活塞自动回缩功能指示灯；②模式指示灯组（方框示）；③回吸功能指示灯；④电源指示灯

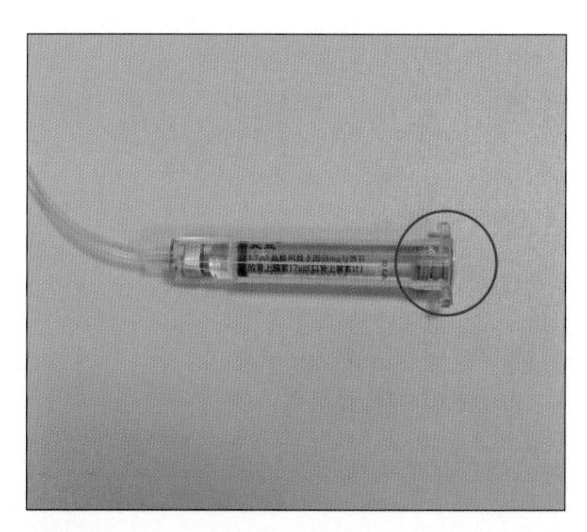

图3-5-8　安装完成后，安瓿瓶未外露于麻药盒（圆圈示）

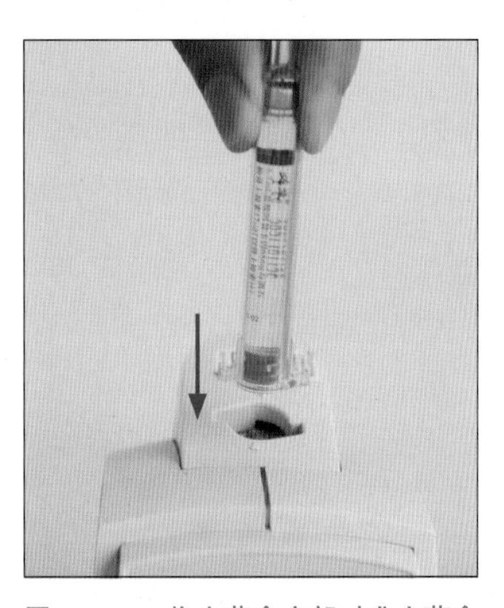

图3-5-9　将麻药盒底部对准麻药盒插槽，向下插入麻药盒（箭头示插入方向）

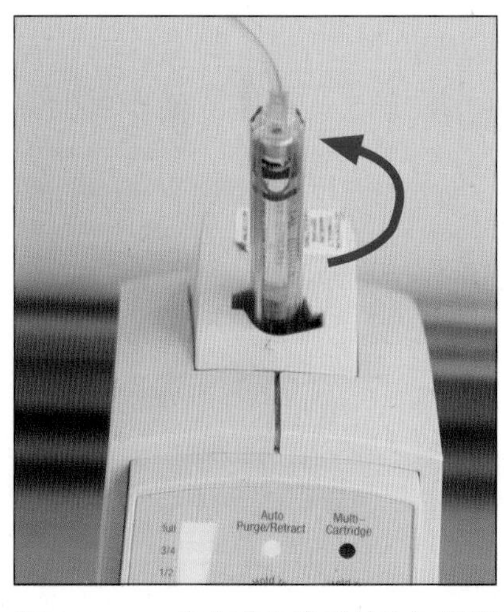

图3-5-10　将麻药盒逆时针旋入插槽内，约旋转1/4周可就位（箭头示逆时针旋转方向）

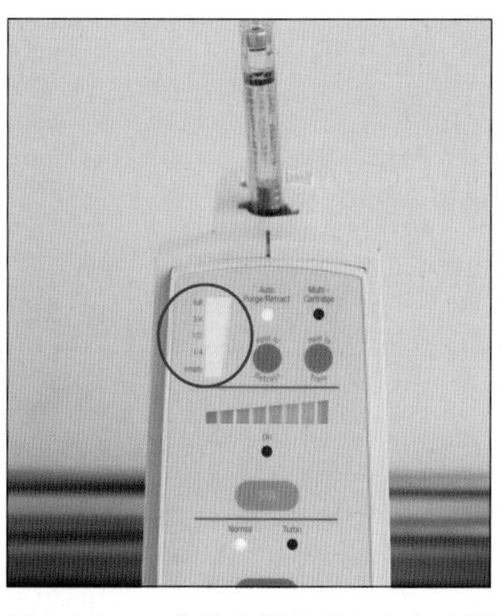

图3-5-11　药筒容量显示窗变亮（圆圈示）

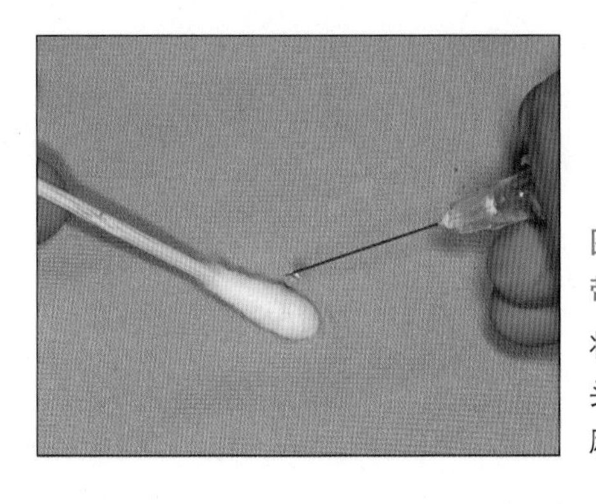

图3-5-12　STA带针手柄排气

将棉签放置在针头下，使多余的麻药渗入棉签内

滞麻醉等。正常模式较STA模式多了一种快速流速（1.7mL/min），可在术中补打麻药时使用该流速。

③涡轮模式：在正常模式的两种流速基础上，增加了涡轮速（3.5mL/min），由于其注射流速较快，一般用于冲管。

接下来以一例牙列缺损的患者在STA模式下，进行左下后牙区域局部浸润麻醉为例来讲解。

表3-5-1 STA的3种不同模式比较

模式	指示灯	流速	脚踏控制
STA模式（STA）	该模式下“on”指示灯变亮	缓慢流速：0.3mL/min	持续轻踩脚踏，直到听到自动给药语音提示后松开脚踏，可以激活仪器的巡航控制功能，后续由仪器自动匀速给药，无需持续踩住脚踏。在巡航控制功能下，再次轻踩并松开脚踏，可停止给药
正常模式（Normal）	该模式下“Normal”指示灯变亮	缓慢流速：0.3mL/min	持续轻踩脚踏，可进行缓慢流速给药，松开脚踏即可停止给药
		快速流速：1.7mL/min	持续重踩脚踏，可进行快速流速给药，松开脚踏即可停止给药
涡轮模式（Turbo）	该模式下“Turbo”指示灯亮	缓慢流速：0.3mL/min	持续轻踩脚踏，可进行缓慢流速给药，松开脚踏即可停止给药
		快速流速：1.7mL/min	持续重踩脚踏，可进行快速流速给药，松开脚踏即可停止给药
		涡轮流速：3.5mL/min	持续将脚踏踩到底，可进行涡轮速给药，松开脚踏即可停止给药

（1）模式选择

STA仪器开机后可自动进入STA模式，因此在需要使用STA模式时，无需在面板上进行按键调整。

（2）选择带针手柄规格

常用的STA带针手柄规格有3种型号（图3-5-13～图3-5-15），可根据需要，选择相应的规格进行注射。在左下后牙区域局部浸润麻醉时，建议使用30G1手柄规格进行麻醉注射。

（3）局部涂抹表面麻醉剂

医生可根据需要，在注射局部麻醉药之前使用表面麻醉剂，以减轻进针过程中的疼痛（图3-5-16）。

（4）注射麻醉药

医生将针头刺入局部组织（图3-5-17）并持续轻踩脚踏，直到听到自动给药语音提示，提示此时仪器的巡航控制功能激活，正在STA模式下进行缓慢匀速的自动给药，即可松开脚踏，此时可观察到STA面板上“on”指示灯变亮。麻药注射过程中，可观察到局部黏膜轻微发白，此为正常现象（图3-5-18）。当注射完预计用量的麻药后，可停止注射。此时，医生需要再次轻踩脚踏并松开，即可停止注射。

在注射过程中，医生应该如何观察局部组织压力大小呢？此时可以依靠STA动态压力传感技术，该技术通过压力显示窗的LED灯组变化显示局部组织压力大小（图3-5-19）。在注射过程中，当局部组织出现压力，可观察到压力显示窗的LED灯从左侧向右侧依次亮起，LED灯从左侧向右侧亮起的数量越多，则表示局部组织压力越大。

8. 更换注射位点

在使用STA进行局部麻醉时，如果一个部位注射完毕后，需要更换注射部位，应当如何操作才能避免麻药外溢到患者口中呢？应当注意的是，在更换注射部位之前，需要先轻踩脚踏停止给药，此时自动回吸功能启动，直到回吸结束后，再拔出针头，以免麻药溅入患者口内引起患者不适。

9. 更换新的麻药

在手术中，当需要多次、多部位局部麻醉时，一支麻药的用量下无法完成操作，那么在STA上该如何操作来更换新的麻药呢？当一支麻药注射完之后，STA活塞会自动回缩至麻药盒底部。按下“Hold to Train”多药筒按键后（图3-5-20），在“Multi-Cartridge”多药筒指示灯变亮的1分钟内更换麻药。此麻药更换过程中不必拔出针头，以防重复排气导致

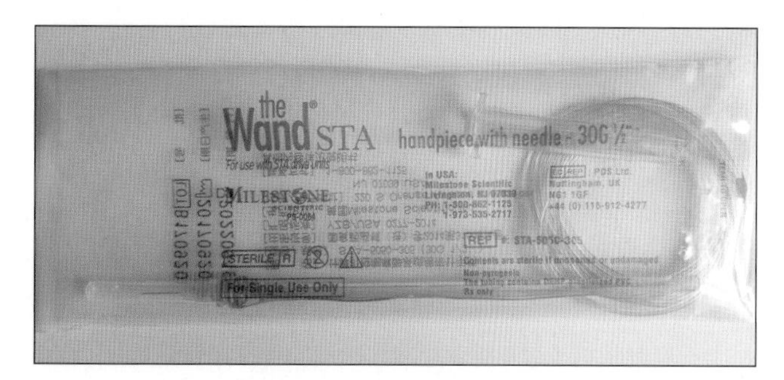

图3-5-13　STA带针手柄规格30G1/2，针头长度为12.7mm，外径为0.3mm

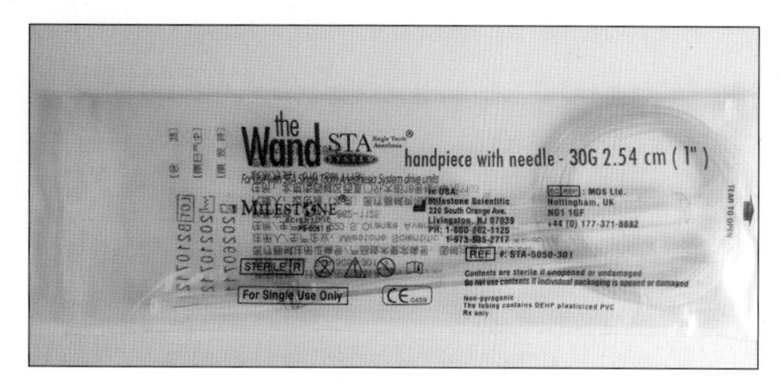

图3-5-14　STA带针手柄规格30G1，针头长度为25.4mm，外径为0.3mm

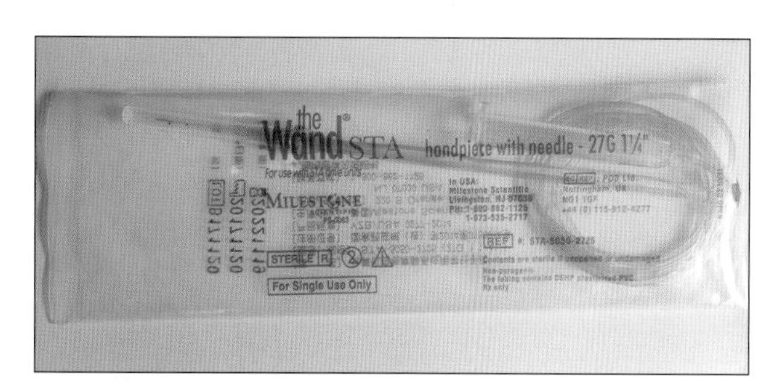

图3-5-15　STA带针手柄规格27G11/4，针头长度为31.7mm，外径为0.4mm

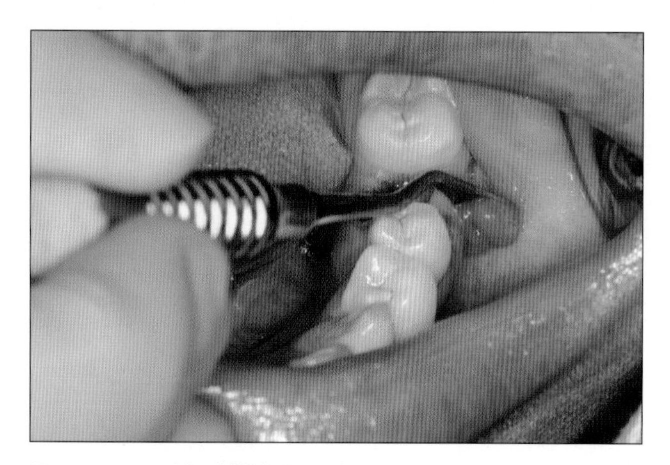

图3-5-16　局部涂抹表面麻醉剂

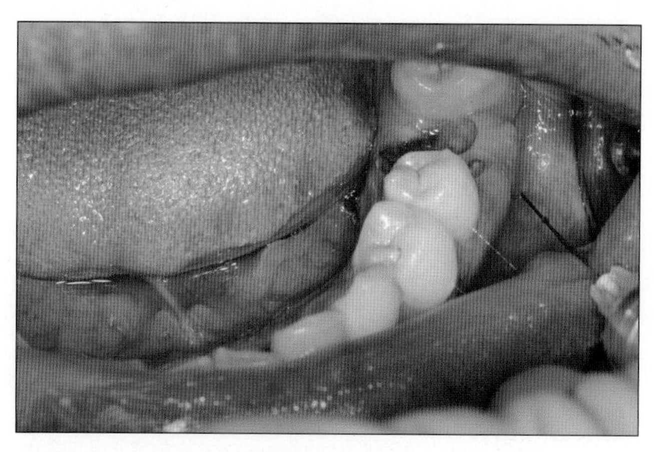

图3-5-17　将针头刺入局部组织

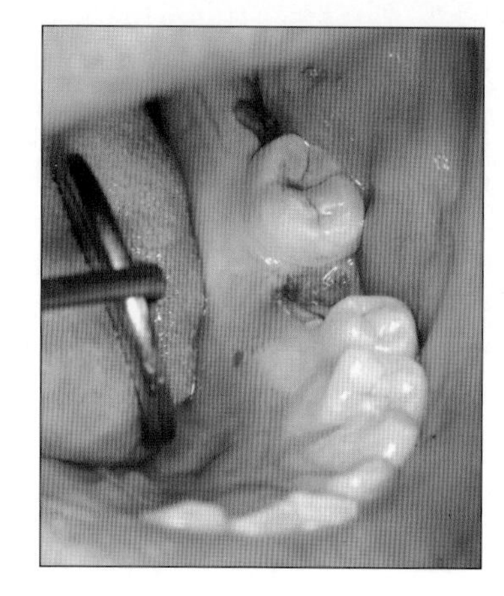

图3-5-18　麻药注射过程中，可观察到局部黏膜轻微发白，此为正常现象

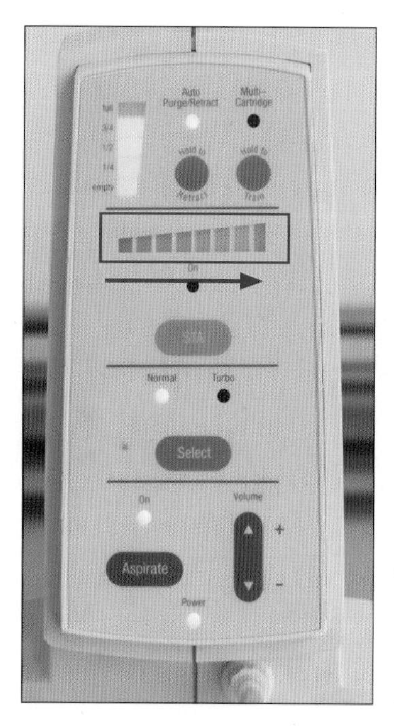

图3-5-19　通过压力显示窗的LED灯组变化显示局部组织压力大小（方框示压力显示窗，箭头示LED灯从左侧向右侧亮起的数量越多，则局部组织压力越大）

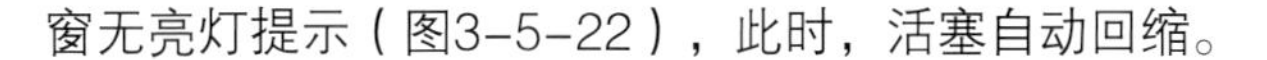

新更换的药液流出。

10. 切换模式补打麻药

在操作过程中，如果需要在局部补打麻药，可由护士按下“Select”选择键，可观察到“Normal”指示灯变亮，则表示已进入正常模式（图3-5-21）。当医生持续重踩脚踏，可听到提示音，此时，已开始在正常模式下进行快速给药。当注射完毕，需要停止给药时，可直接松开脚踏。

11. 注射完毕活塞复位

当局部麻醉药注射结束后可观察到，药筒容量显示窗无亮灯提示（图3-5-22），此时，活塞自动回缩。

12. 取下麻药盒

在取下麻药盒之前，须要等活塞完全回缩复位，再将麻药盒顺时针旋出，约旋转1/4周后可直接取出麻药盒（图3-5-23）。若在活塞完全回缩之前取下麻药盒，可能会造成活塞不完全回缩。为了使活塞重新复位，可按下回缩键数秒（图3-5-24）。

13. 推出麻药

当操作结束后，护士将阿替卡因肾上腺素注射液安瓿瓶从麻药盒顶部的缝隙中向下推出（图3-5-25）。

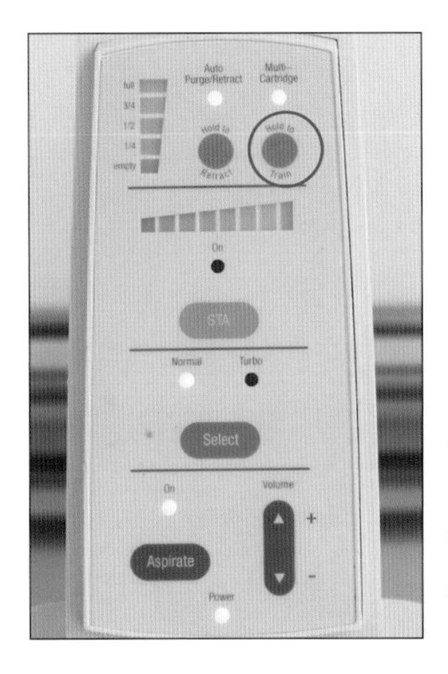

图3-5-20 按下“Hold to Train”多药筒按键后（圆圈示），在“Multi-Cartridge”多药筒指示灯变亮后1分钟内更换麻药

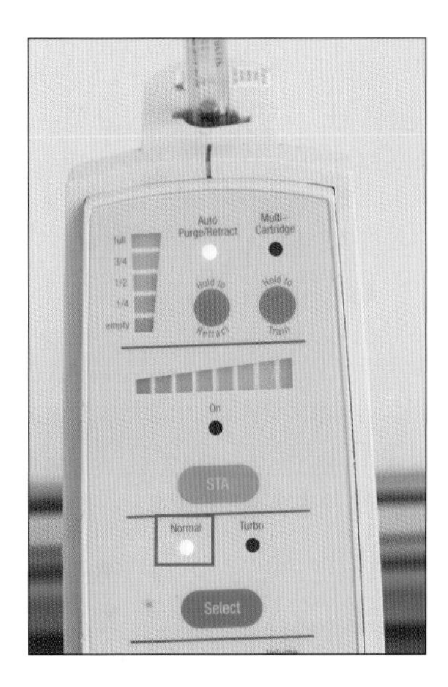

图3-5-21 按下“Select”选择键，可观察到“Normal”指示灯变亮（方框示），则表示已进入正常模式

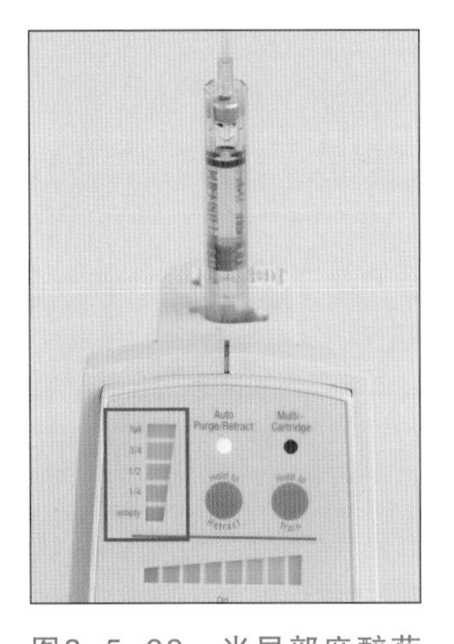

图3-5-22 当局部麻醉药注射结束后可观察到，药筒容量显示窗无亮灯提示（方框示）

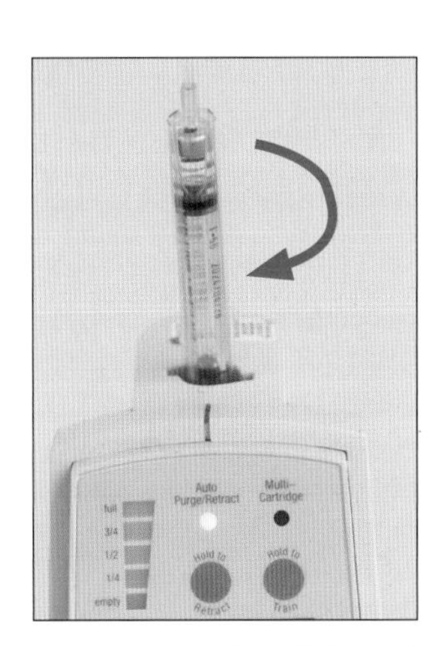

图3-5-23 将麻药盒顺时针旋出，约旋转1/4周后可直接取出麻药盒（箭头示旋转方向）

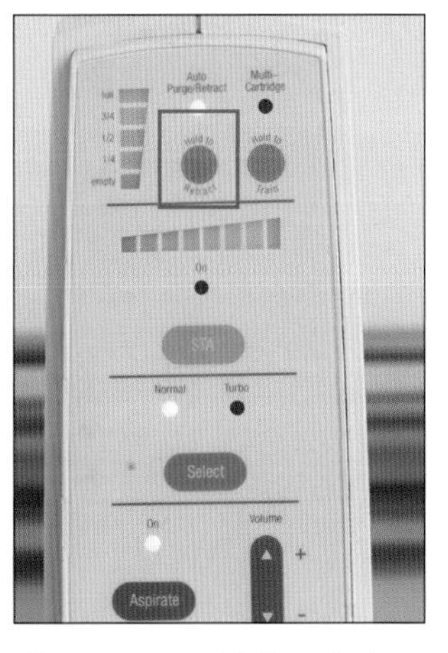

图3-5-24 活塞不完全回缩后可以按回缩键数秒（方框示回缩键）

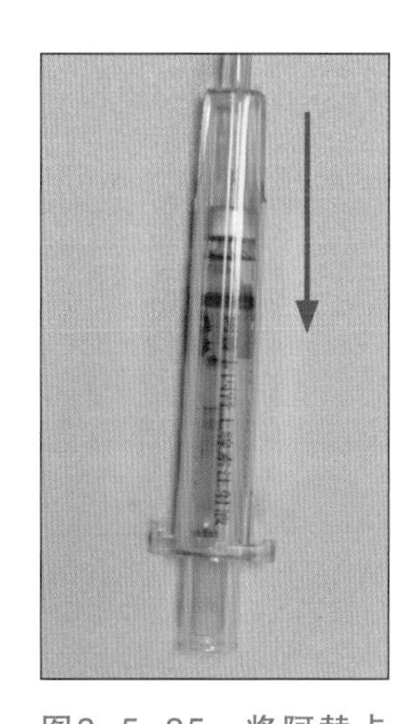

图3-5-25 将阿替卡因肾上腺素注射液安瓿瓶从麻药盒顶部的缝隙中向下推出

（四）术后处置

1. 患者处置

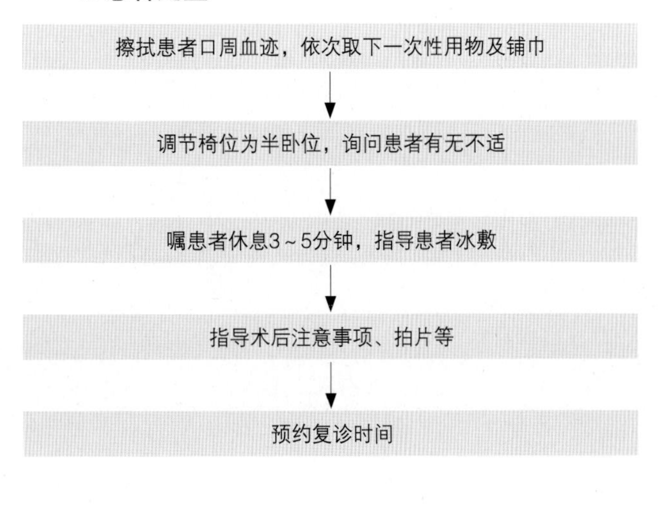

2. 用物处置

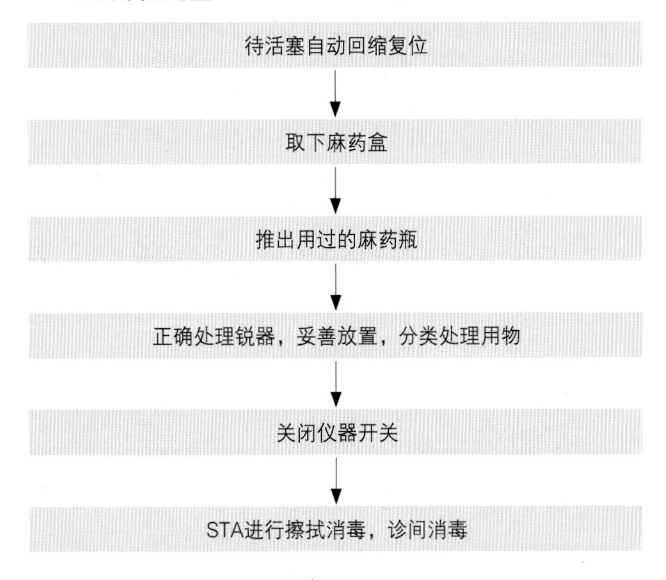

四、风险控制

1. 操作时严格执行查对制度，术前核查患者信息。

2. 严格无菌操作，做好标准防护，避免针刺伤的发生。

3. 密切观察患者生命体征，操作间隙可询问患者有无不适，必要时使用心电监护仪监测生命体征。

4. 操作过程中有效配合，协助医生牵拉口角，及时吸唾，使用吸唾管清理口内唾液、血液和冲洗液等，充分暴露术区，保证术区视野清晰。

5. 适当进行心理护理，针对紧张焦虑的患者，可以用简单轻松的言语进行交流。

6. 当系统出现故障，注射完毕活塞无法自动回缩时，也可按回缩键4秒左右以使活塞回缩。

7. 更换麻药时，一定要在60秒内完成麻药的更换，否则多药筒功能关闭，需要等待仪器再次排气后，方可进行注射。

8. 若操作期间损坏麻药，应彻底清除活塞周围和装置内麻药盒底座内的所有玻璃碎片和液体。

9. 计算机控制局部麻醉仪需按照厂家说明，定期进行活塞润滑以及维修保养，从而有效提高设备运行效率，延长设备寿命。

综上所述，STA无痛麻醉仪可替代传统的麻醉方式，广泛应用于口腔各个科室，其无痛、安全和舒适等特点可减轻患者就诊时的心理压力。在临床操作中，医护人员都须充分了解STA的参数特点及使用流程，以确保在操作前能够熟练连接仪器各个部件，操作中医护良好配合完成参数调整及麻药更换，操作后妥善处置用物。娴熟的操作技能让患者感受到舒适的就医体验，提高患者的满意度。

推荐阅读

[1] 张蕊，黄立勋. 计算机控制局部麻醉系统及其临床应用[J]. 临床医药实践, 2023, 32(3):203-206.

第6节
牙种植机操作技术

牙种植机这类医疗设备主要用于牙种植术中种植窝洞的制备。它是采用数字电路技术，由其主机提供动力，在临床中主要用于骨的修整、扩孔和种植体植入。种植机由弯机连接马达，完成种植修复。在种植体植入手术中，可调节种植弯机的转速，来精确成型种植窝。在种植窝制备过程中，为减少骨组织的热损伤，可由冷却液降低温度，从而冷却钻头及窝洞，避免造成骨灼伤。

一、目的

制订牙种植机的标准操作流程，规范医护人员的操作。

二、适用范围

本流程适用于口腔种植治疗室的医护人员。

三、操作流程

目前可用于牙种植手术的种植机有很多种，种植机不仅可以调节转速、扭矩和冲水量的大小，还可以选择治疗模式和操作程序等，以便在种植手术中进行窝洞制备和种植体植入。本节将以某品牌种植机为例，为大家详细介绍种植机的操作流程。

（一）评估

1. 环境评估

环境是否宽敞、明亮、舒适、安全和温湿度适宜，仪器设备性能是否完好。

2. 患者评估

（1）全身情况

了解患者有无全身系统疾病，有无过敏史，有无种植体植入高风险因素（如糖尿病、骨代谢疾病和内分泌疾病等），以及女性患者是否在生理期。

（2）口内情况

①协助医生检查缺牙位点骨组织和软组织情况，包括缺牙的原因和时间、缺牙部位的修复间隙、天然牙及全口牙周状况、咬合状态、开口度等。

②根据需求协助医生开具影像学检查，评估缺牙区的骨质和骨量、相邻结构有无异常等。

（3）实验室检查

包括血常规、血糖指标、凝血功能及感染标志物等项目，了解患者近期的身体状况。

（4）心理-社会状况

了解患者的心理预期，为患者答疑解惑，获得患者的信任与配合，以舒缓患者的紧张、担忧等情绪。

（二）准备

1. 环境准备

（1）口腔种植治疗室应设计合理，环境宽敞、明亮，分区明确，配备专门的洗手池和手术准备室，设有患者通道、医护人员通道和污染器械通道，防止交叉感染。常规做好空气消毒和物体表面消毒，配备空气消毒机。基础设施齐全，包括手术无影灯、牙科综合治疗台、种植机、边柜和器械预处理池等；配备急救设备，包括心电监护仪和氧气装置等。

（2）将牙种植机摆放在带刹车的治疗车上，在种植手术中，治疗车常放置在医生右侧（图3-6-1），可根据手术需要，移动治疗车位置来调整种植机和医生之间的距离，以方便医生操作。

2. 用物准备

（1）无菌手术包

①手术布包1套：手术衣2件、治疗巾3张（包括头巾1张和胸前治疗巾2张）、孔巾1张、机臂套1根、弯盘1个（内含无菌杯2个）。

②外科手术器械盒1套：口镜、显微镊、刀柄、探针、骨膜分离器、刮匙、持针器、血管钳、显微持针器和线剪。

③种植手术工具盒1套。

（2）种植手术文书

①患者基本信息核实表、高值医用耗材知情同意书和口腔种植修复治疗知情同意书。

②种植手术登记单和高值耗材使用登记表。

（3）一次性用物

刀片、缝针缝线、棉签、纱球、口杯、麻醉针头、负压吸引管、牙龈冲洗器、尖头吸唾管和冲洗空针等。

（4）其他用物

盛有无菌持物钳的无菌罐、0.9%氯化钠注射液（常温）、0.9%氯化钠注射液（冷却）、5%聚维酮碘溶液、1%聚维酮碘消毒液和局部麻醉药物。

（5）急救物品

口腔种植治疗室应常规配置抢救车和相关仪器设备，例如心电监护仪和氧气装置等，保障医疗安全。

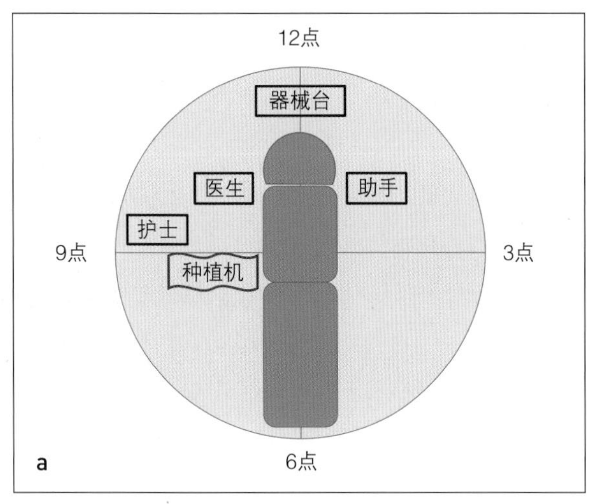

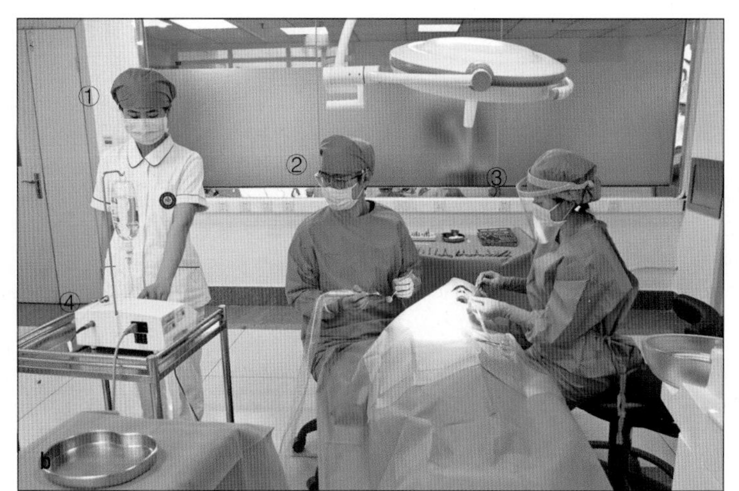

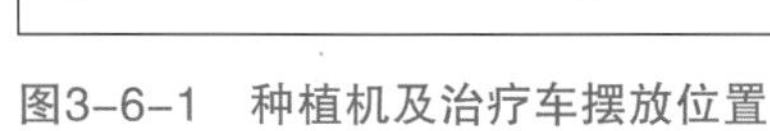
图3-6-1 种植机及治疗车摆放位置

a. 示意图

b. 实景图：①护士；②医生；③助手；④种植机

（6）种植相关设备和耗材

①种植相关设备：种植机和种植弯机，其中种植机包括悬架、脚踏、电源线、主机和马达。

②种植相关耗材：种植体、愈合基台和覆盖螺丝等。

3. 患者准备

（1）核对患者信息

协助医生核对患者姓名、年龄等基本信息，以及手术位点、种植系统、种植体型号和其他种植相关信息，协助患者放置随身物品，嘱患者将手机调为静音。

（2）测量生命体征

测量患者的基础生命体征并做好记录，针对患有全身系统疾病及其他特殊情况的患者，视情况在心电监护下开展种植一期手术，必要时监测血糖。

（3）询问进食情况

常规种植手术术前，询问患者进食情况，评估手术时长，避免空腹状态下行局部麻醉手术，以免发生低血糖等不适症状。

（4）面部要求

面部不化妆、头发较长者戴一次性帽子，建议男性患者术前剃胡须。

（5）术前指导

讲解手术过程及术中注意事项，术中若出现小器械掉落至口中的情况，应立即头偏向掉落侧，不要惊慌、不要说话或做吞咽动作，以免出现误吞、误吸的情况。

（6）患者口内及口外皮肤消毒

①口内消毒：合理选用消毒剂，口内消毒可选用1%聚维酮碘消毒液，漱口3次，每次含漱1分钟。

②口外消毒：面部及口外皮肤消毒可选用5%聚维酮碘溶液。消毒范围：上至眶下缘、下至颈上部、两侧至耳前。

4. 护士准备和助手准备

（1）护士准备

①护士着装整齐，穿工作服、戴一次性口罩和帽子。

②在进行无菌操作前，需进行七步洗手法洗手。

③依次打开无菌包，传递种植外科工具盒、种植系统工具盒和一次性无菌物品，并与助手双人核对清点数量。

④与助手共同连接吸引装置。

⑤根据手术牙位调节灯光。

（2）助手准备

①助手规范着装，即穿手术衣、戴一次性口罩和帽子、戴防护面屏、外科洗手及外科手消毒、戴无菌手套。

②在进行无菌操作前，需进行外科洗手和外科手消毒、穿无菌手术衣、戴外科手套。

③协助医生依次铺头巾、胸前治疗巾和孔巾。

④助手在术中传递局部麻醉药物给医生。

⑤正确安装手术刀片，一手持刀柄，另一手用持针器夹取刀片的前端背侧，将刀片对准刀柄凹槽处，顺势向下使刀片插入刀柄凹槽内。

⑥整理手术台面，按照使用顺序分区摆放，便于术中的拿取和使用，刀柄和卡局式注射器等锐器端用纱布保护。

（三）医护配合

在牙种植手术开始之前，需保证种植机各部分连接无误，包括正确连接吸引装置、冲水管、种植弯机和马达，检查种植机是否正常通电，检查蠕动泵和种植弯机是否正常运转。在种植手术中，良好的医护配合是种植手术高效完成的基础保障，不仅能缩短手术时间，提升种植手术效率，也能减轻患者痛苦，提高患者的满意度。接下来以某品牌种植机为例，介绍牙种植机的操作流程。

1. 准备种植相关用物

操作前检查种植机功能完好，准备好种植相关用物，种植机摆放于带有刹车装置的治疗车上，治疗车脚轮应处于刹车状态（图3-6-2）。

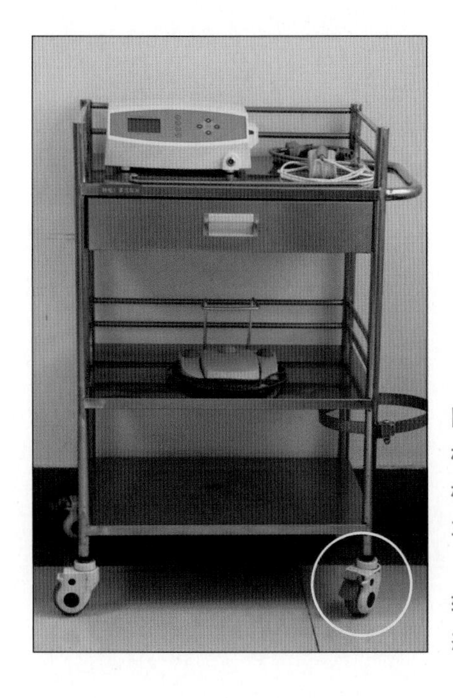

图3-6-2　准备种植相关用物，将种植机摆放于带有刹车装置的治疗车上（圆圈示治疗车脚轮应处于刹车状态）

2. 悬挂0.9%氯化钠注射液（冷却）

护士先安装悬架，再将0.9%氯化钠注射液瓶（冷却）挂于悬架上（图3-6-3）。

3. 连接马达线接口

护士手持马达线接头，找出马达线接头端的红点与种植机正面接口处的红点，对齐后再插入（图3-6-4）。在种植手术中，弯机的运转是由马达提供动力，须按照安装要求正确连接马达。

4. 连接脚踏连线

护士找出脚踏连线接口端与种植机背面脚踏连线接口处的插槽，将其对准后再进行对接（图3-6-5）。

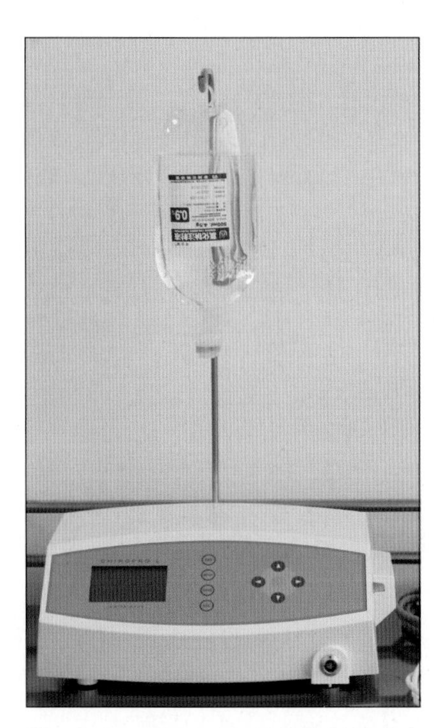

图3-6-3　将0.9%氯化钠注射液（冷却）挂于悬架上

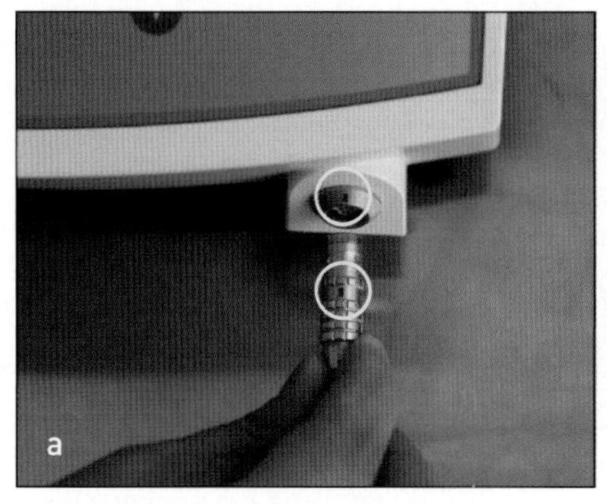

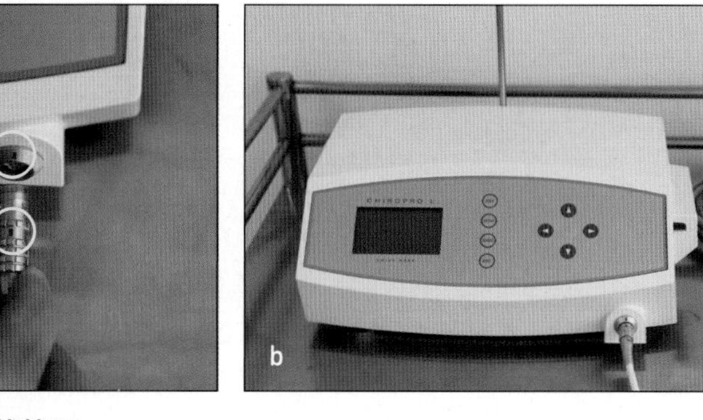

图3-6-4　连接马达线接口

a. 将马达接头端的两个红点相对，再插入（圆圈示）

b. 马达管线连接完成

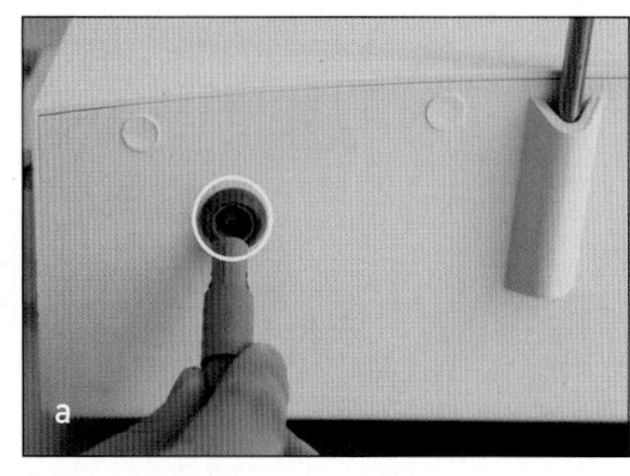

图3-6-5　连接脚踏连线

a. 将脚踏连线接口端卡槽相对，再对接（圆圈示）

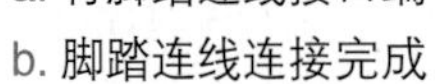

b. 脚踏连线连接完成

5. 打开电源开关

护士接通电源，开启种植机背面的电源开关（图3-6-6），观察种植机正面的屏幕可进入正常界面，说明该设备可正常使用。

6. 进入种植界面

电源打开后，可观察到显示屏上出现治疗模式界面，选择“Implantology”种植系统（图3-6-7），按下“OK”键确认后可进入种植系统的界面。

7. 调节参数

进入种植系统的工作界面后，可观察到在不同的程序中，屏幕上会出现相应数值变化。那么在医生术中操作时，如果需要改变屏幕上的参数，可以由护士调整主机界面上相对应的参数按键（图3-6-8）。当需要选择参数类别时，可以按主机正面的上下键来选择，包括冲水量、扭矩和转速等；按左右键调节相应参数的数值大小，一般情况下，骨质越硬需要扭矩越大，进而需要的冲水量也越大。

8. 连接弯机与冲水管

助手连接冲水管出水口与弯机尾部细长接口（图3-6-9）。

9. 连接机臂套

助手将弯机头穿入一次性机臂套，露出弯机尾部（图3-6-10）。

10. 连接冲水管与0.9%氯化钠注射液（冷却）

将冲水管接头与0.9%氯化钠注射液瓶（冷却）相连（图3-6-11）。

11. 安装蠕动泵内软管

手持软管，竖直放入蠕动泵中，将其正确安装后，合上盖子（图3-6-12），如果盖子无法关闭，说明软管未安装到位。蠕动泵内软管须确保安装到位，以免弯机头部漏水。

12. 弯机与马达对接

护士与助手在无菌原则下连接弯机与马达，需将马达与弯机尾部卡槽对齐后，再进行对接（图3-6-13）。

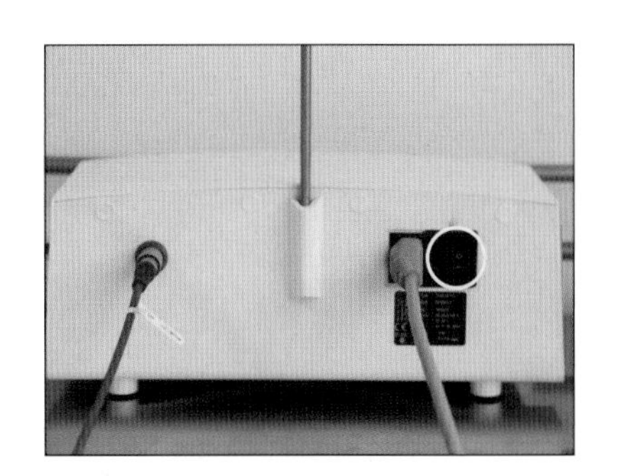

图3-6-6　打开种植机背面的电源开关（圆圈示）

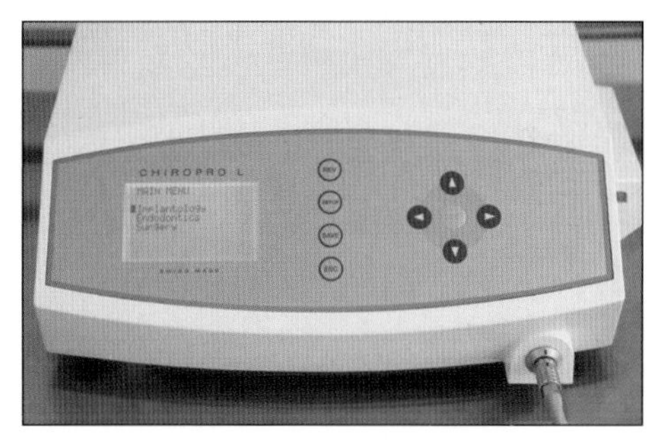

图3-6-7　在显示屏上选择“Implantology”种植系统，按下“OK”键确认

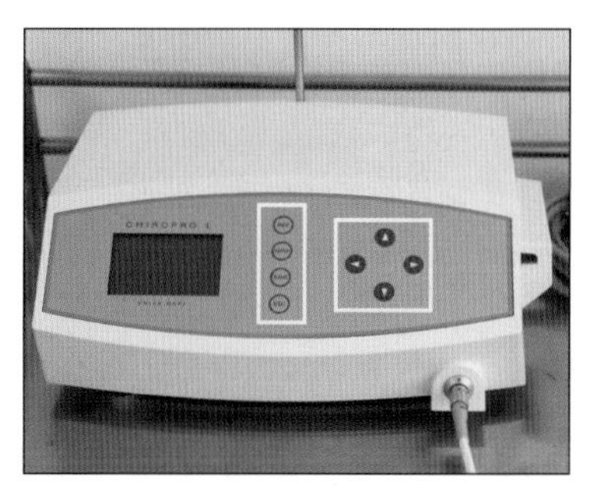

图3-6-8　种植机主机正面参数调节按钮（方框示）

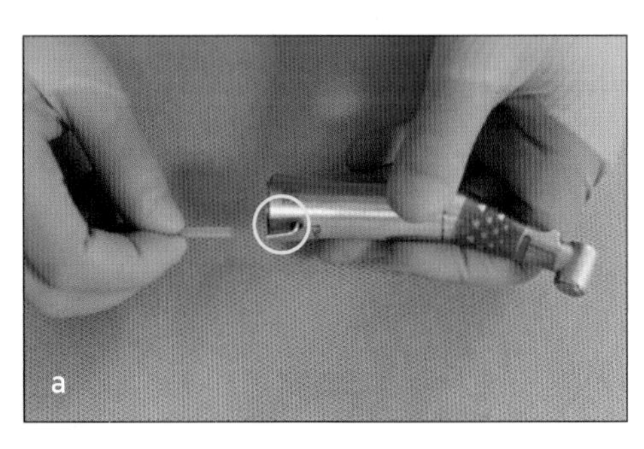

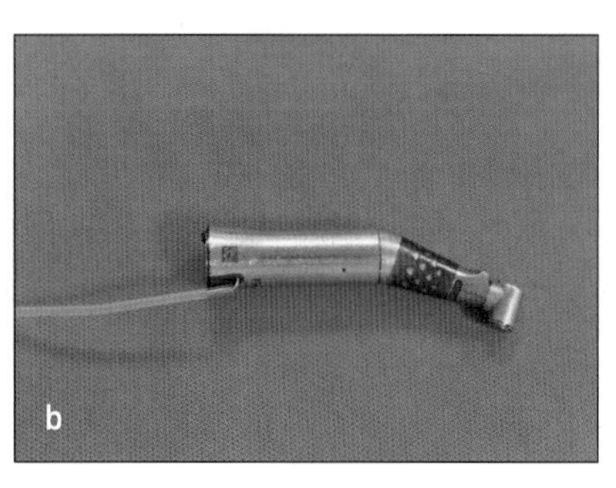

图3-6-9　连接弯机与冲水管

a. 助手将冲水管插入弯机尾部细长接口（圆圈示）

b. 冲水管与弯机连接完成

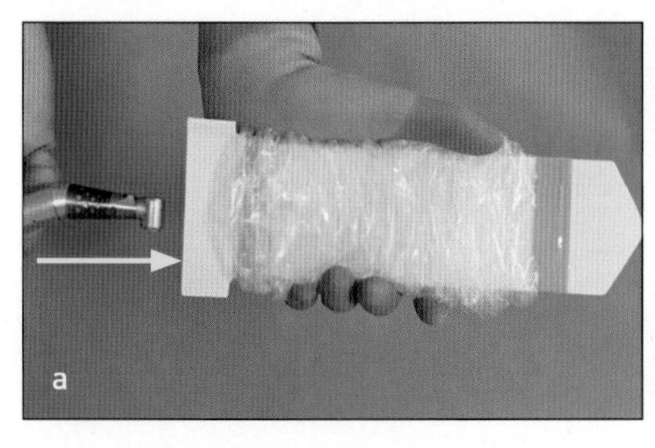
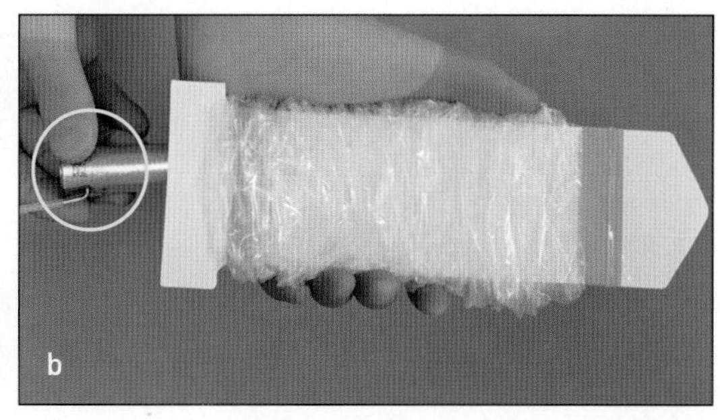

图3-6-10　连接机臂套
a. 沿箭头方向将弯机头穿入一次性机臂套
b. 露出弯机尾部（圆圈示）

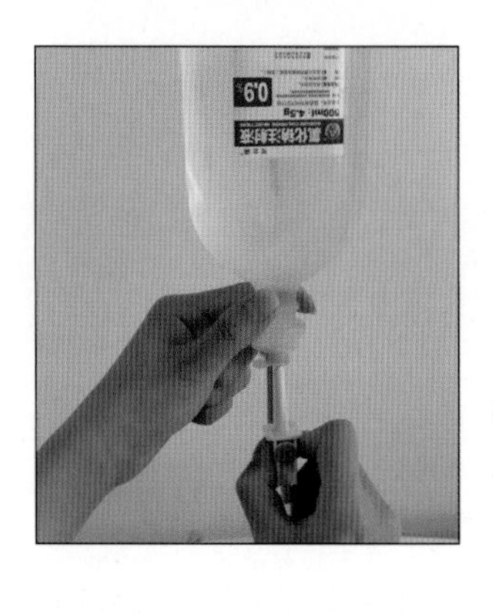

图3-6-11　将冲水管接头与0.9%氯化钠注射液瓶（冷却）相连

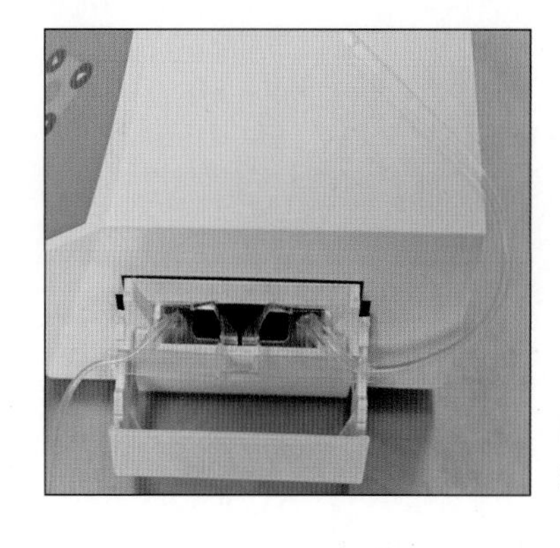

图3-6-12　安装蠕动泵内软管

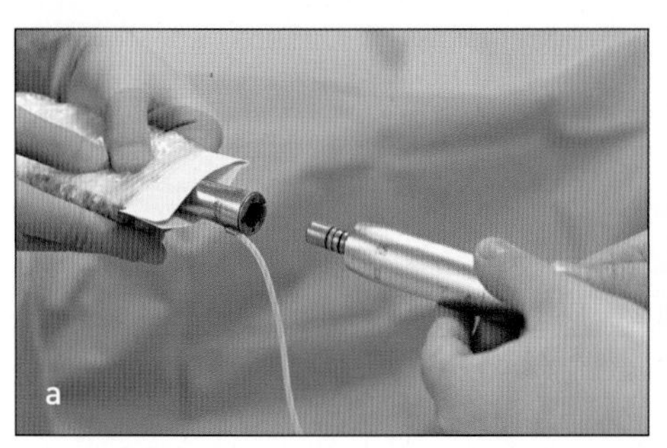
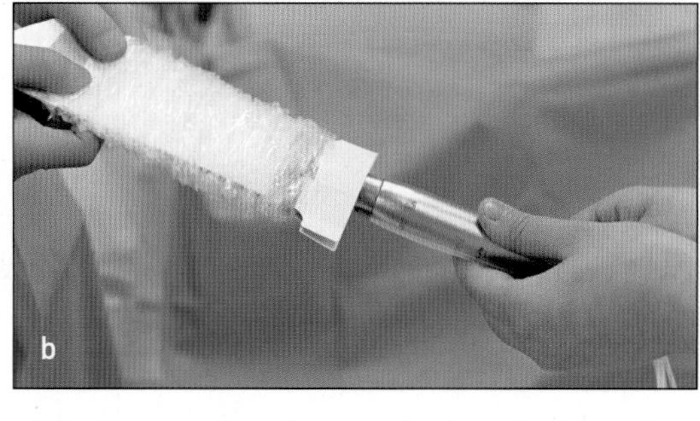

图3-6-13　弯机与马达对接
a. 将马达与弯机尾部卡槽对齐后，再进行对接
b. 弯机和马达连接完成

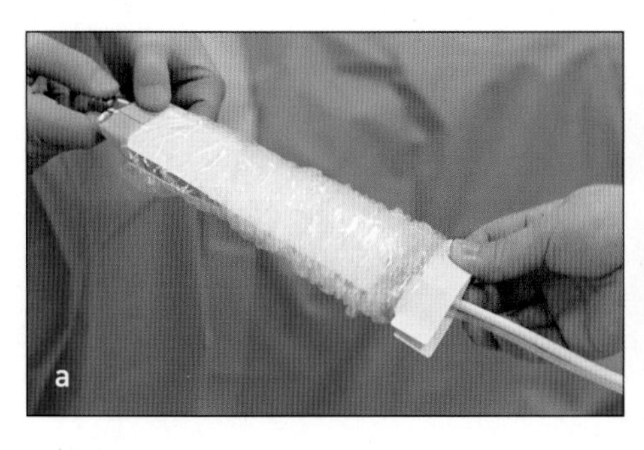
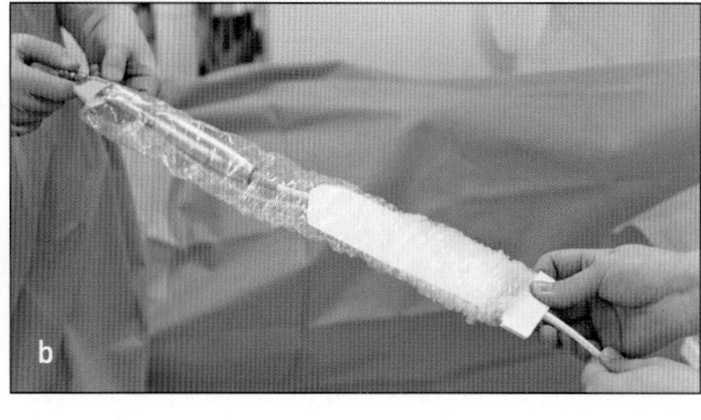

图3-6-14　连接一次性机臂套
a. 助手需手持弯机头部和机臂套前端
b. 护士牵拉机臂套尾部

13. 连接一次性机臂套

护士与助手在无菌原则下连接一次性机臂套，助手需手持弯机头部和机臂套前端，护士将机臂套尾部向下牵拉（图3-6-14），因机臂套有一定的长度，可覆盖马达及部分马达线，以免污染手术台面。机臂套连接完成后将机臂套妥善整理，固定机臂套时需外露弯机头部，再将弯机头外露放于弯盘备用（图3-6-15）。

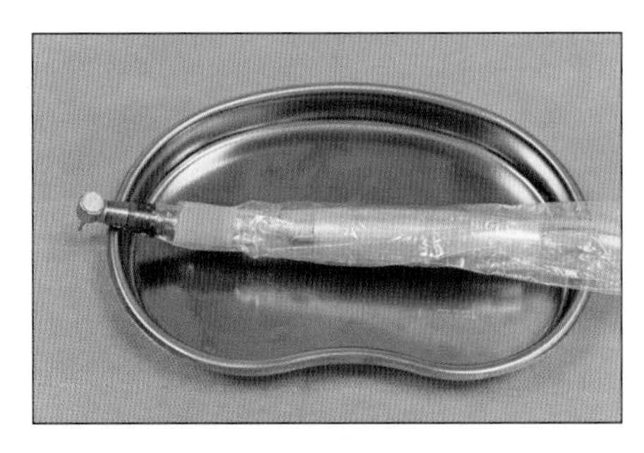

图3-6-15　弯机头外露放置于弯盘上

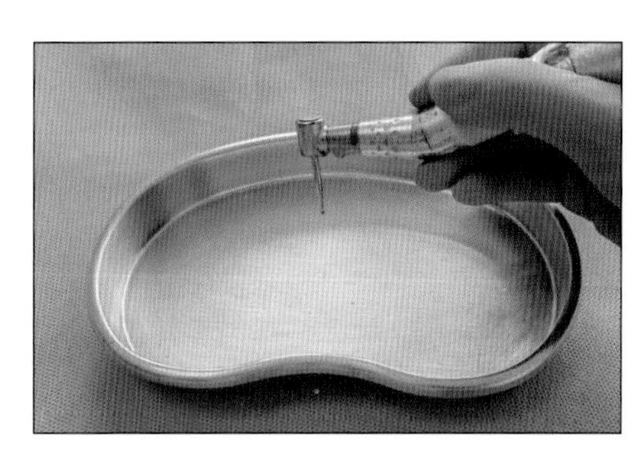

图3-6-16　助手需手持弯机在弯盘上方操作，且需将弯机头朝下

14. 检查弯机运转状态

弯机与马达连接完成后，助手轻踩脚踏数秒，排出冲水管内空气。此步骤可检查弯机头部是否正常出水，也可检测弯机是否能由马达驱动，在踩下脚踏之前，助手需手持弯机在弯盘上方操作，且需将弯机头朝下（图3-6-16），使弯机头部喷出的水能流入弯盘，以免污染手术台面。

15. 控制脚踏

助手在术中须遵循无菌原则，协助牵拉口角，暴露手术视野，及时吸唾，规范传递器械。为方便医生手术操作，可在术中通过控制脚踏上的按钮来控制出水、选择程序和选择正反转（图3-6-17）。

（1）出水控制开关

可根据手术需要，选择是否出水（图3-6-18和图3-6-19）。

（2）程序调整按钮

根据手术需要，通过控制程序调整按钮，选择下一程序或返回上一级程序（图3-6-20）。

（3）正反转调整按钮

当医生在操作过程中，需要改变正反转时，可由护士在种植机主机上操作，也可由医生通过控制正反转调整按钮来进行切换（图3-6-21和图3-6-22）。在手术中，当使用螺纹成型钻或植入种植体时为正转，相反，当需要退出螺纹成型钻或取出种植体时，

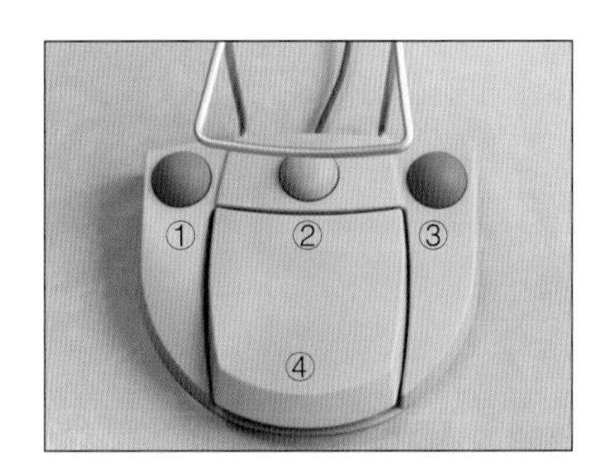

图3-6-17　脚踏

①出水控制开关；②程序调整按钮；③正反转调整按钮；④踏板

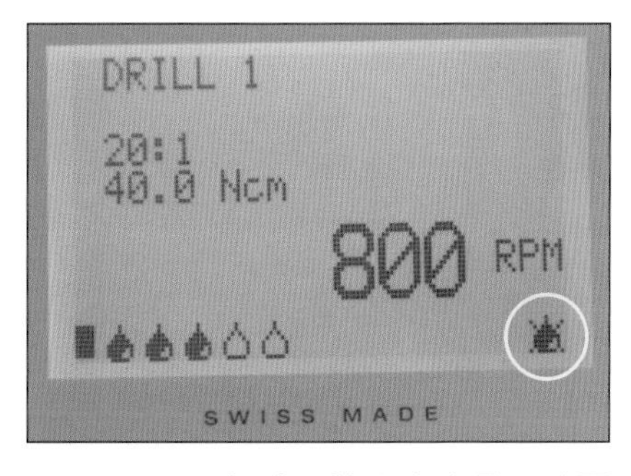

图3-6-18　蠕动泵停止出水界面（圆圈示）

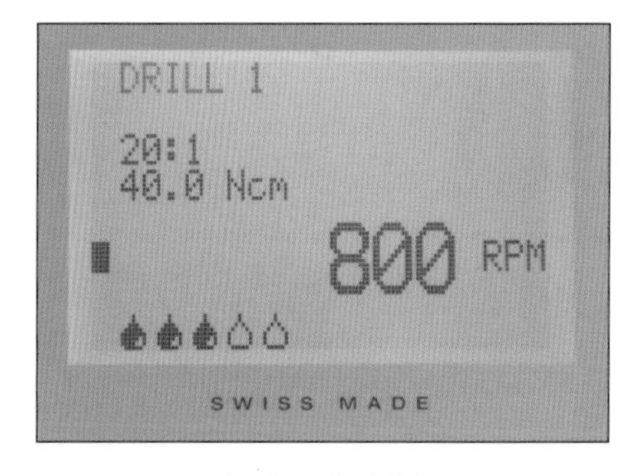

图3-6-19　蠕动泵出水界面

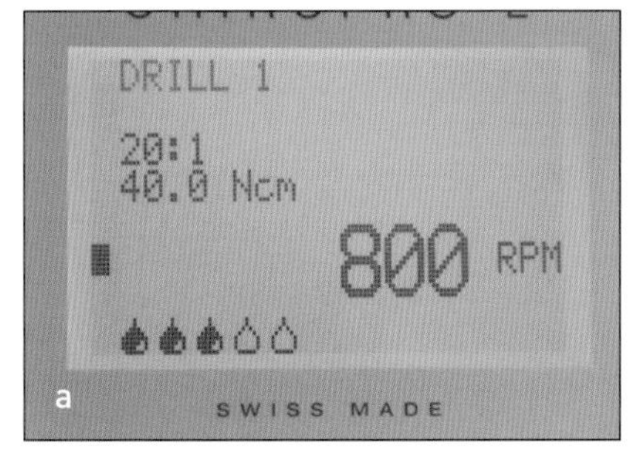

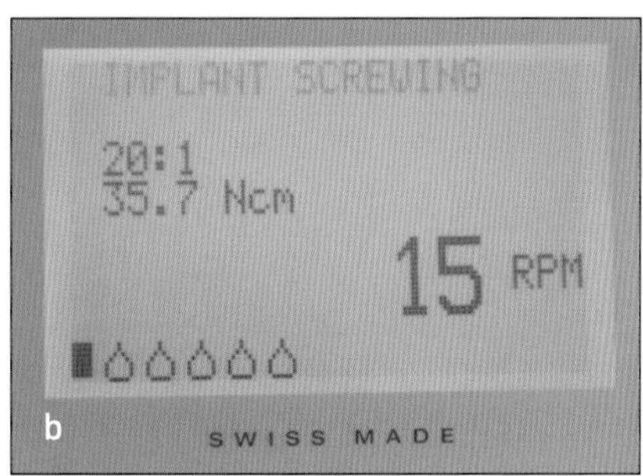

图3-6-20　在不同的程序界面，显示屏有相应的参数变化

a. 扩孔界面

b. 植入界面

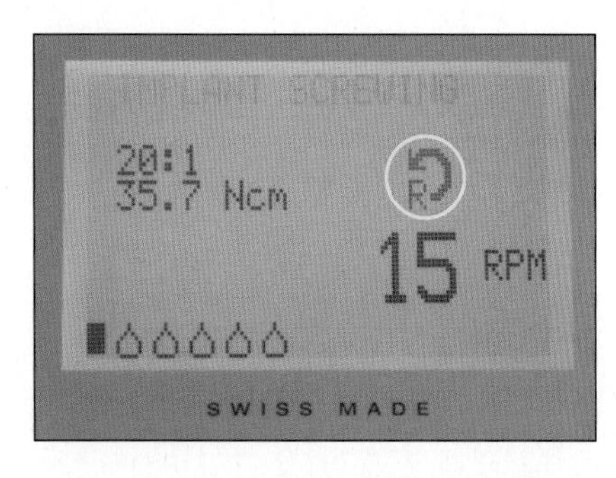

图3-6-21 显示屏为反转状态

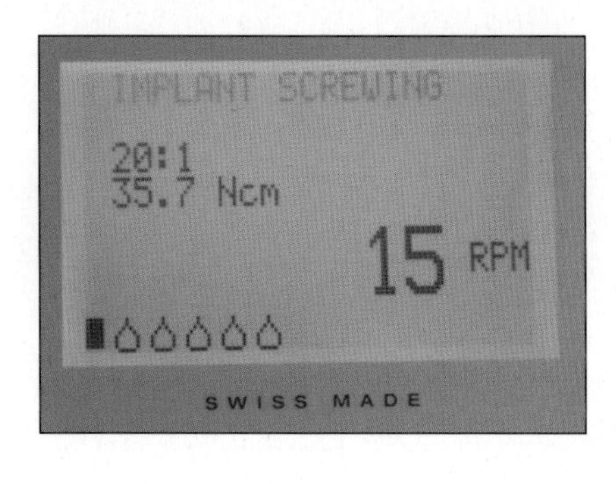

图3-6-22 显示屏为正转状态

可以踩下正反转调整按钮，启用反转功能。

（4）踏板

医生在手术过程中，当需要调节转速大小时，可根据踩下踏板的力度来控制。

通过以上内容介绍，我们已了解种植术前种植机的连接相关注意事项，以及在术中医生可以通过控制脚踏来调整操作程序、转速和扭矩等。那么在种植手术过程中，当植入不同的种植系统或在不同的牙槽骨质中进行种植时，所需要的转速和扭矩也不同，根据Lekholm和Zarb的分类方法，将牙槽骨的骨密度分为4类（表3-6-1）。

骨质的条件决定了种植体的初期稳定性，而种植体的初期稳定性是种植治疗成功的关键因素。当种植体植入骨质差的部位时，无法保证种植体的稳定性。因此，术前对患者的骨质和骨量进行评估，有助于提高初期稳定性，从而提高种植手术的远期成功率。在

表3-6-1 牙槽骨的骨密度分类

骨质分类	图片	骨质特点
Ⅰ类		几乎均由皮质骨构成，只有极少量的密集骨小梁
Ⅱ类		较厚皮质骨包绕密集排列的骨小梁
Ⅲ类		薄层皮质骨包绕密集排列的骨小梁
Ⅳ类		薄层皮质骨包绕疏松排列的骨小梁

临床中，比较理想的种植患者骨质为Ⅱ类骨和Ⅲ类骨，对于骨质偏硬的Ⅰ类骨患者，则种植手术所需要的转速和扭矩相对较大。

种植体的常规植入过程包括：制备种植窝洞、颈部成型、螺纹成型和最后植入种植体（具体种植体植入过程详见第1章第1节种植一期手术操作技术）。

（四）术后处置

1. 患者处置

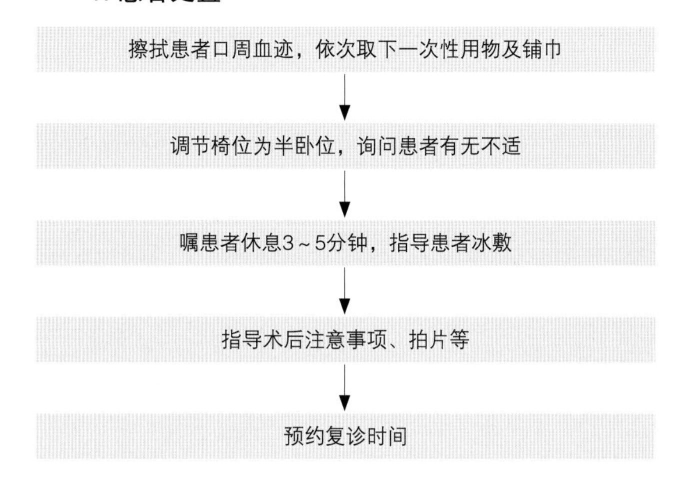

2. 用物处置

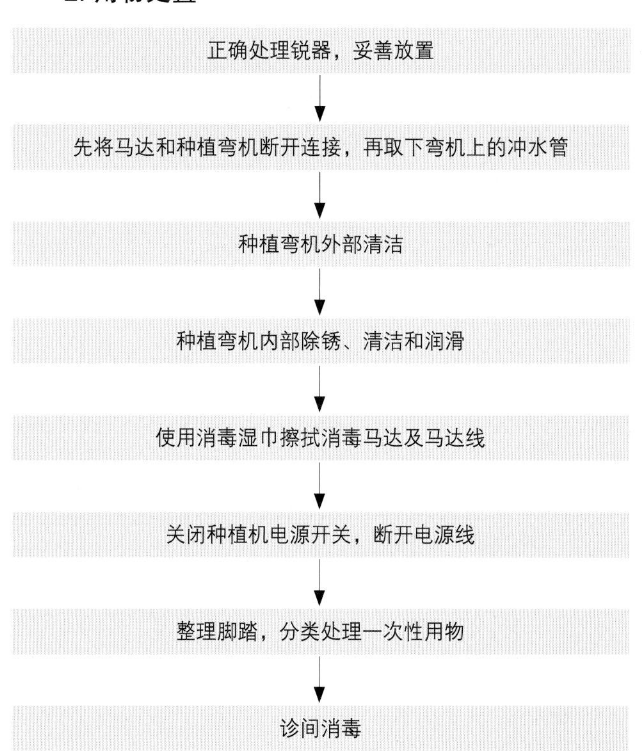

四、风险控制

1. 操作时严格执行查对制度，包括术前患者核查和高值耗材核查，高值耗材拆包装之前，需与医生进行双人核对。

2. 严格无菌操作，做好标准防护，正确连接管道、器械和设备，规范传递器械，避免针刺伤的发生。

3. 密切观察患者生命体征，操作间隙可询问患者有无不适，必要时使用心电监护仪监测生命体征，或在镇静监护下进行种植手术。

4. 操作过程中有效配合，协助医生牵拉口角，及时吸唾，使用吸唾管清理口内唾液、血液和冲洗液等，充分暴露术区，保证术区视野清晰。

5. 种植弯机使用前需检查弯机是否可以正常转动，操作前需正确安装钻针。种植弯机使用过程中须要轻拿轻放，应避免重摔。

6. 定期将马达及马达线高温高压消毒灭菌，以降低损耗。

7. 对于种植机的相关用物处置，须在拔掉电源线后进行。

8. 牙种植机须按照厂家说明，定期进行维护保养，以延长使用时间。

综上所述，在口腔种植手术中，娴熟的操作技术和良好的医护配合，是种植手术圆满完成的基础。医护人员不仅要在术前做好相关术前准备和正确连接种植机各管路，还要在术后正确指导患者用药及局部间断冰敷等术后注意事项。医护人员细致的讲解及娴熟的操作将进一步取得患者的信任，缓解患者恐惧焦虑的心理，为良好的医护患关系打下基础。

推荐阅读

[1] 宫苹. 口腔种植学[M]. 北京: 人民卫生出版社, 2020.
[2] 阚文娇, 樊卜熙, 刘旭, 等. 387例种植牙患者的牙槽骨骨质量回顾性分析[J]. 中国口腔颌面外科杂志, 2019, 17(1):58-61.

7 第7节 显微镜操作技术

显微技术在外科手术中的应用已经达到了60余年，而在口腔领域中的应用也有40余年的时间。我们知道凸透镜具有放大成像的功能，显微镜便是利用凸透镜的此功能，在临床工作中将人眼不能分辨的微小物体，通过显微镜将微小物体放大到人眼能分辨的尺寸。在口腔种植治疗过程中，显微镜可以改善医生在操作中的视野，使看到的物体更加细微化，这样能够确保更加精确的治疗，以提高治疗的疗效，并且有助于提升患者的就诊舒适度。同时显微镜还配备了记录功能，由显微镜自带的显示器实时呈现拍摄和摄像的记录。

一、目的

制订使用显微镜的标准操作流程，规范医护人员的操作。

二、适用范围

本流程适用于口腔种植治疗室的医护人员。

三、操作流程

目前常用显微镜多种多样，可根据不同的需求及使用习惯进行选择，本节将以某显微镜的操作流程进行介绍。我们以显微镜缝合手术（此前已完成相应操作）为例，进行讲解。

（一）评估

1. 环境评估

环境是否宽敞、明亮、舒适、安全、温湿度适宜并具备空间充足的手术间。

2. 患者评估

（1）全身情况

了解患者有无全身系统疾病，有无过敏史，有无种植体植入高风险因素（如糖尿病、骨代谢疾病和内分泌疾病等），以及女性患者是否在生理期。

（2）口内情况

①协助医生检查缺牙位点骨组织和软组织情况，包括缺牙的原因和时间、缺牙部位的修复间隙、天然牙及全口牙周状况、咬合状态、开口度等。

②根据需求协助医生开具影像学检查，评估缺牙区的骨质和骨量、相邻结构有无异常等。

（3）实验室检查

包括血常规、血糖指标、凝血功能及感染标志物等项目，了解患者近期的身体状况。

（4）心理-社会状况

简单介绍操作的目的，操作时长，了解患者的心理预期，为患者答疑解惑，获得患者的信任与配合，以舒缓患者的紧张、担忧等情绪。

（二）准备

1. 环境准备

（1）口腔种植治疗室应设计合理，环境宽敞、明亮，分区明确，配备专门的洗手池和手术准备室，设有患者通道、医护人员通道和污染器械通道，防止交叉感染。常规做好空气消毒和物体表面消毒，配备空气消毒机。基础设施齐全，包括手术无影灯、牙科综合治疗台、种植机、边柜和器械预处理池等；配备急救设备，包括心电监护仪和氧气装置等。

（2）将显微镜整机放置于患者6点～9点位置，主要是为了方便护士在能够观察到显微镜屏幕的同时，也能够随时根据手术内容调整、移动显微镜各个组件以接近术区，辅助医生的诊疗操作（图3-7-1）。

2. 用物准备

（1）无菌手术包

①手术布包1套：手术衣2件、方巾3张（包括头巾1张和胸前治疗巾2张）、孔巾1张、弯盘1个（内含无菌杯2个）。

②外科手术器械盒1套：包括口镜、显微镊、刀柄、平镊、弯镊、显微持针器和线剪（图3-7-2）。

（2）一次性用物

棉签、缝针缝线、纱球、负压吸引管、尖头吸唾管和冲洗空针等（图3-7-3）。

（3）其他用物

0.9%氯化钠注射液（常温）（图3-7-4）。

（4）显微镜及镜头组件

口腔科显微镜一般为立式结构，由镜头光学组件、支架和电气三大部分构成，其中支架部分包括大横臂、小横臂、120° 挂壁、立柱及底座，可外接录影设备及显示器等（图3-7-5）。

（5）急救物品

口腔种植治疗室应常规配置抢救车和相关仪器设备，例如心电监护仪、氧气装置等，保障医疗安全。

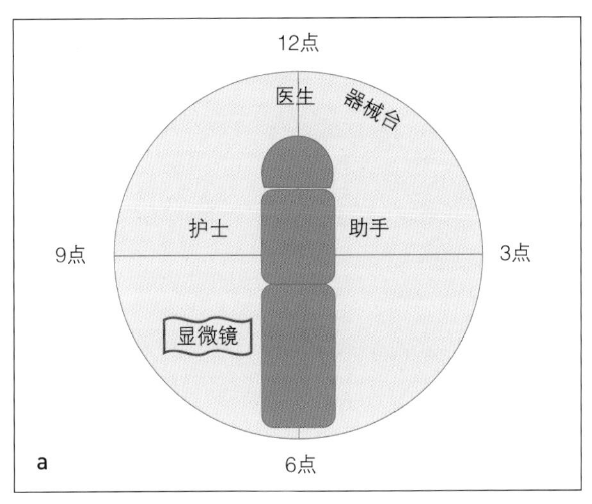

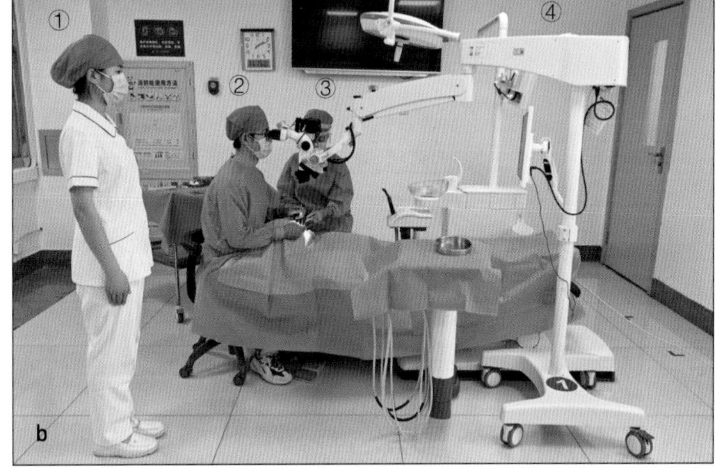

图3-7-1 显微镜摆放位置

a. 示意图

b. 实景图：①护士；②医生；③助手；④显微镜

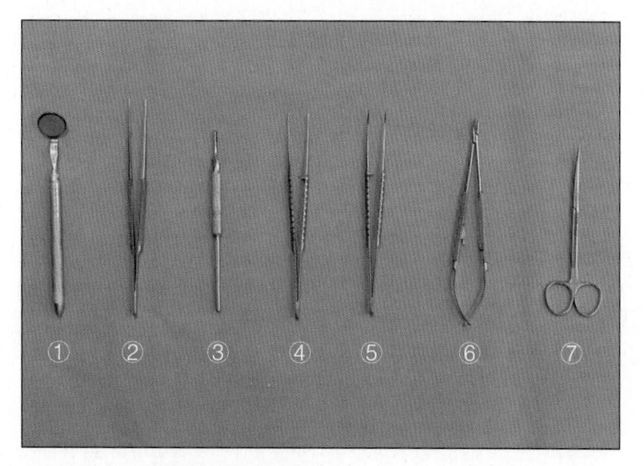

图3-7-2　外科手术器械盒

①口镜；②显微镊；③刀柄；④平镊；⑤弯镊；⑥显微持针器；⑦线剪

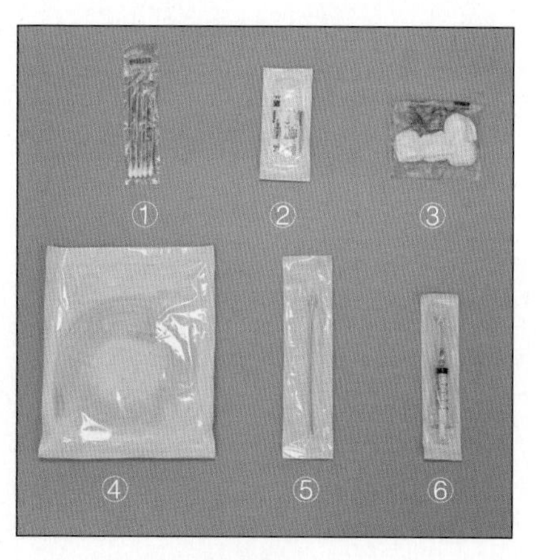

图3-7-3　一次性用物

①棉签；②缝针缝线；③纱球；④负压吸引管；⑤尖头吸唾管；⑥冲洗空针

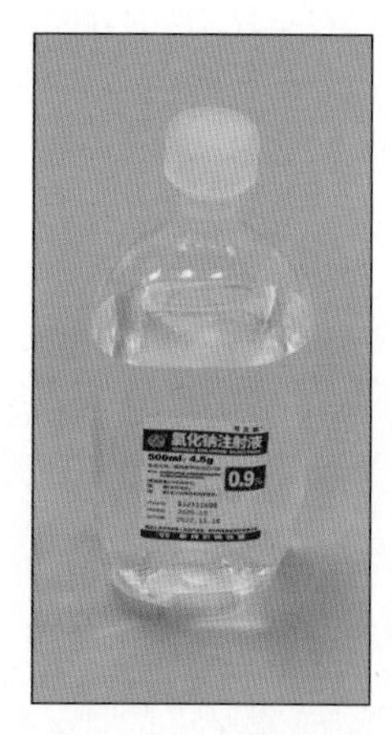

图3-7-4　其他用物

0.9%氯化钠注射液（常温）

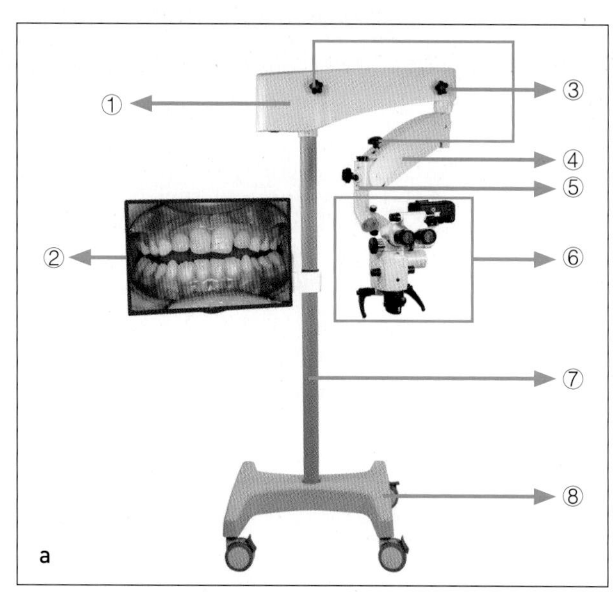

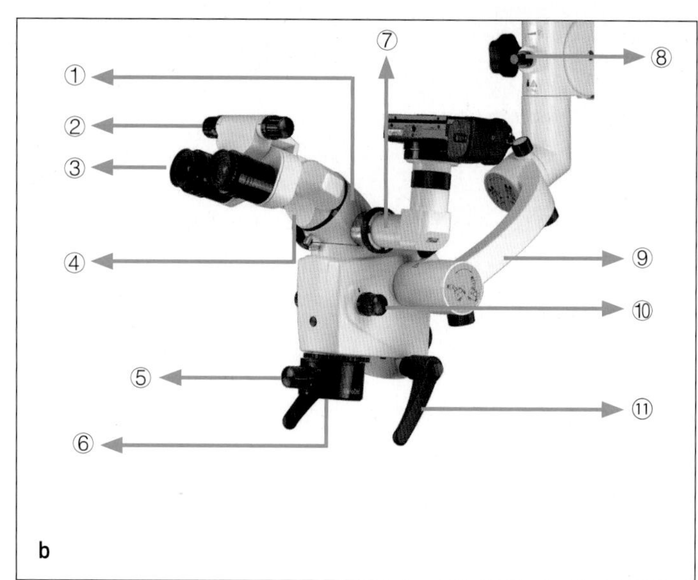

图3-7-5　显微镜及镜头组件

a. 显微镜：①大横臂组件；②显示屏；③关节锁紧按钮；④小横臂组件；⑤120° 挂壁；⑥镜头组件；⑦立柱；⑧底座

b. 镜头组件：①30° 光学延长器集成立体分光器；②精确瞳距调节机构；③高眼点广角目镜；④0° ~ 190° 变角双目镜筒；⑤变焦大物镜；⑥照明系统；⑦数码相机接口；⑧关节旋紧按钮；⑨120° 平衡挂壁；⑩6挡手动变倍；⑪万向把手

3. 患者准备

（1）核对患者信息

协助医生核对患者姓名、年龄等基本信息，协助患者放置随身物品，嘱患者将手机调为静音。

（2）测量生命体征

测量患者的基础生命体征并做好记录，针对患有全身系统疾病及其他特殊情况的患者，视情况在心电监护下开展手术，必要时监测血糖。

（3）询问进食情况

常规手术术前，询问患者进食情况，评估手术时长，避免空腹状态下行局部麻醉手术，以免发生低血糖等不适症状。

（4）面部要求

面部不化妆、头发较长者戴一次性帽子，建议男性患者术前剃胡须。

（5）术前指导

讲解手术过程及术中注意事项，术中若出现小器械掉落至口中的情况，应立即头偏向掉落侧，不要惊慌、不要说话或做吞咽动作，以免出现误吞、误吸的情况。

（6）患者口内及口外皮肤消毒

①口内消毒：合理选用消毒剂，口内消毒可选用1%聚维酮碘消毒液，漱口3次，每次含漱1分钟。

②口外消毒：面部及口外皮肤消毒可选用5%聚维酮碘溶液。消毒范围：上至眶下缘、下至颈上部、两侧至耳前。

4. 护士准备和助手准备

（1）护士准备

①护士着装整齐，穿工作服、戴一次性口罩和帽子。

②在进行无菌操作前，需进行七步洗手法洗手。

③依次打开无菌包，传递工具盒和一次性无菌物品，并与助手双人核对清点数量。

④与助手共同连接吸引装置。

⑤根据手术牙位调节灯光。

（2）助手准备

①助手规范着装，即穿手术衣、戴一次性口罩和帽子、戴防护面屏、外科洗手及外科手消毒、戴无菌手套。

②在进行无菌操作前，需进行外科洗手和外科手消毒、穿无菌手术衣、戴外科手套。

③协助医生依次铺头巾、胸前治疗巾和孔巾。

（三）医护配合

在临床工作中，娴熟的操作技能、良好的医护配合，不仅能提高医疗质量，还能提高手术效率、缩短治疗时间、减轻患者痛苦、提升患者满意度，这也是手术成功的重要因素之一。接下来讲解显微镜的操作流程。

1. 医生体位调节

协助调整医生椅高度，使医生大腿与地面平行，小腿与地面垂直；椅背角度可略向前倾5°左右，适应下背部正常的腰椎曲线；保持腰部、颈部的自然直立放松状态，上臂自然贴于躯干两侧，前臂与手肘水平，肘关节成90°弯曲。医生椅应足够靠近患者头部以便操作。经以上调整之后，医生的整体体位都处于一个舒适自然的状态，并且有益于医生的长期健康（图3-7-6）。

2. 患者体位调节

协助医生调节患者体位，基本原则为满足医生观察及操作即可。具体要求为：将患者口腔调至与术者前臂位于同一水平面，垂直向上位于手部正下方，具体椅位根据治疗牙位区域不同而调整。当治疗区域为上颌时，将椅位放至平躺，使患者上颌垂直于地面；当治疗区域为下颌前牙区时，使患者下颌与垂直面成20°～30°；下颌后牙区时，使患者下颌与垂直面成10°左右。

3. 显微镜调节

显微镜在各个部分之间都有可动关节进行连接，可以通过旋钮调节关节的松紧。使用时应当将其调节至松紧适度的状态，在该状态下，显微镜各个部件可以被灵活移动，但在不施加外力时能够保持稳定不发生移动。绝大多数情况下，应保持显微镜为垂直状态，调至物镜正对患者口腔操作区域，目镜靠近医生眼部即可。

4. 调节瞳距

调节时医生端坐平视，可以看见两目镜镜片上两个光点，调节显微镜高度使光点位于目镜中央。进一步贴近目镜，两眼分别可见两光圈，旋动旋钮，使两光圈重合为一个。记录调节好的瞳距便于下次直接使用（图3-7-7）。

5. 调节眼杯

旋动眼杯即可调节眼睛距离目镜镜片的距离，以

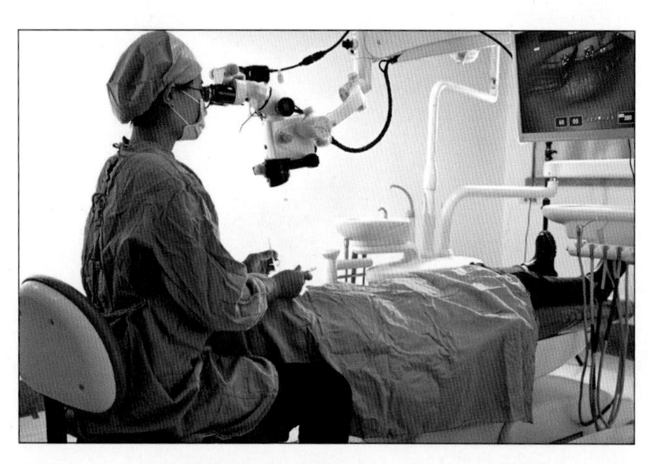
图3-7-6　使用显微镜的标准体位，小腿与地面垂直，大腿与地面平行，腰背直立，上臂自然下垂于身体两侧，前臂与地面平行，操作区域位于手部正下方，通过显微镜观察操作区域

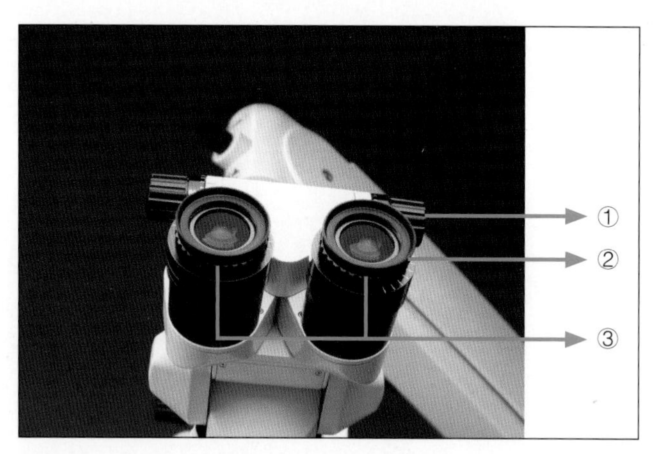

图3-7-7　显微镜目镜系统
①瞳距调节按钮；②眼杯；③屈光度调节圈

双眼观察最舒适为标准。一般情况下，建议不戴眼镜的医生将眼杯适当旋出（2～3环），而戴眼镜的医生可将眼杯完全旋进或只留少许（1环）。调节瞳距和眼杯都是为了医生的舒适观察，并为拥有清晰的视野打下基础。

6. 调节屈光度

屈光度表示屈光力的大小，指平行光线经过该屈光物质产生偏折的情况，调节好屈光度是看清术区的一项基本条件。将显微镜倍数放到最高挡，双目镜屈光度归零，找一个平面或标记十字的白纸放在显微镜视野中央，上下移动镜头，调节大物镜微调焦旋钮使双眼看到的视野清晰；锁死控制小横臂上下移动的关节旋钮确保定位在焦平面上。将显微镜倍数调回最低挡，再分别调节主、副视力眼的屈光补偿度数调节环，通过目镜可观察到从清晰到模糊，再从模糊到清晰的变化，找到可以看清的中间点或范围，记录读数便于下次直接调节使用。

7. 调节放大倍数

显微镜的放大倍数越大，镜下视野范围越小，景深越小（图3-7-8）。一般建议初学者先在小倍数下进行观察和手眼配合练习，此时视野范围较大，便于快速找到观察目标，景深较大，便于快速看清观察目标；观察清楚后再根据实际需求调高放大倍数。

8. 调节光源亮度

在手术时，不仅需要有放大的手术视野，还需要使手术视野明亮，光源是保证手术区域明亮便于观察的基本条件。使用时根据口内操作的牙位区域及放大倍数调节光源强弱，以能照亮目标区域的最低亮度为准，避免过亮对眼睛造成负担。目前的显微镜滤光系

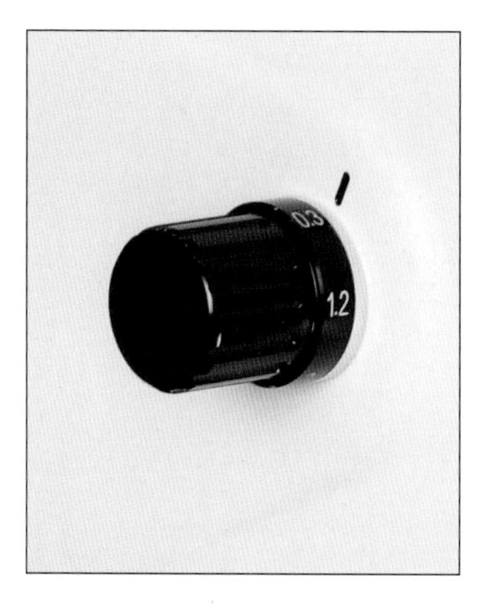

图3-7-8　变倍旋钮
显微镜的放大倍数越大，镜下视野范围越小，景深越小

统通常包括两种滤片，适用于不同的临床情况：橙色滤片可防止树脂材料过快固化，绿色滤片可以在手术血环境下看清微小神经血管（图3-7-9）。

9. 调节焦点

调节时，显微镜位置保持不动，物镜上配有调焦旋钮，调焦范围一般足够覆盖整个口腔深度，所以调节变焦旋钮就可以在不改变体位及显微镜高度的情况下看清整个口腔的细节（图3-7-10）。

10. 记录信息

记录使用信息（图3-7-11）。

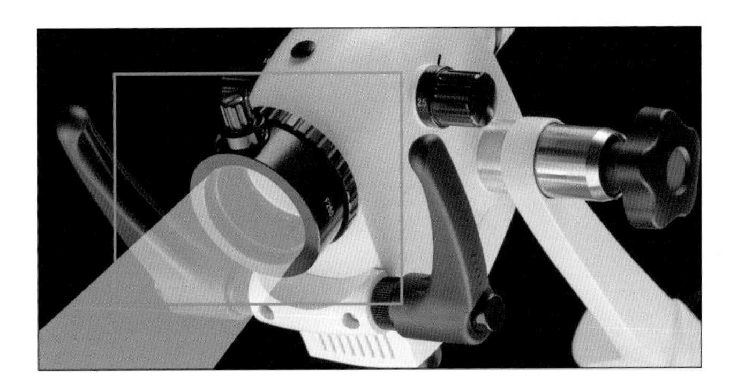

图3-7-9　照明及滤光系统

照明系统采用接近自然光色温的光线，稳定性更好，亮度更高，可以提供明亮、色彩真实的景象；滤光系统通常包括橙色滤片和绿色滤片

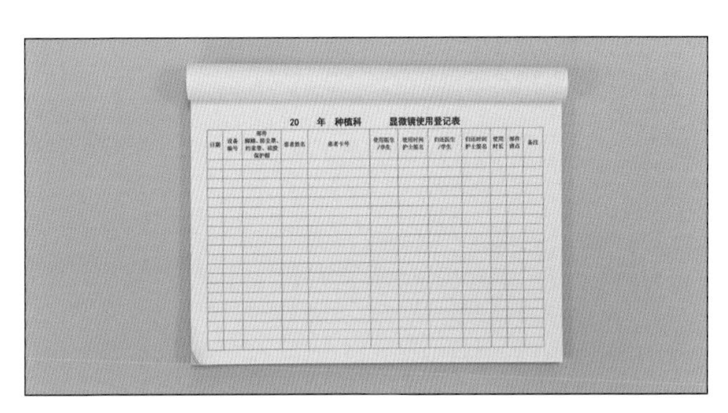

图3-7-11　记录使用信息登记本

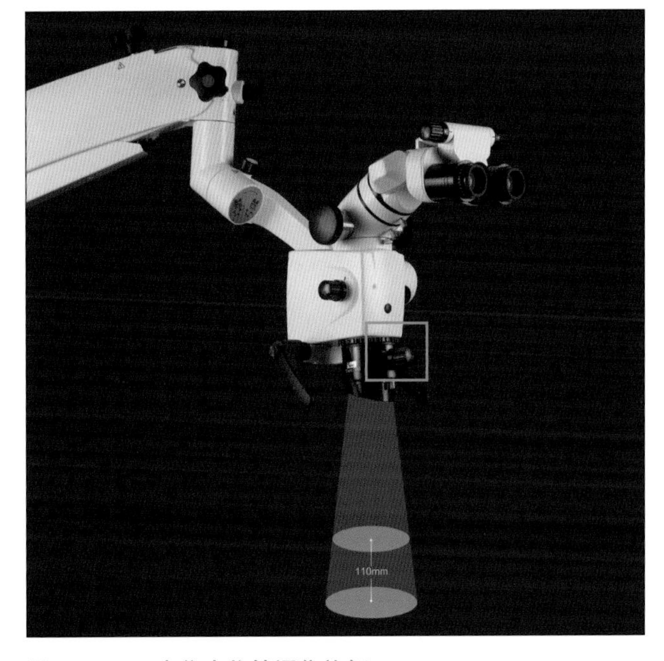

图3-7-10　变焦大物镜调焦旋钮

通过调节焦点，让操作的目标区域变得更加清晰

（四）术后处置

1. 患者处置

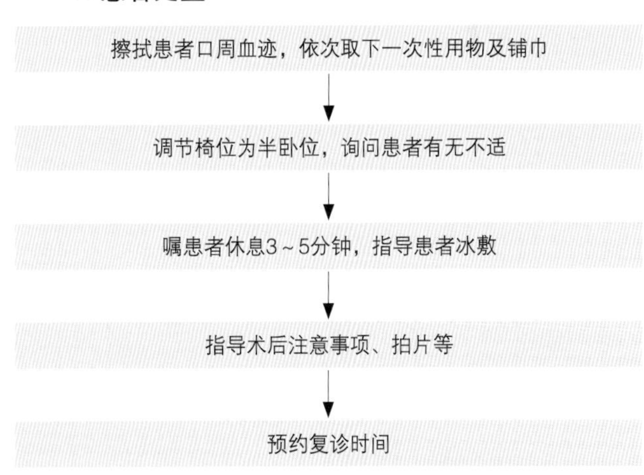

2. 用物处置

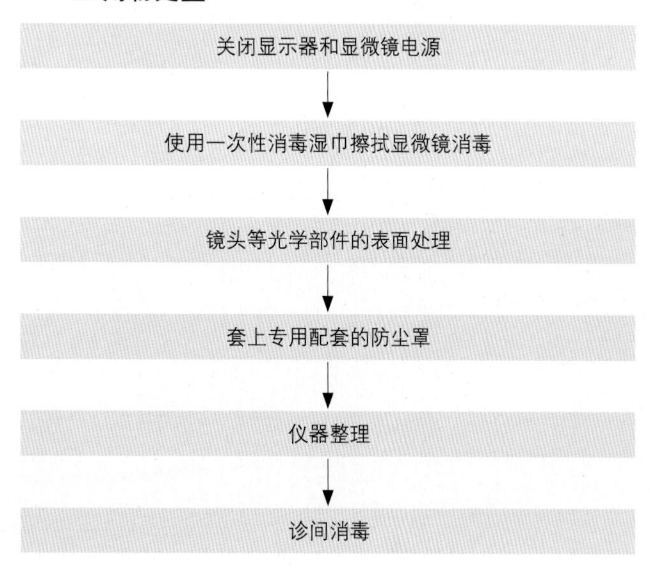

四、风险控制

1. 操作时严格执行查对制度，包括术前患者核查，需与医生进行双人核对。

2. 严格无菌操作，做好标准防护，正确连接管道、器械和设备，规范传递器械，避免针刺伤的发生。

3. 密切观察患者生命体征，操作间隙可询问患者有无不适，必要时使用心电监护仪监测生命体征，或在镇静监护下进行手术。

4. 防止小器械误吞、误吸，术前指导患者如何配合操作，若有小器械掉落口中，不要惊慌、不要说话，等待医生进一步操作取出；术中小器械可拴线使用，若发生小器械掉落可以及时将其拉出口中。

5. 操作过程中有效配合，协助医生牵拉口角，及时吸唾，使用吸唾管清理口内唾液、血液和冲洗液等，充分暴露术区，保证术区视野清晰。

6. 适当进行心理护理，针对紧张焦虑的患者，可以用简单轻松的言语进行交流。

7. 显微镜需按照厂家说明，定期进行仪器保养，以延长使用时间。

综上所述，使用显微设备辅助口腔操作的优点在于：显著放大手术视野中的组织，提高治疗精准性及工作效率；将照明系统和放大系统结合，提供更佳的照明条件，利于手术顺利进行；增大工作距离，改善医生体位姿势，保障工作者的健康，延长工作寿命；使助手可以看到和操作者同样的视野，能更好地协助手术进行；真实记录操作过程，便于后期学习，不断改进治疗技术。显微镜的使用在种植诊疗中的作用越来越重要，良好的医护配合，对顺利完成显微手术治疗有重要的临床意义。

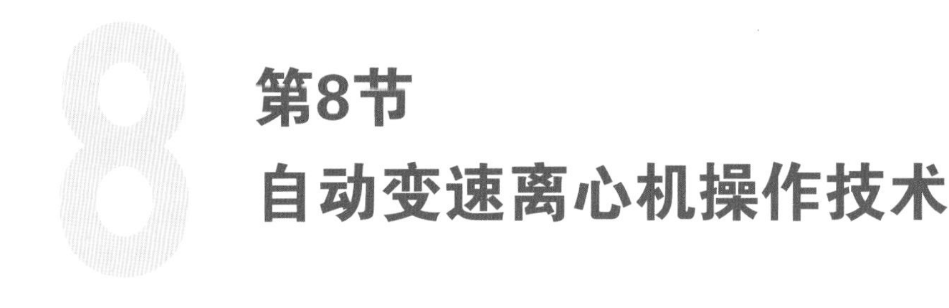

第8节 自动变速离心机操作技术

自动变速离心机主要用于制备凝胶态和液态的浓缩生长因子（concentrated growth factors，CGF），其是通过抽取自体静脉血液获得富含高浓缩生长因子的纤维蛋白，从而形成纤维网状支架，并可缓慢释放生长因子。在这个网状结构中，细胞可沿胶原纤维迁移并进行分化，进而具有促进软硬组织修复再生的潜能。

CGF主要由$CD34^+$细胞、白细胞、血小板α颗粒和纤维蛋白组成，在口腔种植领域，可用于上颌窦底提升、种植体周炎、即刻种植及位点保存等，从而有望促进术后软组织愈合、辅助引导骨再生等。CGF黏性高、抗张力强，施压成型后可制成致密且理想的屏障膜；同时，CGF在与骨代用品搅拌混合使用时，塑形好，可辅助骨组织愈合。由于CGF是取自患者自体血液，而非使用外来浓缩生长因子，在一定程度上既为患者节约了手术材料费用，也减少了免疫排斥风险。

一、目的

制订使用自动变速离心机的标准操作流程，规范医护人员的操作。

二、适用范围

本流程适用于口腔种植治疗室的医护人员。

三、操作流程

（一）评估

1. 环境评估

环境是否宽敞、明亮、舒适、安全和温湿度适宜，仪器设备性能是否完好。

2. 患者评估

（1）全身情况

了解患者有无全身系统疾病，有无过敏史，有无种植体植入高风险因素（如糖尿病、骨代谢疾病和内分泌疾病等），以及女性患者是否在生理期。

（2）口内情况

①协助医生检查缺牙位点骨组织和软组织情况，包括缺牙的原因和时间、缺牙部位的修复间隙、天然牙及全口牙周状况、咬合状态、开口度等。

②根据需求协助医生开具影像学检查，评估缺牙区的骨质和骨量、相邻结构有无异常等。

（3）查看患者检验报告，有无本技术所涉及的采血相关禁忌证

①潜在的血液病和血小板功能紊乱者。

②贫血及血小板减少的患者。

③其他潜在的禁忌证。

（4）评估患者局部皮肤和血管情况

①查看皮肤有无瘢痕、硬结或炎症。

②评估血管情况，选择合适的静脉，局部静脉需充盈及管壁富有弹性，便于术中静脉采血。

（5）心理-社会状况

了解患者的心理预期，为患者答疑解惑，获得患者的信任与配合，以舒缓患者的紧张、担忧等情绪。

（二）准备

1. 环境准备

（1）口腔种植治疗室应设计合理，环境宽敞、明亮，分区明确，配备专门的洗手池和手术准备室，设有患者通道、医护人员通道和污染器械通道，防止交叉感染。常规做好空气消毒和物体表面消毒，配备空气消毒机。基础设施齐全，包括手术无影灯、牙科综合治疗台、种植机、边柜和器械预处理池等；配备急救设备，包括心电监护仪和氧气装置等。

（2）自动变速离心机放置在稳定的桌面上（图3-8-1），以免因桌面不稳定，影响离心参数。同时，附近有可接通的电源。

2. 用物准备

（1）手术布包1套

手术衣2件、治疗巾3张（包括头巾1张和胸前治疗巾2张）、孔巾1张、机臂套1根、弯盘1个（内含无菌杯2个）。

（2）静脉采血用物

采血管、压脉带、安尔碘、一次性棉签和采血针（图3-8-2）。

（3）自动变速离心机及CGF工具盒

血纤维蛋白分离器皿、血纤维蛋白分离漏板、微粒器皿、血纤维蛋白注射器（2件）、薄膜压制钳、薄膜应用板、碾压器、血管钳和剪刀（图3-8-3）。

（4）其他用物

盛有无菌持物钳的无菌罐、0.9%氯化钠注射液（常温）、0.9%氯化钠注射液（冷却）、5%聚维酮碘溶液、1%聚维酮碘消毒液和局部麻醉药物。

（5）急救物品

口腔种植治疗室应常规配置抢救车、心电监护仪和氧气装置等，保障医疗安全。

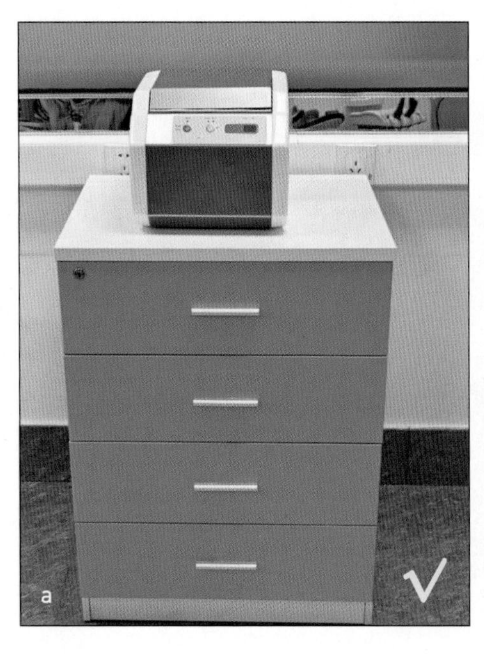

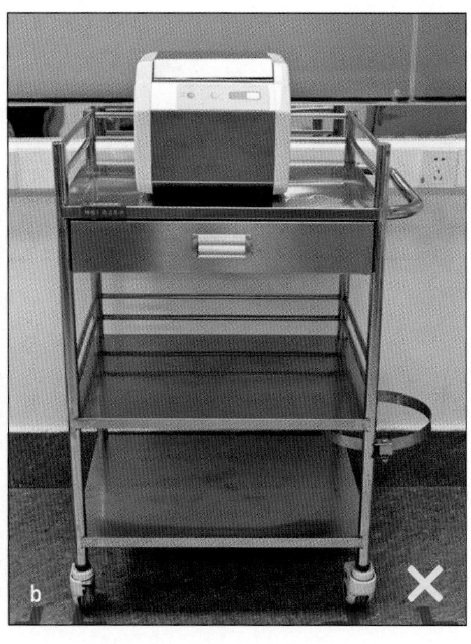

图3-8-1　自动变速离心机放置于稳定桌面

a. 正确：放置于稳定桌面

b. 错误：放置于不稳定治疗车

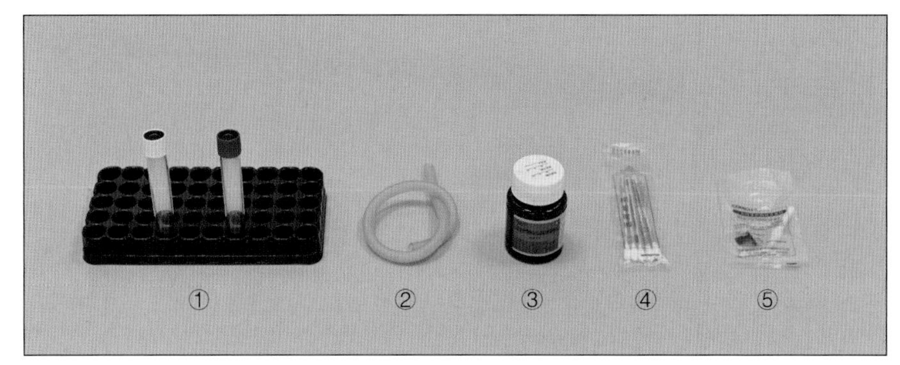

图3-8-2　静脉采血用物准备
①采血管；②压脉带；③安尔碘；④一次性棉签；⑤采血针

3. 患者准备

（1）核对患者相关信息

核对患者姓名、年龄、手术区域和手术医生等基本信息，协助患者放置随身物品，嘱患者将手机调为静音。

（2）测量生命体征

测量患者的基础生命体征并做好记录，针对患有全身系统疾病及其他特殊情况的患者，视情况在心电监护下行相关手术，必要时监测血糖。

（3）询问进食情况

询问患者术前进食情况，评估手术时长，避免空腹状态下行局部麻醉手术，以免发生低血糖等不适症状。

（4）面部要求

面部不化妆、头发较长者戴一次性帽子，建议男性患者术前剃胡须。

（5）术前指导

①讲解手术过程及术中注意事项，术中若出现小器械掉落至口中的情况，应立即头偏向掉落侧，不要惊慌、不要说话或做吞咽动作，以免出现误吞、误吸的情况。

②提前告知患者手术前有抽取自体静脉血液需求及相关注意事项。

③采血完成，告知患者用棉签按压穿刺点3～5分钟。若后期局部出现淤血，24小时后可用温热毛巾热敷，促进吸收。

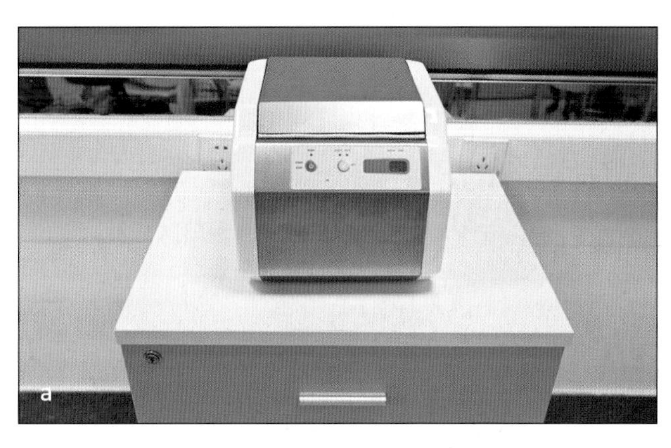

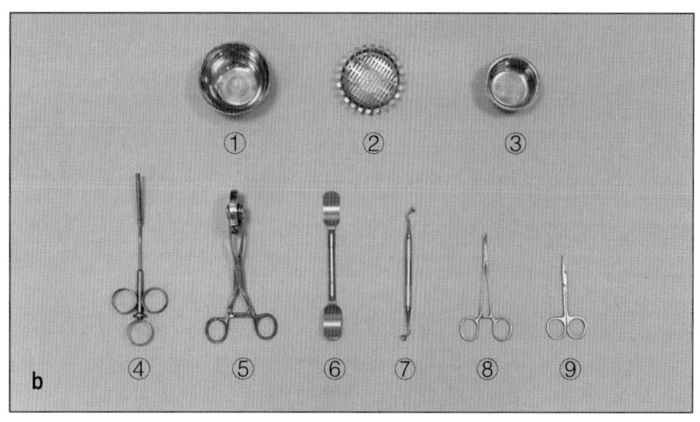

图3-8-3　自动变速离心机及CGF工具盒

a. 自动变速离心机

b. CGF工具盒：①血纤维蛋白分离器皿；②血纤维蛋白分离漏板；③微粒器皿；④血纤维蛋白注射器；⑤薄膜压制钳；⑥薄膜应用板；⑦碾压器；⑧血管钳；⑨剪刀

（6）患者口内及口外皮肤消毒

①口内消毒：合理选用消毒剂，口内消毒可选用1%聚维酮碘消毒液，漱口3次，每次含漱1分钟。

②口外消毒：面部及口外皮肤消毒可选用5%聚维酮碘溶液。消毒范围：上至眶下缘、下至颈上部、两侧至耳前。

4. 护士准备和助手准备

（1）护士准备

①护士着装整齐，穿工作服、戴一次性口罩和帽子。

②在进行无菌操作前，需进行七步洗手法洗手。

③与助手共同连接吸引装置。

④根据手术区域调节手术灯光。

（2）助手准备

①助手规范着装，即穿手术衣、戴一次性口罩和帽子、戴防护面屏、外科洗手及外科手消毒、戴无菌手套。

②进行无菌操作前：需进行外科洗手、外科手消毒、穿无菌手术衣以及戴外科手套。

③协助医生依次铺头巾、胸前治疗巾和孔巾。

（三）医护配合

在临床工作中，娴熟的操作技能不仅能提高医疗质量，还能提高手术效率、缩短治疗时间、提升患者满意度。

接下来分别讲解两类自动变速离心机制作CGF的操作流程：包括用作屏障膜的CGF和用作黏性骨饼（sticky bone）的CGF操作流程。

1. 自动变速离心机制备用作屏障膜的CGF操作流程

（1）开启电源开关

护士需要连接自动变速离心机电源，开启电源开关，电源开关位于自动变速离心机仪器后方（图3-8-4）。

（2）紫外线消毒

操作前，护士需对自动变速离心机进行紫外线消毒。

①护士同时按住“START/STOP”按钮和“SET”按钮3秒（图3-8-5），当屏幕上出现“05”时，则为消毒时间5分钟（图3-8-6）。

②双手松开后，则进入自动紫外线消毒。离心机进入消毒后，其后方会出现紫外线光源（图3-8-7）。如无紫外线光源，则需检查屏幕显示以及紫外线灯管是否正常。

（3）选择采血管

目前国内有3种配套采血管，分别是红色采血管、白色采血管和绿色采血管。

①红色采血管：内壁较粗糙，未添加抗凝剂，用于制备凝胶态CGF。凝胶态CGF主要用于创面、窦道填塞，或将其破坏、剪碎与骨代用品搅拌混合后用于修复骨缺损，还可以将其压成膜状，用于创口表面覆盖等治疗。

②白色采血管：内壁光滑，未添加抗凝剂，用于制备液体CGF。其先呈现液态，静止20分钟后变为松散的凝胶状，临床应用方式相对灵活，液态时可用于注射，松散凝胶态时可用于创面覆盖等。

③绿色采血管：内含肝素钠抗凝剂，用于制备液态CGF。主要用于各类注射治疗，包括面部静态性皱斑、面部过敏及红血丝、瘢痕色素沉着及疼痛、妊娠

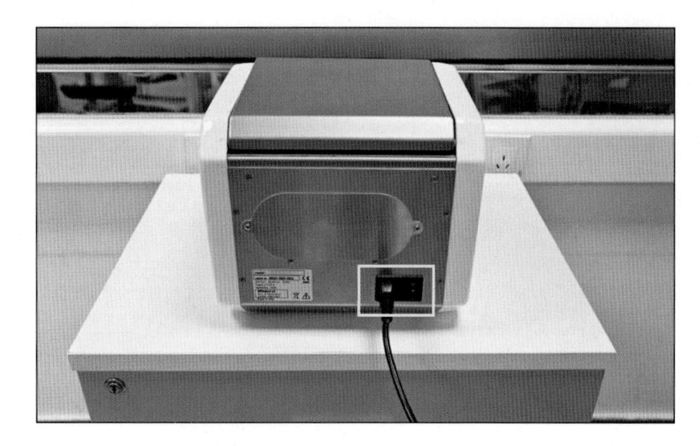

图3-8-4　开启电源开关（方框示）

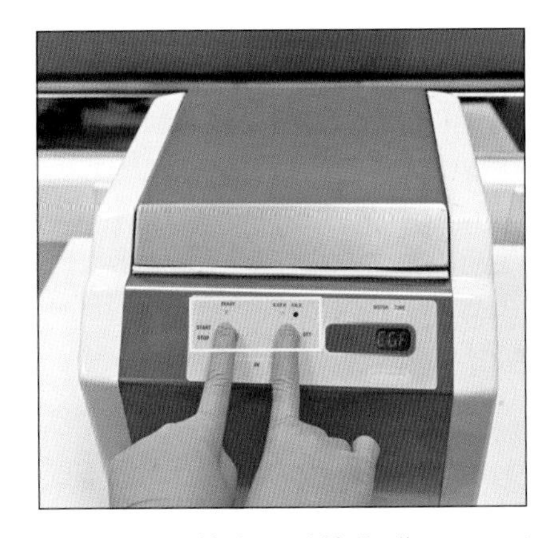

图3-8-5　护士同时按住“START/STOP”按钮和“SET”按钮3秒（方框示）

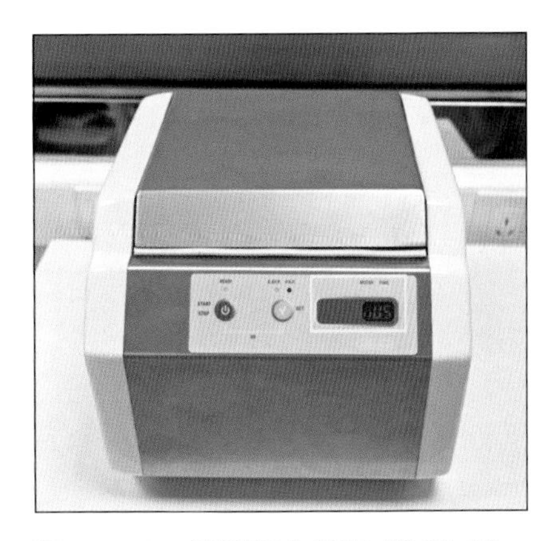

图3-8-6　当屏幕上出现“05”时，则为消毒时间5分钟（方框示）

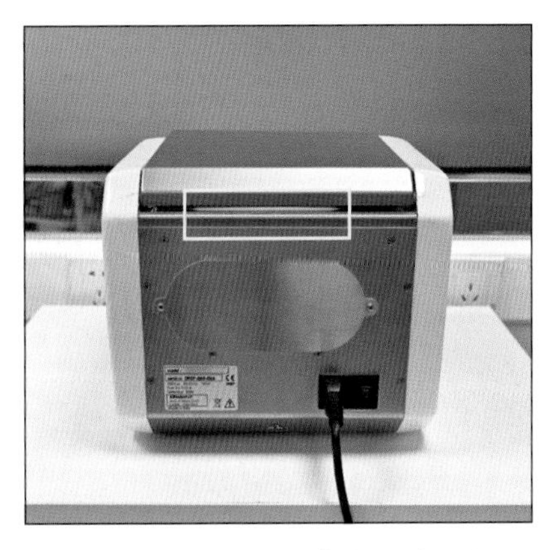

图3-8-7　紫外线消毒中，离心机后方会显示紫外线光源（方框示）

纹、毛发再生以及手部老化等。

本领域常使用红色采血管和白色采血管。按照患者治疗需求，选择红色采血管来制备用作屏障膜的CGF（图3-8-8），以下将对此进行介绍。

（4）静脉采血

护士准备采血用物，遵循静脉采血操作原则。使用不含抗凝剂的红色采血管进行采血，为患者进行静脉采血，采血量至试管刻度处为佳（图3-8-9）。采血完成后，按压采血部位5分钟至采血点不出血为止，采血过程中不要摇晃采血管。

（5）消毒擦拭采血管针孔

采血结束后，若发现采血管针孔处有残留血渍，护士应及时使用75%酒精棉签，将采血管针孔处残留的血渍擦拭干净（图3-8-10），避免离心机在工作时由于旋转，将残留血渍喷溅到盖子或特氟纶试管架上。

（6）采血管两两配平放置

护士将采血管两两配平，放置于特氟纶试管架内（图3-8-11），其配平原则：合力为零。

（7）离心开始

护士关闭自动变速离心机机盖，当“READY”灯亮起后（图3-8-12），按“SET”按钮选择“C.CGF”模式，再按“START/STOP”按钮，则开始离心（图3-8-13）。

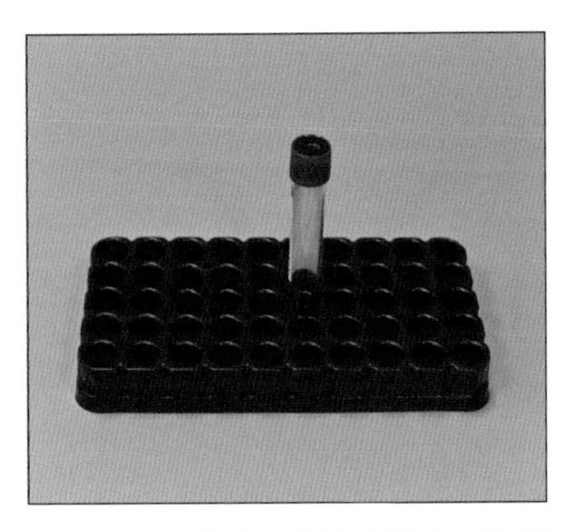

图3-8-8　按照患者治疗需求，选择红色采血管来制备用作屏障膜的CGF

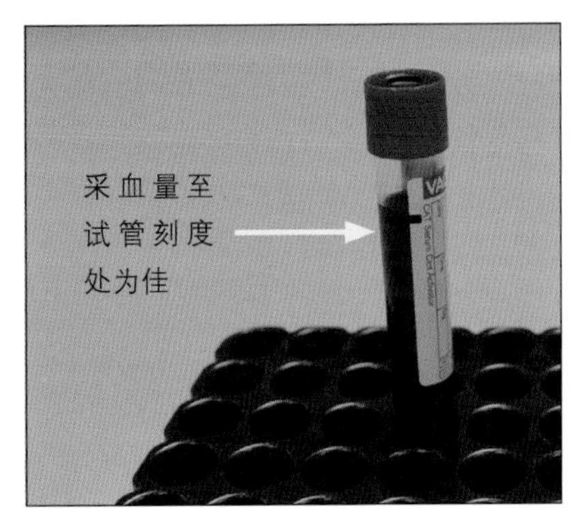

图3-8-9　护士为患者静脉采血，采血量至试管刻度（箭头示）

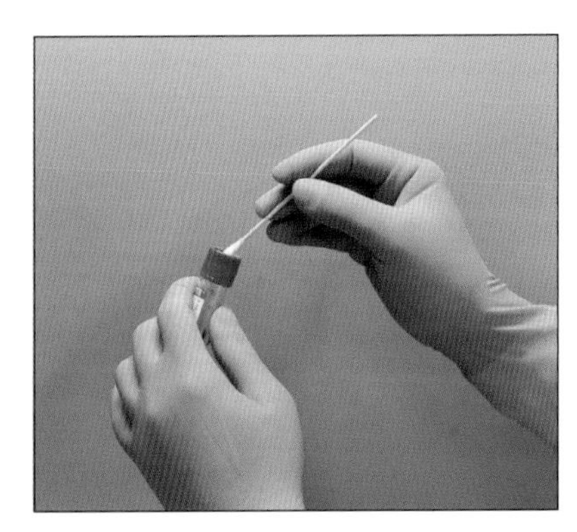

图3-8-10　使用75%酒精棉签擦拭采血管针孔处残留血渍

（8）离心结束时间

自动变速离心机总工作时长为13分钟，当进入最后3分钟时，自动变速离心机会发出提示音“嘀”（短响）。同时，屏幕上会显示离心所剩余时间（图3-8-14）。自动变速离心机工作循环结束后，会自动发出“嘀”（长响），其机盖会自行打开（图3-8-15），取出采血管过程中，请勿摇晃采血管。

（9）红色采血管经自动变速离心机分离，分离后呈上黄下红的分层

上层为液态血清层；中间层为凝胶态CGF层；下层为红细胞层（图3-8-16）。由于CGF红色采血管不含抗凝剂，离心后的产物推荐在30分钟内进行提取使用。

（10）分离产物

护士将红色采血管最上层血清收集在器皿中，用于缝合创口后涂抹创面，其具有抗感染的功效；将采血管中余留的凝胶倒入血纤维蛋白分离漏板中，便于后期处理（图3-8-17）。

（11）裁剪凝胶段

夹住凝胶黄色顶端，沿CGF凝胶段红黄交界处2～3mm，剪下多余红细胞，其余部分用于压膜，或者直接充填，同时保留部分红细胞（图3-8-18）。

（12）制作CGF膜

助手将剪切好的凝胶放入压膜钳，将多余的液体挤掉，轻轻挤压（图3-8-19）。

（13）成型CGF膜

将成型后的CGF膜传递于主刀医生，根据术中使用需求，放于术区，辅助创口关闭（图3-8-20）。

2. 自动变速离心机制备用作骨饼的CGF操作流程

（1）开启电源开关

护士需要连接自动变速离心机电源，开启电源开关，电源开关位于自动变速离心机仪器后方。

（2）紫外线消毒

操作前，护士需对自动变速离心机进行紫外线消毒。

①护士同时按住“START/STOP”按钮和“SET”按钮2～3秒（图3-8-21），当屏幕上出现“05”时，则为消毒时间5分钟（图3-8-22）。

②双手松开后，则进入自动紫外线消毒。离心机进入消毒后，其后方会出现紫外线光源。如无紫外线光源，则需检查屏幕显示以及紫外线灯管是否正常。

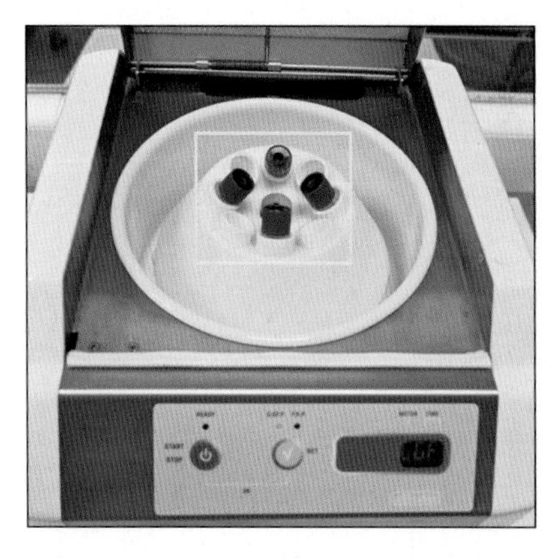

图3-8-11　采血管两两对称配平放置，配平原则：合力为零（方框示）

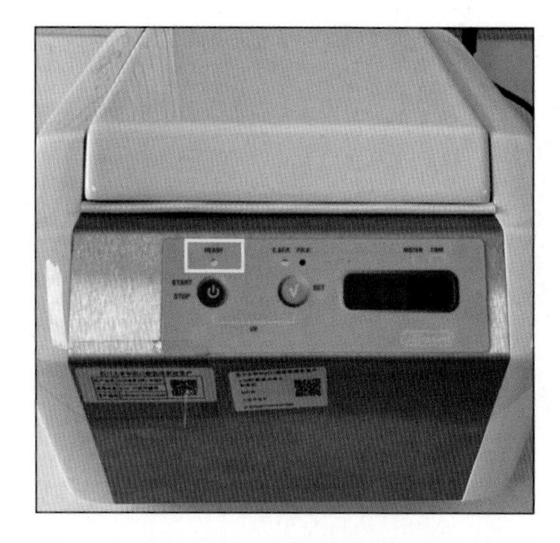

图3-8-12　关闭自动变速离心机机盖，“READY”灯亮起（方框示）

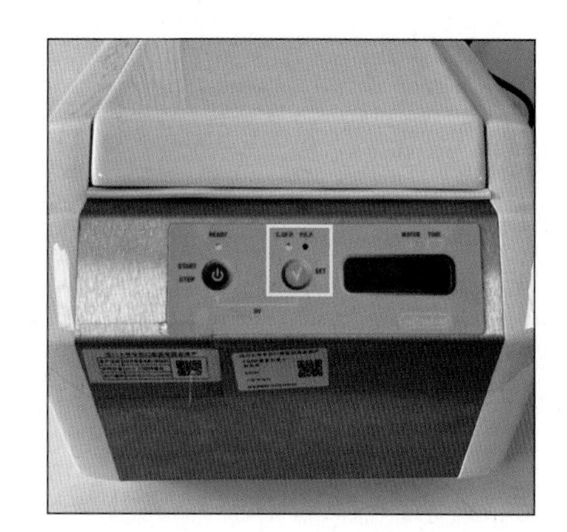

图3-8-13　按“SET”按钮选择“C.CGF”模式，再按“START/STOP”按钮，则开始离心（方框示）

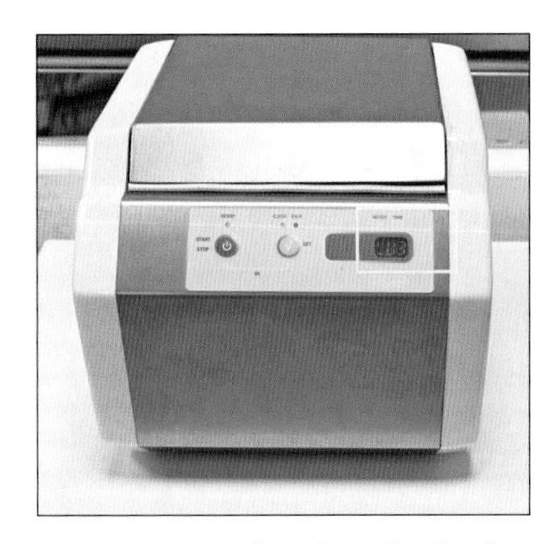

图3-8-14　屏幕上出现“03”时，自动变速离心机会发出提示音“嘀”（短响）（方框示）

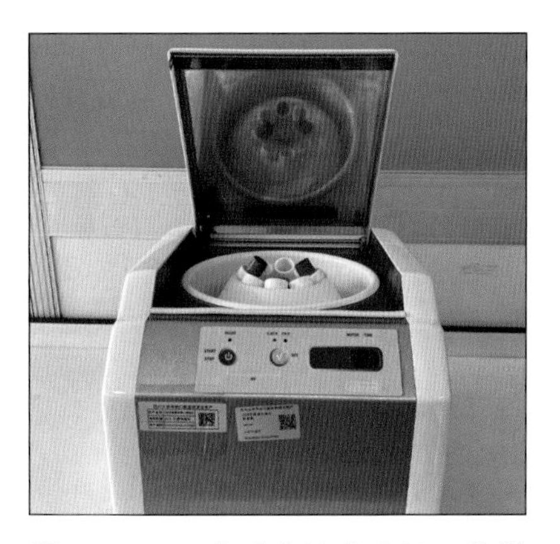

图3-8-15　自动变速离心机工作循环结束后，会自动发出“嘀”（长响），其机盖会自行打开

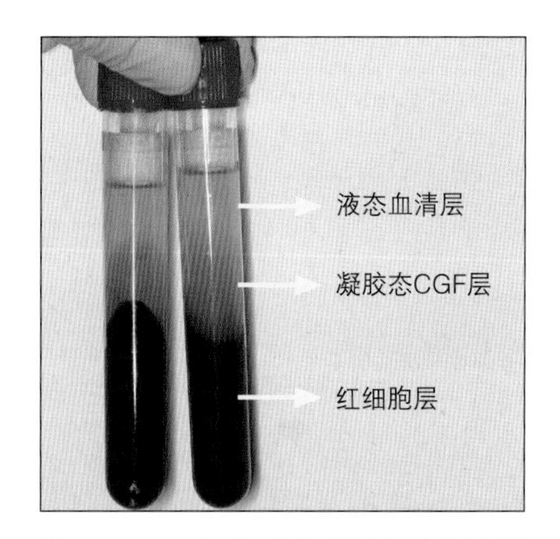

图3-8-16　红色采血管经自动变速离心机处理，分为3层

上层为液态血清层；中间层为凝胶态CGF层；下层为红细胞层

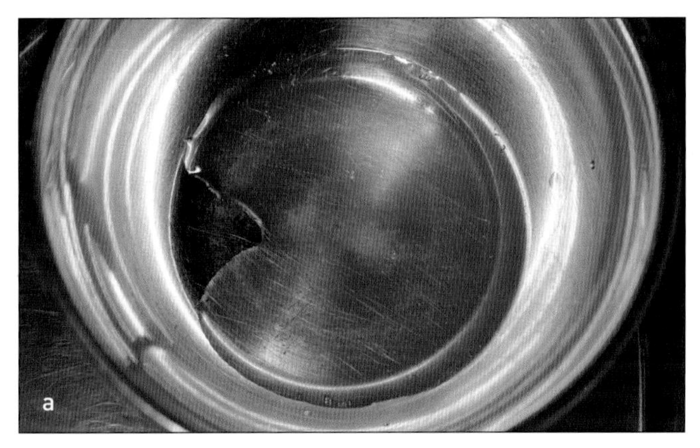

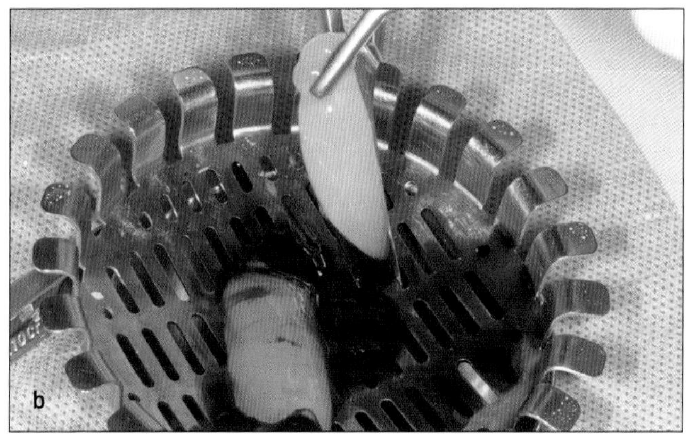

图3-8-17　分离产物

a. 红色采血管最上层血清收集在器皿中

b. 将采血管中余留的凝胶倒入血纤维蛋白分离漏板中

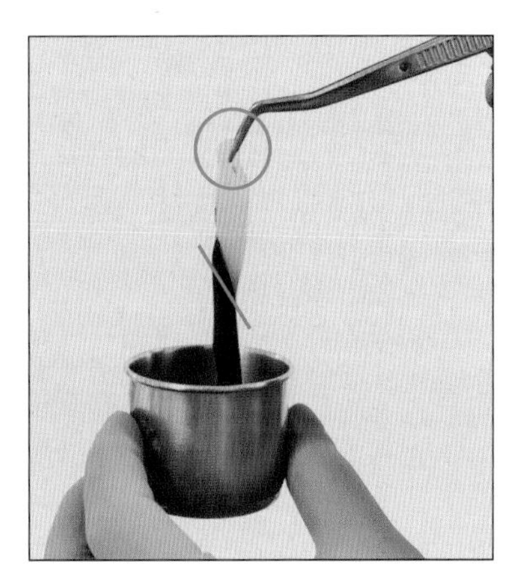

图3-8-18　夹住凝胶黄色顶端（圆圈示），沿CGF凝胶段红黄交界处2～3mm，剪下多余红细胞（线条示）

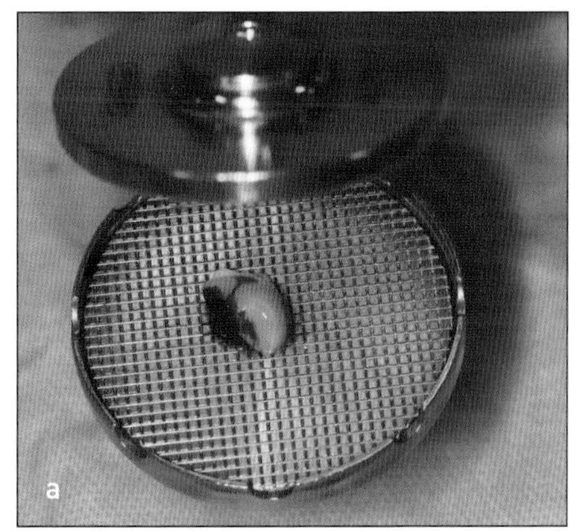

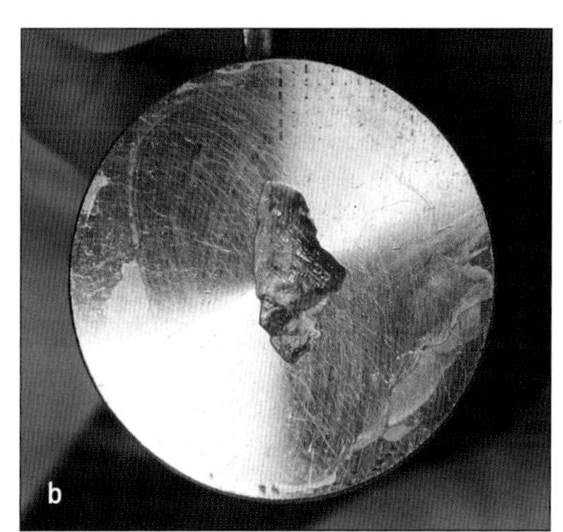

图3-8-19　制作CGF膜

a. 助手将剪切好的凝胶放入压膜钳

b. 挤压完成后，获得的CGF膜

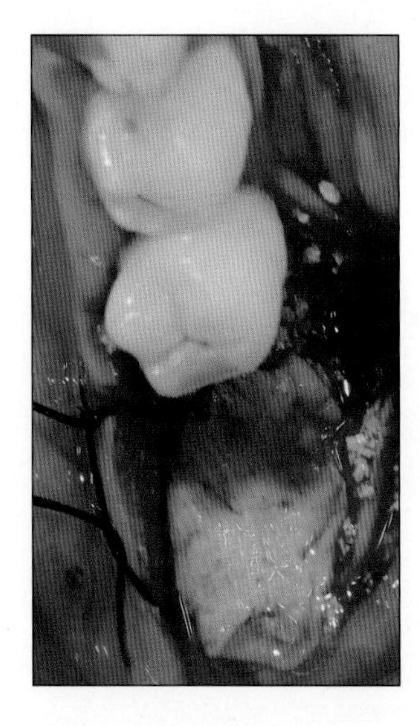

图3-8-20 成型CGF膜，放于术区，辅助创口关闭

（3）选择采血管

目前国内有3种配套采血管，按照患者实际治疗需求，选择白色采血管（图3-8-23），用于制作骨饼。

（4）静脉采血

使用不含抗凝剂的白色采血管进行采血，护士准备采血用物，遵循静脉采血操作原则，为患者进行静脉采血，采血量至试管刻度处为佳（图3-8-24）。抽血完成后，按压采血部位5分钟至采血点不出血为止，采血的过程中不要摇晃采血管。

（5）消毒擦拭采血管针孔

采血结束后，若发现采血管针孔处有残留血渍，护士应及时使用75%酒精棉签，将采血管针孔处残留的血渍擦拭干净，避免离心机在工作时由于旋转，将残留血渍喷溅到盖子或特氟纶试管架上。

（6）采血管两两配平放置

护士将采血管两两配平，放置于特氟纶试管架内，其配平原则：合力为零。

（7）离心开始

护士关闭自动变速离心机机盖，当“READY”灯亮起后，按“SET”按钮选择“C.CGF”模式，再按“START/STOP”按钮，则开始离心。

（8）离心结束时间

自动变速离心机总工作时间为13分钟，当进入到最后3分钟时，自动变速离心机会发出提示音“嘀”响，屏幕上会显示离心所剩余的时间。自动变速离心机工作循环结束后，会自动发出“嘀”长响，随后自动变速离心机机盖将自行打开，取出采血管过程中，请勿摇晃采血管。

（9）白色采血管经自动变速离心机分离，分离成功呈上黄下红的分层

上层为液态血清层；中间层为液态CGF层；下层为红细胞层（图3-8-25）。

（10）分离产物

白色采血管离心液为液态，护士打开采血管盖，

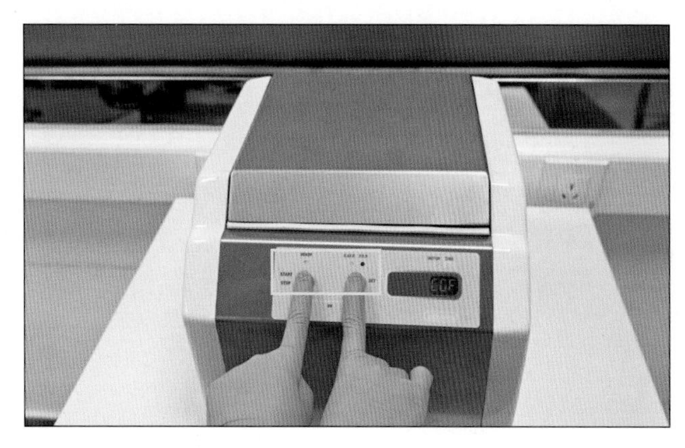

图3-8-21 同时按住“START/STOP”按钮和“SET”按钮（方框示）

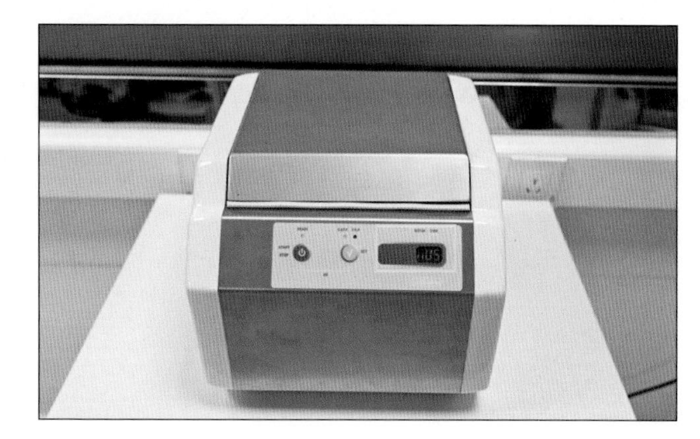

图3-8-22 屏幕上出现“05”时，则为消毒时间5分钟（方框示）

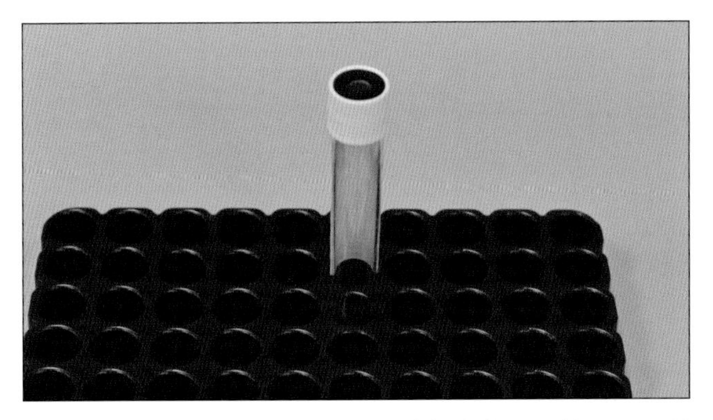

图3-8-23 根据患者治疗需求，选择白色采血管，用于制作骨饼

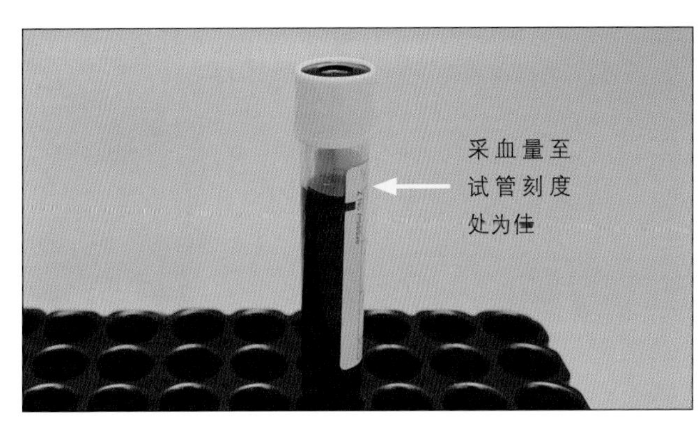

图3-8-24 护士为患者静脉采血，采血量至试管刻度（箭头示）

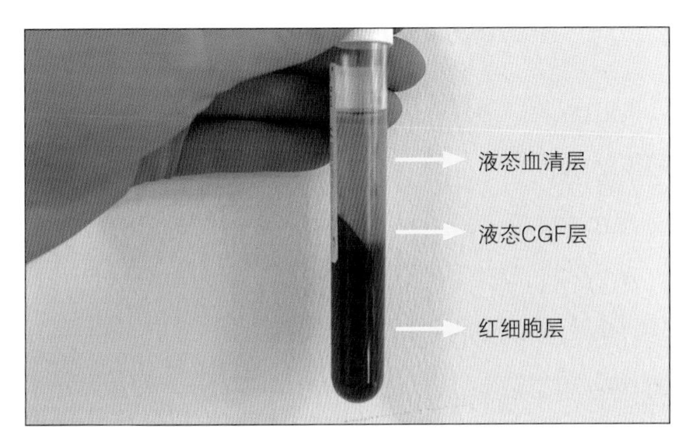

图3-8-25 白色采血管经自动变速离心机处理，分为3层上层为液态血清层；中间层为液态CGF层；下层为红细胞层

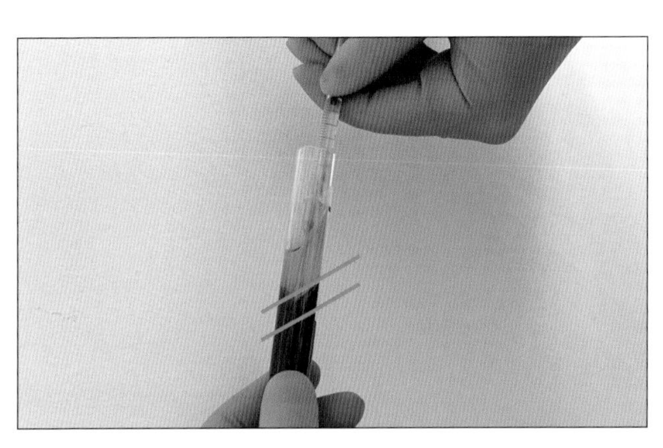

图3-8-26 分离产物，使用注射器提取白色采血管内红黄交界处的液态物质（此区富含CD34^{+}干细胞），便于制作骨饼（线条示）

使用注射器提取白色采血管内红黄交界处的液态物质（此区富含CD34^{+}干细胞），便于制作骨饼（图3-8-26）。如果时间紧急，在手术中需快速凝固，此时，我们可以多提取红细胞部分，以促进凝血。

（11）制作骨饼

助手将以下组分均匀搅拌后静置5～10分钟制成骨饼，包括：提取后的液态CGF、骨代用品和/或自体骨屑，以及剪碎的CGF凝胶，再将骨饼填入术区，创造有利的成骨环境（图3-8-27）。

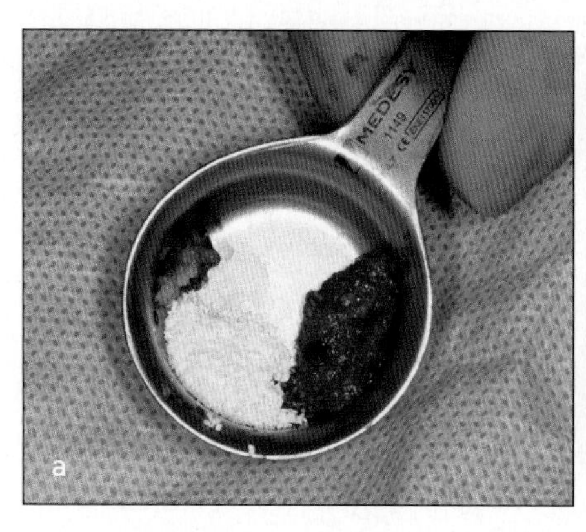
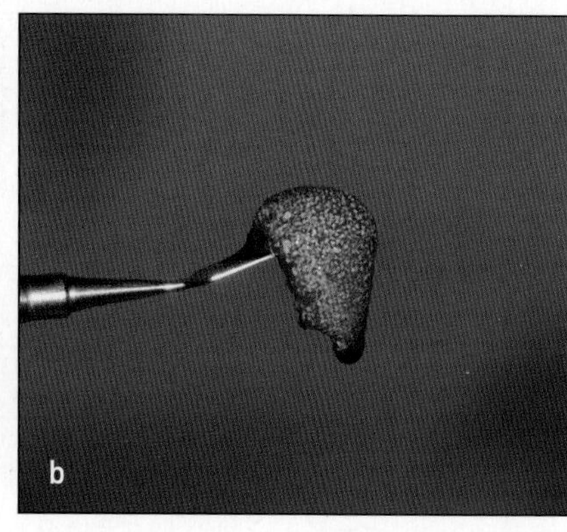

图3-8-27 制作骨饼

a. 提取后的液态CGF、骨代用品和/或自体骨屑，以及剪碎的CGF凝胶均匀搅拌后的混合物

b. 制成的骨饼

（四）术后处置

1. 患者处置

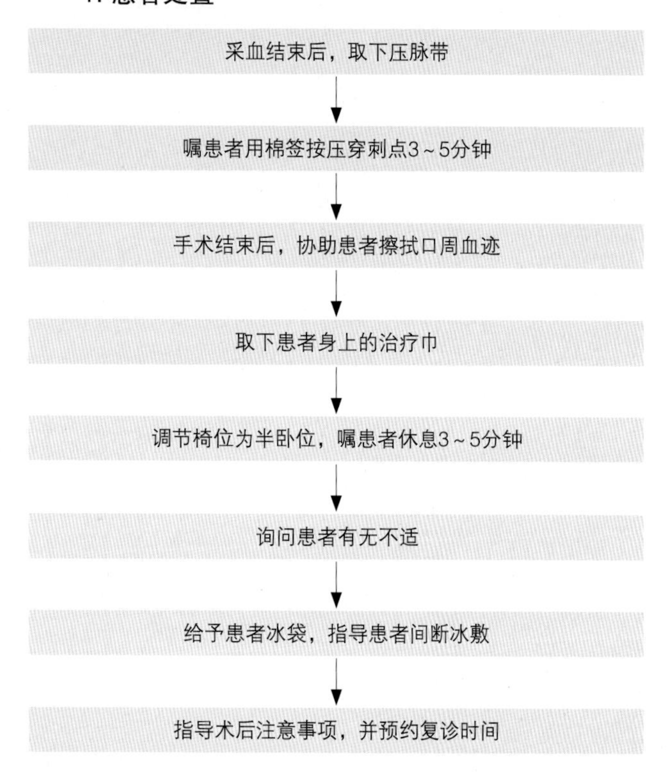

2. 用物处置

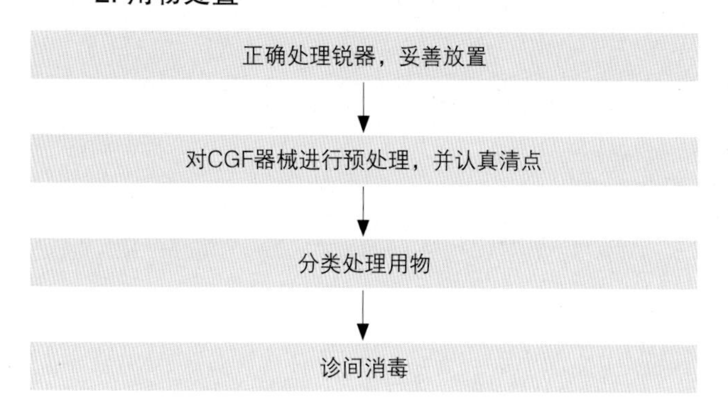

四、风险控制

1. 为了确保使用安全和离心效果，应将自动变速离心机放置在稳定的桌面上，以免桌面不稳定，影响离心参数。

2. 采血前，医护人员检查采血管是否有裂纹、腐蚀痕迹及老化等现象，如有应立即更换。

3. 医护人员在采血过程中，严格按照无菌操作，避免污染血液制品和采血管。

4. 采血结束后，将采血管配平后放置于离心机（配平原则：合力为零），以确保平衡运行，避免因不平衡影响离心效果。

5. 离心机在工作期间不能用任何方式强行开启机盖，否则会对操作人员造成危害，工作结束后机盖会自行打开；如想中途中断操作可按“STOP”按钮，当离心机停止转动后，机盖会自动打开。

6. 离心结束后，取出采血管，切勿摇晃采血管，以免影响已分层的管内容物。

7. 对于自动变速离心机的保养和清洗，须在拔掉电源线后进行。

综上所述，自动变速离心机主要用于制备凝胶态和液态的CGF，其具有促进软硬组织修复再生的潜能，在一定程度上既为患者节约了手术材料费用，也减少了免疫排斥风险。因此，熟练且专业的操作技能不仅能提高医疗质量，还有助于提高手术效率以及患者满意度。

推荐阅读

[1] Consolo U, Zaffe D, Bertoldi C, et al. Platelet-rich plasma activity on maxillary sinus floor augmentation by autologous bone[J]. Clin Oral Implants Res, 2007, 18(2):252-262.

第9节 超声骨刀经侧壁开窗上颌窦底提升同期植入种植体操作技术

超声骨刀（ultrasonic device）是一种利用高强度聚焦超声技术，通过刀头的高频振动，采取提拉点压的方式，对骨组织进行往复和直线切割的口腔医疗设备。超声骨刀通常振荡频率为24～29kHz，相较传统的骨组织切割器械，超声骨刀可以减少周围软组织损伤，实现微创的骨组织切割，从而降低术后并发症。超声骨刀作为一种新型医疗设备，目前已经广泛应用于种植一期手术中微创拔牙、邻牙的牙周治疗，以及经侧壁开窗上颌窦底提升等口腔种植领域。

一、目的

制订超声骨刀的标准操作流程，规范医护人员的操作。

二、适用范围

本流程适用于口腔种植治疗室的医护人员。

三、操作流程

目前超声骨刀品类多种多样，可根据不同的需求及使用习惯进行选择，本节将以某品牌超声骨刀的操作流程进行介绍。

（一）评估

1. 环境评估

环境是否宽敞、明亮、舒适、安全和温湿度适宜，仪器设备性能是否完好。

2. 患者评估

（1）全身情况

了解患者有无全身系统疾病，有无过敏史，有无种植体植入高风险因素（如糖尿病、骨代谢疾病和内分泌疾病等），以及女性患者是否在生理期。

（2）口内情况

①协助医生检查缺牙位点骨组织和软组织情况，包括缺牙的原因和时间、缺牙部位的修复间隙、天然牙及全口牙周状况、咬合状态、开口度等。

②根据需求协助医生开具影像学检查，评估缺牙区的骨质和骨量、相邻结构有无异常等，测量缺牙区骨嵴顶至窦底的骨量和高度。

③评估上颌窦健康情况，询问患者有无上颌窦炎症、上颌窦肿瘤，以及近期是否有上颌骨外伤史等，上述情况可能会增加手术失败的风险。

（3）实验室检查

包括血常规、血糖指标、凝血功能以及感染标志物等项目，了解患者近期的身体状况。

（4）心理-社会状况

了解患者的心理预期，为患者答疑解惑，获得患者的信任与配合，以舒缓患者的紧张、担忧等情绪。

（二）准备

1. 环境准备

（1）口腔种植治疗室应设计合理，环境宽敞、明亮，分区明确，配备专门的洗手池和手术准备室，设有患者通道、医护人员通道和污染器械通道，防止交叉感染。常规做好空气消毒和物体表面消毒，配备空气消毒机。基础设施齐全，包括手术无影灯、牙科综合治疗台、种植机、边柜和器械预处理池等；配备急救设备，包括心电监护仪和氧气装置等。

（2）超声骨刀主机置于专用推车上，附近有可接通的电源，位于医生右侧7点～9点位置（图3-9-1），以便术中医生随时了解使用参数，护士根据手术使用需要，合理调整推车位置。

2. 用物准备

（1）无菌手术包

①手术布包1套：手术衣2件、治疗巾3张（包括头巾1张和胸前治疗巾2张）、孔巾1张、机臂套1根、弯盘1个（内含无菌杯2个）。

②外科手术器械盒1套：口镜、显微镊、刀柄、探针、骨膜分离器、刮匙、持针器、血管钳、显微持针器和线剪。

③种植手术工具盒1套。

④超声骨刀工具盒1套：骨刀手柄接线及接线插头、骨刀泵管及泵管头、骨刀手柄和限力扳手（图3-9-2）。

⑤超声骨刀工作尖1套：UL3工作尖和UL4工作尖（图3-9-3）。

（2）种植手术文书

①患者基本信息核实表、高值医用耗材知情同意书和口腔种植修复治疗知情同意书。

②种植手术登记单和高值耗材使用登记表。

（3）一次性用物

刀片、缝针缝线、棉签、纱球、口杯、麻醉针

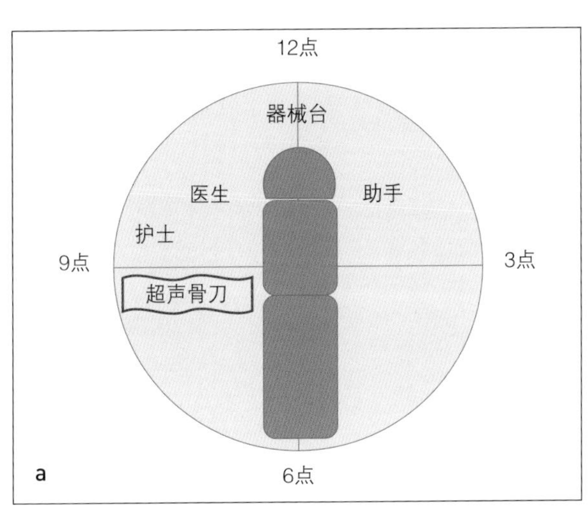

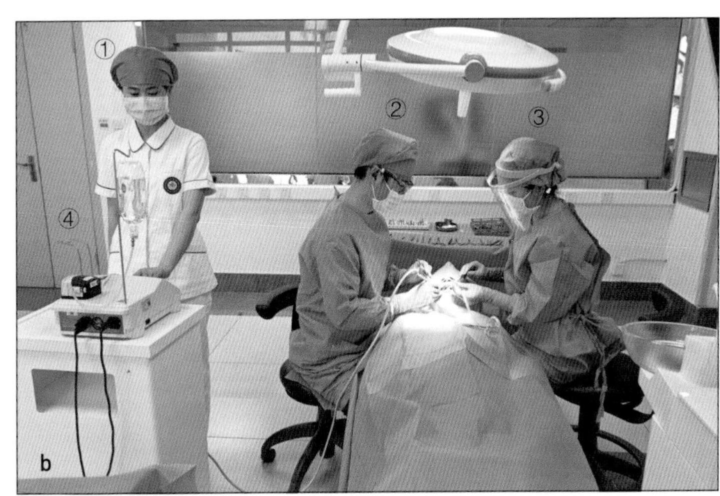

图3-9-1 超声骨刀摆放位置

a. 示意图

b. 实景图：①护士；②医生；③助手；④超声骨刀

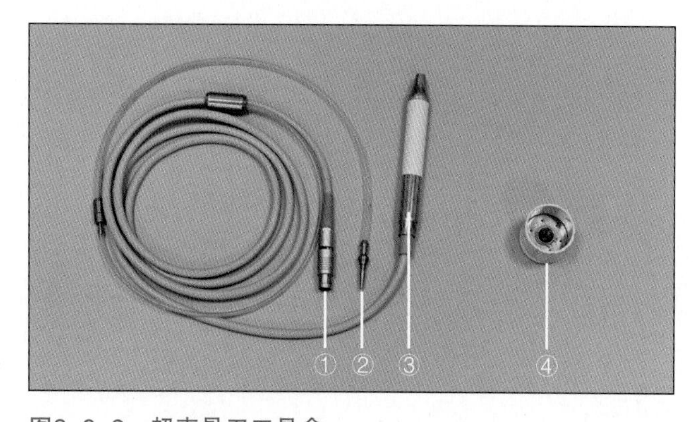

图3-9-2　超声骨刀工具盒

①骨刀手柄接线及接线插头；②骨刀泵管及泵管头；③骨刀手柄；④限力扳手

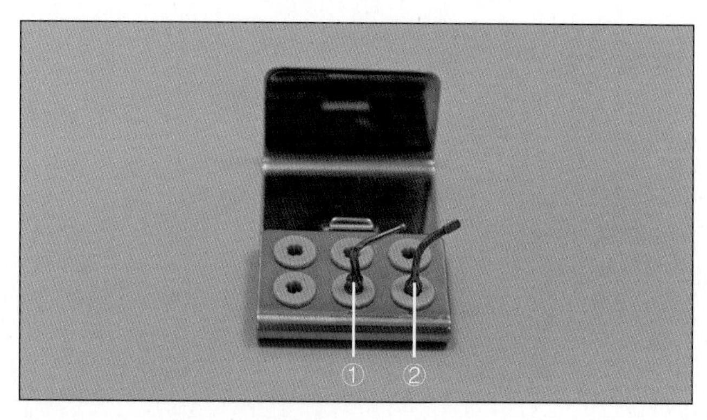

图3-9-3　超声骨刀工作尖

①UL3工作尖；②UL4工作尖

头、负压吸引管、牙龈冲洗器、尖头吸唾管和冲洗空针等。

（4）其他用物

盛有无菌持物钳的无菌罐、0.9%氯化钠注射液（常温）、0.9%氯化钠注射液（冷却）、5%聚维酮碘溶液、1%聚维酮碘消毒液和局部麻醉药物。

（5）急救物品

口腔种植治疗室应常规配置抢救车和相关仪器设备，例如心电监护仪和氧气装置等，保障医疗安全。

（6）种植相关设备和耗材

①种植相关设备：种植机和种植弯机，其中种植机包括悬架、脚踏、电源线、主机和马达。

②种植相关耗材：种植体、愈合基台和覆盖螺丝等。

（7）超声骨刀及相关附件

悬架、超声骨刀主机、超声骨刀专用推车和脚踏（图3-9-4）。

（8）特殊器械和耗材

根据手术情况准备特殊器械和耗材。

①上颌窦底提升工具盒：止停套、手术用钻、大弯窦匙、小弯窦匙、匙状窦匙和盘状窦匙（图3-9-5）。

②其他特殊器械：骨代用品输送器、骨代用品充填器、刮匙、舌和颊牵开器，以及直角拉钩。

③耗材准备：骨代用品和屏障膜。

3. 患者准备

（1）核对患者信息

协助医生核对患者姓名、年龄等基本信息，以及手术位点、种植系统、种植体型号和其他种植相关信息，协助患者放置随身物品，嘱患者将手机调为静音。

（2）测量生命体征

测量患者的基础生命体征并做好记录，针对患有全身系统疾病及其他特殊情况的患者，视情况在心电监护下使用超声骨刀经侧壁开窗上颌窦底提升同期植入种植体，必要时监测血糖。

（3）询问进食情况

术前询问患者进食情况，评估手术时长，避免空腹状态下行局部麻醉手术，以免发生低血糖等不适症状。

（4）面部要求

面部不化妆、头发较长者戴一次性帽子，建议男性患者术前剃胡须。

（5）术前指导

讲解手术过程及术中注意事项，术中若出现小器械掉落至口中的情况，应立即头偏向掉落侧，不

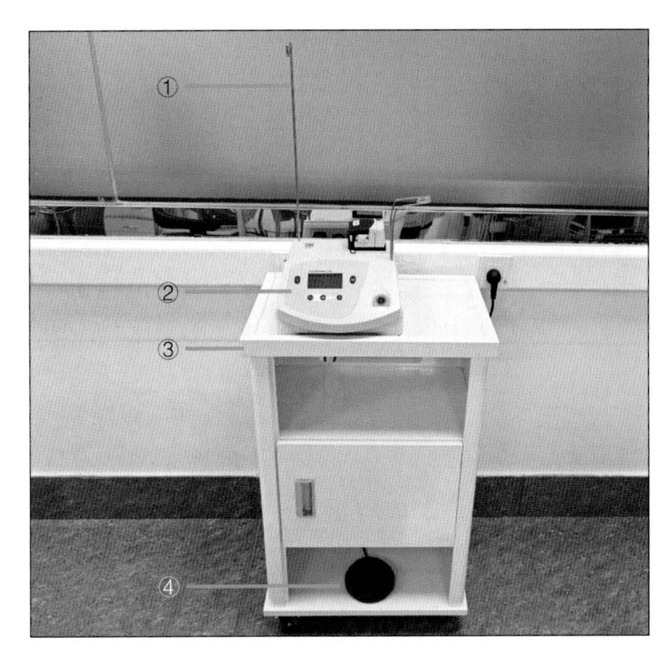

图3-9-4 超声骨刀及相关附件

①悬架；②超声骨刀主机；③超声骨刀专用推车；④脚踏

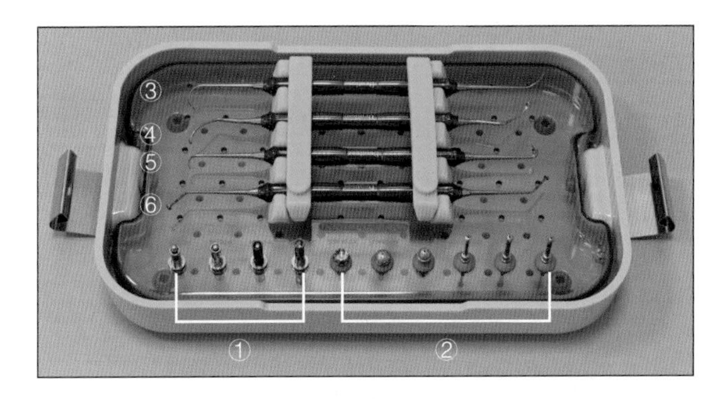

图3-9-5 上颌窦底提升工具盒

①止停套；②手术用钻；③大弯窦匙；④小弯窦匙；⑤匙状窦匙；⑥盘状窦匙

要惊慌、不要说话或做吞咽动作，以免出现误吞、误吸的情况。

（6）患者口内及口外皮肤消毒

①口内消毒：合理选用消毒剂，口内消毒可选用1%聚维酮碘消毒液，漱口3次，每次含漱1分钟。

②口外消毒：面部及口外皮肤消毒可选用5%聚维酮碘溶液。消毒范围：上至眶下缘、下至颈上部、两侧至耳前。

4. 护士准备和助手准备

（1）护士准备

①护士着装整齐，穿工作服、戴一次性口罩和帽子。

②在进行无菌操作前，需进行七步洗手法洗手。

③依次打开无菌包，传递种植外科工具盒、种植系统工具盒和一次性无菌物品，并与助手双人核对清点数量。

④与助手共同连接吸引装置；连接冲水管、种植弯机和马达。

⑤根据手术牙位调节灯光。

（2）助手准备

①助手规范着装，即穿手术衣、戴一次性口罩和帽子、戴防护面屏、外科洗手及外科手消毒、戴无菌手套。

②在进行无菌操作前，需进行外科洗手和外科手消毒、穿无菌手术衣、戴外科手套。

③协助医生依次铺头巾、胸前治疗巾和孔巾。

④助手与护士共同连接吸引装置，连接冲水管、种植弯机和马达；术中传递局部麻醉药物给医生。

⑤正确安装手术刀片，一手持刀柄，另一手用持针器夹取刀片的前端背侧，将刀片对准刀柄凹槽处，顺势向下使刀片插入刀柄凹槽内。

⑥整理手术台面，按照使用顺序分区摆放，便于术中的拿取和使用，刀柄和卡局式注射器等锐器端用纱布保护。

（三）医护配合

在临床工作中，不仅需要医生精湛的操作技术，还需要娴熟的医护配合，熟练的操作技能既能提高医疗质量，还能提高治疗效率、缩短治疗时间，从而提升患者满意度，因此，做好超声骨刀治疗的医护配合十分重要。接下来我们将以临床中，超声骨刀经侧壁开窗上颌窦底提升同期植入种植体为例，为大家进行详细的介绍。

1. 连接电源线和脚踏

将电源线和脚踏连接在超声骨刀主机上（图3-9-6）。

2. 安装0.9%氯化钠注射液（冷却）并打开主机电源开关

将0.9%氯化钠注射液（冷却）安装在悬架上，并打开超声骨刀主机电源开关（图3-9-7）。

3. 打开超声骨刀工具盒

护士打开超声骨刀工具盒外包装并传递于器械台上（图3-9-8）。

4. 连接超声骨刀手柄

助手将超声骨刀手柄接线插头端传递给护士，护士将超声骨刀手柄接线插头上红点，以及超声骨刀环形输出口上的红点正确对应（图3-9-9），将手柄接线插头插入到环形输出孔内，最后将金属环向前推，听到咔嗒声表示正确连接。

5. 连接0.9%氯化钠注射液（冷却）

助手将超声骨刀泵管头传递给护士，护士将泵管头插入0.9%氯化钠注射液（冷却）中（图3-9-10）。

6. 安装水管于蠕动泵内

护士向右推动打开蠕动泵门，安装水管于蠕动泵内（图3-9-11），随后将泵门向左推动使其关闭。

7. 选取骨刀工作尖

在经侧壁开窗上颌窦底提升中，因上颌窦侧壁骨壁较薄，助手根据手术需要，选取UL4工作尖进行微创开窗（图3-9-12），避免损伤软组织。

8. 安装UL4工作尖

助手取UL4工作尖放置于超声骨刀手柄端口，使用限力扳手顺时针拧紧UL4工作尖（图3-9-13）。值得注意的是，限力扳手处应发出“咔咔”两声后，UL4工作尖才成功安装。

9. 选择工作模式和参数

超声骨刀共有3种操作模式，分别为“BONE”（切骨模式）、“ROOT”（牙体治疗模式）和“CLEAN”（清洁模式）（图3-9-14）。

临床中，超声骨刀在经侧壁开窗上颌窦底提升同期植入种植体中，通常包括骨切割等步骤。助手使用口镜牵拉口角，充分暴露视野，在“BONE”（切骨模式）下，进行上颌窦底侧壁骨壁微创开窗（图3-9-15）。

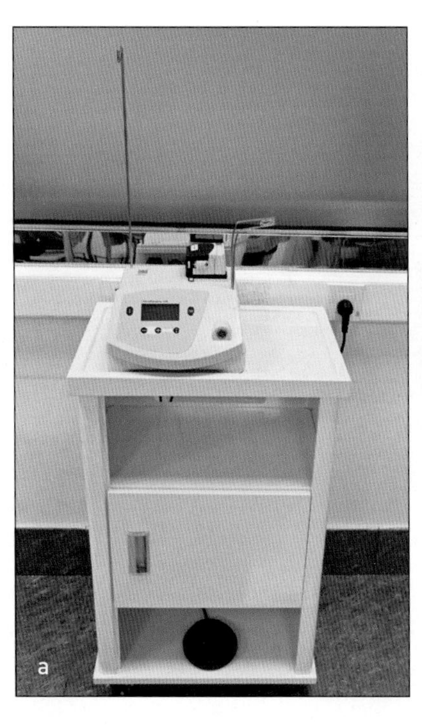

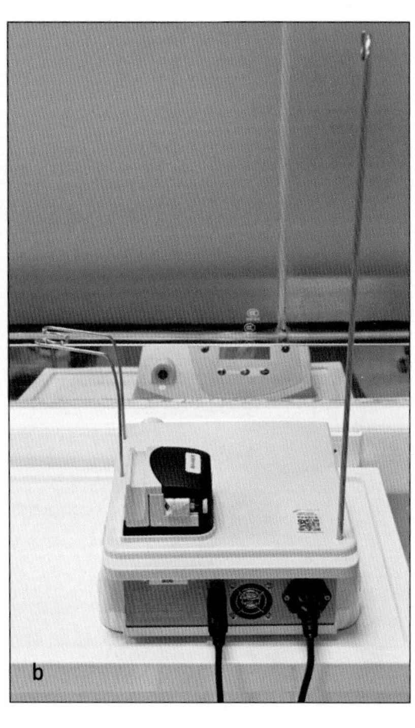

图3-9-6　将电源线和脚踏连接在超声骨刀主机上

a. 正面照

b. 背面照

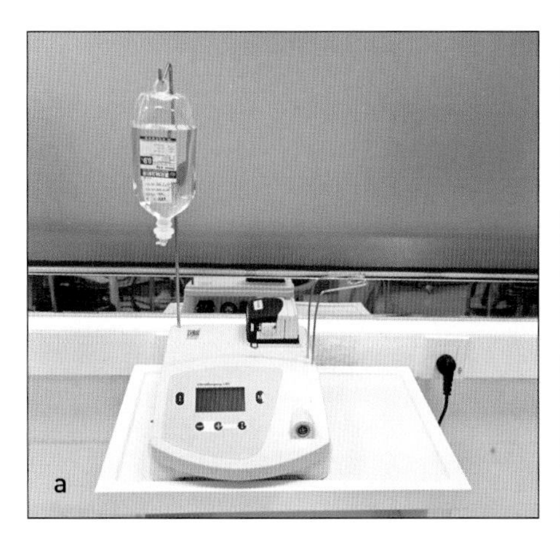

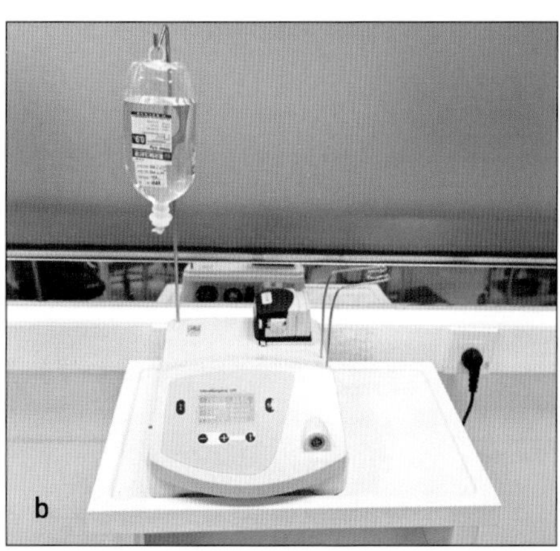

图3-9-7　安装0.9%氯化钠注射液（冷却）并打开主机电源开关

a. 将0.9%氯化钠注射液（冷却）安装在悬架上

b. 打开超声骨刀主机电源开关

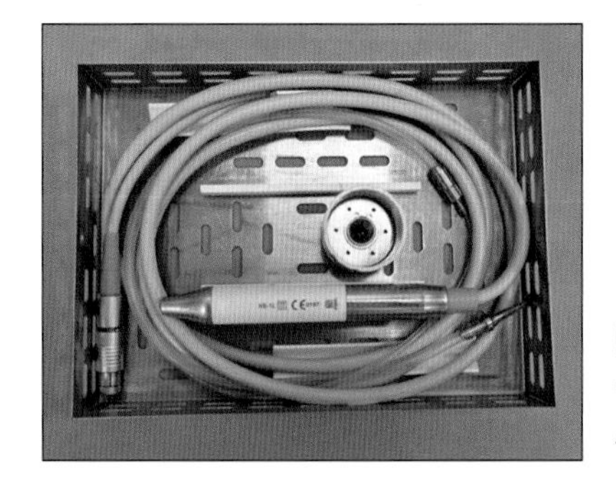

图3-9-8　打开超声骨刀工具盒外包装并传递于器械台上

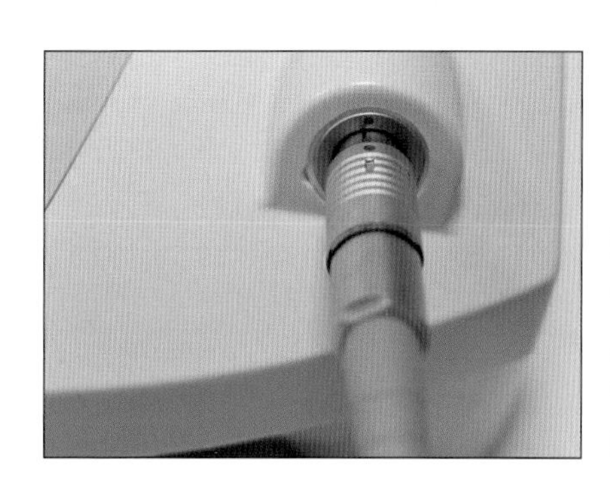

图3-9-9　将超声骨刀手柄接线插头上红点，以及超声骨刀环形输出口上的红点正确对应

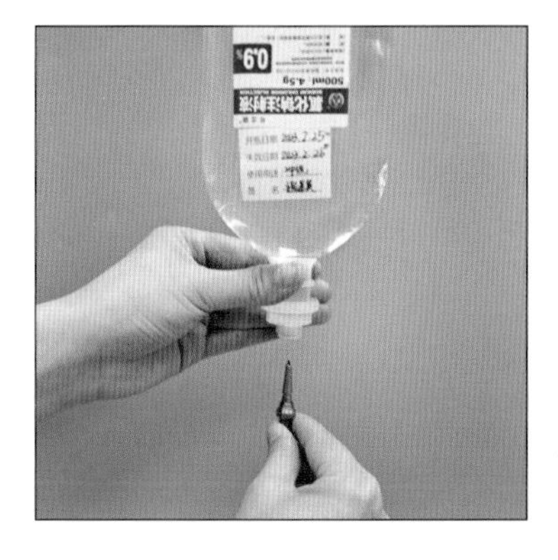

图3-9-10　将泵管头插入0.9%氯化钠注射液（冷却）中

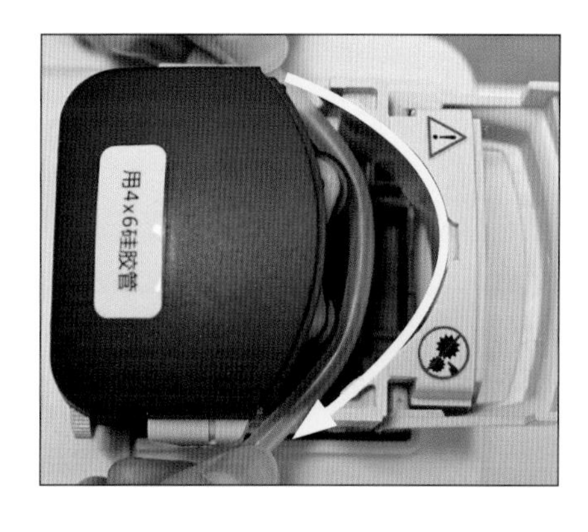

图3-9-11　按照图示方向安装水管于蠕动泵内

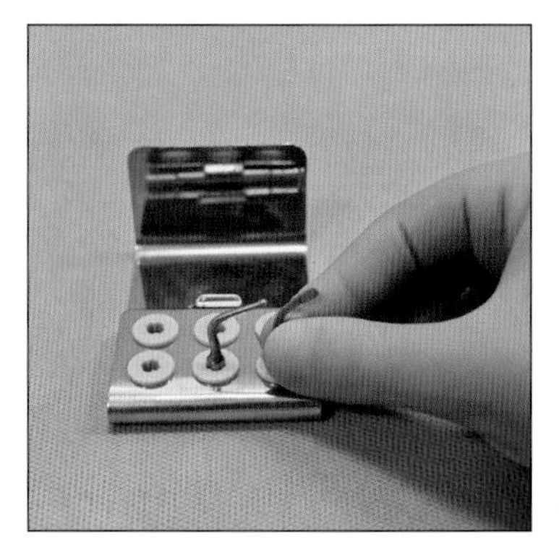

图3-9-12　选取UL4工作尖进行微创开窗

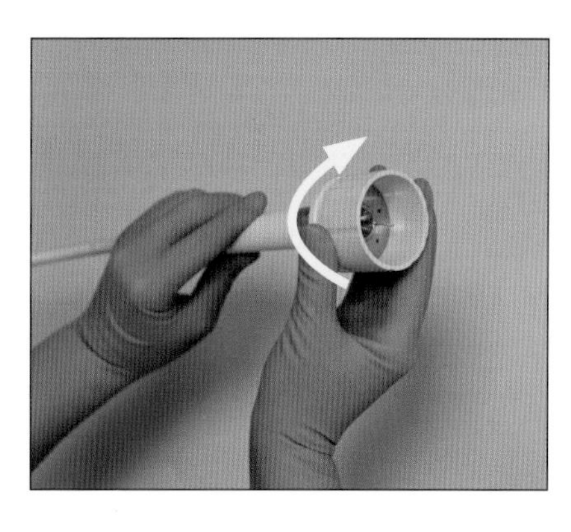

图3-9-13　使用限力扳手顺时针拧紧UL4工作尖

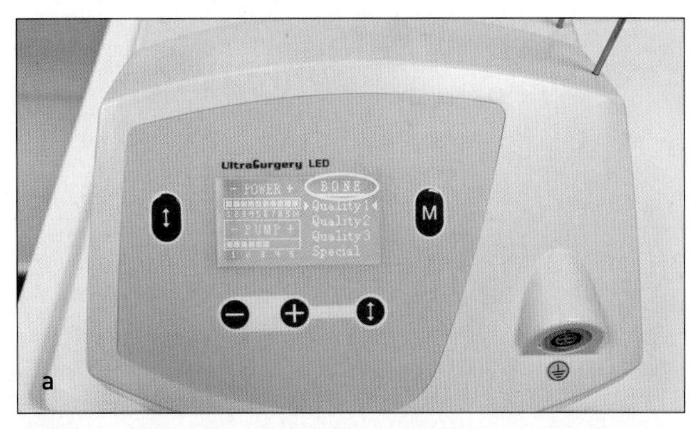

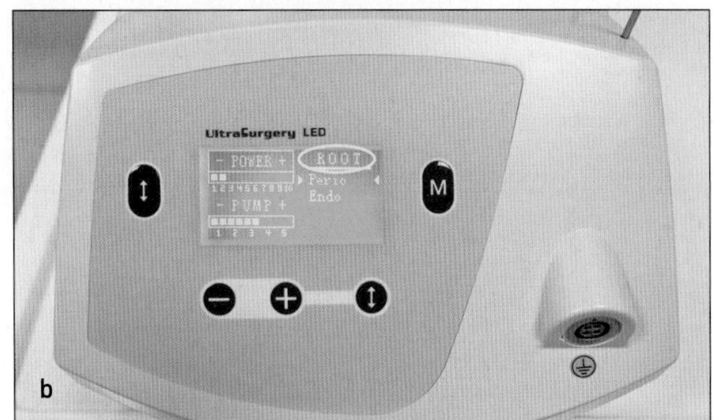

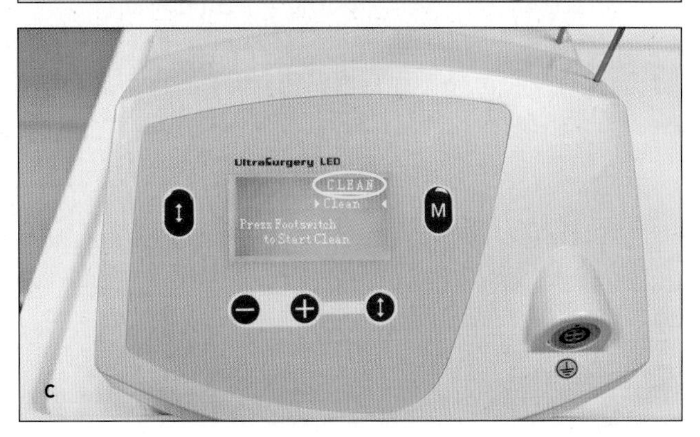

图3-9-14　超声骨刀的3种操作模式

a. BONE（切骨模式）
b. ROOT（牙体治疗模式）
c. CLEAN（清洁模式）

10. 剥离上颌窦黏膜

完成上颌窦底侧壁开窗后，助手依次传递上颌窦黏膜盘状窦匙和匙状窦匙给医生，盘状窦匙用于剥离窦底黏膜，匙状窦匙则对黏膜进行精细剥离（图3-9-16）。值得注意的是，尖头吸唾管尖端勿伸入开窗窗口内，以免上颌窦黏膜破裂。

11. 放置骨代用品

助手传递骨代用品输送器和骨代用品，或骨代用品与自体骨屑的混合物，与自体血液混合后，协助医生牵开黏骨膜瓣，充分暴露植骨区域，放置前述骨代用品（图3-9-17）。操作过程中，及时吸唾，避免污染植骨区域，需注意尖头吸唾管不宜太靠近植骨区域，避免骨代用品移位。

12. 同期植入种植体

根据手术计划，与医生共同核对种植体系统和型号后，同期植入种植体（图3-9-18），安装覆盖螺丝或愈合基台。

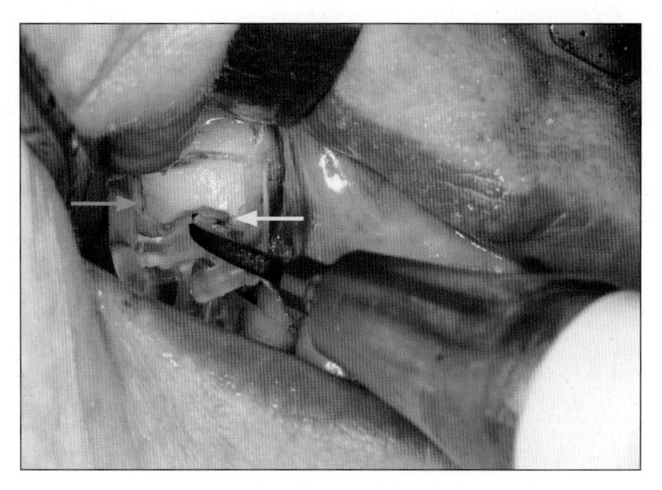

图3-9-15　口镜牵拉口角，充分暴露视野，使用超声骨刀行上颌窦底侧壁骨壁微创开窗（黄色箭头示超声骨刀-UL4工作尖，蓝色箭头示开窗范围）

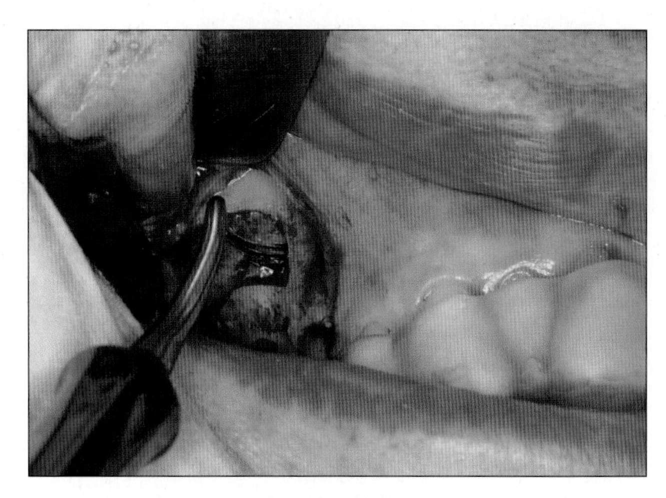

图3-9-16　匙状窦匙精细剥离黏膜

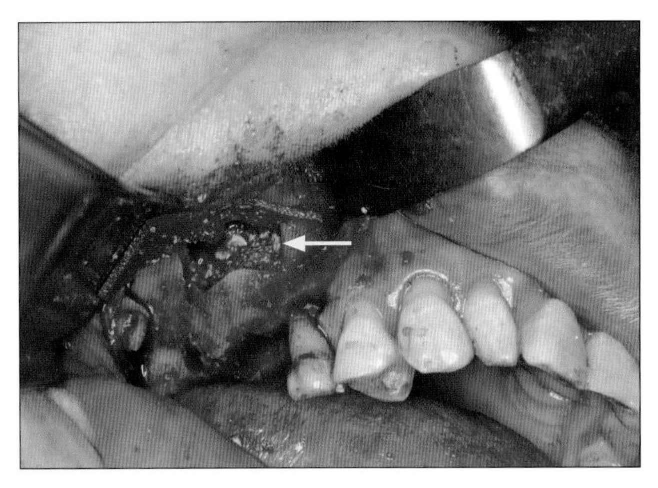

图3-9-17　术中填入骨代用品（箭头示骨代用品）

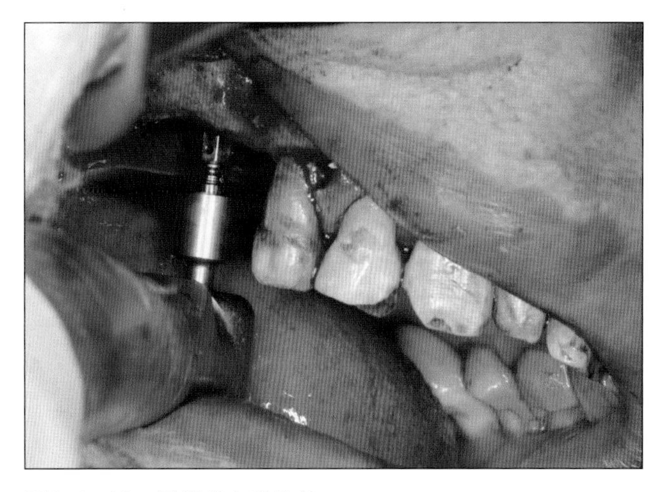

图3-9-18　同期植入种植体

13. 缝合

护士与助手在缝合前双人清点核查，包括种植外科手术器械和种植系统工具盒，若无误，再协助医生进行创口缝合。缝合完成后，需检查伤口是否无张力关闭，并无活动性出血等情况（图3-9-19）。

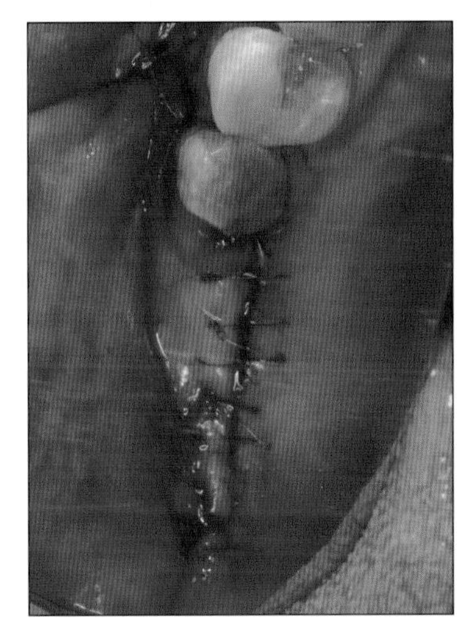

图3-9-19　缝合

（四）术后处置

1. 患者处置

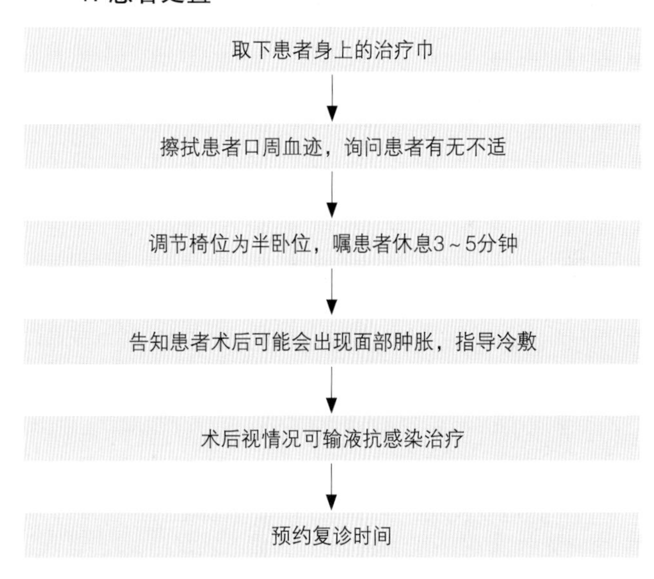

2. 用物处置

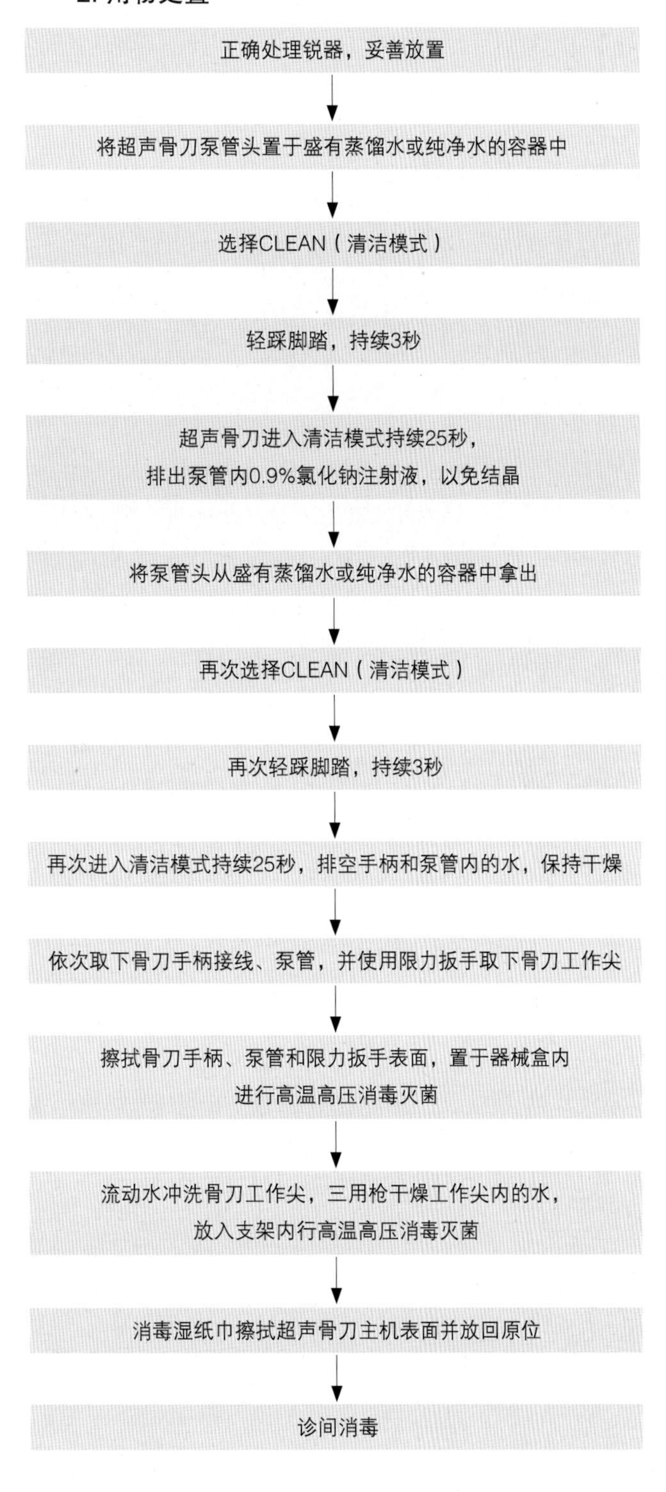

四、风险控制

1. 操作时严格执行查对制度，包括术前患者核查和高值耗材核查，拆种植体、骨代用品和屏障膜时，需与医生进行双人核对。

2. 严格无菌操作，做好标准防护，正确连接管道、器械和设备，规范传递器械，避免针刺伤的发生。

3. 密切观察患者生命体征，操作间隙可询问患者有无不适，必要时使用心电监护仪监测生命体征，或在镇静监护下进行超声骨刀经侧壁开窗上颌窦底提升同期植入种植体手术。

4. 防止小器械误吞、误吸，术前指导患者如何配合操作，若有小器械掉落口中，不要惊慌、不要说话，等待医生进一步操作取出；术中小器械可拴线使用，若发生小器械掉落可以及时将其拉出口中。

5. 使用过程中，超声骨刀手柄若出现温度过高（＞40℃）的情况，应暂停目前进行的操作，通过增加0.9%氯化钠注射液（冷却）水量或降低使用功率以冷却超声骨刀手柄后，方可使用。

6. 每次使用完毕，及时将工作尖从手柄上取下，并检查超声骨刀工作尖。若工作尖磨损严重，应及时更换。

7. 工具盒需按照厂家说明，定期进行维护保养，以延长使用时间。

五、健康指导

1. 根据手术范围及难易程度，指导患者服用抗感染、止痛和/或消肿药物，用法用量遵医嘱。必要时术后可使用呋喃西林麻黄素滴鼻液，以缓解鼻黏膜充血和鼻塞现象。

2. 术后饮食方面以清淡流食为主，术后当天避免用手术侧进食，勿饮酒、吸烟，以免刺激伤口。

3. 术后当天可常规清洁非术区，但不宜用牙刷触碰术区，以免影响伤口愈合；此外，术区可配合漱口液漱口，尽量减少食物残渣对伤口的刺激。

4. 术后1~2天可对伤口局部间断冷敷。

5. 术后7~10天约患者复诊拆线，并检查术后伤口愈合情况。

6. 嘱患者术后适当休息，避免剧烈运动。

7. 注意保暖，以免感冒，避免用力擤鼻涕、打喷嚏和鼓气等动作。

综上所述，本节详细介绍了超声骨刀应用于经侧壁开窗上颌窦底提升同期植入种植体的医护配合流程，超声骨刀的出现，有助于解决口腔种植领域骨组织切割手术中遇到的难题，相较于传统的骨组织切割器械，可以减少周围软组织损伤，实现微创的骨组织切割，降低术后并发症。因而，超声骨刀在口腔种植领域具有广泛的应用前景，其作为一种新型医疗设备，目前也广泛应用于根尖外科、牙槽外科、颞下颌关节手术以及颅面外科手术等。

推荐阅读

[1] 宿玉成. 口腔种植学词典[M]. 北京: 人民卫生出版社, 2020.

[2] 孙睿, 蔡育, 赵吉宏. 超声骨刀在口腔颌面外科的临床应用进展[J]. 中国口腔颌面外科杂志, 2018, 16(01):89-92.

[3] Testori T, Weinstein T, Taschieri S, et al. Risk factors in lateral window sinus elevation surgery[J]. Periodontol 2000, 2019, 81(1):91-123.

10 第10节 内镜操作技术

内镜是一种由光学技术衍生而来的一种精密仪器，基础的光学结构是由两个“通道”组成：“传光通道”将光线传回体腔中，而“传像通道”则是将体腔中的像传回观测目镜。内镜主要用于肉眼不能或不方便直接观测的组织和结构，帮助医生在高清的直播图像下开展诊疗工作，提高诊疗效率及正确性。在口腔种植的专业领域中，内镜可用于观察种植窝洞、上颌窦黏膜和断裂的种植相关配件等。

内镜镜体部分按照其成像构造和特性主要分为硬式内镜（以下简称“硬镜”)和光学纤维内镜（以下简称“软镜”)。硬镜的基本原理在于各透镜间通过共焦传输，将前一透镜的像方焦平面和后一透镜的物方焦平面相重合；而软镜的基本原理是利用全反射传光，将单丝规则排列在一起，制作成各种长度、横断面大小和形态的光纤束。

硬镜和软镜的照明系统均可采用冷光源。硬镜无法弯曲，可视范围有限；软镜可以在一定程度上进行弯曲（最大角度≤140°），可视范围更广，因此软镜的临床应用更为广泛。本节将以软镜为例进行介绍。

一、目的

制订使用内镜的标准操作流程，规范医护人员的操作。

二、适用范围

本流程适用于口腔种植治疗室的医护人员。

三、操作流程

（一）评估

1. 环境评估

环境是否宽敞、明亮、舒适、安全和温湿度适宜，仪器设备性能是否完好。

2. 患者评估

（1）全身情况

了解患者有无全身系统疾病，有无过敏史，有无种植体植入高风险因素（如糖尿病、骨代谢疾病和内分泌疾病等），以及女性患者是否在生理期。

（2）口内情况

①协助医生检查缺牙位点骨组织和软组织情况，

包括缺牙的原因和时间、缺牙部位的修复间隙、天然牙及全口牙周状况、咬合状态、开口度等。

②根据需求协助医生开具影像学检查，评估缺牙区的骨质和骨量、相邻结构有无异常等。

（3）实验室检查

包括血常规、血糖指标、凝血功能及感染标志物等项目，了解患者近期的身体状况。

（4）心理-社会状况

了解患者的心理预期，为患者答疑解惑，获得患者的信任与配合，以舒缓患者的紧张、担忧等情绪。

（二）准备

1. 环境准备

（1）口腔种植治疗室应设计合理，环境宽敞、明亮，分区明确，配备专门的洗手池和手术准备室，设有患者通道、医护人员通道和污染器械通道，防止交叉感染。常规做好空气消毒和物体表面消毒，配备空气消毒机。基础设施齐全，包括手术无影灯、牙科综合治疗台、种植机、边柜和器械预处理池等；配备急救设备，包括心电监护仪和氧气装置等。

（2）选择空间较大的手术间，将内镜安放好后，踩下脚轮上的刹车，防止滑动，并连接附近的电源。建议将内镜放置于6点～9点位置（图3-10-1），该点位既便于软镜的连接，也便于医生随时观察显示屏上的图像，以便更好地进行操作。

2. 用物准备

（1）内镜

由显示屏、图像处理器和冷光源三大部分组成（图3-10-2～图3-10-4）。

（2）软镜及其配件

软镜（由视频接口端、手柄端和导鞘端组成），软镜视频连接线（由图像处理器接口端和视频接口端组成），压力控制帽，测漏仪和USB存储设备（图3-10-5和图3-10-6）。

（3）无菌手术包

①手术布包1套：手术衣2件、治疗巾3张（包括头巾1张和胸前治疗巾2张）、孔巾1张、机臂套1根、弯盘1个（内含无菌杯2个）。

②外科手术器械盒1套：口镜、显微镊、刀柄、探针、骨膜分离器、刮匙、持针器、血管钳、显微持针器和线剪。

③种植手术工具盒1套。

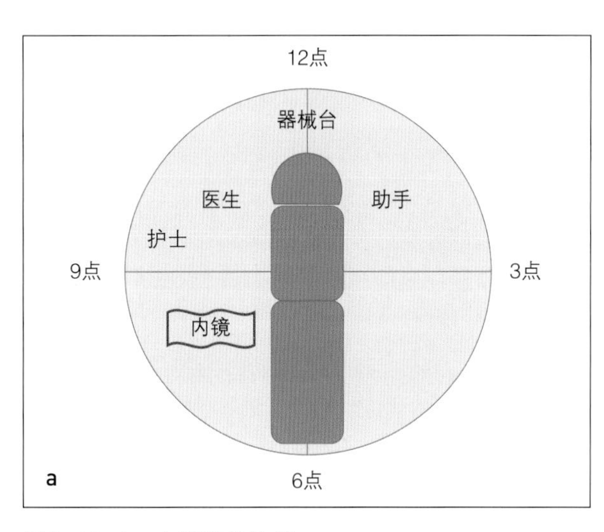

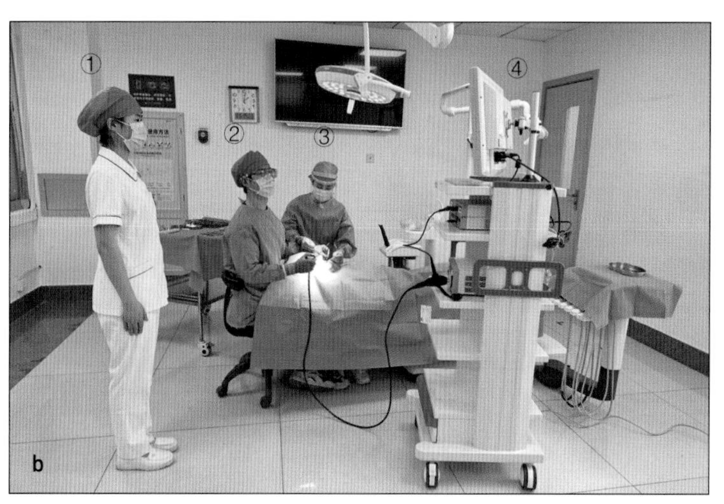

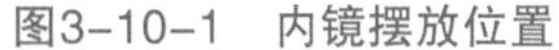
图3-10-1 内镜摆放位置

a. 示意图

b. 实景图：①护士；②医生；③助手；④内镜

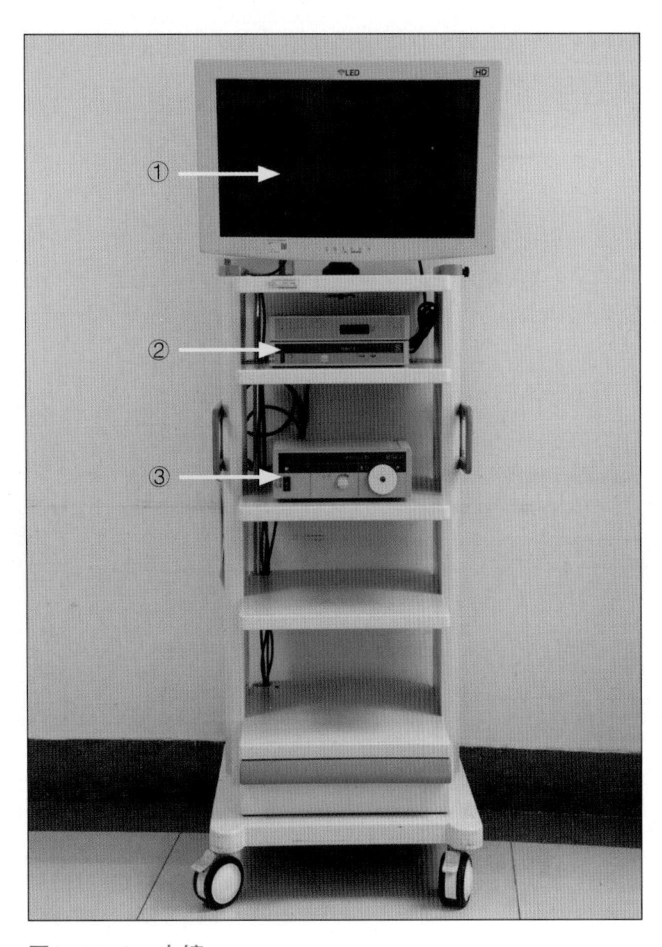

图3-10-2　内镜

①显示屏；②图像处理器；③冷光源

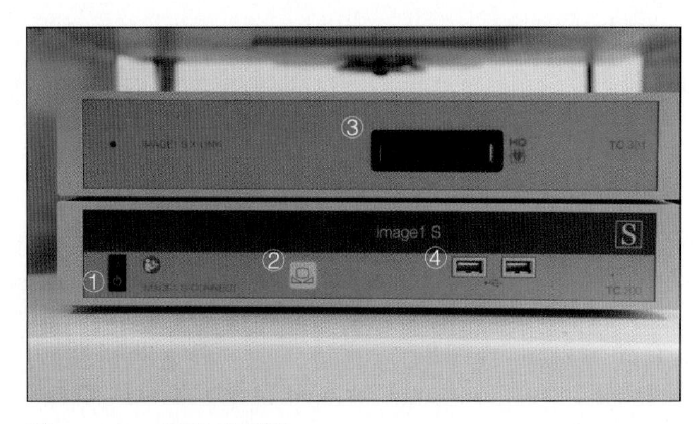

图3-10-3　图像处理器

①电源开关；②白平衡按钮；③软镜视频连接线接口；④两个USB接口

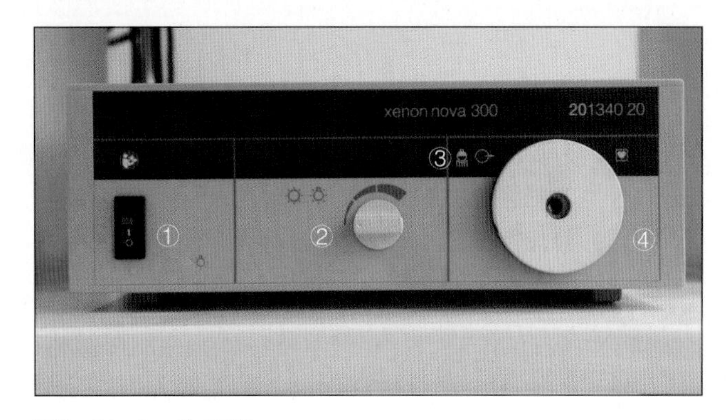

图3-10-4　冷光源

①电源开关；②亮度控制旋钮；③光输出指示器；④导光束适配器

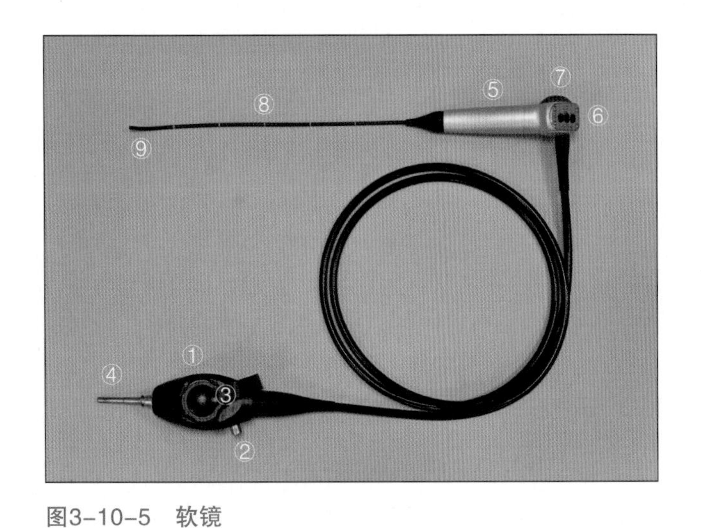

图3-10-5　软镜

①视频接口；②压力控制帽接口；③视频接口保护盖；④光源接口；⑤手柄；⑥按钮；⑦角度控制杆；⑧导鞘；⑨导鞘末端

（4）种植手术文书

①患者基本信息核实表、高值医用耗材知情同意书和口腔种植修复治疗知情同意书。

②种植手术登记单和高值耗材使用登记表。

（5）一次性用物

刀片、缝针缝线、棉签、纱球、口杯、麻醉针头、负压吸引管、牙龈冲洗器、尖头吸唾管和冲洗空针等。

（6）其他用物

盛有无菌持物钳的无菌罐、0.9%氯化钠注射液（常温）、0.9%氯化钠注射液（冷却）、5%聚维酮碘溶液、1%聚维酮碘消毒液和局部麻醉药物。

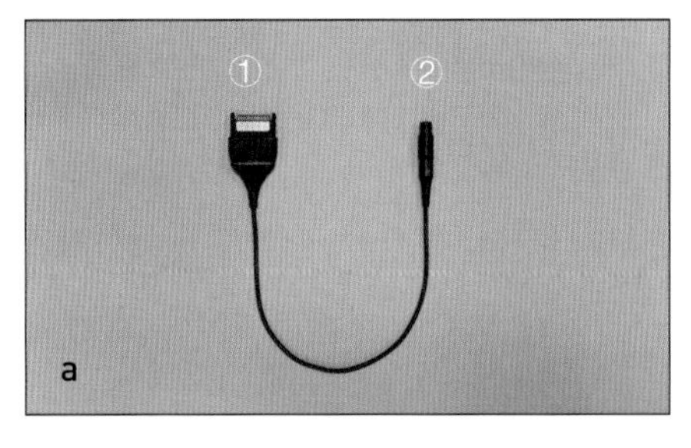

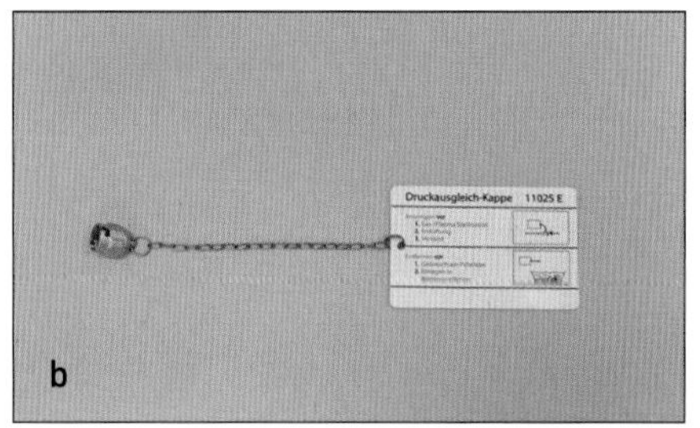

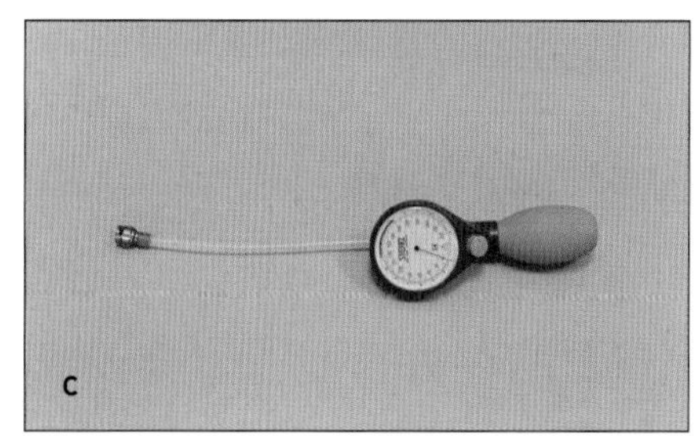

图3-10-6　软镜配件

a. 软镜视频连接线：①图像处理器接口端；②视频接口端

b. 压力控制帽

c. 测漏仪

（7）急救物品

口腔种植治疗室应常规配置抢救车和相关仪器设备，例如心电监护仪和氧气装置等，保障医疗安全。

（8）种植相关设备和耗材

①种植相关设备：种植机和种植弯机，其中种植机包括悬架、脚踏、电源线、主机和马达。

②种植相关耗材：种植体、愈合基台和覆盖螺丝等。

（9）特殊器械和耗材

根据手术情况准备特殊器械和耗材。

①特殊外科器械：牙挺和牙钳。

②特殊种植器械：骨锤、上颌窦底提升器械和骨挤压器械。

③特殊耗材：骨代用品和屏障膜。

3. 患者准备

（1）核对患者信息

协助医生核对患者姓名、年龄等基本信息，以及手术位点、种植系统、种植体型号和其他种植相关信息，协助患者放置随身物品，嘱患者将手机调为静音。

（2）测量生命体征

测量患者的基础生命体征并做好记录，针对患有全身系统疾病及其他特殊情况的患者，视情况在心电监护下开展手术，必要时监测血糖。

（3）询问进食情况

常规手术术前，询问患者进食情况，评估手术时长，避免空腹状态下行局部麻醉手术，以免发生低血糖等不适症状。

（4）面部要求

面部不化妆、头发较长者戴一次性帽子，建议男性患者术前剃胡须。

（5）术前指导

讲解手术过程及术中注意事项，术中若出现小器械掉落至口中的情况，应立即头偏向掉落侧，不要惊慌、不要说话或做吞咽动作，以免出现误吞、误吸的情况。

（6）患者口内及口外皮肤消毒

①口内消毒：合理选用消毒剂，口内消毒可选用1%聚维酮碘消毒液，漱口3次，每次含漱1分钟。

②口外消毒：面部及口外皮肤消毒可选用5%聚维酮碘溶液。消毒范围：上至眶下缘、下至颈上部、两侧至耳前。

4. 护士准备和助手准备

（1）护士准备

①护士着装整齐，穿工作服、戴一次性口罩和帽子。

②在进行无菌操作前，需进行七步洗手法洗手。

③依次打开无菌包，传递种植外科工具盒、种植

系统工具盒和一次性无菌物品，并与助手双人核对清点数量。

④与助手共同连接吸引装置；连接冲水管、种植弯机和马达。

⑤根据手术牙位调节灯光。

（2）助手准备

①助手规范着装，即穿手术衣、戴一次性口罩和帽子、戴防护面屏、外科洗手及外科手消毒、戴无菌手套。

②在进行无菌操作前，需进行外科洗手和外科手消毒、穿无菌手术衣、戴外科手套。

③协助医生依次铺头巾、胸前治疗巾和孔巾。

④助手与护士共同连接吸引装置，连接冲水管、种植弯机和马达；术中传递局部麻醉药物给医生。

⑤正确安装手术刀片，一手持刀柄，另一手用持针器夹取刀片的前端背侧，将刀片对准刀柄凹槽处，顺势向下使刀片插入刀柄凹槽内。

⑥整理手术台面，按照使用顺序分区摆放，便于术中的拿取和使用，刀柄和卡局式注射器等锐器端用纱布保护。

（三）医护配合

医院目前常用的内镜及其配件种类较多，可根据不同的需求和使用习惯进行选择，本节将以某品牌内镜的操作流程为例进行介绍。

1. 打开电源开关

连接电源后，依次打开显示屏、图像处理器（绿色指示灯亮起表示已开启）和冷光源的开关（绿色指示灯亮起表示已开启）（图3-10-7）。

2. 插入USB设备

将USB存储设备插入USB接口，每次最多可连接一台格式为FAT32的USB存储设备，建议术前先将USB设备的内存清空，避免术中因内存不足而导致录像失败（图3-10-8）。

3. 打开并清点用物数量

将灭菌后的软镜用物包放置于宽敞的台面上，并以无菌开包的方式开启，清点软镜及配件数量（软镜和压力控制帽需灭菌处理；软镜视频连接线和测漏仪无需灭菌处理）（图3-10-9）。

4. 检查导鞘

查看并触摸软镜导鞘表面，是否有裂缝、缺损、凹陷、异物、扭曲变形和其他形式的损坏（图3-10-10）。

5. 取下压力控制帽

助手将软镜的视频接口端和光源接口端传递给护士，护士接过后，取下压力控制帽（图3-10-11）。

6. 取下视频接口保护盖并检查

护士取下视频接口保护盖，并查看内壁是否干燥、有无杂质或水（图3-10-12）。

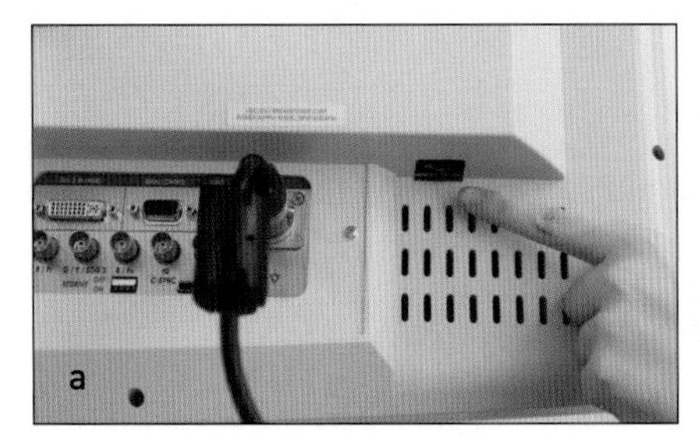
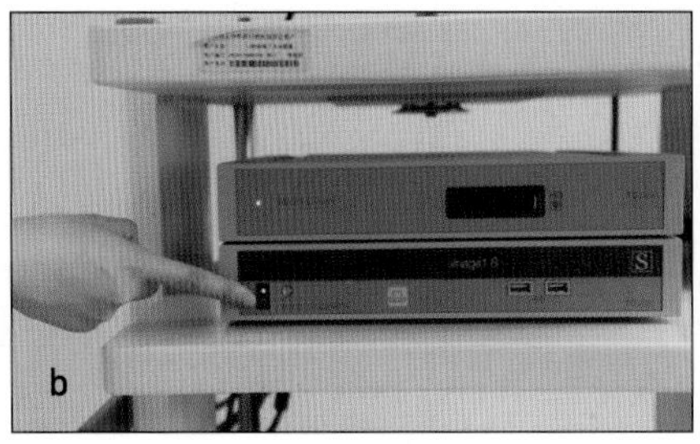
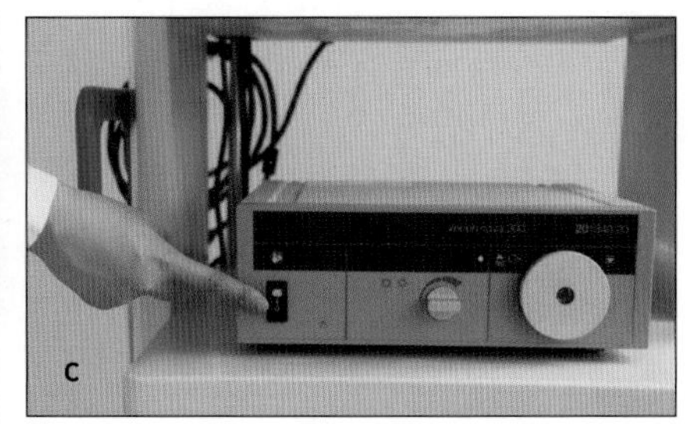

图3-10-7　打开电源开关

a. 打开显示屏的开关
b. 打开图像处理器的开关
c. 打开冷光源的开关

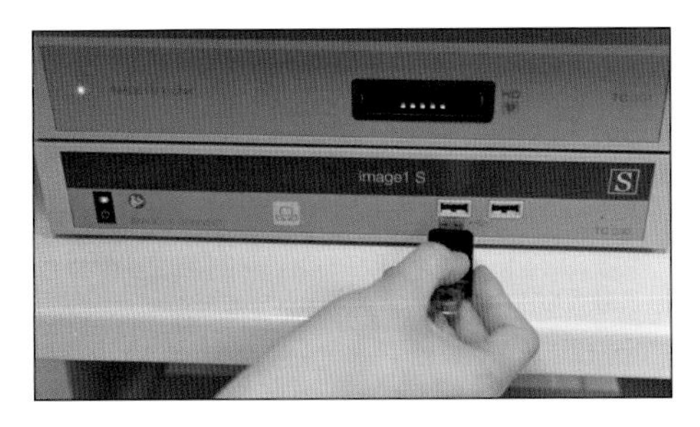

图3-10-8 将USB存储设备插入USB接口

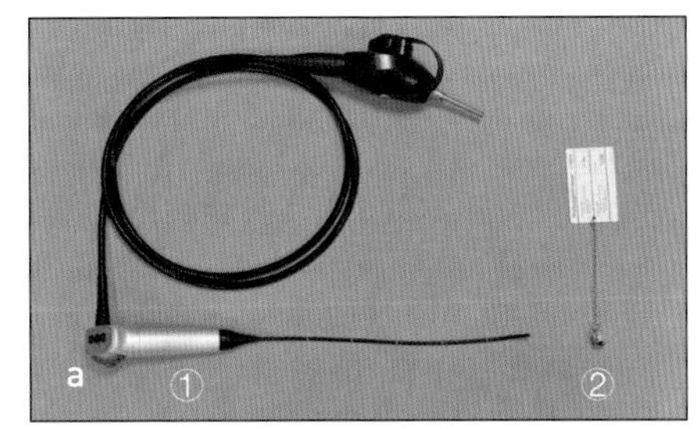

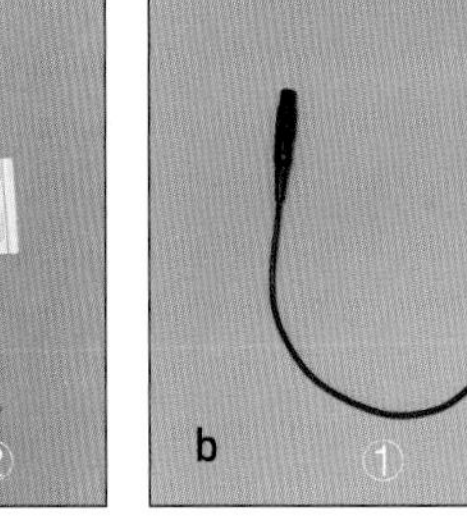

图3-10-9 清点用物数量

a. 需灭菌处理：①软镜；②压力控制帽

b. 无需灭菌处理：①软镜视频连接线；②测漏仪

7. 连接软镜视频接口端

将软镜的视频接口端与软镜视频连接线相连接，注意两个白点相对（图3-10-13），听到“咔”声表示为连接到位。

8. 连接图像处理器

将软镜视频连接线平行插入图像处理器接口端，注意字母端需要向上（图3-10-14），听到“咔”声后表示插入到位。

9. 连接冷光源

将软镜光源接口平行插入冷光源的导光束适配器（图3-10-15），听到“咔”声后表示插入到位。

10. 电脑自动识别软镜并跳转画面

电脑系统自动识别软镜，显示屏跳转到软镜镜头端画面（图3-10-16）。

11. 调节光源

顺时针旋转亮度控制旋钮，将光源调整到实现内镜镜头最佳照明效果所需的最低值即可（图3-10-17），若术中长时间不使用光源，应将光源亮度调到最低，建议调至光源区间的1/3即可。

12. 白平衡校正

用白色纱布包绕软镜导鞘头端，距离2cm（图3-10-18），使白色区域充满整个显示屏，且能观察到清晰的纱布纹理。按下图像处理器上的白平衡按钮（图3-10-19），成功后显示屏下方会显示“白平衡成功”（图3-10-20）。

13. 软镜使用方法

软镜握持方法——双手托持软镜，右手握持软镜手柄端，左手持软镜导鞘端，功能按键朝向右手拇指，将右手食指放置于角度控制杆上（图3-10-21）。按键1为摄像键，点击开始摄像，再次点击为结束摄像（摄像时显示屏右下角会出现摄像机标识）；按键2为菜单键，点击可出现菜单；按键3为拍照键，点击可拍照（图3-10-22）。

14. 调整软镜角度

手柄端的角度控制杆可用于控制导鞘末端方向，慢慢转动角度控制杆，导鞘末端可以随着操作导向而偏转方向，可进行小幅度地向前和向后弯曲（图3-10-23），最大弯曲角度≤140°。注意操作角度控制杆时不可用力过猛，以免造成患者或仪器的损伤或损坏。

15. 关闭冷光源开关

逆时针旋转冷光源的亮度控制旋钮至最低值，关闭冷光源开关（图3-10-24）。

16. 拔出光源接口、视频连接线

平行拔出软镜光源接口和软镜视频连接线，盖上并旋紧视频接口保护盖。

17. 关闭图像处理器

关闭图像处理器电源开关，拔出USB设备。

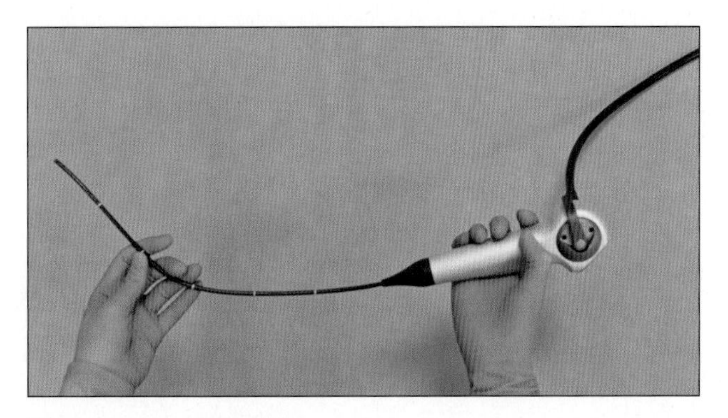

图3-10-10　检查导鞘

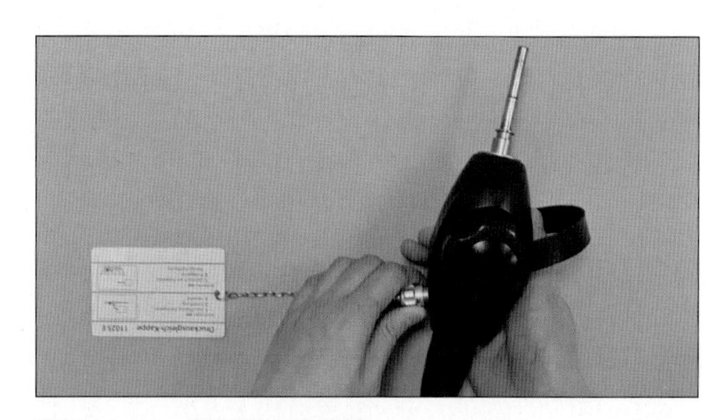

图3-10-11　取下压力控制帽

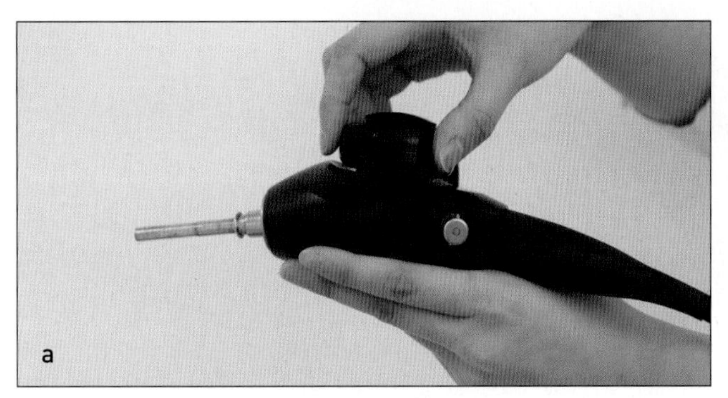

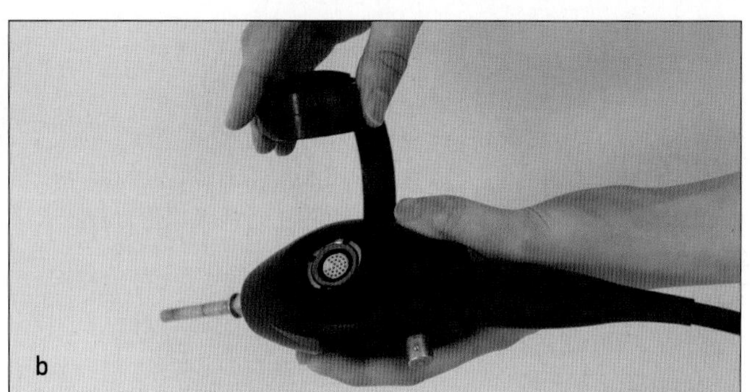

图3-10-12　传递并检查视频接口端

a. 护士取下视频接口保护盖

b. 查看内壁是否干燥、有无杂质或水

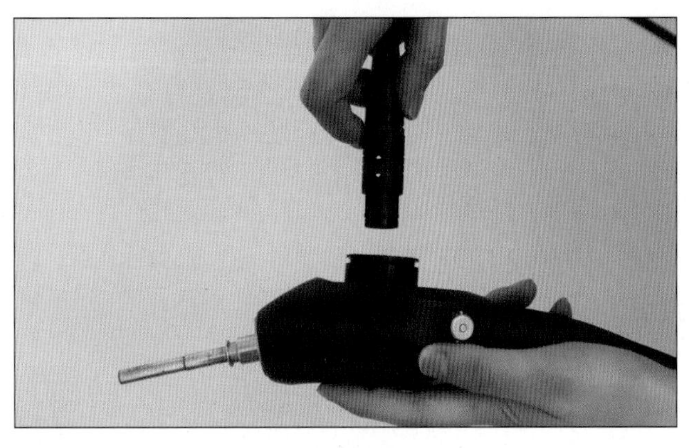

图3-10-13　连接软镜视频接口端

注意两个白点相对

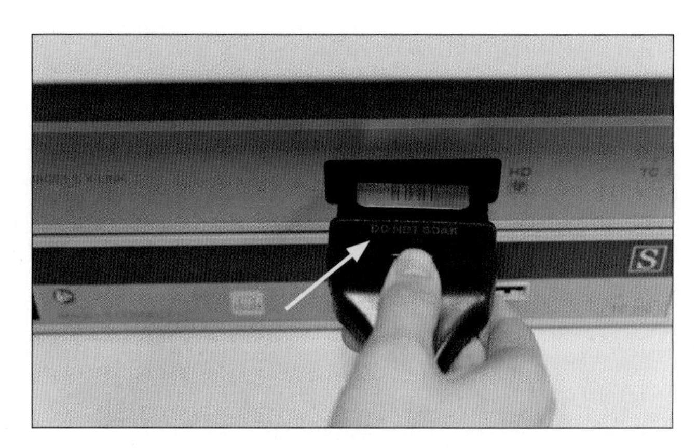

图3-10-14　连接图像处理器

注意字母端需要向上（箭头示）

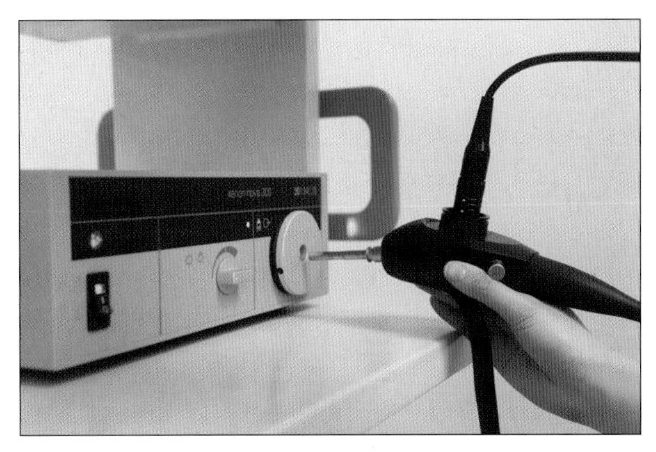

图3-10-15 连接冷光源

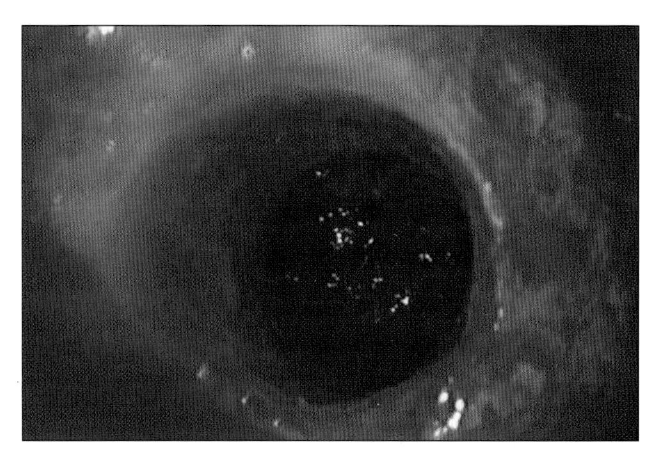

图3-10-16 内镜视野下的上颌窦底黏膜情况

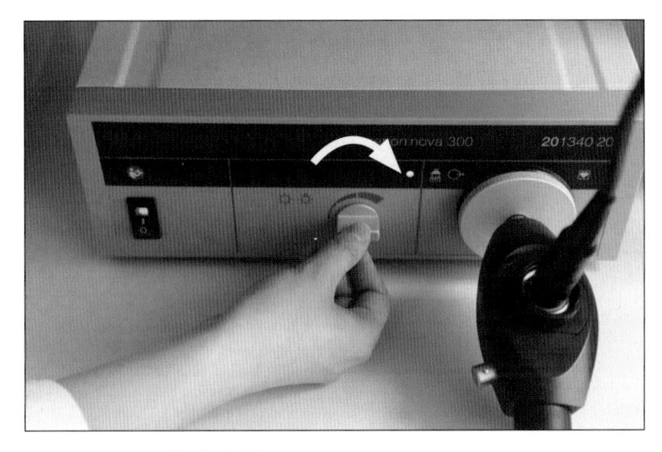

图3-10-17 调节光源

顺时针旋转亮度控制旋钮（箭头示）

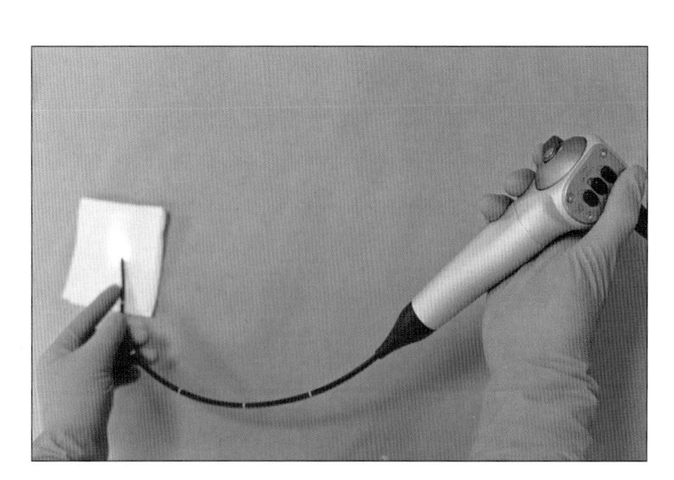

图3-10-18 白平衡校正

用白色纱布包绕软镜导鞘头端，距离2cm

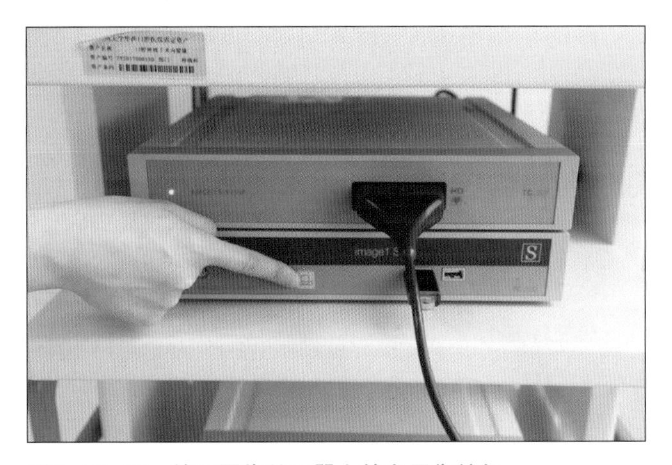

图3-10-19 按下图像处理器上的白平衡按钮

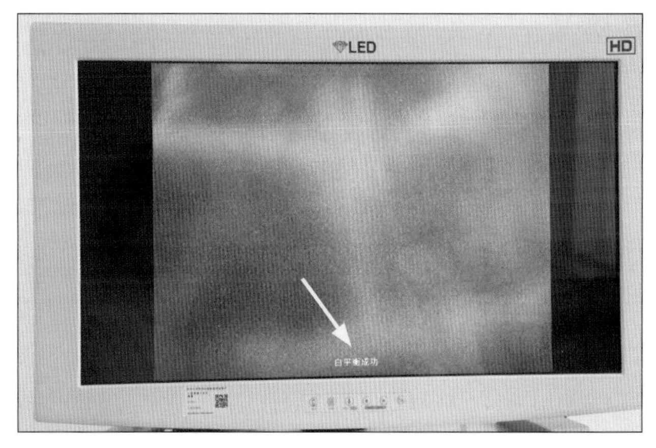

图3-10-20 成功后显示屏下方会显示“白平衡成功”（箭头示）

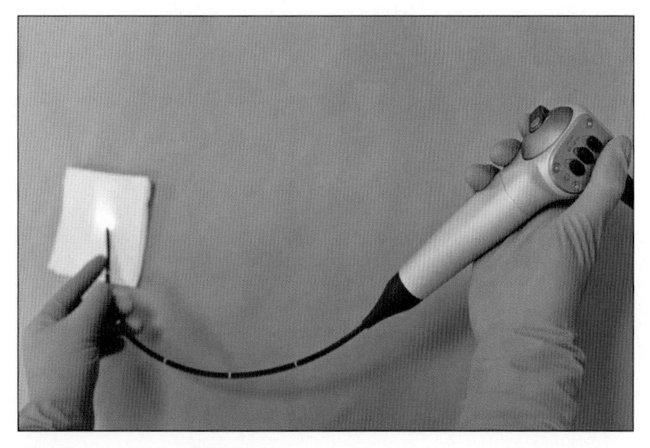

图3-10-21　软镜使用方法1

双手托持软镜，右手握持软镜手柄端，左手持软镜导鞘端，功能按键朝向右手拇指，将右手食指放置于角度控制杆上

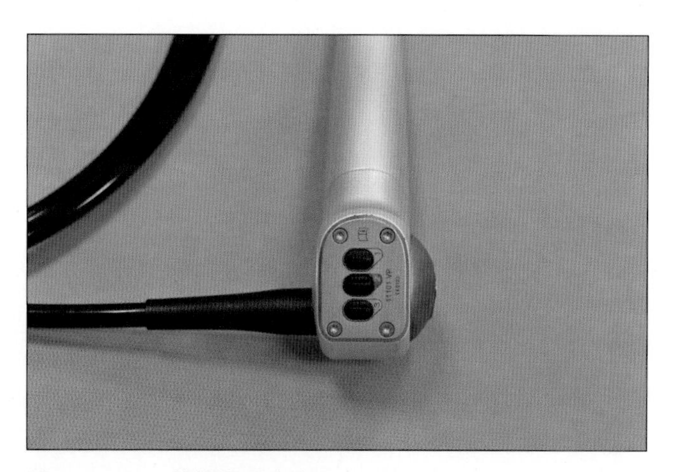

图3-10-22　软镜使用方法2

按键1为摄像键，点击开始摄像，再次点击为结束摄像（摄像时显示屏右下角会出现摄像机标识）；按键2为菜单键，点击可出现菜单；按键3为拍照键，点击可拍照

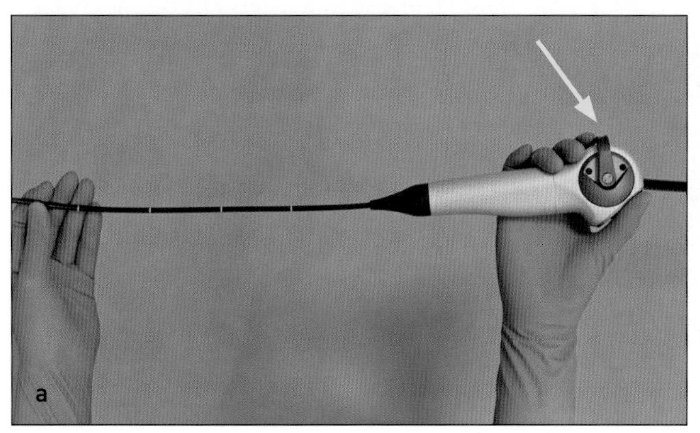

图3-10-23　调整软镜角度

a. 慢慢转动角度控制杆（箭头示），导鞘末端可以随着操作导向而偏转方向

b. 导鞘末端弯曲状态

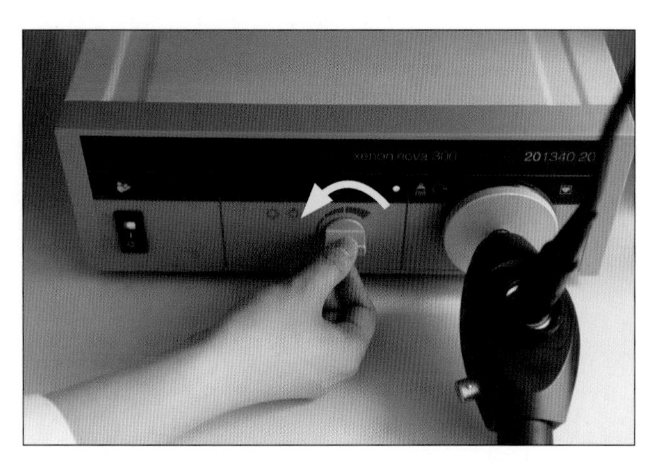

图3-10-24　关闭冷光源开关

逆时针旋转冷光源的亮度控制旋钮至最低值（箭头示）

18. 关闭显示屏电源

关闭显示屏电源开关。

19. 断开电源

断开电源，将内镜推至指定放置位置后，锁紧脚轮刹车，防止滑动。

（四）术后处置

1. 患者处置

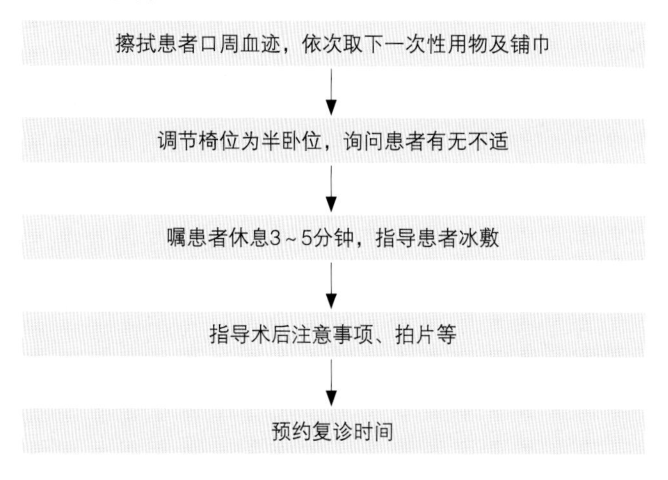

2. 用物处置

（1）常规用物处置

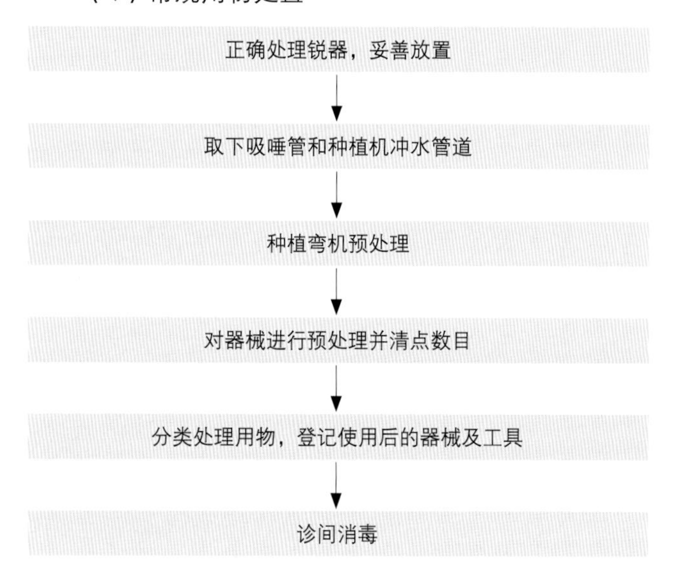

（2）软镜用物处置

①检查导鞘：查看并触摸软镜导鞘表面，是否有裂缝、缺损、凹陷、异物、扭曲变形和其他形式的损坏（图3-10-10）。

②初步清洁软镜：可使用蘸有酶的湿润纱布，擦拭软镜外壳和导鞘上的污迹（图3-10-25），但不建议用酒精对导鞘进行擦拭消毒，以免损坏软镜；擦拭时注意软镜视频接口处不要进水，若不慎进水应及时吹干，避免影响软镜的使用效果；清洗时注意轻拿轻放，不要出现拉、拽和挤压等动作，以防导鞘损坏。

③测漏实验：将测漏仪接口与软镜测漏接口相连接，并确保接口处固定良好（图3-10-26）；检查视频保护盖是否盖紧，测漏仪和软镜的连接处是否干燥，以免加压后造成软镜的损坏；挤压灰色手柄，将测漏仪加压至160mmHg左右，注意最大值不要超过蓝色区间，即200mmHg（图3-10-27）。观察3分钟，若压力示数下降不超过10mmHg，说明软镜气密性良好；反之，则表示软镜可能存在漏气，此时在加压状态下，可以将软镜导鞘末端放入纯净水中，查看左右弯曲及伸直状态下，是否有气泡频繁冒出（图3-10-28），如果有，则表示存在漏气，需要请设备技术人员进行维修。但需要注意的是，禁止在未完全释放压力的状态下，直接再次加压，防止软镜内因压力过高而损坏。

④移除测漏仪：完成测漏实验后，需要按下测漏仪上的压力释放键，将压力释放完毕（图3-10-29），测漏仪示数归零后，才能移除测漏仪（图3-10-30）。

⑤连接压力控制帽：将压力控制帽与软镜的压力控制接口相连接（图3-10-31）。

⑥收纳并送消：将软镜收纳好后，宽松盘绕于专用的工具盒内（图3-10-32），并送消。

四、风险控制

1. 软镜手柄端的角度控制杆可用于控制导鞘末端方向，但需要注意操作角度控制杠杆时不可用力过猛，以免造成患者受伤或仪器的损伤或损坏。

2. 不要直视软镜发光处，其发出的高强度光可能引起眩目和高温，而导致灼伤。

3. 术中调整冷光源强度到实现内镜镜头最佳照明效果所需的最低值即可，光源的强度越高，导鞘末端产生的热量越大，可能会造成患者灼伤，或者烧坏手

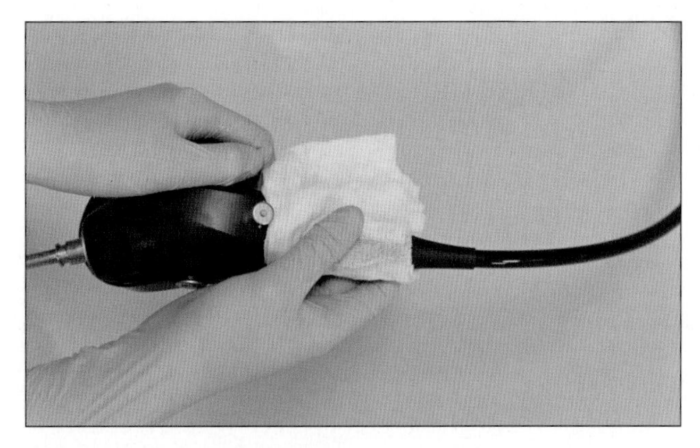

图3-10-25　初步清洁软镜
可使用蘸有酶的湿润纱布，擦拭软镜外壳和导鞘上的污迹

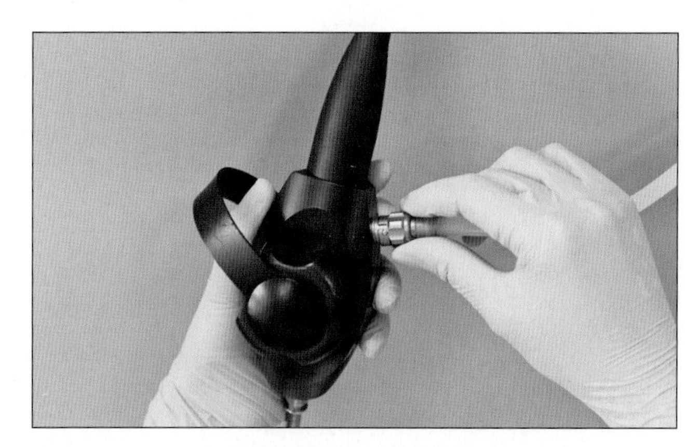

图3-10-26　将测漏仪接口与软镜测漏接口相连接，并确保接口处固定良好

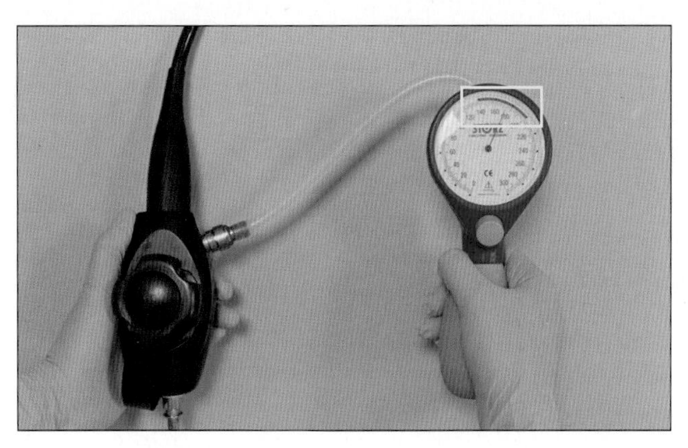

图3-10-27　挤压灰色手柄，将测漏仪加压至160mmHg左右，注意最大值不要超过蓝色区间，即200mmHg（方框示）

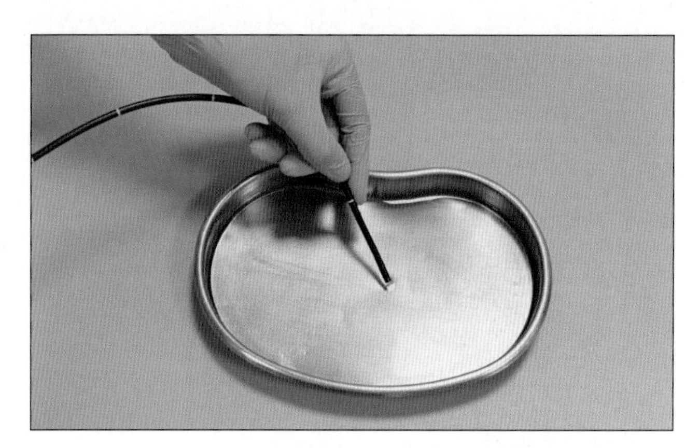

图3-10-28　在加压状态下，可以将软镜导鞘末端放入纯净水中，查看左右弯曲及伸直状态下，是否有气泡频繁冒出

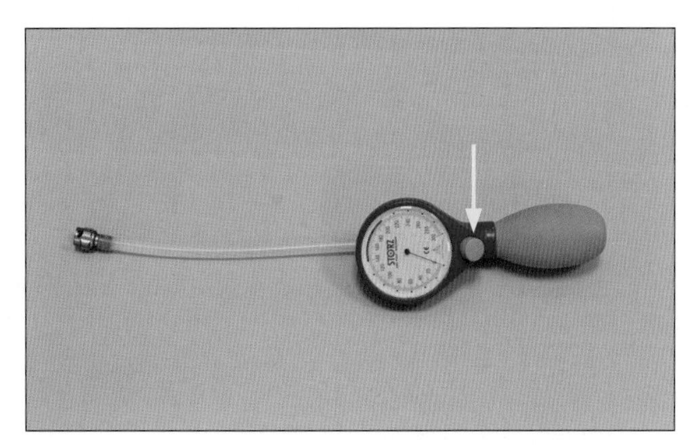

图3-10-29　完成测漏实验后，需要按下测漏仪上的压力释放键（箭头示），将压力释放完毕

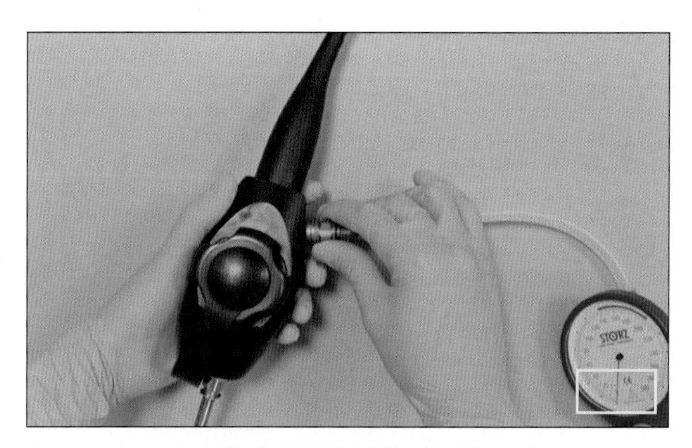

图3-10-30　归零状态下移除测漏仪（方框示）

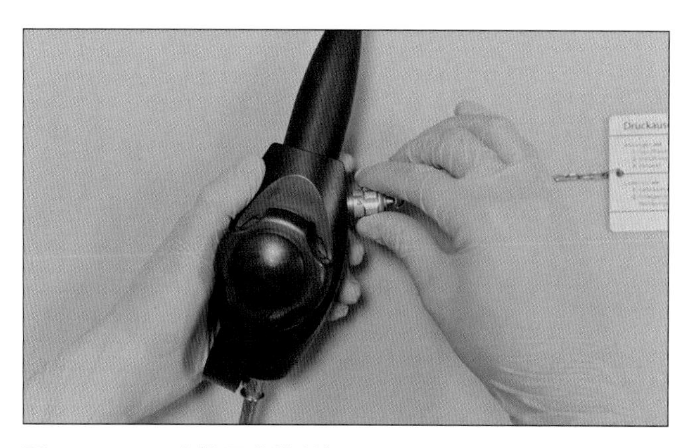

图3-10-31 连接压力控制帽
将压力控制帽与软镜的压力控制接口相连接

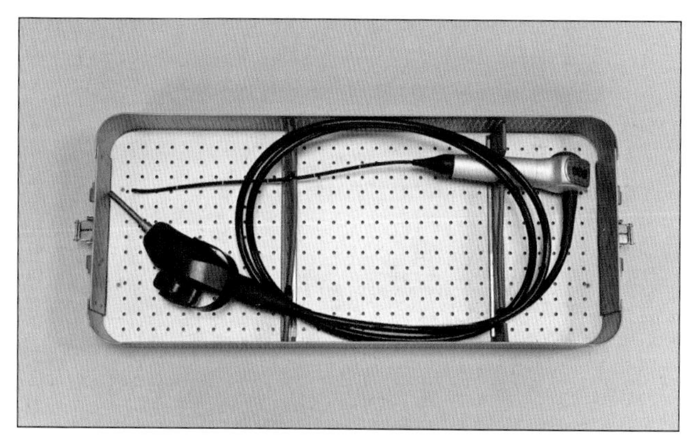

图3-10-32 收纳并送消
将软镜收纳好后，宽松盘绕于专用的工具盒内

术铺单（一般建议调至光源区间的1/3即可）。

4. 软镜导鞘不可被拉、钳、扭曲和折叠，严禁小角度弯曲导鞘，防止软镜内部光纤线损坏。建议存放时将导鞘末端向下垂直悬挂，或宽松盘绕于大的容器中。

5. 在受到强硬外部机械力作用时，软镜导鞘末端的镜体有可能脱落，因此，在每次使用前后，都应检查镜体是否完好且未脱落。

6. 在清洗软镜前或将软镜浸泡于纯净水中时，需要取下压力控制帽，避免大气压和水进入管腔；但在运输途中或进行灭菌时，为了平衡镜体内外压力，维持管腔压力稳定，避免镜体撑破和软镜光纤损坏，必须将压力控制帽回套并盖紧。

7. 不可对软镜及其配件进行高压蒸汽灭菌，建议采用较温和的甲醛或环氧乙烷灭菌方法。

8. 内镜的存储设备格式要求为FAT32。开始录像时，在屏幕右下角会出现摄像机的标识，录像1个小时约占3G左右的存储空间，录像分为12分钟一段。手术结束后需要按下录像停止键，并等摄像显示图标消失后，方可拔出USB设备，直接拔出USB设备或直接关机，都会导致录像的最后一段无法完整保存。

9. 内镜需按照厂家说明，定期进行维护保养，以延长使用时间。

近年来，由于光纤技术的迅速发展，内镜在医学领域中得到广泛应用。在口腔临床诊疗过程中，内镜已开始逐渐应用于修复科、种植科、牙周科、牙体牙髓科和颌面外科等领域疾病的治疗，帮助医生提升诊断能力，增加疾病诊疗的精确性，提高治疗效率，减少患者的痛苦，提高患者的满意度。目前，我国越来越多的医疗机构已经装备了内镜，它已经被越来越多的临床医护人员所接受。今后，内镜的应用会越来越广泛。

推荐阅读

[1] 刘帆, 蒋琰. 实用口腔器械图谱教程[M]. 成都: 四川大学出版社, 2022.
[2] 李景艳, 刘德森, 刘刚, 等. 医用内窥镜光学系统的应用及发展趋势[J]. 医疗装备, 2005(07):9-12.

第11节 半导体激光操作技术

激光技术当前应用广泛，涉及口腔医学、眼科学、皮肤病和医疗美容等多个领域。临床上常用的激光种类和波长有别，其中半导体激光属于近红外区段的激光，其原理是利用半导体材料作为活化介质，通过一定激发方式输出半导体激光。半导体激光的临床应用场景广泛。首先，其对色素、血红素的吸收率较高；其次，半导体激光因其良好的切割能力，有望封闭微小血管从而止血；此外，半导体激光由于对组织的穿透性强而具有促进组织再生的作用。

本节半导体激光操作技术以种植体周黏膜炎病例治疗为例进行讲述。

一、目的

制订半导体激光仪的标准操作流程，规范医护人员的操作。

二、适用范围

本流程适用于口腔种植治疗室的医护人员。

三、操作流程

（一）评估

1. 环境评估

环境是否宽敞、明亮、舒适、安全和温湿度适宜，仪器设备性能是否完好。

2. 患者评估

（1）全身情况

了解患者有无全身系统疾病，询问患者有无半导体激光照射禁忌证等。

（2）口内情况

①协助医生检查种植修复位点骨组织和软组织情况，种植体周黏膜情况，全口牙周状况，咬合状态、开口度等。

②根据需求协助医生开具影像学检查，评估缺牙区的骨质和骨量、相邻结构有无异常等。

（3）心理–社会状况

了解患者的心理预期，为患者解释种植体周黏膜炎的病因，使用半导体激光治疗的目的，以及半导体激光在临床治疗中的安全性和如何做好安全防护措施，取得患者的信任与合作，从而缓解患者的紧张、担忧等情绪。

（二）准备

1. 环境准备

（1）口腔种植治疗室应设计合理，环境宽敞、明亮，分区明确，配备专门的洗手池和手术准备室，设有患者通道、医护人员通道和污染器械通道，防止交叉感染。常规做好空气消毒和物体表面消毒，配备空气消毒机。基础设施齐全，包括手术无影灯、牙科综合治疗台、种植机、边柜和器械预处理池等；配备急救设备，包括心电监护仪和氧气装置等。

（2）因半导体激光仪光纤线长度有限，一般将半导体激光仪放置于便于医生操作的牙椅7点～9点位置（图3-11-1）。

2. 用物准备

（1）半导体激光仪

主机操作面板上有电源开关、激光准备指示灯、紧急制动按钮、显示屏、选择按钮和加减按钮等（图3-11-2）。

（2）半导体激光仪配件

用于种植体周黏膜炎治疗的某品牌半导体激光仪配件包括直径320μm的光纤线、导弯头、R21-B手具和脚踏等（图3-11-3）。

（3）一次性用物

治疗盘、纱球、冲洗空针、负压吸引管和尖头吸唾管等。

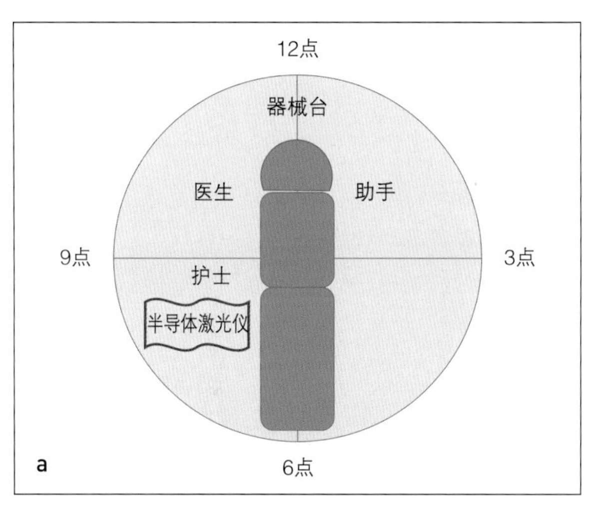

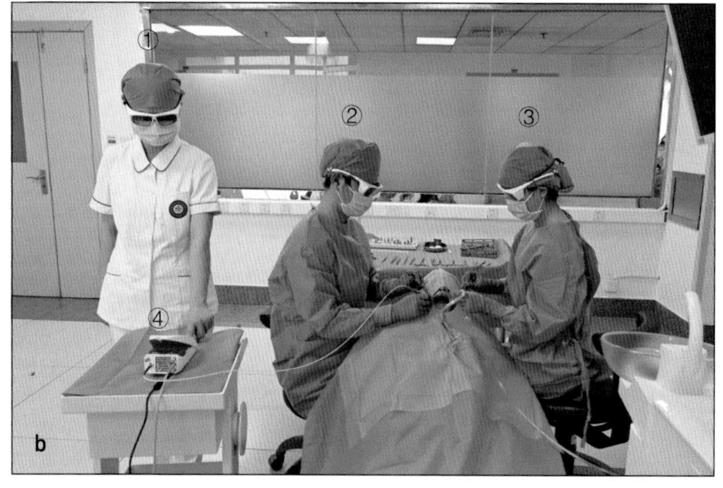

图3-11-1　半导体激光仪摆放位置

a. 示意图

b. 实景图：①护士；②医生；③助手；④半导体激光仪

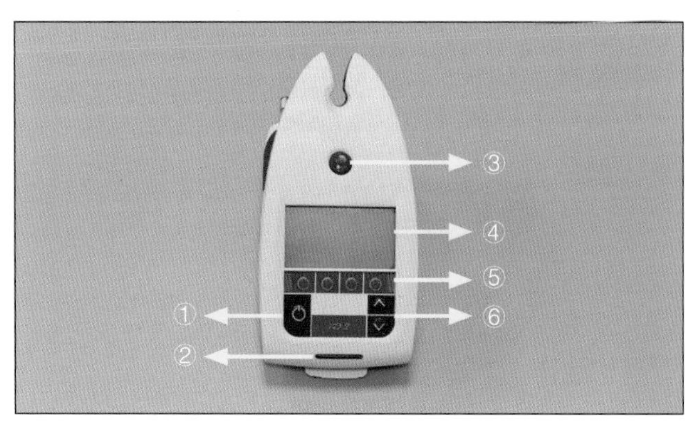

图3-11-2　半导体激光仪主机操作面板

①电源开关；②激光准备指示灯；③紧急制动按钮；④显示屏；⑤选择按钮；⑥加减按钮

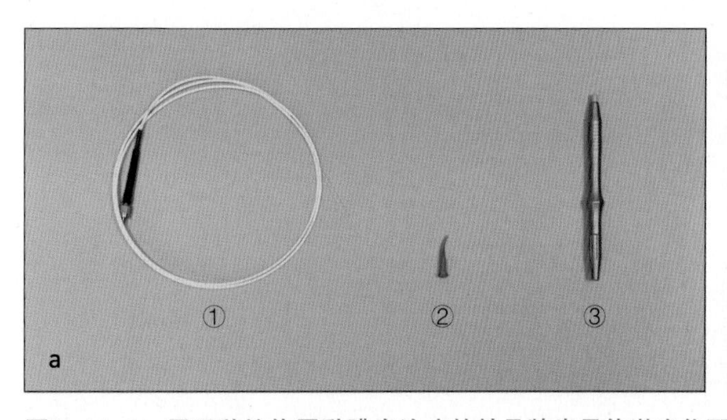

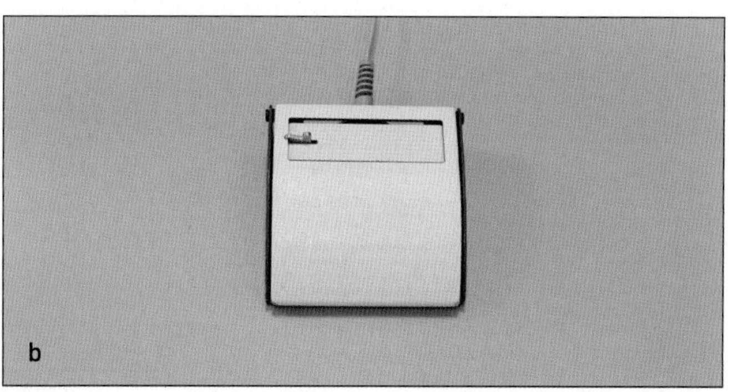

图3-11-3　用于种植体周黏膜炎治疗的某品牌半导体激光仪配件

a. 半导体激光仪配件：①直径320μm光纤线；②导弯头；③R21-B手具

b. 脚踏

（4）其他用物

盛有无菌持物钳的无菌罐、0.9%氯化钠注射液（常温）、5%聚维酮碘溶液和1%聚维酮碘消毒液。

（5）急救物品

口腔种植治疗室应常规配置抢救车和相关仪器设备，例如心电监护仪和氧气装置等，保障医疗安全。

3. 患者准备

（1）核对患者信息

协助医生核对患者姓名、年龄等基本信息，以及手术位点和其他种植相关信息，协助患者放置随身物品，嘱患者将手机调为静音。

（2）测量生命体征

测量患者的基础生命体征并做好记录，针对患有全身系统疾病及其他特殊情况的患者，视情况在心电监护下开展半导体激光治疗，必要时监测血糖。

（3）询问进食情况

询问患者进食情况，评估治疗时长，避免空腹状态下行进行治疗，以免发生低血糖等不适症状。

（4）面部要求

面部不化妆、头发较长者戴一次性帽子，建议男性患者术前剃胡须。

（5）术前指导

①讲解手术过程及术中注意事项，术中若出现小器械掉落至口中的情况，应立即头偏向掉落侧，不要惊慌、不要说话或做吞咽动作，以免出现误吞、误吸的情况。

②为患者佩戴激光专用护目镜，告知患者治疗期间勿随意取下防护眼镜（图3-11-4）。

（6）患者口内及口外皮肤消毒

①口内消毒：合理选用消毒剂，口内消毒可选用1%聚维酮碘消毒液，漱口3次，每次含漱1分钟。

②口外消毒：面部及口外皮肤消毒可选用5%聚维酮碘溶液。消毒范围：上至眶下缘、下至颈上部、两侧至耳前。

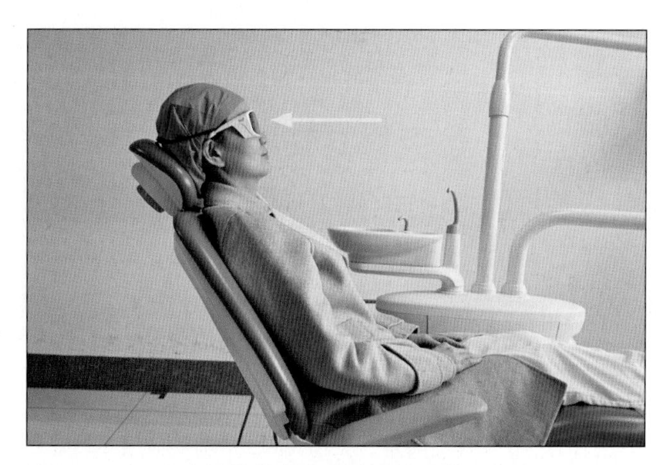

图3-11-4　患者佩戴激光专用护目镜（箭头示）

4. 护士准备和助手准备

（1）护士准备

①护士着装整齐，穿工作服、戴一次性口罩和帽子及激光专用护目镜（图3-11-5）。

②在进行治疗操作前，需进行七步洗手法洗手。

③与助手共同连接吸引装置。

④根据手术牙位调节手术灯光。

（2）助手准备

①助手规范着装（图3-11-6），即穿手术衣、戴一次性口罩和帽子、戴激光专用护目镜、外科洗手及外科手消毒、戴无菌手套。

②在进行无菌操作前，需进行外科洗手、外科手消毒、穿无菌手术衣、戴外科手套。

（三）医护配合

半导体激光可使蛋白变性，因此可用于种植体周黏膜炎的辅助治疗。以下将以某品牌半导体激光仪R-21型号的手具、直径320μm的光纤线以及在“Periodontics”治疗模式下行种植体周黏膜炎辅助治疗为例，进行讲解。

1. 开机

开机后输入预设密码（图3-11-7）。

2. 光纤线主机端连接

护士将低温灭菌后的光纤线连接于主机，先取下主机接口防尘堵头（图3-11-8），再将光纤线主机端防尘帽取下后、接入主机接口并旋紧（图3-11-9）。

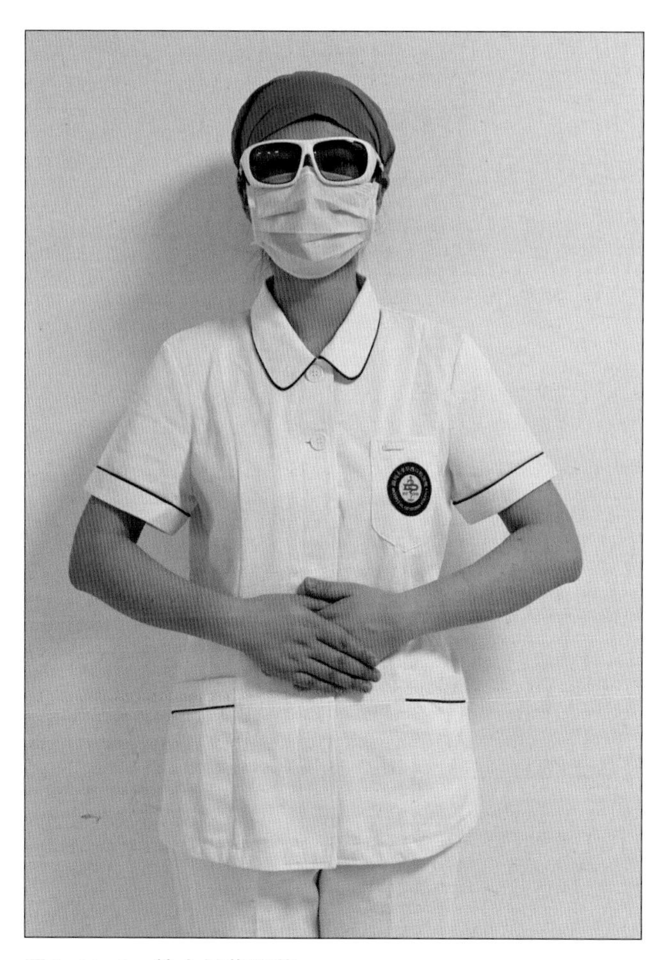

图3-11-5　护士规范着装

护士着装整齐，穿工作服、戴一次性口罩和帽子及激光专用护目镜

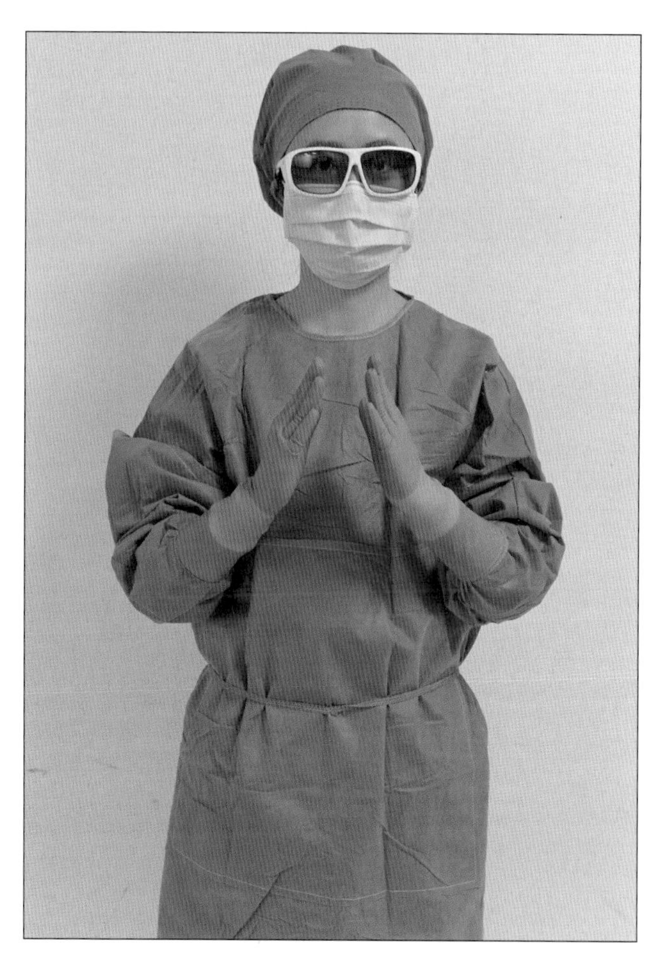

图3-11-6　助手规范着装

穿手术衣、戴一次性口罩和帽子，戴激光专用护目镜，外科洗手及外科手消毒，戴无菌手套

3. 光纤线治疗端连接

助手旋松无菌手具尾部，将320μm光纤线治疗端从手具尾部直接推入手具头部（图3-11-10）；再安装导弯头于手具头部（图3-11-11），露出光纤线5mm为宜，最后旋紧手具尾部。

4. 检查连接线

护士检查半导体激光仪安全门锁、脚踏连接线和电源线主机端连接是否正确和稳固（图3-11-12）。

5. 开脚踏锁

护士根据医生操作习惯，一般将脚踏放置于医生右脚处，再打开脚踏锁，脚踏保护盖弹开、才能踩到脚踏（图3-11-13）。

6. 选择治疗模式

护士在屏幕选择“Perio320μ”（图3-11-14）并按下对应“选择按钮”进入半导体激光仪“Periodontics”治疗模式（图3-11-15）。

7. 冲洗术区

根据患者口腔卫生情况，清除种植牙及邻牙软垢后，用0.9%氯化钠注射液冲洗术区（图3-11-16）；助手协助医生牵拉口角并吸唾。

8. 激光指引光对准术区

医生手握激光手具，轻踩脚踏一下立即松开，光纤线治疗端会发出红色指引光（图3-11-17），将红色指引光对准治疗术区。

9. 激光照射术区

冲洗完成后，用纱球擦干术区，根据指引光的引导，医生再踩脚踏，光纤线治疗端发出激光，对术区进行照射治疗（图3-11-18）。

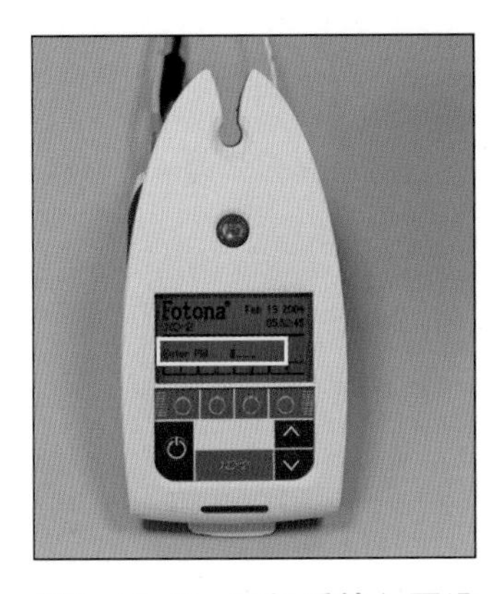

图3-11-7 开机后输入预设密码（方框示）

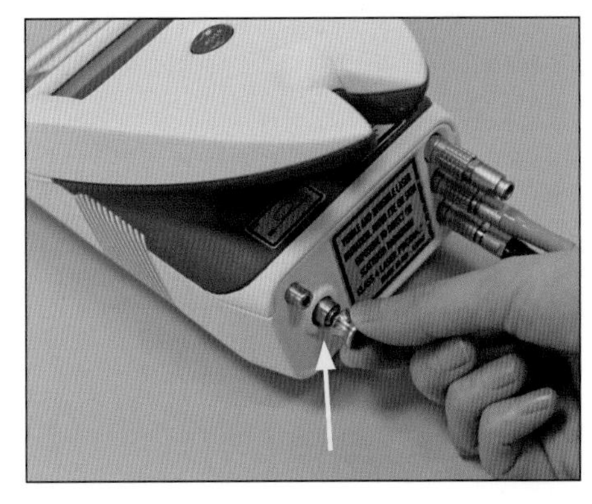

图3-11-8 先取下主机接口防尘堵头（箭头示）

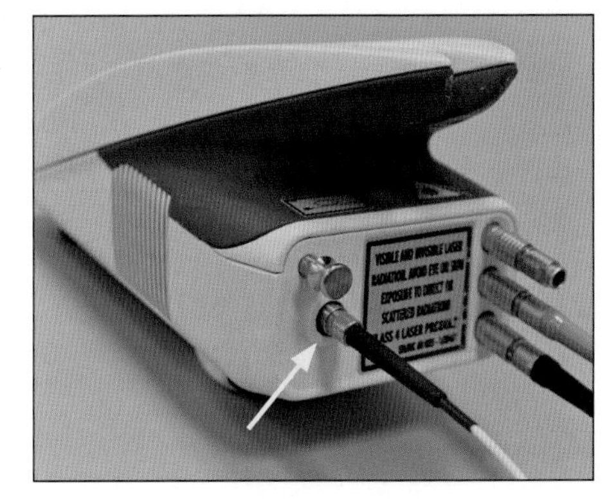

图3-11-9 光纤线主机端连接于主机专用接口（箭头示）

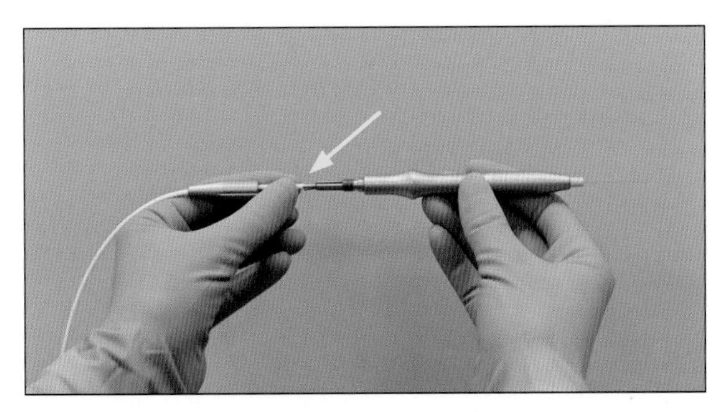

图3-11-10 将320μm光纤线治疗端从手具尾部直接推入手具头部（箭头示手具尾部）

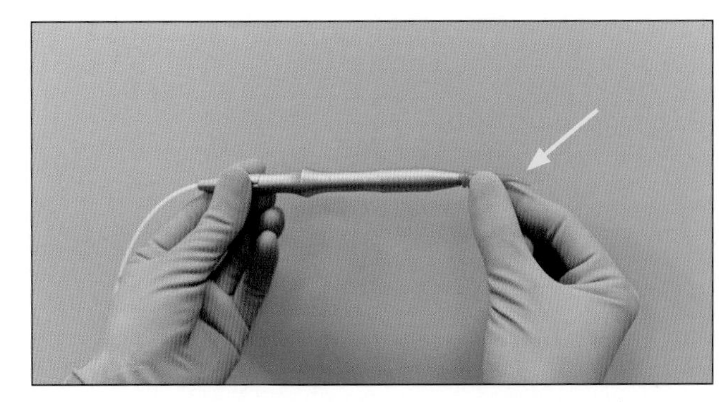

图3-11-11 箭头示安装导弯头于手具头部

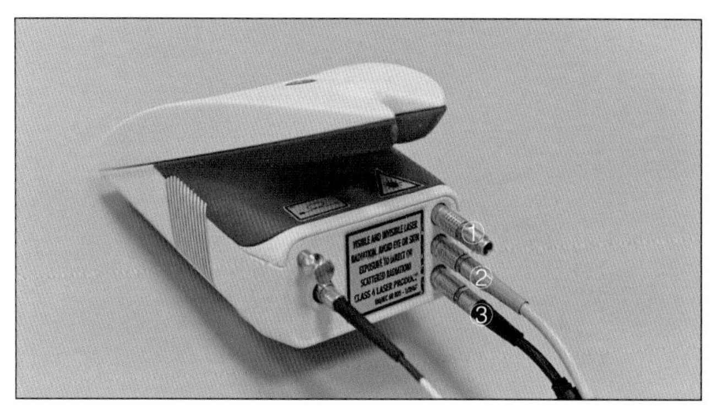

图3-11-12　护士检查半导体激光仪安全门锁、脚踏连接线和电源线主机端连接是否正确和稳固

①安全门锁；②脚踏连接线；③电源线

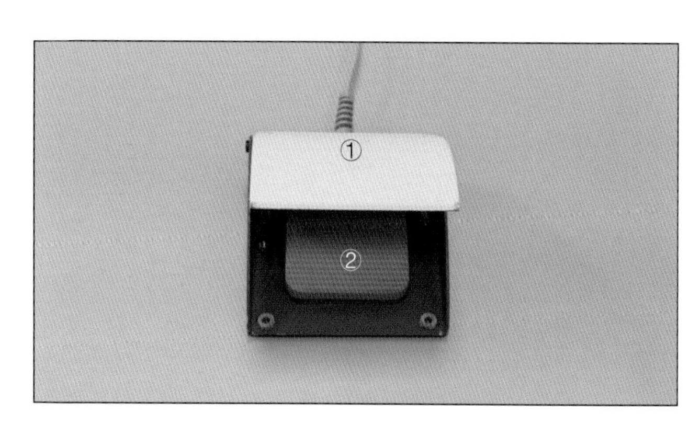

图3-11-13　脚踏保护盖和脚踏

①脚踏保护盖；②脚踏

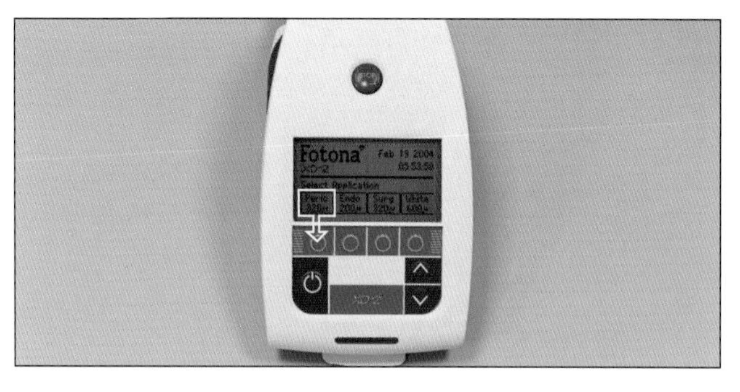

图3-11-14　护士在屏幕选择“Perio-320μ”并按下对应“选择按钮”（方框示）

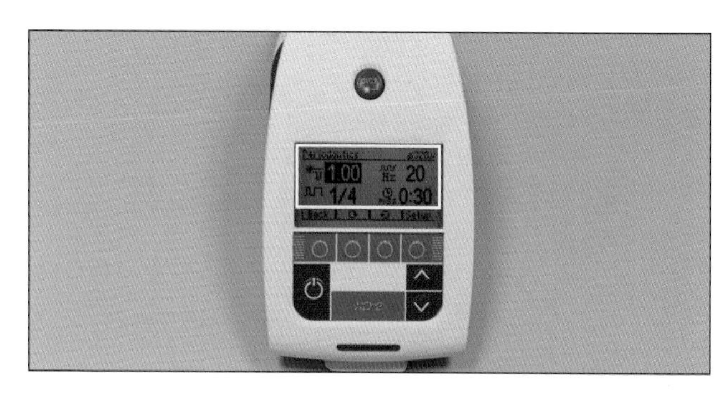

图3-11-15　半导体激光仪“Periodontics”治疗模式（方框示）

10. 激光照射术区技巧

照射治疗时需缓慢移动光纤线治疗端，勿一直停留在某一固定点位，以避免过多能量传递到固定点位的软硬组织上。为避免光源区段的干扰，注意照射时移开牙椅光源。

11. 激光照射术区次数

可反复多次照射术区软组织至牙龈发白，方可结束治疗。

12. 消炎、杀菌

半导体激光照射治疗结束后，可配合局部种周袋内注入2%盐酸米诺环素软膏对术区进行消炎、杀菌（图3-11-19）。

13. 照射距离

种植体周黏膜炎治疗时可不接触术区，距离术区适当距离进行照射即可（图3-11-20）。

14. 记录

记录使用信息。

在半导体激光治疗过程中，护士和助手不但要拥有娴熟、默契和规范的操作技术；还要动态关注患者状况，询问患者术区和全身有无不适，充分与患者进行沟通，让患者更好地配合医护顺利完成半导体激光在口内的治疗。

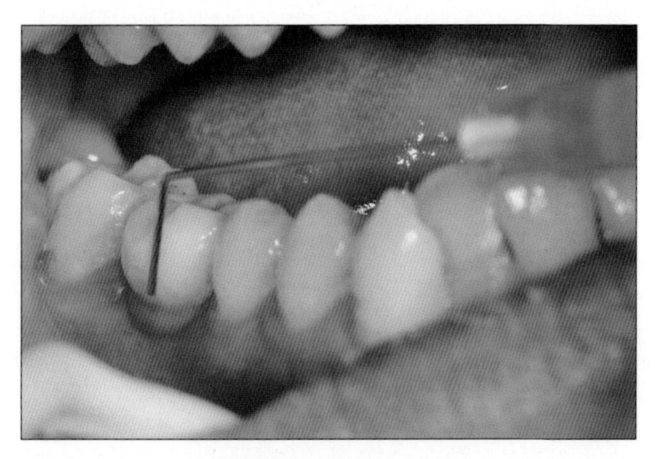

图3-11-16 用0.9%氯化钠注射液冲洗术区

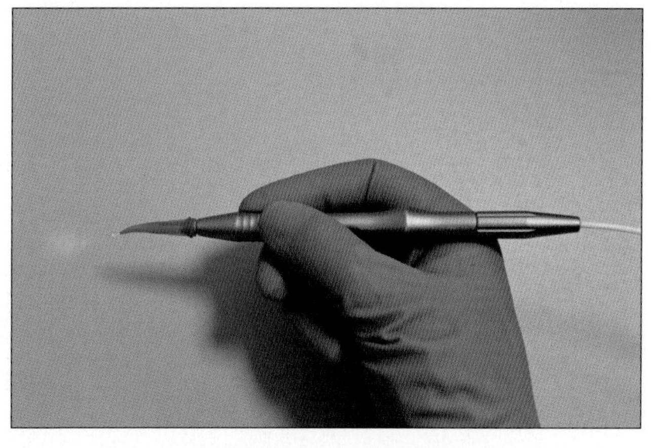

图3-11-17 光纤线治疗端发出红色指引光

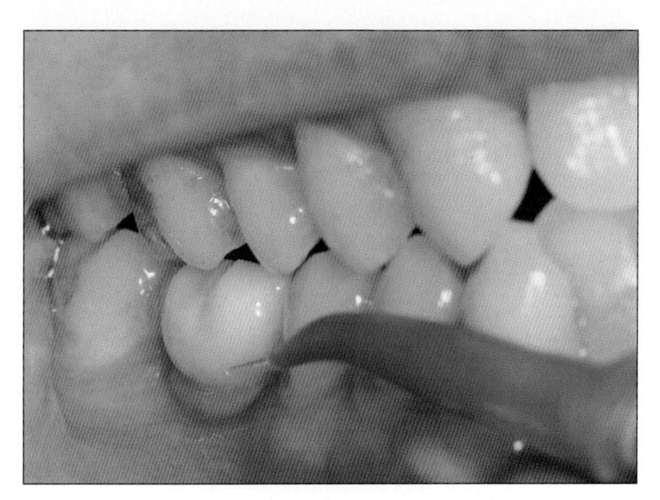

图3-11-18 对术区进行照射治疗

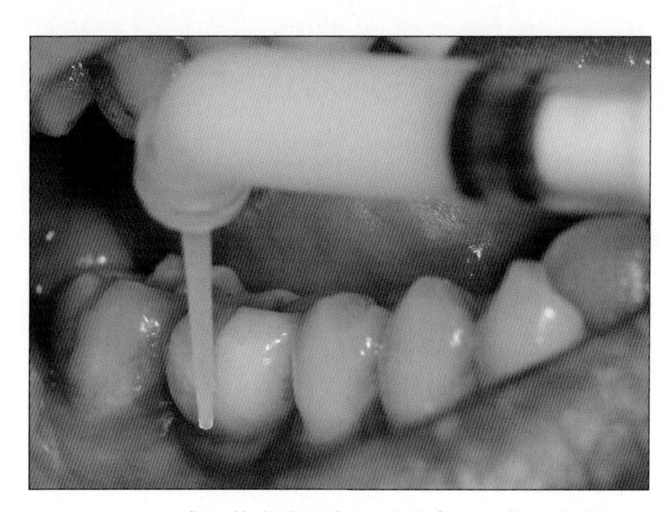

图3-11-19 半导体激光照射治疗结束后，可配合局部种周袋内注入2%盐酸米诺环素软膏对术区进行消炎、杀菌

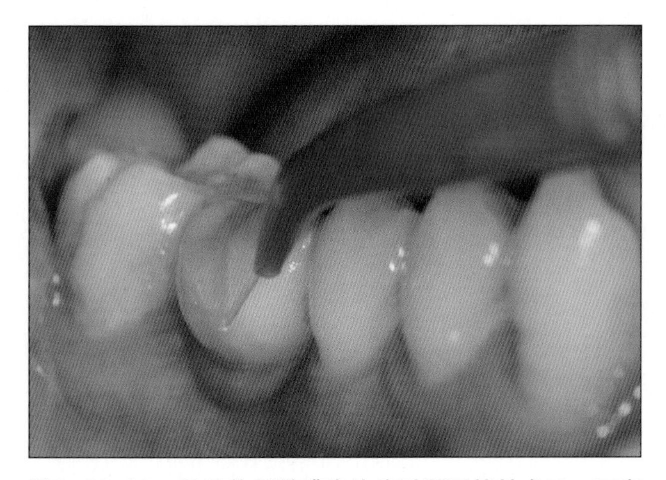

图3-11-20 种植体周黏膜炎治疗时可不接触术区，距离术区适当距离进行照射即可

（四）术后处置

1. 患者处置

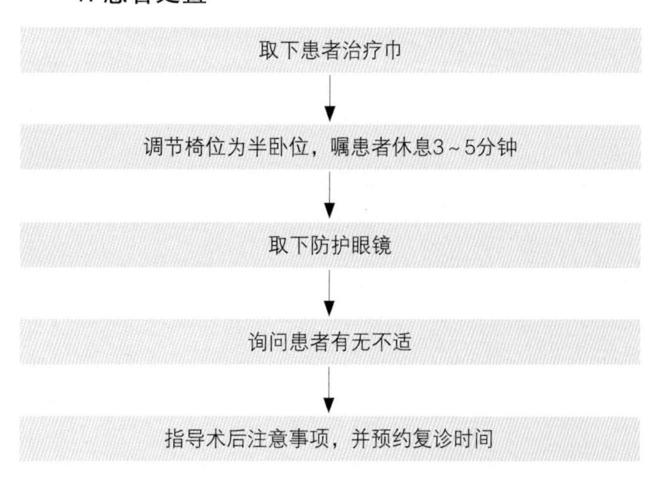

2. 用物处置

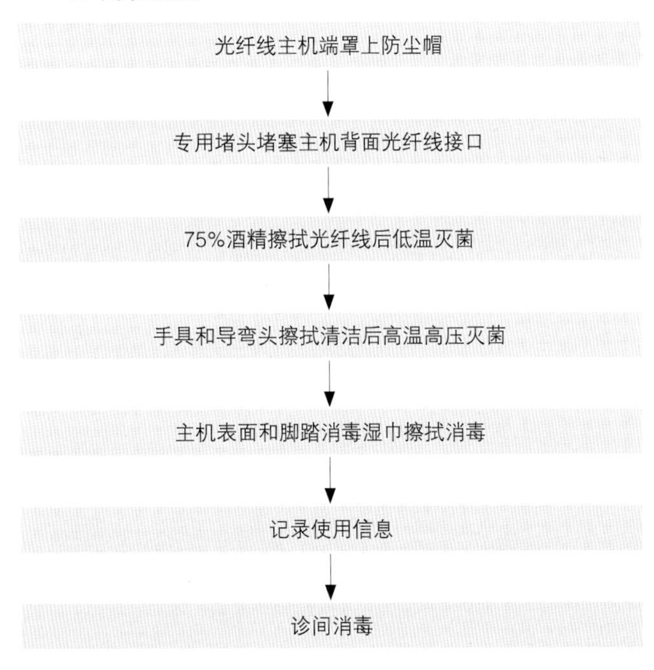

四、风险控制

1. 在治疗过程中，医生、护士和患者均需佩戴半导体激光专用防护眼镜，治疗结束、半导体激光仪断电后，方可取下专用防护眼镜，以免激光对医护人员和患者的眼睛造成伤害。

2. 激光工作状态下，光纤治疗端避免指向患者的非治疗部位，以免误伤患者。

3. 主机光纤线接口为主机激光发射通道，光纤线取下后，需要用专用堵头堵塞（图3-11-21），以免尘埃和水汽进入主机，影响激光传输。

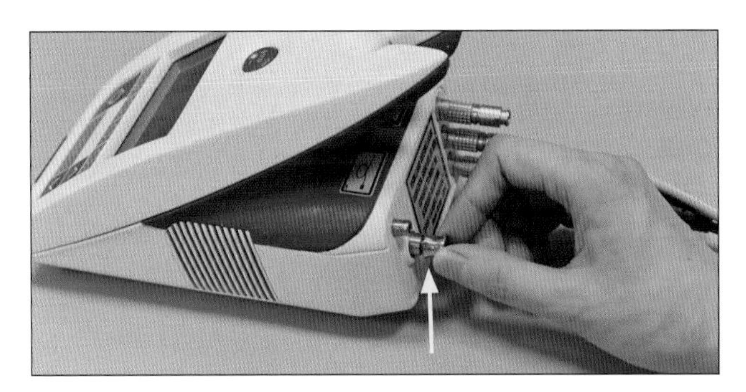

图3-11-21　主机光纤线接口为主机激光发射通道，光纤线取下后，需要用专用堵头堵塞

4. 光纤线纤细易脆，灭菌和存放时勿折、勿压，避免折断。

5. 半导体激光仪需按照厂家说明，定期进行维护保养，以延长使用时间。

综上所述，半导体激光仪在口腔种植治疗中的使用，需要医护人员严格掌握半导体激光仪的设备特性和操作技巧；良好的医护协同和娴熟的操作，能让患者在身体和心理上认同医务工作者，同时能让患者有更优的就医体验。

推荐阅读

[1] Camolesi GCV, Somoza-Martín JM, Reboiras-López MD, et al. Photobiomodulation in dental implant stability and post-surgical healing and inflammation. A randomised double-blind study[J].Clin Oral Implants Res, 2023, 34:137-147.

[2] Lesniewski A, Estrin N, Romanos GE. Comparing the Use of Diode Lasers to Light-Emitting Diode Phototherapy in Oral Soft and Hard Tissue Procedures: A Literature Review[J].Photobiomodul Photomed Laser Surg, 2022, 40:522-531.

[3] Roccuzzo A, Klossner S, Stähli A, et al. Non-surgical mechanical therapy of peri-implantitis with or without repeated adjunctive diode laser application. A 6-month double-blinded randomized clinical trial[J]. Clin Oral Implants Res, 2022, 33:900-912.

12 第12节 Er:YAG激光操作技术

种植体周炎是导致种植修复失败的主要原因之一。目前，在临床中治疗种植体周炎的方法有：机械治疗、药物治疗、手术治疗和激光治疗等。由于种植体表面结构多为螺纹形态，常规治疗方法效果有限且不佳，机械清创时不能有效彻底地清除种植体表面的菌斑；长期应用药物治疗，易可导致自身机体产生耐药性；而手术治疗其创伤较大、出血多，患者在术中易产生恐惧感，术后产生疼痛感等。在临床中，Er:YAG激光是一种有效的非手术性辅助治疗种植体周炎的方法之一。

Er:YAG激光全名掺铒钇铝石榴石激光（$Y_3AL_5O_{12}$:Er），波长为2940nm，具有良好的吸水性，对口腔软硬组织的热损伤小、安全性好。激光治疗时，应用不同波长对炎症部位按照相应参数进行照射，能起到高效杀菌、止血止痛和促进组织愈合等作用，进而有效改善种植体周炎。

一、目的

制订使用Er:YAG激光仪的标准操作流程，规范医护人员的操作。

二、适用范围

本流程适用于口腔种植治疗室的医护人员。

三、操作流程

（一）评估

1. 环境评估

环境是否宽敞、明亮、舒适、安全和温湿度适宜，仪器设备性能是否完好。

2. 患者评估

（1）全身情况

了解患者有无全身系统疾病，询问患者有无Er:YAG激光照射禁忌证等。

（2）口内情况

①协助医生检查种植修复位点骨组织和软组织情况、种植体周黏膜情况、全口牙周状况、咬合状态、开口度等。

②根据需求协助医生开具影像学检查，评估缺牙区的骨质和骨量、相邻结构有无异常等。

（3）心理-社会状况

了解患者的心理预期，为患者解释种植体周炎的病因，使用Er:YAG激光治疗的目的，以及半导体激光在临床治疗中的安全性和如何做好安全防护措施，取得患者的信任与合作，从而缓解患者的紧张、担忧等情绪。

（二）准备

1. 环境准备

（1）口腔种植治疗室应设计合理，环境宽敞、明亮，分区明确，配备专门的洗手池和手术准备室，设有患者通道、医护人员通道和污染器械通道，防止交叉感染。常规做好空气消毒和物体表面消毒，配备空气消毒机。基础设施齐全，包括手术无影灯、牙科综合治疗台、种植机、边柜和器械预处理池等；配备急救设备，包括心电监护仪和氧气装置等。

（2）由于Er:YAG激光仪体积较大，需预留足够的空间便于操作。在操作时，一般放置于便于医生操作的7点～9点位置（图3-12-1）。

2. 用物准备

（1）Er:YAG激光仪

使用前，检查Er:YAG激光仪主机是否完整无损（图3-12-2），将Er:YAG激光仪推至于医生操作的7点～9点位置，并将脚踏放置在医生右脚处。

（2）Er:YAG激光配件

用于治疗种植体周炎的某品牌Er:YAG激光仪配件，包括激光手具、激光光纤夹和激光光纤尖（图3-12-3）。

（3）Er:YAG激光防护镜

主要用于在使用Er:YAG激光操作时，防止激光对眼睛的伤害（图3-12-4）。因为激光能量高度聚集时，对眼睛的危害相对较大，所以在使用时，医护人员和患者均必须佩戴激光防护镜。

（4）其他用物

0.9%氯化钠注射液（常温）、0.9%氯化钠注射液（冷却）、5%聚维酮碘溶液、1%聚维酮碘消毒液和局部麻醉药物。

（5）急救物品

口腔种植治疗室应常规配置抢救车和相关仪器设备，例如心电监护仪和氧气装置等，保障医疗安全。

3. 患者准备

（1）核对患者信息

协助医生核对患者姓名、年龄等基本信息，以及手术位点和其他种植相关信息，协助患者放置随身物

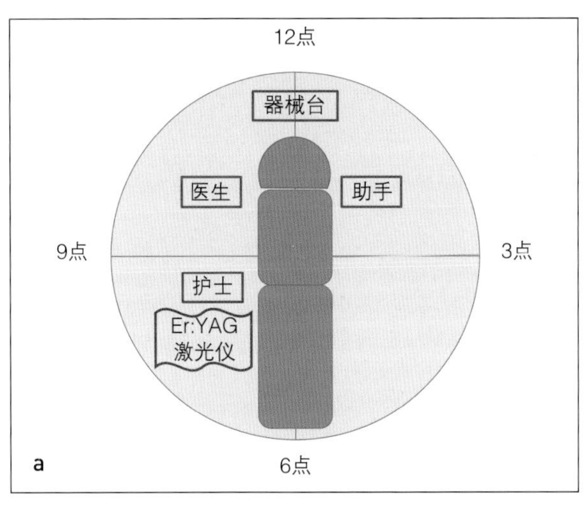

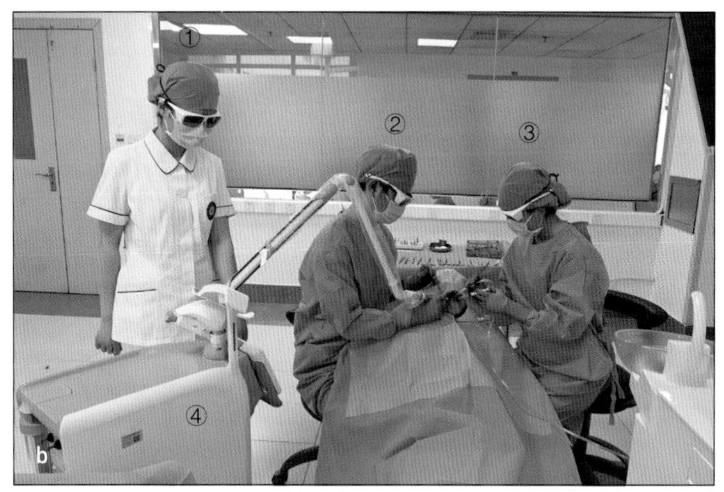

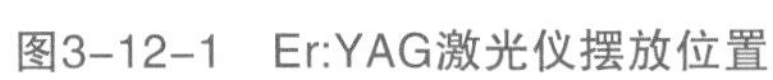
图3-12-1 Er:YAG激光仪摆放位置

a. 示意图

b. 实景图：①护士；②医生；③助手；④Er:YAG激光仪

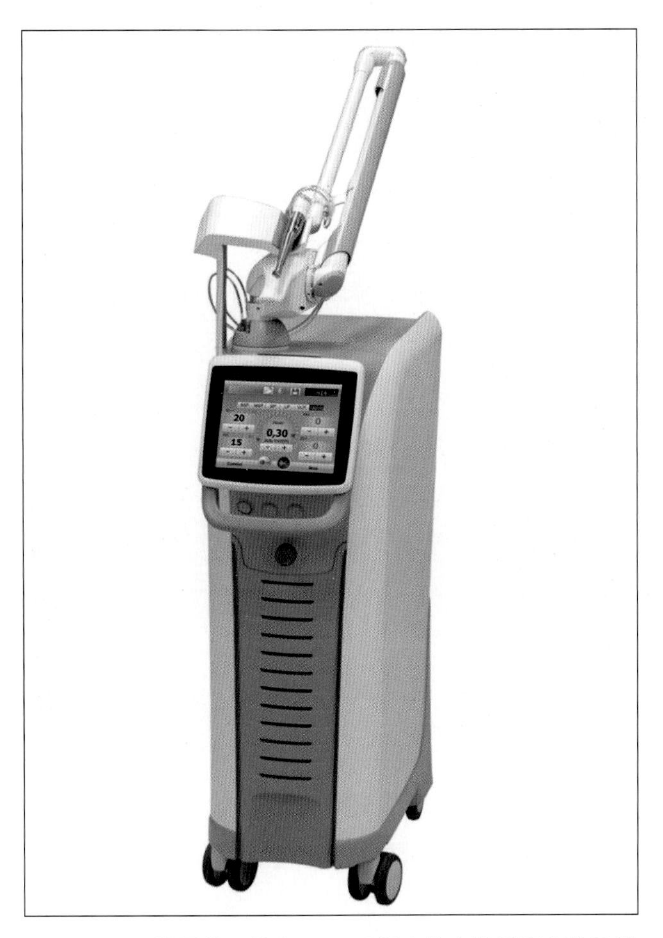

图3-12-2　使用前，检查Er:YAG激光仪主机是否完整无损

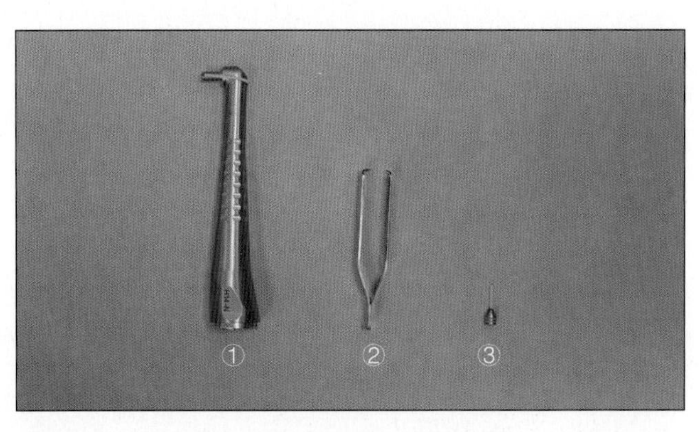

图3-12-3　用于治疗种植体周炎的某品牌Er：YAG激光仪配件

①激光手具；②激光光纤夹；③激光光纤尖

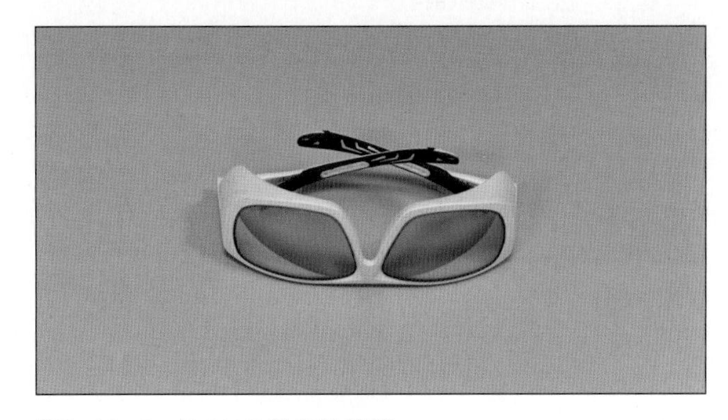

图3-12-4　Er:YAG激光防护镜

品，嘱患者将手机调为静音。

（2）测量生命体征

测量患者的基础生命体征并做好记录，针对患有全身系统疾病及其他特殊情况的患者，视情况在心电监护下开展Er:YAG激光治疗。

（3）询问进食情况

询问患者进食情况，评估治疗时长，避免空腹状态下进行治疗，以免发生低血糖等不适症状。

（4）面部要求

面部不化妆、头发较长者戴一次性帽子，建议男性患者术前剃胡须。

（5）术前指导

①讲解手术过程及术中注意事项，术中若出现小器械掉落至口中的情况，应立即头偏向掉落侧，不要惊慌、不要说话或做吞咽动作，以免出现误吞、误吸的情况。

②激光操作前，为患者佩戴Er:YAG激光防护镜，用于保护眼睛，告知患者治疗期间勿随意取下防护镜。

（6）患者口内及口外皮肤消毒

①口内消毒：合理选用消毒剂，口内消毒可选用1%聚维酮碘消毒液，漱口3次，每次含漱1分钟。

②口外消毒：面部及口外皮肤消毒可选用5%聚维酮碘溶液。消毒范围：上至眶下缘、下至颈上部、两侧至耳前。

4. 护士准备和助手准备

（1）护士准备

①护士着装整齐，穿工作服、戴一次性口罩和帽

子及Er:YAG激光防护镜。

②治疗前协助医生核对患者姓名、年龄等基本信息和其他治疗相关信息。

③在进行无菌操作前，需进行七步洗手法洗手。

④与助手共同连接吸引装置。

⑤根据手术区域调节手术灯光。

（2）助手准备

①助手规范着装，即穿手术衣、戴一次性口罩和帽子、佩戴Er:YAG激光防护镜、外科洗手及外科手消毒，戴无菌手套。

②进行无菌操作前：需进行外科洗手、外科手消毒、穿无菌手术衣以及戴外科手套。

（三）医护配合

近年来，Er:YAG激光和半导体激光广泛应用于种植体周炎及种植体周黏膜炎，两者均有安全性佳、促进组织愈合等特点。接下来将讲解Er:YAG激光辅助治疗种植体周炎技术的操作流程。

1. 开启Er:YAG激光仪

接通电源，打开总电源开关，激光仪自行开始进行第一次自检。

2. Er:YAG激光自检

待第一次自检完成后，打开激光仪后方钥匙（顺时针方向拧90°）；此时，则进入第二次自检程序，其主要检查系统设备性能是否正常。检查时，屏幕上会出现小方格的进度条显示检测进度。

3. Er:YAG激光完成自检

Er:YAG激光完成自检后，系统则自行进入主菜单舒适模式，该模式简化了治疗参数的选择，所有激光治疗参数都是预先设定好的，并通过简化的界面显示出来。

4. 检查并安装激光光纤尖

（1）检查激光光纤尖

①检查激光光纤尖工作端：使用光纤尖前，需检查光纤尖工作端是否有损坏，工作尖端表面有损坏会影响激光聚集的能量，从而影响切割效果，使治疗效率下降（图3-12-5）。

②检查激光光纤尖尾部：预先检查激光光纤尖尾部是否有余留水汽（余留水汽可能为在高温高压消毒过程中烘干不彻底导致）或其他杂质。如尾部长期附有水汽或其他杂质，当激光照射时，其尾部中心点即出现黑点（图3-12-6），此黑点会降低激光传输效率，直至激光传输失败，此时，建议更换激光尖。

（2）安装激光光纤尖

取下手具堵头，使用激光光纤夹将光纤尖于垂直方向安装在手具头端上，直至未看到激光光纤尖蓝色橡胶圈，安装时有明显卡抱感，脱位不明显则说明安装就位。若未将光纤尖安装到位，则可能在操作

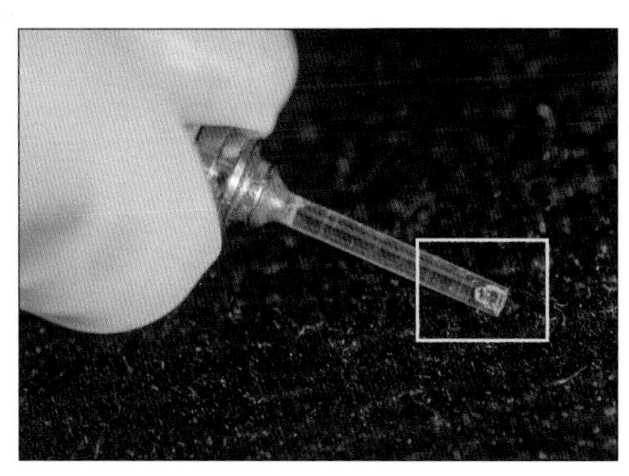

图3-12-5　检查光纤尖工作端是否有损坏（方框示）

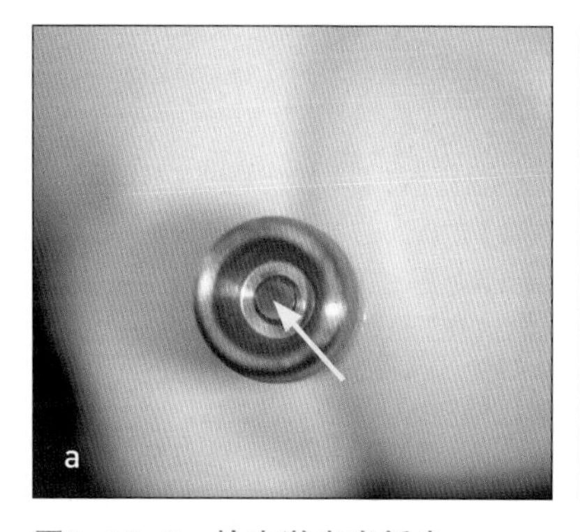

图3-12-6　检查激光光纤尖

a. 正常激光光纤尖尾部（箭头示）

b. 激光光纤尖附有余留水渍，其尾部中心点出现黑点（箭头示）

过程中使得光纤尖脱落，影响激光的正常使用（图3-12-7）。

5. 选择治疗参数

进入操作界面后，选择所需的治疗参数，确定后按下“Ready”按钮，激光仪进入使用状态（图3-12-8）。此时，医生完全踩下脚踏即发射激光。

6. 使用激光

（1）保持有水状态

Er:YAG激光在操作时，需要一直保持有水状态。此时，助手需使用0.9%氯化钠注射液冲洗激光尖治疗的目标位点，其目的是Er:YAG激光切割组织时，所产生的崩解带有热量，因此，使用0.9%氯化钠注射液冲洗可以对局部组织进行降温；其次，在有水的状态下，可以保持术区视野清晰（图3-12-9）。

（2）激光指引光指向术区

医生手握激光手具，轻踩脚踏一下，此时，光纤尖工作端出现红色指引光线，将红色指引光对准治疗术区进行照射，直至干净为止（图3-12-10）。

（3）治疗中异响

医生在使用Er:YAG激光照射术区时，会发出“滋滋”声。其原理是组织内的水迅速被Er:YAG激光能量吸收，所产生出的响声。

7. 取下激光光纤尖

使用激光夹夹持光纤尖卡口，垂直向下方向取出光纤尖。随后，将堵头安装于手具头端，用于防尘。

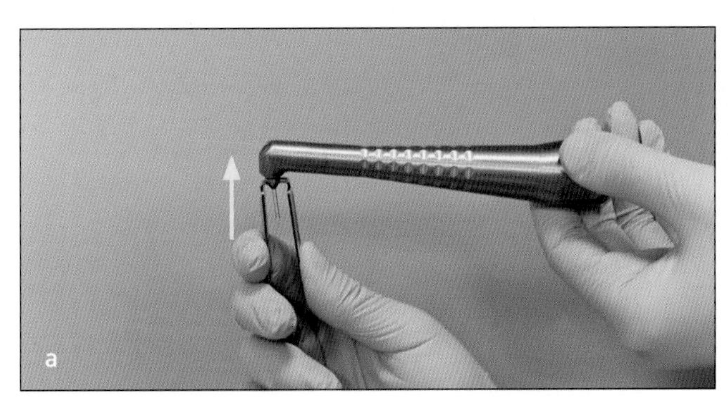

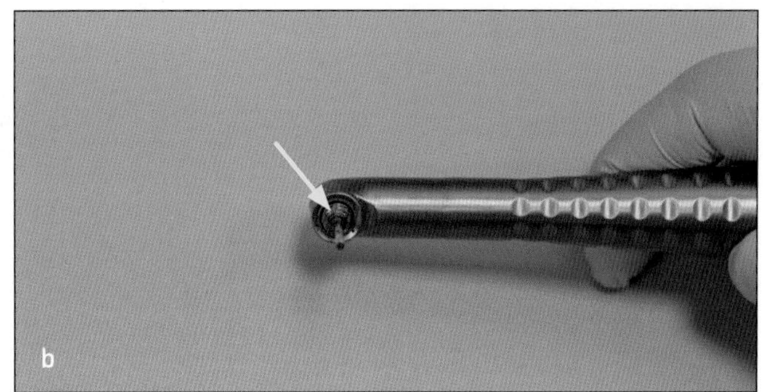

图3-12-7　安装激光光纤尖

a. 使用激光光纤夹将光纤尖按垂直方向安装于手具头端上（箭头示）

b. 未看到激光光纤尖蓝色橡胶圈，安装时有明显卡抱感，脱位不明显则说明安装就位（箭头示）

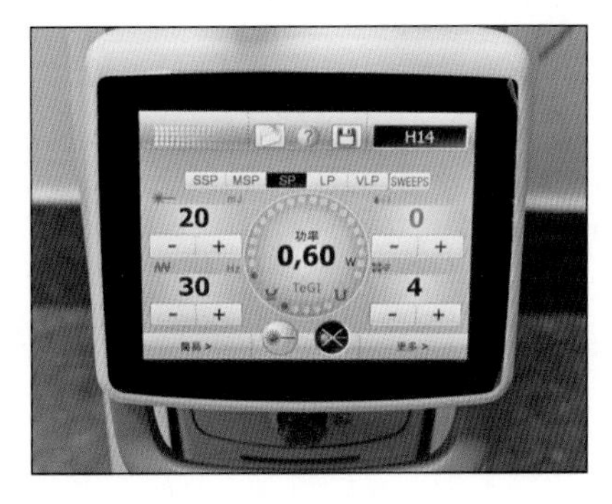

图3-12-8　选择所需的治疗参数，确定后按下“Ready”按钮，激光仪进入使用状态

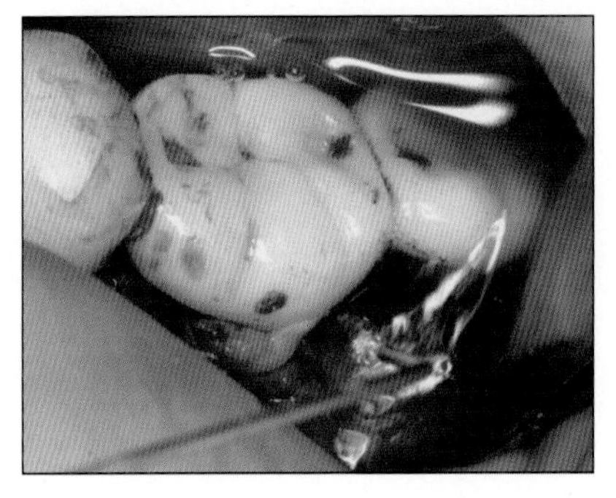

图3-12-9　使用0.9%氯化钠注射液冲洗激光尖治疗的目标位点

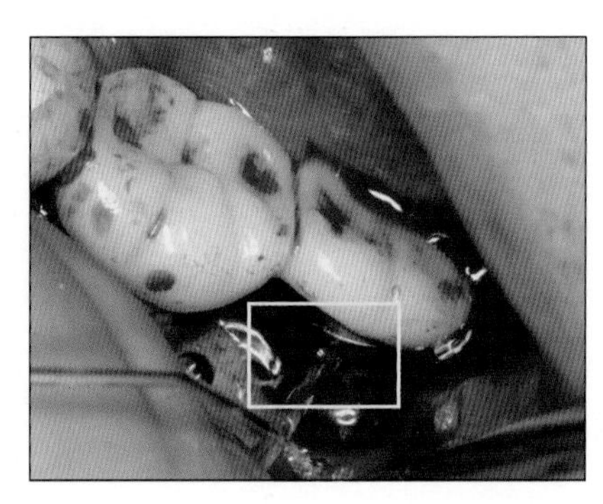

图3-12-10　光纤尖工作端出现红色指引光线，将红色指引光对准治疗术区进行照射（方框示）

（四）术后处置

1. 患者处置

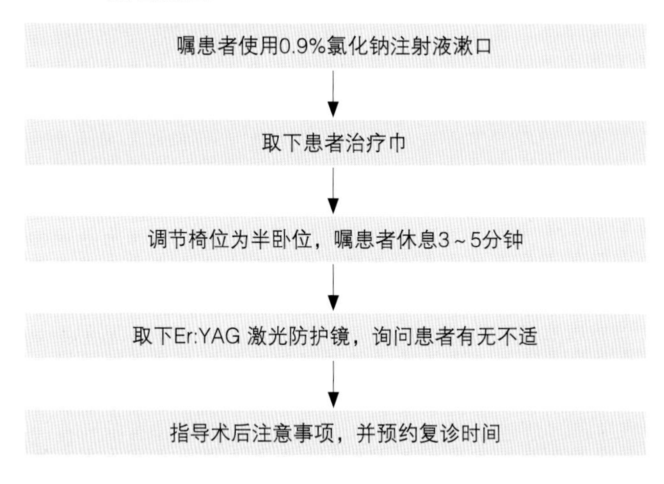

2. 用物处置

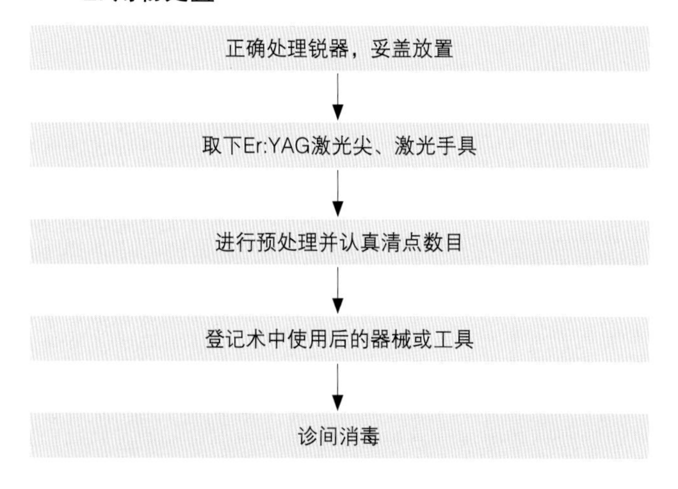

四、风险控制

1. 在治疗过程中，医护患均需佩戴Er:YAG激光防护镜，治疗结束方可取下Er:YAG激光防护镜，避免激光对医护人员和患者的眼睛造成伤害。

2. 激光工作状态下，光纤引导端避免指向患者的非治疗部位，避免误伤患者。

3. 使用完激光后，要及时用专用堵头堵塞激光手具，避免尘埃和水汽进入主机，影响激光传输。

4. 操作过程中有效配合，协助医生牵拉口角，及时吸唾，使用吸唾管清理口内唾液、血液和冲洗液等，充分暴露术区，保证术区视野清晰。

5.Er:YAG激光需按照厂家说明，定期进行维护保养，以延长使用时间。

在Er:YAG激光治疗过程中，医护人员不仅要有娴熟、默契和规范的操作技术，还要随时关注患者动态，术中询问患者治疗术区和全身有无不适，充分与患者沟通，让患者更好地配合，以便医护顺利完成治疗。

推荐阅读

[1] 林野. 口腔种植学[M]. 北京: 北京大学医学出版社, 2014.

[2] Lin GH, Suárez López Del Amo F, Wang HL. Laser therapy for treatment of peri-implant mucositis and peri-implantitis: An American Academy of Periodontology best evidence review[J]. J Periodontol, 2018, 89(7):766-782.

图文编辑

杨　帆　刘　娜　张　浩　刘玉卿　肖　艳　刘　菲　康　鹤　王静雅　纪凤薇　杨　洋

图书在版编目（CIP）数据

口腔种植医护协同实操图谱 / 林洁，向琳主编. —沈阳：辽宁科学技术出版社，2023.8

ISBN 978-7-5591-3113-3

Ⅰ.①口…　Ⅱ.①林…　②向…　Ⅲ.①种植牙—口腔外科学—图谱　Ⅳ.①R782.12-62

中国国家版本馆CIP数据核字（2023）第140158号

出版发行：辽宁科学技术出版社
（地址：沈阳市和平区十一纬路25号　邮编：110003）
印 刷 者：深圳市福圣印刷有限公司
经 销 者：各地新华书店
幅面尺寸：210mm×285mm
印　　张：19
插　　页：4
字　　数：450 千字
出版时间：2023 年 8 月第 1 版
印刷时间：2023 年 8 月第 1 次印刷
策划编辑：陈　刚
责任编辑：殷　欣　苏　阳　金　烁　杨晓宇　张丹婷
封面设计：周　洁
版式设计：周　洁
责任校对：张　晨

书　　号：ISBN 978-7-5591-3113-3
定　　价：298.00 元

投稿热线：024-23280336
邮购热线：024-23280336
E-mail:cyclonechen@126.com
http://www.lnkj.com.cn